Neues Manual
für die praktische Pharmazie

Als fünfte verbesserte Auflage
des Manuals der Pharmazeutischen Zeitung

neubearbeitet von

Apotheker Dr. Hanns Will
Diplom- und Nahrungsmittelchemiker
Berlin

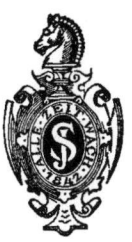

Springer-Verlag Berlin Heidelberg GmbH

ISBN 978-3-642-53269-6   ISBN 978-3-642-53268-9 (eBook)
DOI 10.1007/978-3-642-53268-9

Vorwort zur fünften Auflage.

Es ist schwer, nach Vorgängern wie BRIEGER, SIDO und FISCHER, die so dringend notwendige Neubearbeitung des *Neuen Manuals* für die praktische Pharmazie zu übernehmen.

Mein Bestreben war es, auf dem guten Fundament, das meine Vorgänger legten, neu aufzubauen, Gutes zu übernehmen, Überaltetes auszumerzen und den dadurch gewonnenen Raum durch Neues auszufüllen. Inwieweit mir das gelungen ist, mögen freundliche Kritiker feststellen.

B e r l i n , Mai 1953.

Hanns Will.

Inhaltsverzeichnis.

I. Pharmazie

II. Kosmetik

I. Pharmazie.

1. Allgemeine Vorschriften.

Aerosol für die Luftentkeimung.
5 g Resorcin,
95 g Äthylenglykol.

Alkoholentwöhnung.
Tierkohle soll ebenso Nausea auslösend wie Antabus wirken, wenn nachher Alkohol genommen wird. Diese Methode hat den Vorteil harmloser zu sein.
(S. L. MOENCH in J. Med. 50, 308 1950.)

Antiseptisches Mittel.
3 g Quendelöl,
2 g Lavendelöl,
1 g Zimtöl, China,
4 g Rosmarinöl.

Augenbäder.

I
Borsäure	0,9
Zinksulfat	0,1
Hamameliswasser	10,0
Rosenwasser	20,0
Aqua dest.	69,0

II
Borsäure	3,0
Aqua dest.	25,0
Rosenwasser	72,0

Konservieren mit Nipa-Ester.

Augentropfen.
(Conjunctivitis.)
Sol. Adrenalini 1:1000		0,3
Zinc. sulfur.		0,02
Aqua dest.	ad.	10,0

Castellanische Lösung.
1. Übersättigte alkohol. bas.		
Fuchsinlösung		10,0
2. Phenol. liquef.		5,0
Aqua dest.	ad.	100,0
3. Acid. boric. plv.		1,0
4. Aceton pur.		5,0
5. Resorcin plv.		10,0

1 und 2 werden gemischt, filtriert und 3 zugesetzt, nach 2 Stunden 4, und nach weiteren 2 Stunden 5 zugegeben. Die Lösung ist erst nach einigen Tagen gebrauchsfertig.
(MERCK, J. B. 1947—48/86.)

Dakinsche Lösung.
a) Chlorkalk		200,0
b) Natrium carbonic. sicc.		140,0
Aqua dest.	ad	10 000
c) Borsäure		40,0

Chlorkalk in die Sodalösung einrühren, absetzen lassen, klar abgießen, Borsäure zusetzen.

Durstgelee bei blutendem Ulcus ventriculi. (Nach G. E. SCHUBERT.)
Gelat. alb.		20,0
Glycerin		25,0
Sacchar. lactis.		50,0
Elaeosacch. Anisi		10,0
Aqua dest.	ad	500,0

Teelöffelweise eisgekühlt zu nehmen.
(Med. Mschr. 1949/1950.)

Emulsio Olei Ricini.
Ol. Ricini		50,0
Ol. Menthae pip.	gtt.	VI
Arlosan		2,5
Aqua Calcis		30,0
Sir. simplex		20,0

Der Emulgator wird in Rizinusöl von 60° geschmolzen, das Pfefferminzöl hinzugeben, das Kalkwasser (von derselben Temperatur) hinzuemulgiert und der Zuckersaft beigefügt.

Emulsio Paraffini liqu.
Paraff. liqu.	40,0
Arlosan	1,8
Acid. benzoic.	0,095
Saccharin. solubile	0,005
Glycerinum	10,0
Aqua dest.	48,0

Der Emulgator wird im Paraffinöl von 60° geschmolzen, das Wasser mit der Benzoesäure und dem Saccharin (von derselben Temperatur) hinzuemulgiert und das Glycerin hinzugegeben. Die so erhaltenen Emulsionen sind am besten noch zu homogenisieren. (Pharmac. Acta Helvet. 1949/255.)

Fünfwurzelextrakt.

Extr. fluid. quinque radices
5 kg Rad. Apii grav.; 5 kg Rad. Foenic.; 5 kg Rad. Rusci aculeat.; 5 kg Rad. Petrosel.; 5 kg Rad. Asparagi; Spirit. 95% q. s.; Spirit. 90% 10 kg; Sir. spl. 10 kg; dest. Wasser 185 kg.
Die grob gepulverten Wurzeln 1—4 werden 24 Stunden lang mit 8 kg Alkohol (95%) mazeriert. Dann fügt man 10 kg kochendes Wasser hinzu und läßt weitere 12 Stunden stehen. Dann drückt man leicht aus, um 5 kg Flüssigkeit zu erhalten, die filtriert und kühl aufbewahrt wird. Aus den abgepreßten Wurzeln und Wurzel 5 stellt man mit 100 kg Wasser einen zweiten Aufguß her. Nach 24 Stunden wird abgegossen und mit 75 kg Wasser ein weiterer Aufguß hergestellt. Dann werden die gesammelten Flüssigkeiten der verschiedenen Aufgüsse im Vakuum auf 50 Liter eingeengt. Man filtriert und klärt mit 5 Eiweiß. Nach dem Filtrieren wird — wieder im Vakuum — auf 10 Liter eingeengt. Nach dem Erkalten werden 10 kg Alkohol, 90%, hinzugefügt und der Alkohol abdestilliert. Der Rückstand wird bis auf 4 kg abgedampft, und zu diesem Rückstand fügt man 5 kg alkoholhaltige Flüssigkeit hinzu, die zuvor abdestilliert wurde. Weiter wird so viel Alkohol, 95%, zugegeben, um ein Extrakt mit 20% Alkohol zu erhalten. Mit 5 kg Sir. spl. und Wasser wird auf ein Gesamtgewicht von 16 kg gebracht. Das Extrakt hat eine diuretische Wirkung.

Goldtropfen.

I

Aurum Natr. chlorat. D3		
Camphora D2	āā	3,0
Cact. grandifl. D1		
Ignatia D2		
Lobelia D2		
Digitalis D3		
Iberis amara D2		

(Forts.)

(Forts.)

Convallaria D2		
Strophantin D4		
Calmia D1		
Tct. Val. aeth.	āā	10,0
Crataegus D1		35,0
Spiritus 45%		ad 1000,0

II

Aurum Natr. chlorat. D3		
Camphora D2	āā	30,0
Tct. Val. aeth.		
Strophantin D3		
Cact. grandifl. D1	āā	100,0
Crataegus D1		250,0
Spiritus Vini		ad 1000,0
Tct. Sacchari. tosti. q. s.		

Haarlemer Öl.

Ol. lini sulfurat.	10,0
Ol. tereb. rectific.	20,0

Ol. lini sulfuratum.

Ol. lini	1,0
Sulfur dep. lot.	2,0

Die Mischung der beiden Substanzen wird in einer Porzellanschale zwischen 120° und 130° unter Rühren solange erhitzt, bis der Schwefel gelöst ist.

Herrmannsdorfersche Lösung.

Pepsin liquidum	20,0
Acid. hydrochl.	2,5
Phenol. liquef.	2,0
Aqua bidest.	ad 400 ccm

(A. Z. 1949/45.)

Kampfer p-Chlorphenol.

Kampfer	21,0
p-Chlorphenol	9,0

werden zusammengerieben.
(J. Am. Pharmac. Assoc. Pract. Edition 1949/558.)

Mundspülmittel zur Tabakentwöhnung.

I

Cupr. sulfur.	1,5
Aqua dest.	ad 150,0

1 Eßlöffel auf 1 Glas Wasser; 3—5mal täglich zum Mundspülen.

II

Argent. nitr.	0,2
Spiritus	10,0
Ol. Menth. pip.	gtt. III
Aqua dest.	ad 200,0

1 Eßlöffel 3—5mal tgl. zum Mundspülen.
(Dtsch. Ges. Wes. 1949/1405.)

Nasentropfen gegen Heuschnupfen.

Novoc. hydrochlor.	0,1—0,2
Sol. Adrenalini 1:1000	3,0—4.0
Acid. boric. sol. 3%	ad 10,0

Miliansche Lösung bei Intertrigo.

Brillantgrün		
Kristallviolett	āā	0,25
Spiritus (90%)		150 ccm

Mit Wattebausch auftragen!

Neutralrot — Methylviolettlösung

nach WESTERHAKE.

1,0 Neutralrot (MERCK),
100,0 ccm Aqua dest.
einige Tropfen alkoholische Nipaginlösung 1 : 20; 20—40 Tropfen konz. wässerige Methylviolettlösung.

Ohrentropfen.

Pantocain	1,5
Antipyrin	7,0
Glycer. anhydr.	ad 100,0

Ohne Anwärmung in das Ohr zu träufeln.

Pulvis antianaphylacticus.

Natr. thiosulfuric	0,6
Camphorae monobromatae	0,1
Magnesii hydroxydati	0,05
Natrii silicici	0,05
Hexamin. citrici	0,025

D. t. N. XX. S. 2—3mal tägl. nach den
Mahlzeiten.

Sirupus antianaphylacticus.

Ephedrini hydrochlorici	1 g
Peptoni ex carne	50 g
Glycerini 30°	50 g
Sirupi Calcii lactophosphorici	899 g

Das Pepton wird mit dem Glyzerin und
dem zerriebenen Ephedrinsalz gemischt.
Nach Zugabe des Sirups wird von Zeit
zu Zeit bis zur erfolgten Lösung geschüttelt und nach einigen Tagen filtriert.
D. S. 2—3mal täglich einen Eßlöffel für
Erwachsene, einen Kaffeelöffel für Kinder nach den Mahlzeiten.

Sirupus galactophorus.

Extr. Galegae fl.	100,0
Tct. nucis vomicae	15,0
Aqua Anisi conc.	10,0
Sir. Calcii — Ferri lactophos-phorici	875.0

Dreimal täglich löffelweise zu den Mahlzeiten.
(A. Z. 1950/223.)

Sir. Ferri jodat. stabilis.

Eisen	20,0
Jod	60,0
Unterphosphorige Säure	5 ccm
Dextrose	600,0
Natr. benzoic.	0,8
Saccharin	0,8
Aqua dest.	ad 1000,0

(A. Z. 1950/255.)

Schmerzlinderndes Mittel.

4 g Eucalyptusöl,
2 g Quendelöl,
2 g Hysopöl,
2 g Cubebeöl.

Tollkirschen-Auszug.

Die Herstellungsvorschrift zur „Bulga-
rischen Kur" bei Parkinsonismus sah
früher Weißwein, also ein schwachsaures
Medium, vor. Die Extraktion mit Weißwein oder anderen angesäuerten Flüssigkeiten erfolgt in der Kälte, ebenso die
Perkolation mit angesäuertem Wasser,
weil nur so das spezifisch wirksame Alka-
loidverhältnis zwischen Hyoszyamin und
Atropin gewährleistet wird, wie es in der
nur geringe Zeit gelagerten Droge vorliegt. DEGEN verwendet dagegen Methoden, die zu nicht gesäuerten Produkten
führen, die aber die gleiche Wirkung bedingen sollen. Die eine Vorschrift läßt
eine Mazeration im Verhältnis 1 : 20 bereiten mit einer Auszugsflüssigkeit, die aus
1 Teil Glyzerin, 4 Teilen Alkohol und
15 Teilen Wasser besteht. Der Alkaloid-
gehalt des Mazerates soll 0,02% betragen.
Kühl und unter Lichtabschluß aufbewahrt, hält sich das Produkt bis zu 3 Monaten. Die 2. Vorschrift beruht auf Eva-
kolation. Das Evakolat soll 0,4% Alkaloide
enthalten, darf also nur tropfenweise gegeben werden.

Urethan-Sirup.

Urethan	30,0
Menthol	0,5
Ol. Menthae pip	0,2
Sir. spl.	ad 300,0

1*

Vitamin-C-Kalk-Mixtur.

Calc. bromat.	10,0
Acid. ascorbinic.	1,0
Ephetonin	1,0
Sirup. spl.	20,0
Aqua dest.	ad 100,0

(S. A. Z. 1948/385.)

Vitamin-C-Sirup

Acid. ascorbinic.	0,5
Acid. citric.	0,5
Tct. Aurantii dulcis	5,0
Sirup. spl.	ad 100,0

Wunderbalsam.

Ol. Carvophyll.		
Ol. Carvi	āā	7,50
Ol. Aurantii		
Ol. Calami	āā	3,75
Ol. Macidis		
Ol. Lauri aeth.	āā	1,25
Ol. Menth. pip.		0,60
Ol. Anisi		6,00
Sp. aether. chlorat.		90,00
Spiritus (90%)		630,00

(D. A. Z./S. A. Z. 1951/641.)

Wundheilungsmittel.
5 g Lavendelöl,
1 g Verbeneöl,
1 g Pfefferminzöl,
3 g Atlas-Cedernöl.

Wundmittel.
3 g Kampfer,
1 g Thymol,
10 ccm Glyzerin,
100 ccm Alkohol.

Insulin-Lösung (50 E.).
(zur intravenösen Injektion)

Natr. bicarb.	8,0
Aqua dest. steril. (35—40°)	100,0
Sol. Glucosi steril. (40%)	100,0

Zuletzt Zugabe von
Insulin 50 E
Recenter paratum!

Anticoagulans.
Zitratlösung des Schweizer Roten Kreuzes.

Acid. citric.	0,683
Natr. citric.	2,330
Sacchar. amylac.	3,000
Aqua dest. pyrogenfrei	ad 90 ccm

Stabilisator für Blut und Plasma.

Acid. citric. DAB 6	6,6
Natr. citric. Erg.-B. 6	22,5
Sacchar. amylaceum DAB 6	20,0
Aqua bidest. (aus Quarz dest.)	1 Liter.

(Dr. Schmitt, Mannheim.)

Natriumzitrat-Lösung.

Natr. citric. puriss.	3,8—5,0
(Kalziumfrei)	
Aqua conservans	ad 100,0
(Nipagin M 0,07	
Nipasol M 0,03	
Aqua ad 100,0)	

(S. A. Z. 1949/248.)

Stabilisator.
(Nach De Govin.)

Na citric. (Erg. B 6)	1,6
Acid. citric. DAB 6	0,44
Sacchar. amylac. DAB 6	1,34
Aqua bidest. pyrogenfrei	ad 67,0

auf 333 ccm Blut.

Jodkohle.
5,0 g Jod, in 10,0—20,0 Äther gelöst, werden mit 95,0 Carbo medicinalis gemischt.

Desinfizierendes Mittel

p-Chlor-m Chresol	5,0 g
Thea-Tree-Öl	5 ccm
Ricinolsäure	10 ccm
Ätzkali	9,5 g
techn. Alkohol	19 ccm
Wasser	zu 100 ccm

Wenckebachsche Pillen.

Fol. Digital. plv.		1,0—1,5
Chin. hydrobromic.		
Coff.-Natr. benz.		
(Na. phenylaeth. barb.)	āā	2,0—3,0
Na. nitros.		0,02
Extr. Strychni.		0,15

M. f. pil. Nr. C
3—6 Pillen täglich.

Chinin. hydrochlor.	4,0
Fol. Digitalis	2,0
Strychnin. nitr.	0,06

M. f. pil. Nr. C
3mal täglich 1—2 Pillen.

Löslichkeitstabelle von Farbstoffen für mikroskopische Arbeiten. (Nach SPENGLER.) Die Tabelle gibt an, zu wieviel Prozent die Farbstoffe im 90proz. Alkohol (% in A.) und destillierten Wasser (% in W.) löslich sind. Zu bemerken ist, daß bei Farbstoffen verschiedener Herkunft bezüglich der Löslichkeit häufig Schwankungen vorkommen.

Farbstoff	% in A.	% in W.	Farbstoff	% in A.	% in W.
Acidum carminic	5,0	2,0	Malachitgrün	2,0	3,0
Alizarin sicc.	0,5	10.0	Methylblau	0,1	4,0
Alizarinblau S. nach			Methyleosin	1,0	2,0
EHRLICH	0,5	2,0	Methylenblau	2,0	4,0
Alizarinsulfosaures Natron	1,5	3,0	Methylengrün	1,0	2,0
Anilinblau, spritlöslich	2,5	—	Methylenviolett	—	2,0
Anilinblau, wasserlöslich	—	0,5	Methylgrün	0,5	2,0
Aurantia	2,0	2,0	Methylorange	—	1,0
Azokarmin G. sicc.	0,5	4,0	Methylviolett	2,0	4,0
Azur I	—	1,0	Mucicarmin sicc.	1,0	—
Azur II	—	2,0	Neutralrot	1,5	2,0
Azur II-Eosin	0,5	—	Nigrosin	—	2,0
Bismarckbraun	1,0	4,0	Nigrosin, spritlöslich	2,0	—
Brillantblau	0,5	3,0	Nilblau-Sulfat	1,0	10,0
Brillantcresylblau	1,0	2,0	Orange G.	1,0	2,0
Brillantgrün	1,0	2,0	Orcein pur.	1,0	—
Brillantschwarz	0,5	2,0	Orseillin BB	0,5	2,0
Carmin rubr. opt.	4,0	6,0	Phloxinrot	—	10,0
Chromogen nach WEIGERT	2,0	10,0	Pikrinsäure	8,0	2,0
Chrysoidin	1,0	2,0	Ponceau RR	0,5	2,0
Congorot	1,0	2,0	Pyronin	1,0	3,0
Cresylechtviolett	1,0	2,0	Pyrrolblau (Isaminblau)	0,5	2,0
Crystallviolett	10,0	2,0	Rongalit	—	10.0
Diamantfuchsin	6,0	1,0	Rosolsäure	4,0	—
Eosin, extra	1,0	20,0	Rubin S	1,0	20,0
Eosin, gelblich wasserlöslich	1,0	20,0	Safranin pur. (Phenosafranin)	—	4,0
Eosin, rein spritlöslich	2,0	—	Safranin, spritlöslich	3,0	—
Eosin-Methylenblau	0,25	—	Säurefuchsin	0,25	40,0
Fluoreszin nach KÜHNE	2,0	0,5	Scharlach R	2,0	6,0
Fluoreszein-Kalium	1,0	2,0	Sudan II	1,0	2,0
Fuchsin	5,0	1,0	Sudan III	3,0	—
Fuchsin S (Säurefuchsin)	0,25	40,0	Thionin pur. n.	1,0	2,0
Gentianaviolett	4,0	2,0	Toluidinblau	1,0	4,0
Haematein puriss.	2,0	0,1	Tropaeolin	1,0	2,0
Haematoxylin puriss. cryst.	20,0	1,0	Trypanblau	0,5	2,0
			Trypanrot	0,5	2,0
Lichtgrün	5,0	2,0	Vesuvin nach KOCH	1,0	2,0
Magdalarot	1,0	10,0	Wasserblau	0,5	4,0
Magentarot	4,0	1.0			

Isopropylalkohol

Seit 17. 6. 1926 behördlich zur Herstellung von Körperpflegemitteln zugelassen „. . . soweit es sich nicht um kosmetische Krankenpflege- und Einnehmemittel handelt, die, wie Bayrum, Franzbranntwein, Sportmassagemittel, zur Einreibung großer Körperflächen dienen".

Ein Zusatz von mehr als 20—30% soll vermieden werden. In USA war eine Mischung von Aeth. und Propanol üblich, zumal der Pr. ein größeres Lösungsvermögen besitzt.
In der kosmetischen Praxis versteht man unter einer alkoholischen Flüssigkeit eine Mischung von 20—50% Alkohol, darüber stark, darunter schwach alkoholisch.
Kölnisch Wasser mindestens 70%. 40% = Wasch-Kölnischwasser.
Haar- und Gesichtswasser 40—70%.

Die wichtigsten Indikatoren.

Indikator	Farbumschlag alk.	sauer	pH Bereich	Herstellung der Lösung
Tropaeolin 00	gelb	rot	1,1—3,2	0,1% wäßrige Lösung
Orange IV Thymolblau	gelb	rot	1,2—2,8	0,04% alkohol. Lösung
Rotkohlauszug	blau	rot	2,0—4,5	500 g Rotkohl m. 500 g Alc. abs. nach 2 T. filtrieren.
Bromphenolblau	blau	gelb	3,0—4,6	0,04% alkohol. Lösung
Methylorange	gelb	rot	3,1—4,4	0,01% wäßrige Lösung
p-Nitrophenol	gelb	fbls.	5,0—7,0	0,1 g in 300 H₂O und 15 Alkohol
Lackmus	blau	rot	5,0—8,0	1% wäßrige Lösung
Bromkresolpurpin	purp.	gelb	5,2—6,9	0,04% alkohol. Lösung
Bromthymolblau	blau	gelb	6,2—7,7	0,04% alkohol. Lösung
Neutralrot	gelb	rot	6,5—8,0	0,1 g in 500 Alkohol und 500 H₂O
Phenolrot	rot	gelb	6,8—8,4	0,02% alkohol. Lösung
Kresolrot	rot	gelb	7,2—8,8	0,02% alkohol. Lösung
Naphtolphthalein	blau	grau	7,3—8,7	0,1 in 150 Alc. und 100 H₂O
Thymolblau	grün gelb	gelb blau	8,0—9,6	0,04% in alkohol. Lösung
Phenolphthalein	rot	fbls.	8,0—10	0,1 in 100 Alc. und 100 H₂O
Kresolphthalein	blau	fbls.	8,2—9,8	0,02% alkohol. Lösung
Thymolphthalein	blau	fbls.	9,3—10,5	0,1 in 125 Alc. und 125 H₂O

Universalindikatoren.

Die verschieden zusammengesetzten Universalindikatoren umfassen einen von der Vielseitigkeit der Farbtonumschläge begrenzten, mehr oder minder großen pH-Bereich. Die in den Flüssigkeiten auftretenden Farben zeigen durch ihre Nuancierungen den jeweils vorliegenden pH-Wert an. An Hand von Farbtonvergleichsskalen kann man mit ihnen bei einiger Übung eine für die meisten Fälle ausreichende — etwa auf 0,2 herankommende — Genauigkeit erzielen.
In jüngerer Zeit gibt es auch Universalindikator-Papiere mit ausgedehntem pH-Bereich, die sich selbst bei einer großen Zahl an sich schon gefärbter oder undurchsichtiger Flüssigkeiten zur pH-Bestimmung verwenden lassen.

Phenolphthalein	0,1
Methylrot	0,2
Dimethylaminoazobenzol	0,3
Bromthymolblau	0,4
Thymolblau	0,5
Alcohol absolut.	500 ccm

Die Farbstoffe werden im Alkohol gelöst und soviel 1/10 Normalnatronlauge tropfenweis zugegeben, bis die Flüssigkeit gerade gelb wird.

Methylorange	0,1
Methylrot	0,04
Bromthymolblau	0,4
Phenolphthalein	0,5
Naphtholphthalein	0,32
Kresolphthalein	1,6
Äther	ad 100,0

Von Lösungen, die sämtlich pro Liter 1 g Farbstoff enthalten, mischt man:

Methylorange	15 ccm
Methylrot	5 „
Bromthymolblau	20 „
Phenolphthalein	20 „
Thymolphthalein	20 „

Die P_H-Werte von 0,1 ccm Indikatorgemisch in 10 ccm Flüssigkeit drücken sich in den Farben aus: 2 = kräftig rosa, 3 = rotorange, 4 = orange, 5 = gelborange, 6 = zitronengelb, 7 = gelbgrün, 8 = grün, 9 = blaugrün, 10 = violett, 11 = rotviolett.

Für die Ermittlung von P_H-Werten 1 bis 7 erhält man sehr gut unterscheidbare charakteristische Färbungen, und zwar 1 = zinnoberrot, 2 = orange, 3 = gelb, 4 = gelbgrün, 5 = grün, 6 = grünblau, 7 = ultramarin mit folgendem Universalindikator:

Thymolsulfophthalein	0,035
Tropaeolin „00"	0,020
Tetrabromphenolsulfophthalein	0,010
Bromkresol „grün"	0,030
Bromkresol „blau"	0,040
Alkohol (50proz.)	100 ccm

Für die Bestimmungen alkalischer Lösungen von P_H-Werten 7 bis 14 verwendet man folgenden gemischten Universalindikator:

Neutralrot	0,035
Thymolsulfophthalein	0,015
Thymolphthalein	0,025
Nitramin	0,100
m-Nitrophenol	0,060
Alkohol (50proz.)	100 ccm

Die Farben schlagen bei den verschiedenen P_H-Werten wie folgt um: bei 7 = zinnoberrot, 8 = gelb, 9 = gelblichgrau, 10 = graugrün, 11 = grünblau, 12 = grauviolett, 13 = braunviolett.

Übersicht über die Dosierung von Isolinolsäureester bei medizin. und kosm. Zubereitungen.

Pro Gramm Präparat sind folgende Vitamin-Einheiten nötig:

Reinigungscreme	240 Einh.
Nährcreme	120 „
Tagescreme	120 „
Akne-Ekzem- usw. Creme	2500 „
Haarwässer	50 „
Medizin. Haarwässer	2500 „
Nagelpasten	500—2500 „
Lippenstifte	50 „
Sonnenschutzöle	500 „
Rasiercreme	120 „
Toilettenseifen	100 „
medizin. Seifen	500 „

Greifswalder Farbstofflösung.

Brillantgrün	1 : 5000
Hofmanns Violett	1 : 800
Malachitgrün	1 : 500
Methylviolett	1 : 500
Safranin	1 : 100
Jodgrün	1 : 1000
Gentiana violett	1 : 800
Methylenblau B	1 : 100
Methylenviolett	1 : 100
Methylengrün	1 : 500

Olivenöl für Injektionen entsäuern.

1. Das Öl wird mit etwa 10% seines Gewichtes an Spiritus unter Erwärmen auf etwa 40° einige Zeit geschüttelt, dann wird im Scheidetrichter getrennt, das Verfahren noch ein- bis zweimal wiederholt und schließlich das Öl im Wasserbade bis zum Verschwinden des Weingeistgeruchs erwärmt. Dann wird bei 120° sterilisiert.
2. 100,0 g Öl werden mit 5,0 g Magnesia usta in einer 250,0 g-Flasche unter häufigem Schütteln 5—6 Stunden an einem warmen Orte stehen gelassen. Man filtriert und sterilisiert bei 120°.
3. 100 g Öl werden mit einer aus 2 Teilen Ätznatron und 3 Teilen Wasser bereiteten Natronlauge bei etwa 30—40° mehrmals kräftig geschüttelt. Dann gibt man etwa 5 ccm gesättigte Natriumchloridlösung zu, schüttelt wieder kräftig durch, läßt absetzen, filtriert das Öl durch ein getrocknetes Filter und sterilisiert es bei 120°.

Aufbewahrung vor Licht geschützt in voll gefüllten Glasstopfengläsern.

Pillen-Anstoß-Masse.

Zum Bereiten völlig assimilierbarer Pillen verwendet man als Füllstoffe leicht verdauliche Kohlehydrate besonders zur Herstellung alkaloidhaltiger, also relativ geringe Mengen Wirkstoffe enthaltender Pillen. Als bestes Vehikel ist folgende Mischung, die auch vorrätig gehalten werden kann, anzusehen:

Dextrin, weiß	20,0
Weizenstärke	20,0
Trauben- oder Milchzucker	60,0

Zum Anstoßen selbst verwendet man eine Glyzerin-Gelatine-Gallerte folgender Zusammensetzung:

Nipagin	0,2
Gelatine alba	5,0
Aqua dest.	5,0
Glycerin	90,0

Beim Anstoßen der Pillenmasse muß man einige Sorgfalt darauf verwenden, daß die einzelnen Stücke der Gelatine-Gallerte, die zweckmäßig in mehreren kleinen Anteilen verarbeitet wird, richtig zerdrückt und mit dem Pulver gleichmäßig gemischt werden. Dies gelingt leicht, wenn man die Gallerteklumpen an der Wandung des schräggehaltenen Pillenmörsers mit wenig Pulver zerreibt und dann den Rest der Pulvermischung zumischt.

2. Antibiotica und Chemotherapeutica.

Penicillinsalben.

1. Oculentum Penicillini B. P.

Calciumpenicillin	100 000 I.E.
gelbes, weiches Paraffin	90,0
Adeps Lanae anhydr.	10,0
Nipasept	0,08

2. Unguentum Penicillini B. P.

Calciumpenicillin	50 000 I.E.
Unguentum Alcohol. Lanae	100,0

3. Cremor Penicillini B. P.

Na- oder Ca-Penicillin	50 000 I.E.
Lanettewachs N	7,0
Hartparaffin	5,0
Paraffin. liq.	41,0
Chlorkresol	0,1
Aqua dest.	47,0

4. Cremor Penicillini sterilisatus B. P. (Wie Vorschrift 3, jedoch ohne Chlorkresol.)

5. Unguentum Penicillini DRF VII

A. Lanettewachs N	8,0
Cera alba	4,0
Paraffin. solidum	3,0
Paraffin. liq.	35,0
B. Aqua dest. steril.	50,0
Ca-Penicillin	Q. s.

6.

Lanettewachs N	3,5 g
Paraffin. liq.	15 ccm
Penicillinlösung	5 ccm
Phenoxetol	2 ccm
Aqua dest.	ad 100 ccm

(200 E Penicillin pro ccm)

7.

Ca- od. Na-Penicillin	100 000 I. E.
Nipagin M	0,1
Aqua dest.	25,0
Wasser bindende Salbe	ad 100,0

Penicillinzubereitung

mit Dauerwirkung.

Penicillin-Na crist. (300 000 E)	180 mg
Ephedrin. sulf.	25 mg
Adrenal. hydrochl.	1 mg
Eucupin. dihydrochl.	1 mg
Gelatine-Dextrose-Misch.	800—1200 mg

Sterilisieren in Trockenampullen! Zum Gebrauch auflösen in 2 ccm Aqua dest. sterilisata.
(S. A. Z. 1948/420.)

Penicillin-Sulfonamid-Plombe.

(Nach RAUCH.)

Gelatine	15%	5,0
Agar	10%	5,0
Cibazolpuder		2,0
Aqua dest.		1,0
Penicillin in Substanz		100 000 E.

Penicillin-Salben.

Amerikanische Vorschriften:

a) Penicillin-Kalzium 50 000 E. Adip. Lanae anh. 25 g, 01. Vaselini 5 ccm, Vaselini albi 100 g.

b) Penicillin-Kalzium 25 000 E. Adip. Lanae anh. 5 g, Cerae albae 5 g, Vaselini albi 90 g.

Beim Anreiben ist möglichst ohne Wasser zu arbeiten.

Britische Vorschriften:

c) Penicillin-Kalzium q. s. (gewöhnlich 500 E. je g Salbe).

Unguenti alcoholis lanae Br. Ph. q. s. Die Salbengrundlage wird eine Stunde auf 110° erwärmt. Nach dem Abkühlen auf gewöhnliche Temperatur wird das Penicillin mit einem Teil derselben verrieben und der Rest allmählich zugegeben. Gut verschlossen, vor Licht geschützt und unter 15° aufbewahren.

d) Penicillin-Augensalbe.
Penicillin-Kalzium 10 000 E.,
Adip. Lanae 1 g,
Vaselini 9,0 g.
Unter sterilen Kautelen wird das gepulverte Penicillin mit der sterilisierten Grundlage ohne Wasser verarbeitet.

e) Penicillin-Creme.
Penicillin-Natrium oder -Kalzium
(500 E. je g Salbe),
Cerae emulgantis 7 g,
Paraffini 5 g,
Olei Vaselini 41 g,
Aquae dest. 47 g.
Wachs, Paraffin und Vaselinöl werden mit 37 g 60° warmen Wassers kunstgerecht verarbeitet. Diese Creme wird 30 Minuten bei 110° sterilisiert und aseptisch mit dem in 10 ccm Wasser gelösten Penicillin verarbeitet. Die Sterilisierung kann durch Zusatz von 0,1% Chlorkresol unterstützt werden. Empfohlen wird die Pufferung mit Phosphatgemisch auf P_H = 7 und die Verwendung mit Nipagin konservierten Wassers.

Penicillinsalben.

I

Penicillin G 50—100 000 E.
Vas. flav.   99,0
Parachlorphenol   1,0
(oder Chlorkresol   1,0)
3—4 Monate voll wirksam.

II

Penicillin G 700 000 E.
Cer. alb
Paraff. dur.   āā   5,0
Paraff. liquid.   40,0
Aqua dest.   100,0

Unter 4° steril aufbewahren. Nur 8 bis 10 Tage voll haltbar. Salbengrundlage bei 60° sterilisieren, dann sofort P. dazugeben.

Penicillintabletten.

Vorschrift 1:

Penicillin-Natrium	1 000 000	O. E.
Gummi. arabic.		50
Zucker feinkrist.		880
Talkum		70

Vorschrift 2:

Penicillin-Natrium	0,69
Milchzucker	20
Zucker feinkrist.	970
Magnesiumstearat	10

Eleudron-Perubalsam-Wundsalbe.

Eleudron	3,0
Bals. peruv.	6,0
Glyzerin	15,0
Acid. acetylosalicyl.	1,0
Ungt. Jecoris	35,0
Ungt. Zinci	10,0
Lanolin	ad 100,0

(Dtsch. Ges. Wes. 1947/262.)

Prontosil in alkalischer Lösung.

Eine 0,5proz. Lösung von reinem NaO in Wasser ist ein gutes Lösungsmittel für Prontosil, mit dem sich Lösungen von 1% und mehr herstellen lassen. Intravenöse Injektionen von 5,0 Prontosil in 500 g 0,5proz. NaOH werden von kranken Pferden gut vertragen.
(Chem. Zbl. 1949 I. S. 88.)

Prontosil-Zinkpaste.

(Bei Pyodermien und Erysipelen.)

Prontosil. rubr.	110,0
Pasta Zinci	ad 300,0

Sulfonamide.

Außer Alkalien zur Zurückdrängung der Säurebildung kann auch Na-Laktat verwendet werden. So wird empfohlen Lösungen zu verwenden, die in 5 ccm 0,5 Sulfadiazin und 1,5 Na-Laktat enthalten.
(MERCK. J. B. 1947—48/75.)

Sulfathiazinlösung.

Sulfathiazin pulv.	62,5 g
Pektin	7,5 g
	(Forts.)

(Forts.)

Natriumzitrat	75,0 g
Benzaldehyd	0,2 ccm
Zephiranlösung 12%	1 ccm
Zuckersirup	500 ccm
Aromatisches Hydrolat	200 ccm
Destilliertes Wasser	1000 ccm

Zur Bereitung wird das Pektin mit einer kleinen Menge Sirup homogen verrieben, dann werden die anderen Bestandteile zugegeben. Das Ganze wird homogenisiert.

Sulfathiazol-Salbe bei Vaginitis.

Polyaethylenglykol	85,9
(Carbowax)	
Sulfathiazol	10,0
Milchsäure	3,0
Essigsäure	1,0
Natriumtetradecylsulfat	0,1

(MERCK. J. B. 1949/189.)

Sulfonamid-Salbe.

Sulfonamidpulver	10,0
(Globucid, Eleudron)	
Harnstoff	40,0
Lebertransalbe	250,0

(Med. Klin. 1946/527.)

Zur Behandlung von Fisteln.

Camphora	50,0
Spiritus (96%)	10,0
Globucid	8,0
Aceton	ad 100,0

(Dt. med. Wochenschr. 1944/718.)

Brandsalbe.

Sulfonamid	2,0
Acid. bor. plv. sbt.	8,0
Ol. Jecoris as.	20.0
Vasel. flav.	70,0

Frostsalbe.

Sulfonamid	10,0
Allantoin	2,0
Salbengrundlage	
fettfrei und wasserlöslich	ad 100,0

Erstversorgung von Verbrennungen.

Cetyl-trimethylammoniumbromid	1,0
Sulfonamid	3,0
Ol. Ricini	25,0
Bienenwachs	1,8
Lanolin	1,8
Cetylalkohol	5,0
Glycerin	10,0
Wasser	52,4

Ohne vorausgehende Reinigung der Brandwunden oder Eröffnung der Brandblasen wird die Salbe unter strenger Beachtung aseptischer Kautelen aufgetragen, mit steriler Gaze bedeckt und ein fester Verband angelegt.

Anwendungsformen der PAS und deren Salze.

Amerikanische Autoren schlagen vor: Kapseln mit 0,5 g PAS (täglich 20—30 Kapseln!) oder Mixtur folgender Zusammensetzung:

Rp. Acid. paraaminosalicyl	20,0
Natr. bicarbonicum	12.0
Methyl. salicyl.	0,06 ccm
Aqua dest.	100,0 ccm
(5 ccm = etwa 1 g PAS)	

Sirup:

Rp. Natr. paraaminosalicyl	20,0
Ol. citri. sive Ol. Menth.	gtt. II—III
Sir. simpl.	ad 1000,0
1 Eßlöffel = 4,0 g Na-PAS	

Recenter parandum!

Na-PAS bei unter 70° im Zuckersirup lösen, nach dem Erkalten wird das Geschmackskorrigens zugesetzt. Granulate (meist Ca-PAS) werden unzerkaut mit Flüssigkeit während und nach den Mahlzeiten eingenommen. Für die lokale Behandlung werden in Amerika folgende Vorschriften angegeben:

Rp. Natr. paraaminosalicyl	20,0
Tragacanth	0,4
Natr. metabisulfuros	0,1
Glyzerin	0,5
Aqua dest.	ad 100,0

Na-PAS wird trocken sterilisiert und der Traganthschleim ebenfalls. Unter aseptischen Kautelen wird in sterile Tuben abgefüllt. Mit einer Spritze wird der Schleim in die Kavernen injiziert.

Rp. Natr. paraaminosalicyl	10,0
Eucerin. anhydric.	60,0
Natr. metabisulfuros	0,1
Aqua dest.	ad 100,0

Na-PAS und Natriummetabisulfit werden in Wasser gelöst und bis zu 65° erwärmt. Bei dieser Temperatur wird das wasserfreie Eucerin hinzugefügt. Die Mischung wird bis zum Erkalten gerührt. Bei Zimmertemperatur ist die Salbe mindestens drei Monate haltbar. Kompressen mit

10proz. Na-PAS-Lösung können ebenfalls zur lokalen Behandlung verwendet werden. Kombinationen mit Sulfonamiden, Streptomycin und Penicillin sind ohne weiteres möglich. Dosierung: Für Erwachsene werden 0,25 bis 0,3 g PAS je Körpergewicht empfohlen.

Para-Amino-Salizylsäure für intravenöse Anwendung.

p-Aminosalicyls.	25,0
Natr. caust. pur.	6,5
Aqua dest.	ad 1000 ccm

Sterilisieren im Autoklaven.
(Lancet 1945, I, 15.)

Liquor Natr. paraaminosalic.

Natr. p-aminosalicylic.		20,0
Ol. citri.	gtt.	III
Sir. spl.		
Aqua dest.	āā	ad 100,0

6mal täglich 2 Teelöffel voll.
(Ther. Gegenw. 1951/351.)

Geschmackskorrigens für Paraamino-salicylsäuremixturen.

Die Amerikaner nehmen als wirksames Geschmackskorrigens Methylsalicylat, z. B.:

Acid. p-aminosalicylicum	20,0
Natr. bicarbonicum	12,0

(Forts.)

(Forts.)

Methyl. salicyl.		0,06 ccm
Aqua dest.	ad	100,0 ccm

5 ccm = etwa 1,0 PAS.

Oder sie überdecken mittels Zitronen- oder Pfefferminzöl, z. B.:

Natr. p-aminosalicylic.		20,0
Ol. Citri. seu.		
Ol. Menthae pip.	gtts.	III—V
Sirup. simpl.		ad 100,0

Das Na-Salz bei nicht mehr als 70° C im Zuckersirup auflösen und erst nach dem Erkalten das Geschmackskorrigens zufügen. Frisch bereiten!

PAS-Sirup
der Inselapotheke Bern.

Natr. paraminosalicyl crist.		276,0
Acid. ascorbic.		5,0
Aqua dest.		200,0
Menthol		0,5
Ol. Menth. pip.	gtt	XX
Spiritus		2,0
Sir. simpl.		ad 1000,0 ccm

Ein Eßlöffel dieses Sirups entspricht 3 g freier PAS. Die Askorbinsäure bringt die Lösung auf ein P_H von 7,0. Bei Aufbewahrung bei Zimmertemperatur während eines Monats ist keine wesentliche Zersetzung zu befürchten.

3. Ampullen und sterile Lösungen.

Herstellung von Ampullen.

Herstellung von Ampullen.
Da es von größter Wichtigkeit ist, daß dem Arzt stets möglichst frische Injektionslösungen · zur Verfügung stehen (z. B. Morphium-Skopolamin-Ampullen), sollte die Apotheke mehr als bisher die Ampullenherstellung selbst in die Hand nehmen, zumal sie sehr lohnend und so einfach ist, daß sie auch im kleinsten Apothekenbetrieb durchgeführt werden kann. Man hat folgende Arbeiten auszuführen:
1. Herstellung der Injektionslösung (vgl. dazu auch „Herstellung steriler Injektionslösungen" S. 12).
2. Abschneiden der Ampullen (am besten mit einem der kleinen Schneideapparate,

die von einschlägigen Firmen geliefert werden).
3. Füllen (aus gewöhnlicher Bürette mit angeschlossener Pravaznadel oder mit einem der sehr preiswerten Apparate nach TELLE, möglichst mit dem Zuführer nach STICH. Man füllt 10% mehr als vorgeschrieben, also 1,1 statt 1 ccm usw.).
4. Zuschmelzen (Bunsenbrenner genügt).
5. Sterilisieren (30 Minuten bei 100—102° oder an drei aufeinanderfolgenden Tagen je 30 Minuten bei etwas niedrigerer Temperatur: „Tyndallisieren").
6. Prüfen auf unsichtbare Sprünge durch Einlegen in heiße Methylenblaulösung. Ampullen mit blau gewordenem Inhalt ausscheiden. Man bezieht am besten Am-

pullen aus (farblosem) Jenaer Glas, die praktisch kein Alkali abgeben. Um auch bei langem Lagern der Ampullen Abscheidungen infolge von Glasalkalität mit Sicherheit zu vermeiden, verwendet man als Lösungsmittel, z. B. nach ZIMMERMANN für Apomorphinlösungen entsprechende Zusätze von Milch- oder Phosphorsäure, was auf die Überlegung zurückzuführen ist, daß diese Stoffe regelmäßig im Organismus besonders im Muskel vorkommen; für Morphium- und andere Alkaloidampullen wird statt Aqua dest. n/1000 HCl empfohlen (s. nachfolgende Vorschrift für Morphium-Ampullen und vgl. RAPP: Ampullen. Pharm. Ztg. 1929, 28.)

Morphium-Ampullen.

Die Ampullen werden mit einer Morphiumlösung gefüllt, die eben gerade den Neutralisationspunkt nach der sauren Seite hin überschritten hat. Die Lösung ist also ganz schwach sauer, was am besten mit dem Folienkolorimeter festgestellt wird. (Ist dies nicht vorhanden, benutzt man zur Lösung des Morphiums statt Aqua dest. n/1000 HCl. Siehe Einleitung.)
Die Ampullen werden bei etwas über 100° (101—102°) sterilisiert, ohne daß je eine Gelbfärbung stattfindet.

Morphium Scopolamin-Ampullen.

Morphium hydrochloricum	2,0
Scopolamin. hydrobrom.	0,03
Aqua rec. dest. (bzw.	
n/1000 HCl)	ad 100,0

Ampullen zu 1,1 ccm. Eine Ampulle enthält 0,02 Morph. hydrochl. und 0,0003 Scopolamin. hydrobr. — Frische Lösungen zeigen eine erheblich stärkere physiologische Wirkung als einige Zeit gelagerte. STRAUB läßt deshalb zur Stabilisierung etwa 10% Mannit zusetzen. Man sterilisiert durch halbstündiges Erhitzen auf 100—102°

Novocain-Suprarenin-Ampullen.

(Ebenso p-Aminobenzoyl-Diäthylaminoäthanol - hydrochlorid - Adrenalin - Ampullen.)

Novocain. hydrochl.	20,0—40,0	
zur Herstellung von Ampullen mit 2—4% Novocain)		
Solutio Suprarenini (1:1000)	50,0	
Natrium chlorat.	2,0	
Natrium bicarb.	3,0	
Kal. bisulfuros.	3,0	
Acidum benzoic.	1,5	
Acidum boric.	0,03	
Aqua rec. dest.	ad 1000,0	

Bor- und Benzoesäure sind in soviel Wasser zu lösen, daß sie nach dem Erkalten nicht wieder ausfallen (etwa 250 g). Der nur noch lauwarmen Lösung werden die übrigen Stoffe zugefügt.
Man sterilisiert durch halbstündiges Erhitzen auf 100—102° (Kaliumbisulfit wirkt als Stabilisator für das Suprarenin) oder (nach HORNAUER) durch Erhitzen auf 60° an zwei aufeinanderfolgenden Tagen.

Sterile Traubenzuckerlösungen in Ampullen.

Nach UBRIG (Die Deutsche Apotheke 1933, 8) können folgende Sterilisationsarten Verwendung finden:
1. Fraktionierte Sterilisation im Dampf von 100° zweimal je eine Stunde;
2. bei 70° dreimals je 2 Stunden;
3. einmaliges Erhitzen im strömenden Wasserdampf mindestens ½ Stunde lang.
Vor dem Zuschmelzen der Ampullen muß Flüssigkeit, die etwa an den Hälsen haftet, durch Abwärtsschleudern oder Abdämpfen entfernt werden, da sonst beim Zuschmelzen braune Krusten entstehen.

Traubenzuckerlösung sterilisieren.

Es ist zweckmäßig die Lösungen 40 Minuten zwischen 112° und 114° zu sterilisieren.

Herstellung steriler Injektionslösungen.

Bereitung von Injektionslösungen.

Die Herstellung von Injektionslösungen verlangt vor allem peinlichste Sauberkeit, sowohl der Person als auch der Sache und Gewissenhaftigkeit. Daß die verwendeten

Chemikalien den für sie geltenden Reinheitsanforderungen entsprechen müssen, ist selbstverständliche Voraussetzung.

Die Gerätschaften (Kolben, Flaschen, Trichter, Glasstäbe usw.) sind besonders gut zu reinigen, mehrmals mit destilliertem Wasser nachzuspülen und an staubfreiem Ort zu trocknen. Dann werden die Öffnungen von Flaschen und Kolben mit Pergamentpapier überbunden (behütelt) und an zwei aufeinander folgenden Tagen je zwei Stunden lang bei 170—180° im Heißluftsterilisator sterilisiert. Trichter, Glasstäbe usw. werden in Pergamentpapier eingeschlagen und wie vorher behandelt.

Zur Herstellung der Lösungen wird am besten nur Aqua bidest. sterilis. verwendet. Als Filterpapier wählt man gehärtetes, das vor dem Filtrieren der Lösungen einigemal mit Aqua dest. steril. durchgewaschen wird, um die Papierflusen zu entfernen. Nun filtert man die Injektionslösung unter den nötigen Vorsichtsmaßnahmen in das sterile Gefäß. Als Verschlüsse dienen gut ausgekochte, spiegelglatte Korkstopfen, Gummistopfen oder der Raupertverschluß. Zum Verschließen von Impfstoffflaschen benutzt man durchstechbare Gummistopfen oder Gummikappen. Vorher überzeuge man sich, daß bei diesen Verschlüssen die mit der Nadel erzeugte Öffnung nach dem Herausziehen der Nadel sich wieder gut schließt, damit durch die entstandene Öffnung keine Infektion der sterilen Lösung erfolgen kann. Man setzt den Gummiverschluß auf eine mit Wasser halbgefüllte Flasche, durchsticht und schüttelt einigemale die Flasche mit dem Verschluß nach unten. Es darf selbst mit der Lupe am Einstich kein noch so kleines Wassertröpfchen bemerkbar sein.

Die verschlossenen Flaschen werden nun in einem Wasserbad vorgewärmt, die Verschlüsse kurz geöffnet, um die eingeschlossene Luft zu entfernen (Vermeidung der Zertrümmerung der Gefäße beim endgültigem Sterilisieren). Nun werden die Verschlüses mit dem Apothekerknoten befestigt und sterilisiert.

Sterilisierverfahren.

1. Trockene Hitze.
   a) Ausglühen von Nadeln, Lanzetten, Ösen usw. in der Flamme des Bunsenbrenners. Abflammen von Ampullen- und Flaschenöffnungen.
   b) Erhitzen von Ölen, Fetten usw. auf bestimmte Temperaturen für bestimmte Zeiten.
   c) Erhitzen im Heißluftsterilisator bei 170—180° mindestens 30—60 Minuten.

2. Strömender Wasserdampf.
   Mindestens eine Stunden bei 100°, evtl. an drei aufeinanderfolgenden Tagen.

3. Gespannter, gesättigter Dampf.
   Im Autoklaven bei mindestens 120° = 1 atü mindestens 10 Minuten lang.

4. Keimfreie Filtration.
   Verwendung von Bakterienfilter verschiedener Art. Für Lösungen, die eine Hitzesterilisation nicht vertragen. Auch für Alkohol und Äther. Virusarten können nicht entfernt werden.

5. Keimfreie Filtration und Verwendung gewisser Antiseptika.

Aqua conservans, Merthiolat 0,01% (Aethyl - mercuri - natriumthiosalizylat) amerikanisches Verfahren, oder Cialit Höchst (Natriumsalz der Äthylquecksilbermercapto - Benzoxalol - 5 - Carbonsäure).

Zur keimfreie Filtration empfehlen sich die Filterkerzen und Membranfiltergeräte von SEITZ, und die Glasfilter G5 auf G3 von SCHOTT und Genossen.

6. Sterilisation bei 100—120° unter Zugabe gewisser Antiseptika.

7. Tyndallisation oder fraktionierte Sterilisation zum Keimfreimachen von Objekten, die durch hohe Temperaturen verändert oder zerstört werden können. Die unter sterilen Kautelen hergestellten Lösungen werden an drei aufeinander folgenden Tagen je eine Stunde lang auf 70—80° erhitzt. In der Zwischenzeit stehen lassen der Lösungen bei 30—37°. Anzuwenden bei Gelatine, vielen Alkaloid- und Farbstofflösungen. Bei der Herstellung der Lösungen ist besonders auch auf den P_H-Wert derselben zu achten. Er soll bei intramuskulärer Injektion nicht unter 3,5 und nicht über 9,5 betragen.

Korken und Gummistopfen dürfen nicht im Heißlüfter sterilisiert werden, sondern sind in Wasser auszukochen (Wasser besonders bei Korken mehrmals wechseln, bis das letzte Kochwasser klar und farblos ist). Bei besonders vorsichtigem Arbeiten kann man die Verschlüsse noch in einem Mullsäckchen 30 Minuten lang im strömendem Wasserdampf sterilisieren.

Bei Verwendung von Glasstöpselflaschen legt man zwischen Hals und Stopfen ein Stückchen ungefärbten Bindfaden oder einen doppelten Streifen Pergamentpapier, um das Festbacken des Glasstopfens zu verhindern. Darüber kommt ein Pergamentverschluß.

Für die keimfreie Filtration empfiehlt ESCHENBRENNER als für die Kleinpraxis besonders geeignet den Apparat „Stefi 4" (Pharm. Ztg. 1935, 75), der in Verbindung mit einem neuen Ampullenabfüllapparat „Amfü" (ebendort) auch für die Herstellung von Ampullen Verwendung finden kann.

Bei halbstündigem Erhitzen mit 0,1 bis 0,2% Nipa-Sterilisator auf 100° sind nach ESCHENBRENNER auch die wiederstandsfähigsten Erdsporen abgetötet.

Aufbewahrung steriler Lösungen (für mehrere Wochen).

An Stelle des üblichen Mull-Wattepfropfens verwendet HORKHEIMER (Pharm. Ztg. 1927, 89) als Verschluß eine rote Gummikappe, die in der Mitte eine feinperforierte Flausche besitzt. Beim Erhitzen der Lösung dient die Perforation als natürliches Ventil, beim Abkühlen verschließt sie sich hermetisch fest durch den innen entstehenden Unterdruck. Die Firma Schack & Pearson, Hamburg, Große Burstah 29, liefert die Gummikappen. Die Gläser zu 30, 50 und 100 ccm aus Jenaer Fiolaxglas, die die Form von Soxlethflaschen haben, aber weithalsig sind, bezieht HORKHEIMER von Fridolin Greiner, Neuhaus a. Rennweg. Da sie alle gleichweite Öffnungen haben, wird nur eine Kappengröße benötigt.

Sterilhaltung mit Nipagin und Nipasol.
(Nip-Nipwasser.)

Die stark konservierend und antiseptisch wirkende kombinierte Anwendnug von 0,065% Nipagin M + 0,035% „Nipasol zur Sterilhaltung" kann auf Grund ausgedehnter Versuchsarbeiten weiter für die Sterilhaltung von Ampullenlösungen, Augentropfen, Injektionsflüssigkeiten, z. B. von Cocain, Dionin, Eserin, Homatropin, Larocain, Morphin, Novocain, Lobelin, Pantocain, Pantopon, Pilocarpin, Psicain, Scopolamin und Zinksulfat verwendet werden. Die Nipagin-Nipasol-Substanzen werden in diesen Fällen in frischem, destilliertem und evtl. sterilisiertem Wasesr unter etwa 5 Minuten langem Aufkochen und gutem Umrühren für sich gelöst. Nach dem evtl. Abkühlen bringt man dann das betreffende Therapeutikum darin in Lösung. Der Zusatz von Nipagin + Nipasol kann auch durch eine alkoholische Stammlösung 1:4 erfolgen; das Wasser muß dann während der tropfenweisen Hinzugabe ständig in Bewegung gehalten werden, um ein Ausfallen des Nipasolesters zu verhindern. In der so hergestellten Nipagin + Nipasol-Lösung werden dann wie üblich die Therapeutika gelöst.

In Adrenalin-, Insulin-, Suprarenin-, Hormon-, Ferment-, Hefelösungen u. ä., die nicht erhitzt werden dürfen, werden die Nipagin- und Nipasolsubstanzen bei 37° C (Brutschrank oder Wasserbad) in Lösung gebracht. Im allgemeinen genügen sechs Stunden Erwärmen bei dieser Temperatur, wobei man während dieser Zeit die Lösung einige Male durchzuschütteln hat.

Löslichkeitsverhältnisse.

„Nipasol zur Sterilhaltung" ist in Wasser wenig löslich, leicht löslich in Weingeist, fetten Ölen u. dgl. „Nipasol-Natrium zur Sterilhaltung" ist in Wasser leicht löslich. Von Nipasol-Natrium ist stets eine Stammlösung aus 40 g „Nipasol-Natrium zur Sterilhaltung" und 60 g kaltem Wasser zu verwenden, die entweder der zu konservierenden Lösung direkt unter Rühren zugetropft wird, oder die (bei kleinen Mengen) erst für sich weiter verdünnt wird, ehe sie der zu konservierenden Lösung zugesetzt wird.

Wässerige Injektionslösungen.

Man setzt zu der sterilisierten, tyndallisierten oder aseptisch bereiteten Lösung unter Umrühren auf 100 ccm 0,4 ccm Stammlösung von Nipasol-Natrium zu, oder man mischt 0,4 ccm Stammlösung von Nipasol-Natrium mit 99,6 ccm Aqua destillata sterilisata und stellt mittels dieser Lösung die Arzneimittellösung her. Ist das zu lösende Arzneimittel akaliempfindlich (Alkaloidsalze, Zinksulfataugentropfen), so verwendet man zur Herstellung der Arzneimittellösung eine durch 5 Minuten langes Kochen und darauffolgendes Abkühlen (falls nötig) bereitete Lösung von 0,04 g „Nipasol zur Sterilhaltung" in 100 ccm Aqua destillata (bidestillata oder sterilisata).

Injektionsspritzen

werden vor und nach Gebrauch mit einer Flüssigkeit durchgespritzt, die durch Zutropfen von 0,4 ccm Nipasolnatrium-Stammlösung zu 100 ccm Wasser hergestellt ist.

Ölige Injektionsflüssigkeiten.

In dem zur Herstellung der Flüssigkeit zu verwendenden Öl werden 0,15% „Nipasol zur Sterilhaltung" unter leichtem Erwärmen gelöst.

Zur Sterilhaltung von Katgut und Seide

benutzt man 0,4proz. Lösungen von „Nipasol-Natrium zur Sterilhaltung". Anderes Nahtmaterial wie z. B Carnofil wird zur Sterilhaltung in wässriger Jod-Jodkaliumlösung aufbewahrt.

Ameisensäure-Injektionen.

Schwach.

Coffein.-Natr. benz.	10,0
Novocain	0,5
Acidum formicic.	0,003
Solut. acid. benzoic.	
(0.2%)	ad 100 ccm

Sterilisa!

Stark.

Coffein.-Natr. benz.	10,0
Novocain	0,5
Acidum formicic.	0,005
Solut. acid. benzoic.	
(0,2%)	ad 100 ccm

Sterilisa!

Hamamelis-Injektionslösung.

An Stelle von Adrenalinlösung kann als Zusatz zu Novocain-Ampullen ein wässriger Hamamelisauszug Verwendung finden, den man für Injektionszwecke folgendermaßen herstellt:

Folia Hamamelid. conc.	
Cortex Hamamelid. conc. āā	100,0
Aqua dest.	q. s.
ad Destillatum	3000,0
Spiritus	600,0

Die Drogen mit Wasser durchfeuchten, 24 Stunden stehen lassen, dann, nachdem man zuvor dreimal destilliertes Wasser durch den Apparat geschickt hat, 3 kg mit Wasserdampf abdestillieren und das Destillat mit 600,0 Weingeist versetzen. (Anfangs trüber wird später von selbst klar.)

Von diesem „Hamameliszusatz" kann man die gleiche oder doppelte Menge der sonst gebrauchten Adrenalinlösung (1:1000) der beliebig starken Novokainlösung zusetzen. Beim Zuschmelzen der Ampullen ist mehr als sonst darauf zu achten, daß die Ampullenhälse frei von Flüssigkeit sind, da sonst — infolge des Weingeistgehalts der Lösung — die Hälse vor der Flamme sich aufblähen und platzen.

Hexamethylentramin-Injektionen.

Obgleich PFISTER durch seine Untersuchungen (Pharm. Ztg. 1933, 95) den Beweis erbracht hat, daß 25proz. Urotropinlösungen 48 Stunden nach ihrer Herstellung von selbst steril geworden sind und daß das bei der Erwärmung unvermeidlich entstehende Formaldehyd die an sich schon vorhandene Desinfektionswirkung von Hexamethylentetraminlösung verstärkt, so ist bei den in der Literatur festgelegten, sich bezgl. der Sterilität widersprechenden Angaben doch angezeigt, sich an die hier gegebenen Vorschriften zu halten.

| Hexamethylentetramin | 4,0 |
| Aqua dest. | ad 10 ccm |

30 Minuten in strömendem Wasserdampf sterilisieren. Schwächere Lösungen sind aseptisch zu bereiten!

Hexamethylentetramin	4,0
Natrium salicylicum	1,6
Coffein.-Natr. salicylic.	0,4
Aqua dest.	ad 10 ccm

Sterilisa!

Invertzuckerlösung zu Injektionen.

a) Saccharum album	750,0
Aqua dest.	225,0
Salzsäure 1/10-normal	15 ccm
b) Natriumkarbonatlösung	
1/10-normal	15 ccm
c) Aqua dest.	ad 1000 ccm

Man löst den Zucker in dem kochenden Wasser, setzt die Salzsäure zu, erhitzt 1 Stunde lang im siedenden Wasserbad, neutralisiert in der Hitze und füllt mit Wasser auf 1 kg auf.

Die Lösung kann nach Bedarf weiter verdünnt werden; sie wird in gespanntem Dampf sterilisiert.

Herstellung einer sterilen physiologischen Kochsalzlösung von bestimmter Wasserstoffionenkonzentration.

Nach ALFRED NEUMANN (Pharm. Ztg. 1929, 41) kann die P_H-Bestimmung einer frisch bereiteten Lösung eines Neutralsalzes erst dann einwandfrei erfolgen, wenn ausgekochtes oder unter Abschluß der Kohlensäure der Luft bereitetes destilliertes Wasser verwendet wurde. Da die Herstellung eines CO_2-freien Wassers kaum durchführbar ist, wird das Kochsalz in einfachem dest. Wasser gelöst. Die Lösung wird in 1 l-Flaschen gefüllt, mit Gummikappen verschlossen, die mit einem Ventil versehen sind, und im Autoklaven erhitzt. Bei einwandfreien, stark angesaugten Kappen wird CO_2 vollständig ausgetrieben. Der P_H-Wert ist dann 5,2 bis 5.3. Soll die NaCl-Lösung beispiels-

weise P_H 6,2 erreichen, so setzt man 10 ccm-weise eine Pufferlösung zu, die man durch Mischen von 8,5 ccm einer $n/10$-NaH_2PO_4 + H_2O-Lösung mit 1,5 ccm $n/10$ NaOH erhält. (Man braucht 35 ccm auf 1 Liter frisch bereiteter NaCl-Lösung, um den P_H-Wert 6,2 zu erreichen.)

Novocainlösung zur Lokalanästhesie.

Hier wird die Vorschrift für die Herstellung der Flüssigkeit beschrieben, in der die lt. Rezept verordnete Novokainmenge zu lösen ist.

Kalium sulfuricum	0,4
Natrium chloratum	0,7
Aqua dest.	100,0
Novocain q. s.	

Novocain-Suprareninlösung, alkalische zur Lokalanaesthesie (vgl. die ähnliche

Vorschrift unter „Herstellung von Ampullen").

Novocain hydrochlor.	10,0—20,0
Suprareninlösung	
1:1000	20,0—25,0
Natriumphosphat, sekundär	6,49
Natriumchlorid	6,44
Aqua dest.	ad 1000,0

Suprarenin-Lösung 1 : 1000.

(Analog Adrenalin-Lösung 1 : 1000.)

Suprareninbase (Adrenalinbase)	0,1
Acidum hydrochloric. dilut.	
q. s. ad solut. (= gtt. III—VI)	
Chloreton (tert. Trichlorbutylalkohol)	0,4
Sol. Natr. chlorat. physiol.	
	ad 100,0

Die pulverförmige Base wird im Reagensglas mit etwa 5 ccm physiologischer Kochsalzlösung und der verdünnten Salzsäure — mit 2 Tropfen anfangen! — vorsichtig bis zur Lösung erwärmt. (Die theoretische Menge Salzsäure genügt nicht, um ungefärbte Lösungen zu erhalten; sie muß im Überschuß vorhanden sein.) Dann wird als Stabilisator das Chloreton zugefügt und das Ganze mit physiologischer Kochsalzlösung auf 100,0 ergänzt.

Vorschriften nach RAPP und STICH.[1]

Name des Präparates	Verfahren zur Keimfreimachung	Lösungsmittel, Konzentration, Haltbarkeit
Acid. arsenicosum	Dampf bei 120°	langsam löslich in kochendem Wasser
Acid. ascorbinicum	Dampf von 100° oder Autoklav bei 120° 8 Min.	abgekochtes ·Wasser oder 20—30% Glukoselösung. $P_H = 3{,}2$. Alkali-, oxy- u. photolabil.
Acid. boricum	Dampf bei 120° oder aseptische Herstellung	Wasser von 100°
Acid. formicicum	Aseptische Herstellung	Wasser
Acid. salicylicum	Dampf bis 115° in Druckflasche oder aseptisch	Wasser oder Öl
Adrenalin. hydrochloricum	Aseptische Herstellung	Wasser. Zusatz geringer Mengen Salzsäure oder 0,3% Kaliummetabisulfit
Aether	Sterile Filtration	
Aethylmorphin. hydrochloricum	Aseptische Herstellung oder Erhitzen im Autoklaven bei 120° 8 Min.	Wasser
Ammonium chloratum	30 Minuten in strömendem Wasserdampf	10% in aqua redestillata. Doppeltes Filter. Neutralglasampullen
Anaesthesin	Aseptische Herstellung mit sterilem Öl oder 30 Min. strömenderWasserdampf	Öl
Antipyrin	Dampf bei 100° 30 Min. In Verbindung mit Chinin, Cocain oder Morphinsalz fraktionierte Sterilisation oder aseptische Herstellung mit n/500 Salzsäure-Chloroform	Wasser bis 30%
Apomorphin. hydrochloricum	Aseptische Herstellung mit Chloroform - n/100-Salzsäure	Höchstens 1proz. Lösung. Haltbarkeit schlecht. Grünfärbung nicht gestattet
	*Dampf 100° 30 Min.	Lsg. mit Zusatz von 0,05-proz. Na-Metabisulfit
Arecolin hydrobromicum	Autoklav bei 120° 8 Min.	Wasser
Argentum colloidale	Aseptische Herstellung	Wasser
Atropinum methylonitricum (Eumydrin)	Aseptische Herstellung mit Chloroform - n/500–Salzsäure	Wasser
Atropinum sulfuricum	Aseptische Herstellung	Wasser, 0,1proz. Lösung muß farblos sein. Beim Erhitzen auf 100° entstehen 0,6% Zersetzungsprodukte

[1] Die mit einem Sternchen versehenen Stellen sind Ergänzungen dazu nach dem Schweizer Arzneibuch (vgl. Pharm. Ztg. 1929 Nr. 41 und 1934 Nr. 14).

Name des Präparates	Verfahren zur Keimfreimachung	Lösungsmittel, Konzentration, Haltbarkeit
Borax	Autoklav 120° 8 Min.	Wasser
Brucin.	AseptischeHerstellung oder Autoklav 120° 8 Min.	Chloroform-n/500-Salzsäure
Calcium brom.-Harnstoff	Fraktionierte Sterilisation bei 80°	Wasser
Calcium chloratum	Dampf bei 100° 30 Min., Autoklav 120° 8 Min.oder aseptische Herstellung	Wasser
Calcium gluconicum	An drei aufeinander folgenden Tagen sterilisieren bei 100° je 30 Min. Zwischenzeitlich aufbewahren bei 25—30°	Wasser, 2—3 Stunden kochen am Rückflußkühler. Warm filtrieren
Calcium glycerinophosphoricum	Aseptische Herstellung oder fraktionierte Sterilisation bei 85°	Wasser
Camphora	Dampf von 100° in Druckflaschen	Öl, 10—20proz.
Cardiazol	Dampf von 100°, oder aseptische Herstellung	Wasser. 10proz.
Chininum bisulfuricum, sulfuricum und dihydrobromicum, dihydrochloricum und hydrochloricum	Erhitzen bei 120° 8 Minuten, bei 100° 30 Min. oder aseptische Herstellung mit Chloroform-n/500-Salzsäure	Wasser
Chininum hydrochloricum mit Antipyrin	Aseptische Herstellung oder Tyndallisieren bei 90 bis 100° 3 Tage je 1 Stunde lang oder Autoklav 120° 8 Min.	Wasser. Chinin 20%, Antipyrin 30%, muß neutral bleiben. Evtl. Zusatz einiger Tropfen HCl bis zur Lösung
Chininum ferrocitricum und -lacticum	Fraktionierte Sterilisation	Chloroform-n/500-Salzsäure
Chloralum hydratum	Aseptische Herstellung	Wasser
Cocainum hydrochloricum	Dampf von 80—100° 30 Min. In der Verbindung mitAdrenalin-,Morphin-, Eucainsalzen und Antipyrin aseptische Herstellung mit Chloroform-n/500-Salzsäure	Wasser. 1—5proz. Lösungen müssen neutral und klar sein. 1% Zersetzungsprodukte
Codein. phosphoricum	Aseptische Herstellung mit Chloroform - n/500-Salzsäure oder Dampf bei 100° 30 Min.	Wasser, schwach sauer
Coffein-Natr. benzoicum	Dampf von 100° 60 Min.	Wasser, 10—20proz. Lösungen, sollen neutral sein. Ampullenspitzen abdämpfen!
Coffein-Natr. salicylicum	Dampf von 105° 30 Min. oder von 120° 8 Min.	Wasser

Name des Präparates	Verfahren zur Keimfreimachung	Lösungsmittel, Konzentration, Haltbarkeit
Coramin (Cormed)	Autoklav 120° 8 Min.	Wasser
Cotarninum Hydrochloricum	Aseptische Herstellung	Wasser, bis 10proz. Lösung
Curare	Filtrat bei 90—100° sterilisieren	Mit Spir. dilut. anreiben. Aqua dest. ster. ad 100 ccm. Filtrieren!
Decholin (dehydrocholsaures Natrium)	Dampf bei 100°	Wasser
Dicodid	Dampf bei 100° oder Autoklav 120° 8 Min.	Wasser, bis 12proz. Lösung
Digipuratum	Fraktionierte Sterilisation mit Dampf von 80°	Mit physiologischer Kochsalzlösung āā verdünnen!
Digitalinum	dto.	Chloroform-n/500-Salzsäure
Digitalisatum	Dampf von 100° an 3 Tage 15 Min. lang	Mit physiologischer Kochsalzlösung āā verdünnen!
Digitoxinum	Aseptische Herstellung	25proz. Traubenzuckerlösung
Dilaudid	Dampf von 100° oder Autoklav bei 120° 8 Min.	Wasser
Dimethylaminophenyldimethylpyrazolon	Dampf von 110°. Antiseptisch	Wasser. Stärkere Lösung als 5% mit 30% Alkohol und 10% Glyzerin möglich
Diuretin	Fraktionierte Sterilisation bei 96° zweimal eine und einmal ½ Stunde lang	Wasser, bis 5proz. Lösung, leichte Gelbfärbung
Emetin hydrochloricum	Aseptische Herstellung mit Chloroform-n/500-Salzsäure	Wasser, 2—5proz. Lösung Vorsicht! Exantheme!
β-Eucainum hydrochloricum	Dampf 100° 60 Min. oder Autoklav 120° 8 Min.	Wasser
Eucupin	Dampf von 100° 30 Min.	Wasser
Eukodal	Dampf von 100° 30 Min. oder Autoklav 120° 8 Min.	Wasser
Extractum secalis cornuti	Aseptische Herstellung oder fraktionierte Sterilisation zweimal bei 80 bis 100°	Wasser oder Alkohol-Glyzerin-Wasser
Ferrum kakodylicum	Aseptische Herstellung	2,5proz. wässerige Lösung
Gelatine	Lösung bester Gelatine 5 Min. kochen, mit NaOH alkalisieren, an drei Tagen Dampf von 100° je 20 Min., in der Zwischenzeit Bruttemperatur von 37° (s. a. STICH, Bakteriologie, Serologie und Sterilisation. 6. Auflage)	10—20proz. in 0,9proz. NaCl-Lösung

Name des Präparates	Verfahren zur Keimfreimachung	Lösungsmittel, Konzentration, Haltbarkeit
Germanin	Aseptische Herstellung	Kaltes, steriles Wasser. Vor Gebrauch frisch zubereiten
Glucose	Fraktionierte Sterilisation der 5—66proz. Lösungen in vorher steril gemachten Ampullen oder Flaschen bei 100° zweimal eine Stunde	Aqua redestillata. Evtl. Konservierung mit 0,1 bis 0,2 Nipagin
Heroin. hydrochloricum	Aseptische Herstellung zweimal filtrieren	0,5proz. Lösung. Beschränkte Haltbarkeit
Hexamethylentetramin	Aseptische Herstellung	40proz., Wasser
Holocain. hydrochloricum	Aseptische Herstellung bei 50°	Chloroform-n/500-Salzsäure. Alkalifreies Glas
Homatropin. hydrobromicum	Fraktionierte Sterilisation bei 80°, oder aseptische Herstellung	Wasser oder Chloroform-n/500-Salzsäure. 0,1proz. Lösung
Hydrargyrum bijodatum	Autoklav bei 120° 8 Min.	Wasser mit Halogen-Alkalien
Hydrargyrum chloratum	Dampf bei 105° 15 Min. oder aseptische Herstellung	5proz. mit Paraffin. liquid. DAB 6 alcohole depuratum. HgCl zuerst mit sterilem Äther waschen, darf nicht grau sein.
Hydrargyrum colloidale	Aseptische Herstellung	Wasser
Hydrargyrum kakodylicum	Aseptische Herstellung	Wasser
Hydrargyrum oxycyanatum	Aseptische Herstellung oder Erhitzen im Dampf 30 Min.	Wasser
Hydrargyrum oxydatum flavum	Aseptische Herstellung	Anreiben mit sterilem Öl
Hydrargyrum salicylicum	Aseptische Herstellung	Wasser mit Halogen-Alkalien oder Na. salicylicum oder mit Paraffin. liquid. wie bei Hg. chloratum
Hydrargyrum succiniamidatum	Aseptische Herstellung	Wasser mit 20% Glyzerin
Hydrastinum hydrochloricum	Fraktionierte Sterilisation oder aseptisch	Wasser oder Chloroform-n/500-Salzsäure
Hydrastininum	dto.	dto.
Hyoscinum hydrobromicum	Aseptische Herstellung	Chloroform-n/500-Salzsäure. Frische Lösungen. Zur Erhaltung der Haltbarkeit Zusatz von 10% Alkohol, 10% Glyzerin oder 10—20% Glukose
Hyoscyamin hydrobromicum	Aseptische Herstellung bei 60°	Chloroform-n/500-Salzsäure
Ichthargan	Aseptische Herstellung oder Dampf von 100° 30 Min.	Wasser

Name des Präparates	Verfahren zur Keimfreimachung	Lösungsmittel, Konzentration, Haltbarkeit
Indigocarmin	Dampf bei 100° 30 Min. oder Autoklav bei 120° 8 Min.	0,4proz. Lösung in physiolog. NaCl-Lösung
Jod-Tetragnost	2—3 g werden auf kleinem Filter mit sterilem, kochendem Wasser gelöst, in Kunststoffverschlußflasche auf 30—40 ccm gebracht und bei 100° mit lockerem Verschluß sterilisiert. Durch Einstellen in kaltes Wasser wird abgekühlt und Schraubenverschluß fest angezogen.	
Kalium arsenicosum Kalium bromatum Kalium jodatum	Dampf 100—120°	Wasser
Kalium permanganicum	Aseptische Herstellung	Wasser, Lösung frisch bereiten
Kongorot	Strömender Dampf bei 100° 30 Min. oder Autoklav bei 120° 8 Min.	Bis 2% in Wasser
Lecithin (Ovo-)	Aseptische Herstellung	5—20proz. Lösungen in Ol. Olivarum alcohole lavatum. Soll bei 37° klar sein
Lithium bromatum	Dampf bis 100°	Wasser
Lobelin. hydrochloricum	Aseptische Herstellung	Chloroform-n/500-Salzsäure. Alkalifreies Glas
Luminal-Natrium	Aseptische Herstellung	Steriles auf 30° abgekühltes Wasser. 20proz. Lösung. Immer frisch bereiten.
Magnesium sulfuricum	Dampf 100—120°	Wasser
Mentholum	Aseptische Herstellung	Steriles Paraffin. liquidum
Methylenblau	Aseptische Herstellung	Wasser
Methylenblausilber	Aseptische Herstellung	Steriles, warmes Wasser; nicht NaCl-Lösung
Milch- und toxinfreie Milcheiweißlösungen	Strömender Dampf von 100°	
Morphium hydrochloricum	Fraktionierte Sterilisation bei 100° zweimal ½ Stunde lang	n/500-Salzsäure. Alkalifreies Glas. Schwache Gelbfärbung 3—4proz. Lösungen hat keinen Einfluß auf die Wirkung
Myrtolum	Aseptische Herstellung	Öl
Narcophin	Dampf von 100° je 20 Min. an drei Tagen	n/1000-Salzsäure
Narcotin. sulfuricum	Aseptische Herstellung	Wasser. 5—10proz. Lösungen
Natrium acetylarsanilicum	Aseptische Herstellung	Wasser. Alkalifreies Glas!
Natrium arsanilicum	Aseptische Herstellung	Wasser. Lösung frisch bereiten. Nicht über 80° erhitzen!

Name des Präparates	Verfahren zur Keimfreimachung	Lösungsmittel, Konzentration, Haltbarkeit
Natrium arsenicicum	Dampf 100—120°. In Verbindung mit Strychnin- oder Brucinsalzen fraktionierte Sterilisation oder aseptische Herstellung mit Chloroform-n/500-Salzsäure	Wasser
Natrium arsenicosum	Dampf 100—120°	Wasser
Natrium benzoicum	Aseptisch oder Dampf 100 bis 120°	Wasser
Natrium bicarbonicum	Aseptische Herstellung	Wasser oder 0,9proz. NaCl-Lösung
Natrium bromatum	Dampf 100—120°	Wasser
Natrium chloratum	Dampf 100—120°, auch in Verbindung mit Natriumkarbonat, Natriumsulfat und Kalziumchlorid	
Natrium citricum	Strömender Dampf von 100—120°. Vorrätige Lösungen von 5% täglich sterilisieren	Wasser
Natrium diaethylbarbituricum	Siehe Luminal-Na	Wasser
Natrium formicicum	Dampf bei 100°	Kochendes Wasser
Natrium glycerinophosphoricum	Aseptisch oder fraktionierte Sterilisation	Wasser
Natrium glycocholicum	Dampf von 100°	0,6proz. NaCl-Lösung! Immer frisch bereiten!
Natrium hypochloritlösung	Selbststeril	Braune Ampullen
Natrium jodatum	Autoklav bei 120° 8 Min.	Wasser
Natrium kakodylicum	Aseptische Herstellung, auch in Verbindung mit Strychninsalzen	Wasser
Natrium nitrosum	Dampf von 100°	Wasser
Natrium nucleinicum		
Natrium phenylchinolincarbonicum a) intravenös b) intramuskulär	a) Filtrierte Lösung 30 Min. bei 100° im Autoklav. Erkaltete Lösung nochmals filtrieren, in braune Ampullen abfüllen und nochmals 30 Min. bei 100° sterilisieren. b) wie a)	Aqua redestillata b) wie a)
Natrium sacharatum	Dampf von 100°	Wasser
Natrium salicylicum	Dampf von 100°	0,3proz. Natriumpyrophosphatlösung
Natrium silicicum	Aseptisch oder Dampf bei 100°	Wasser

Name des Präparates	Verfahren zur Keimfreimachung	Lösungsmittel, Konzentration, Haltbarkeit
Natrium thiosulfuricum	½ Stunde bei 100°	10proz. Steriles, abgekochtes Wasesr mit 1% Natr. phosphoric. Ampullen unter Kohlensäure abfüllen
Nitroglycerinum solutum 1%	Aseptische Herstellung	Wasser
Novocain. hydrochloricum	Dampf bei 100° 1 Stunde lang Schutzkörper 0,3% Kaliummetabisulfit. Auch abfüllen unter Kohlensäure	0,5—5proz. Wasser. Möglichst frisch bereiten. Gelbfärbung bei wiederholtem Erhitzen ist aber nur ein Schönheitsfehler
Novocain-Suprarenin.	Aseptische Herstellung, in Hartglasampullen abfüllen. Schutzkörper 0,3% Kaliummetabisulfit. Auch abfüllen unter Kohlensäure	0,5—5proz. Wasser. Auf 1 g Novocain sollen 1 ccm Suprarenin-Lösung 1:1000 genommen werden
Oleum Amygdalarum	Trockenes Erhitzen 2 Stunden auf 120° in Kunststoffverschlußflaschen	
Oleum Cacao	S. o.	
Oleum camphoratum	Fraktionierte Sterilisation oder Dampf von 100° in Druckflaschen	Ol. Olivarum
Oleum Olivarum Oleum Sesami Oleum Terebinthinae	} Wie Oleum Amygdalarum	
*Opium concentratum solutum	Dampf bei 100° 30 Min.	Lösung: Op. concentr. 2,0, Spirit. (90%) 15,0, Glyzerin 30,0, Acid. tartaric. 0,5, Aqua dest. ad 100 ccm
Optochin hydrochloricum	Dampf von 100° 30 Min.	Wasser
Organpraeparate, Hormone	Aseptische Herstellung	Chloroform-n/500-Salzsäure mit 10,4 Glyzerin
Panflavin	Aseptische Herstellung	Wasser
Pantocain	Dampf von 100° 30 Min.	Wasser
Pantopon	Aseptische Herstellung	Lösung: Pantopon 2,0, Aqua dest. 78,0, Spirit. 5,0, Glyzerin 15,0
Papaverin. hydrochloricum und sulfuricum	Dampf von 100—120°	Wasser
Paracodin	Dampf von 100°	Wasser
Paraffin. liquid.	Heißluftsterilisation bei 140—160°	
Percain	Dampf bei 100°	Wasser oder Alkohol
Phenylum salicylicum	Dampf von 100°	Fettes Öl oder Paraffin liquid.

Name des Präparates	Verfahren zur Keimfreimachung	Lösungsmittel, Konzentration, Haltbarkeit
Phenolsulfophthalein	Dampf von 100°	Lösung zur Nierenfunktionsprüfung: 0,6 lösen in 1,6 ccm 1/1n-NaOH, 0,75 NaCl, Aqua ad 100 ccm
Phloridzin	Dampf von 100°	Heißes Wasser oder Anreibung mit Emulsio oleosa 2,5:50 ccm
Physostigminum	Aseptische Herstellung	Steriles Öl
Physostigminum salicylicum u. sulfuricum	Aseptische Herstellung	Gesättigte Benzoesäurelösung oder n/500-Salzsäure. Fiolaxglas. Zusatz auch von 0,3% Kaliummetabisulfit. Frische Herstellung
Pilocarpin. hydrochloricum	Dampf von 90—100° oder aseptische Herstellung	Wasser oder Chloroform-n/500-Salzsäure
Psicain	Aseptische Herstellung	Steriles Wasser
Pyoctanin. caeruleum	Dampf von 100° 30 Min.	Wasser
Resorcin	Dampf von 100°	Wasser, Öl, Glyzerin
Rivanol	Konzentrierte heiße Lösung ist der NaCl-Lösung zuzugeben	1proz. zu physiolog. Kochsalzlösung
Sacch. amylac.	Siehe Glucose	⎫
Sacch. lactis	Dampf von 100° 30 Min. oder Autoklav 120° 8 Min.	⎬ Wasser
SCHLEICHsche Lösungen	In ausgekochtem Wasser 1 Minute bei schwacher Flamme kochen oder Dampf bei 100° 30 Min.	
Scopolamin. hydrobromicum	Aseptische Herstellung	Chloroform-n/500-Salzsäure. Frische Lösung. Zusatz von 10—20% Glucose
Spartein. sulfuricum	Dampf von 100° 30 Min.	Wasser
Stovain	Dampf von 100° 20 Min. oder aseptische Herstellung	Wasser oder Cloroform-n/500-Salzsäure. Alkalifreies Glas
Strophantin	Dampf von 100° oder fraktionierte Sterilisation bei 80°	Herstellung mit 20proz. Glucoselösung
Strophantin-Euphylin	Aseptische Herstellung	40proz. Glucoselösung
Strychnin. arsenicosum	Aseptische Herstellung	Wasser
Strychnin. nitricum	Dampf von 100°. Auch in Verbindung mit Natr. kakodyl. Mit Atropin- oder Morphinsalzen aseptische Herstellung	Wasser Alkalifreies Glas
Stypticin	Siehe Cotarnin. hydrochlor.	

Name des Präparates	Verfahren zur Keimfreimachung	Lösungsmittel, Konzentration, Haltbarkeit
Styptol	Dampf von 100° eine Stunde lang oder 115° 15 Minuten	Wasser
Suprarenin	Siehe Adrenalin	
Theophyllino-natrium aceticum	Dampf von 100°	Wasser
Thymolum	Dampf von 100° in Druckflasche	Öl oder Paraffin. liquid.
Traubenzucker	Siehe Glucose	
Tropacocainum hydrochloricum	Dampf von 100°	Wasser. Isotonische Lösung = 4proz. Bei verdünnten Lösungen Zusatz von 0,6—0,9 NaCl, 0,3% Kaliummetabisulfit. Frischherstellung!
Trypaflavin	Dampf von 100°	Wasser. Intravenös mit Zusatz von 5% Glyzerin
Tuberkulin alt, ebenso Neu-Tuberkulin, Perlsucht-Tuberkulin, und Tbc-Bazillen-Emulsion	Aseptische Herstellung	Steriles Wasser mit Zusatz von ½% Phenol
Tuberkulin-Test	Aseptische Herstellung	Steriles Wasser mit Zusatz von 20% Glyzerin
Tutocain und Tutocain-Suprarenin	Einmaliges kurzes Aufkochen und Einfüllen in sterile Flaschen oder 30 Min. erhitzen in strömendem Dampf	Wasser
Urea pura	Dampf bei 100° 30 Min.	Wasser
Urethanum	Dampf von 115° 15 Min.	Wasser
Uroselectan	20 Min. im Wasserbad	Wasser, Filtrieren!
Urotropin	Siehe Hexamethylentetramin	
Vitamin A	Aseptische Herstellung	Erhitzen auf 100° und Oxydation zerstört
Vitamin B₁	Verträgt Erhitzung auf 100°	Ist oxystabil aber alkalilabil
Vitamin B₂	dto.	Thermo- und oxystabil, aber alkali- und photolabil
Vitamin C	Siehe Acid. ascorbinicum	
Vitamin D	Bei 100° in Luftstrom	Ist thermo- und oxystabil
Vuzin. bihydrochloricum	Dampf von 100° 30 Min.	Wasser
Yatren	Aseptische Herstellung	Wasser
Yohimbin. hydrochloricum	Fraktionierte Sterilisation	Wasser
Zincum sulfuricum	Dampf von 100—120°	Wasser

Thermolabile Substanzen
(die nicht erhitzt werden dürfen).
Acid. formicicum
Adrenalin, hydrochloric.

Apomorphin. hydrochloric.
Chloral. hydratum
Cocain. hydrochloric.
Codein. phosphoric.

Eserin. salicylicum
Extr. secal. cornut.
Holocain. hydrochlor.
Hydrargyr. salicyl.
Hyoscyamin
Jodoform
Lecithin
Luminal-Natrium
Methylenblau
Methylenblau-Silber
Natr. kakodylicum
Physostigminsalze
Salvarsan
Schlangentoxine
Suprareninsalze
Tuberkulin
Veronal-Natrium
Vitamin A

Infusionsflüssigkeiten.

1. Ringer-Lösung.
Isotonisch mit dem Blutserum; Kalzium-
und Kalium-Ionen in der gleichen Konzentration wie das Plasma enthaltend:

Natriumchlorid	0,9
Kalziumchlorid, wasserfrei[1])	0,3
Kaliumchlorid	0,3
Aqua dest.	ad 1000 ccm

2. Ringer-Lockes-Lösung
mit einem Gefrierpunkt von 0,56°.

Natriumchlorid	8,5
Kalziumchlorid, wasserfrei	0,3
Kaliumchlorid	0,3
Glukose	1,0
Natriumbikarbonat	0,5
Aqua dest.	ad 1000 ccm

3. Ringer-Laktat-Lösung.

Milchsäure (87,5-Gew.%)	2,4 ccm
Natriumhydroxyd	q. s.
Kalziumchlorid	6,0

Die Milchsäure wird mit 200 ccm Wasser
für Injektionszwecke verdünnt und soviel
einer mit Wasser für Injektionszwecke
hergestellten 20proz. Natronlauge zugefügt, daß ein paar Tropfen der Mischung
mit Phenolrotlösung eine orange Farbe
geben. Diese Lösung wird zur Spaltung
der Laktylmilchsäure gekocht, worauf
wieder Natronlauge bis zur bleibenden

---

[1]) 0,3 g wasserfreies $CaCl_2$ entspricht
0.398 g $CaCl_2 \cdot 2H_2$ oder
0,6 g $CaCl_2 \cdot 6H_2O$ oder
0,789 g $CaCl_2 \cdot 10H_2O$.

Orangefärbung zugegeben wird. In dieser
Lösung werden die anderen Salze gelöst
und dann auf 1000 ccm mit Wasser für
Injektionszwecke ergänzt. Unter „Wasser
für Injektionszwecke" ist hier Wasser
verstanden, das sofort nach der Destilla-
tion autoklaviert und am Kaninchen auf
Pyrogenfreiheit geprüft wurde.
Zur genauen Isotonie nach dem menschlichen Blut sind 7,2 g NaCl erforderlich.
(Pharm. Acta Helv. 24, 199, 1949.)

Sera artificialia.

(Künstliche Blutseren.)

1. LOCKEsche Lösung:

Natr. chlorat.	9—10,0
Calc. chlorat.	0,24
Kal. chlorat.	0,42
Natr. bicarb.	0,1—0,3
Aqua	ad 1000 ccm

Aseptische Herstellung.

2. RINGERsche Lösung:

Natr. chlorat.	7,5
Calc. chlorat.	0,24
Kal. chlorat.	0,42
Aqua dest.	ad 1000 ccm

Aseptische Herstellung oder Dampf von
100° bis 115°.

3. TRUNECEK-Serum:

Natr. sulfuric.	0,44
Natr. chlorat.	4,42
Natr. phosphoric.	0,15
Natr. carbonic.	0,21
Kal. sulfuric.	0,4
Aqua dest.	ad 1000 ccm

Aseptische Herstellung oder Dampf bis
115°.

4. HAYEMsche Lösung:

Natr. sulfuric.	10,0
Natr. chlorat.	5,0
Aqua dest.	1000,0

5. Serum artificiale M. M.:

Natr. chlorat.	6,50
Kal. chlorat.	0,30
Magn. sulfur. sicc.	0,30
Natr. bicarbonic.	0,80
Natr. glycerinophosphoric. sicc. (100%)	0,80
Glucosum	1,00
Calc. chlorat. crist.	0,20
Aqua dest. steril.	ad 1000 ccm

Die Bestandteile werden in obiger Reihenfolge (mit Ausnahme des Kalziumchlorids) in 800 ccm sterilem Wasser gelöst. Das Kalziumchlorid wird für sich in 100 ccm sterilem Wasser gelöst und die Lösung der anderen Bestandteile zugemischt·

Hierauf wird mit sterilem Wasser auf 1000 ccm ergänzt. Die Lösung wird so oft filtriert, bis keine Schwebestoffe wahrnehmbar sind. Sterilisation an zwei aufeinander folgenden Tagen.

Tyrode-Lösungen.

Auszug aus: CONRAD STICH „Bakteriologie, Serologie und Sterilisation im Apothekenbetriebe", Springer-Verlag.

Auf Grund umfassender experimenteller Arbeiten von VINCKE, der unter 39 untersuchten Blutersatzflüssigkeiten die Lösungen nach ADLER, TYRODE, zwei abgewandelte Tyrodelösungen (I und II) und Normosal als wirklich brauchbare Blutersatzflüssigkeit empfiehlt, hat BOSSERHOFF in der Apotheke des Allgemeinen Krankenhauses St. Georg in Hamburg ein auch im Apothekenbetrieb durchführbares Verfahren zur Herstellung und Sterilisation der beiden abgewandelten Tyrodelösungen I und II entwickelt, die folgende Zusammensetzung haben (Gramm-Substanz auf 1000 cm³ Aqua dest.):

	Tyrode I	Tyrode II		Tyrode I	Tyrode II
NaCl	8,0	9,0	$NaH_2PO_4 \cdot 2H_2O$	0,5	—
KCL	0,2	0,42	$Na_3PO_4 \cdot 12H_2O$	—	0,005
$CaCl_2 \cdot H_2O$	0,2	0,25	Glykokoll	1,0	—
$MgCl_2 \cdot 6H_2O$	0,1	0,005	$NaHCO_3$	1,0	0,5
Glucose pur.	1,0—10,0	1,0—10,0	n/10NaOH	2,5 cm³	—

Um Trübungen bzw. Niederschläge ($CaCO_3$, $Ca_3((PO_4)_2$) zu vermeiden, dürfen $CaCl_2$ und $MgCl_2$ mit dem $NaHCO_3$ und $Na_3 PO_4$ nicht in konzentrierter Lösung zusammengebracht werden. Sind öfters Tyrodelösungen herzustellen, empfiehlt BOSSERHOFF, das NaCl, KCl, $CaCl_2$, $MgCl_2$ und die Glucose (letztere steril) in Stammlösungen vorrätig zu halten, die übrigen Substanzen wegen mangelnder Haltbarkeit ihrer Lösungen aber in Substanz zuzugeben. Unter Berücksichtigung der eingehend begründeten Angaben von BOSSERHOFF sei für die Praxis folgende Arbeitsweise empfohlen:

Tyrode I

		cm³
Aqu. dest.		8000
Glykokoll 10,0; Aqu. dest. 165,0;		
neutralisieren mit 25 cm³ n/10 NaOH	etwa	200
$NaHCO_3$ 10,0; Aqu. dest.	ad etwa	200
$NaH_2PO \cdot 2H_2O$ 0,5; Aqu. dest.	ad etwa	100
Sol. NaCl 20%-Vol.		400
Sol. KCl 10%-Vol.		20
Sol. $CaCl_2$ 10%-Vol. 20 cm³; Aqu. dest.	ad etwa	200
Sol. $MgCl_2$ 10%-Vol. 10 cm³; Aqu. dest.	ad etwa	100
Sol. Glucose 10%-Vol. (steril)		10—100
Aqu. dest.	ad	10 000

Tyrode II

Aqu. dest.		8000
$NaHCO_3$ 5,0; Aqu. dest.	ad etwa	100
$Na_3PO_4 \cdot 12H_2O$ 0,05; Aqu. dest.	ad etwa	100
Sol. NaCl 20%-Vol.		450
Sol. KCl 10%-Vol.		42
Sol. $CaCl_2$ 10%-Vol. 25 cm³; Aqu. dest.	ad etwa	200
Sol. $MgCl_2$ 10%-Vol. X gtts.; Aqu. dest.	ad etwa	100
Sol. Glucose 10%-Vol. (steril)		10—100
Aqu. dest.	ad	10 000

Nach Fertigstellung der Lösung filtrieren (DURAN-Glasnutsche 151/D 4) und in Ampullen abfüllen, im Autoklaven 1 Stunde langsam vorwärmen (um Bruchgefahr zu verringern) und dann bei 100° 1Stunde sterilisieren (nicht höher, weil sonst wegen des schwach alkalischen P_H die Glucose zersetzt wird). Werden die sterilisierten Ampullen im Eisschrank aufbewahrt und zeitweilig umgeschüttelt, so wird die Rückbildung des beim Sterilisieren thermisch dissoziierten Bikarbonats beschleunigt.

1 VINCKE: Z. exper. Med. 106, H. 1 (1939).
2 BOSSERHOFF: Pharm. Zentralh. 83, 457 (1942).

Isotonische Lösungen.

Die Zahlen bedeuten Gramm der folgenden Substanzen in 100 ccm Wasser.

Natrium chlorat.	0,90
Natrium nitric.	1,33
Natrium sulfuric.	1,71
Natrium aceticum	1,36
Kalium chlorat.	1,11
Kalium nitric.	1,57
Kalium acetic.	1,52
Kalium sulfuric.	2,06
Lithium chlorat.	0,66
Calc. chlorat.	1,26
Barium chlorat.	2,36
Strontium chlorat.	1,81
Glucose	4,57
Rohrzucker	8,69
Natr. citricum	2,50
Tropacocain	4,00

Argentum nitric.	1,0
Natr. nitric.	14,0
Aqua dest.	ad 1400,0

	I	II
Cocain hydrochl.	1,0	3,0
Natr. chlorat	0,75	0,4
Aqua dest.	ad 100,0	100,0

Cupr. sulfuric.	0,1
Natr. chlorat.	0,25
Aqua dest.	ad 30,0

Formol	10,0
Natr. chlorat.	4,5
Aqua dest.	ad 1000,0

Kal. permanganic.	1,0
Natr. chlorat.	9,0
Aqua dest.	ad 1000,0

Isotonische Augenwässer.

1. Zinc. sulfuric.	0,50	
Natr. sulfuric.	1,35	
Aqua dest.	ad	50 ccm

2. Argent. nitric.	0,50	
Natr. nitric.	0,78	
Aqua dest.	ad	50 ccm
3. Cocain. mur.	0,50	
Natr. chlorat.	0,62	
Aqua dest.	ad	50 ccm

Desinfektionslösungen für das Spritzeninstrumentarium.

I. Phenol. liquefact.		5,0
Formaldehyd		20,0
Borax		3,0
Aqu. dest.	ad	1000,0
(Nach GALLI-VALERIO)		
II. Acid. carbolic. liqu.		3,0
Formalin		20,0
Borax		15,0
Aqu. dest.	ad	1000,0
(Nach KLOPFER)		
III. Acid. carbolic. liqu.		50,0
Natr. carb. crist.		100,0
Aqu. dest.	ad	5000,0
(Nach BUCHHOLD)		
IV. Acid. carbolic. liqu.		6,0
Borax		30,0
Formalin		40,0
Aqu. dest.	ad	1000,0
(Nach BRAUN)		
V. Acid. carbolic. liqu.		3,0
Borax		15,0
Formol		20,0
Aqu. dest.	ad	1000,0
(Nach WILLE)		
VI. Acid. phenol. liqu.		15,0
Borax		15,0
Sol. Formaldehyd		3,0
Aqu. dest.	ad	1000,0
(Nach KLIEWE)		

Arndtsche Lösung

zur Aufbewahrung steriler Spritzen.

	I
Spiritus (95%)	19,0
Formalin (40%)	1,0

II

Formaldeh. sol.	3,0
Phenol. liquef.	15.0
Borax .	15,0
Aqua dest.	ad 1000,0

(Dtsch. Med. Rundschau 1949/728.)

Calcium-gluconicum-Lösung 10%.

Das Calcium gluconicum puriss. pro injectione „MERCK" wird in der 20fachen Menge heißem sterilem Wasser gelöst. Die Lösung wird in einem mit einem Deckel verschließbaren Glas oder Porzellangefäß so lange gekocht (etwa 3 Stunden), bis sie auf die Hälfte des ursprünglichen Volumens eingedampft ist. Etwa zuviel verdampftes Wasser ist durch siedentes destilliertes Wasser zu ersetzen.
Wenn man berücksichtigt, daß 1000 ccm 10proz. Calcium-gluconicum-Lösung = 1045 g wiegen, kann auf das entsprechende Gewicht aufgewogen werden. Die heiß filtrierte Lösung wird dann in der üblichen Weise in sorgfältig gespülte und sterilisierte Ampullen abgefüllt.
Es ist peinlich darauf zu achten, daß im Hals der Ampulle, der nach dem Abfüllen abgeschmolzen wird, keine Flüssigkeitströpfchen haften.
Diese würden beim Abschmelzen eingedampft werden und dann den Ampulleninhalt zum Auskristallisieren bringen.
Die Sterilisation erfolgt in strömendem Dampf bei 100° 1 Stunde lang und ist an mehreren aufeinanderfolgenden Tagen (wenigstens 3) zu wiederholen. Nach 3—4wöchiger Lagerzeit werden die Ampullen nochmals sterilisiert.
Die Erfahrung lehrt, daß bei den verschiedensten Methoden zur Herstellung von Ampullen mit übersättigter Calciumglukonat-Lösung ein Auskristallisieren einzelner Ampullen nicht ganz vermieden werden kann.

Calcium-Glukonat-Lösung.
Stabilisierung.

Eine 20proz. Ca.-Gluk.-Lösung wird mit 2% Thioglykolsäure 2 Stunden am Rückflußkühler erhitzt, eine 10proz. mit 1%. Calciumlaktatlösung ebenso!
(MERCK. J. B. 1949/55.)

Injectio Calcii laevulinati.

Lösungen von 5, 10, 13,6 oder 15% Calc. laevul. in Aqua dest., die im Autoklav sterilisiert werden können.
P_H der Lösung zwischen 7,4 und 7,7.
Die 5proz. Lösung ist, mit dem Blute annähernd isotonisch.
(S. A. Z. 1949/151.)

Injectio Vitam. C 10%.

Acid. ascorbinic.	102,8
Natr. bicarb.	48,0
Cystein. hydrochl.	0,5
Aqua Nipakomb. $1^0/_{00}$ ad 1000,0 ccm

(S. A. Z. 1949/409.)

Milchsäure-Natrium-laktat.
Gemisch gepuffert.

Milchsäure	13—15,0
Natr. lactic.	16—18,0
Aqua dest.	ad 100,0
P_H = etwa 3,7

Pyramidon-Lösung 20proz.

Pyramidon	20,0
Spiritus (90%)	30 ccm
Glycerin	10 ccm
Aqua dest.	ad 100 ccm

Strophantin-Euphyllin-Lösung.

Strophantin	0,3 mg
Euphyllin	0,25 g
Glucose-Lösung 40%	ad 20 ccm
Recenter paratum!

Sol. Novocaini 1%
(isotonisch).

Novoc. hydrochlor.	10,0
Natr. bic.	9,9
n-HCl	127,8 ccm
Aqua Nipakomb. $1^0/_{00}$	ad 1000 ccm

Sol. Novocaini 2%
(isotonisch).

Novoc. hydrochl.	20,0
Natr. bicarbon.	7,32
n-HCl	87,1 ccm
Aqua Nipakomb. $1^0/_{00}$	ad 1000 ccm

(S. A. Z. 1949/409.)

Novocain-Lösung
(hypotonisch).

	I	II
Novoc. hydrochl.	1,0	2,0
Natr. chlorat.	0,55—0,68	0,4—0,5
Aqua bidest.		ad 100 ccm

Novocain-Suprarenin-Lösung.
(hypotonisch).

	I	II
Novoc. hydrochl.	1,0	2,0
Sol. Supraren. 1:1000	5 ccm	
Natr. chlorat.	0,5—0,6	0,3—0,39
Aqua bidest.		ad 100 ccm

(D. A. Z./S. A. Z. 1951/641.)

Antiseptische Lösungen

1.

	A	B
Borsäure	25 g	25 g
Thymol	0,5 g	—
Chlorthymol	0,5 g	0,7 g
Menthol	0,5 g	0,15 g
Eucalyptol	1,0 ccm	0,15 ccm
Methylsalicylat	0,2 ccm	0,15 ccm
Thymianöl	0,01 ccm	0,05 ccm
Alkohol	300 ccm	300 ccm
Wasser	zu 1000 ccm	zu 1000 cm

2.

Phellandren	15 ccm
Pineoil	15 ccm
Sextol-Seife	15 ccm
techn. Alkohol	15 ccm
Chlorthymol	3 g
Wasser	zu 100 ccm

(RIDEAL-WALKER-Coeffizient (Typhoid)
= 5,0).

3.

Chlorthymol	5 g
Rizinolsäure	10 ccm

(Forts.)

(Forts.)

kaust. Kali	9,5 g
Tea-Treeöl	5 ccm
techn. Alkohol	15 ccm
Wasser	zu 100 ccm

(RIDEAL-WALKER-Coeffizient (Typhoid)
= 6,6).

Jodlösung nach PREGL.

Natr. carbon. crist.	6,0
Jod. plv.	3,0
Natr. chlorat.	4,0
Aqua dest.	ad 1000,0

Calciumchlorat.-Urea-Lösung.

Urea pura	6,63
Calc. chlorat. wasserfrei	3,37
Aqua dest.	ad 100 ccm

Natriumphenylchinolinkarbonat-Lösungen.

a) Intravenös:

Natr. phenylchin. carb.	50,0
Natr. salicyl.	50,0
Natr. pyrophosphor.	1,0
Aqua bidest.	ad 1000 ccm

b) Intramuskulär:

Natr. phenylchin. carb.	100,0
Natr. salicyl.	100,0
Natr. pyrophospor.	2,0
Percain	0,18
Aqua bidest.	ad 1000 ccm

Schleichsche Lösungen.

Cocain. hydrochl.	0,2	0,1	0,01
Morphin. hydrochl.	0,025	0,025	0,005
Natr. chlorat.	0,2	0,2	0,2
Aqua dest. ad		100 ccm	

4. Mittel zur Asthmabekämpfung.
(Remedia antasthmatica)

Unter Asthma bronchiale ist ein Zustand von anfallsweise auftretender krankhafter Atemnot zu verstehen, bei dem die Ausatmung sich nur mühsam infolge hyperämischer Schwellung und Sekretbildung der Bronchialschleimhaut bis in die feinsten Bronchien und wahrscheinlich auch infolge eines Bronchialmuskelkrampfes vollzieht. Das Asthma bronchiale ist hauptsächlich durch nervöse Einflüsse bedingt, die Verengerung der kleinen Bronchien bewirken, teils durch Krämpfe ihrer Muskulatur, teils durch Schwellung und vermehrte Sekretion ihrer Schleimhaut. Zur Unterscheidung von den übrigen Asthmaformen, die symptomatisch im Gefolge anderer Grundleiden auftreten (Asthma symptomaticum), bezeichnet man das Asthma bronchiale auch als Asthma essentiale, verum, nervosum s. spasmodicum. Das Asthma bronchiale ist zum überwiegenden Teile als Überempfindlichkeitsreaktion (Antigen-Antikörperreaktion) gegen Allergene aufzufassen, deren Natur in etwa bekannt ist. Die Allergene, die auslösend wirken, entstammen der Außenwelt (exogene Allergene) oder sind im Körper des Kranken enthalten (endogene Allergene). Von den exogenen Allergenen sind die in der Luft enthaltenen Allergene hervorzuheben wie Mehl- und Holzstaub, Staub von Federn, Haaren (Roßhaarmatratzen), Blütenstaub, Heu- und Getreidestaub. Als endogene Allergene wären zu nennen Helminthen im Organismus, ferner Bakterien, in Sonderheit des Respirationstraktes. Vom Bronchialasthma ist das Herzasthma streng zu trennen, obgleich hier symptomatisch ähnliche Erscheinungen auftreten können. Das Bronchialasthma hat indes keine Beziehungen zum Herzasthma (Asthma cardiale), bei dem durch Blutstauung in den Lungen als Folge von Insuffizienz des linken Ventrikels sekundär Atemnot auftritt. Tr.

Asthma-Tropfen.

Extractum Quebracho fluid.
Extractum Grindeliae ää

Einen halben bis ganzen Teelöffel voll zu nehmen.

Tinctura Eucalypti
Liquor Ammonii anisati
Tinctura Pimpinellae
Spiritus aethereus
Tinctura Opii benzoica
Spiritus camphoratus ää

Tinctura Penzoldt.

Extractum spirit. Quebracho 25,0
Aqua dest. 50,0

Täglich 1—2 Teelöffel voll, mehrmals täglich.

Kalium jodat.
Acidum benzoicum ää 1,0
Tinctura Quebrach.
Tinctura Stramon.
Tinctura Lobel. ää ad 30,0

Dreimal täglich 10—15 Tropfen.

Asthma-Tropfen.

Ol. Rosmarini 1,0
Tct. Arnicae 10,0
Tct. Aurantii 40,0

Asthma-Räucherkerzen.

Folia Stramonii 55,0
Folia Belladonnae 15,0
Herba Lobeliae 10,0
(Forts.)

(Forts.)

Kalium nitricum 50,0
Balsamum peruvianum 2,0
Mucilago Tragacanthae q. s.

Die gepulverten Drogen und der Salpeter werden gemischt, nachdem ein kleiner Teil der Drogenpulver verrieben worden ist. Mit einem steifen Traganthschleim wird die Masse angestoßen (Pillenmassenkonsistenz). Dann werden Kegel geformt. Bodenfläche etwa von 10 Pfennigstückgröße. Man läßt austrocknen und bepinselt mit einer Lösung von

Kalilauge 0,1
Tinctura Benzoes 3,0
Spiritus ad 15,0

Inhalierflüssigkeit für Kaltinhalatoren.

	I	II
Oleum Eucalypti	0,5	5,0
Oleum Terebinthinae	—	2,0
Oleum Pini pumilionis	—	2,0
Menthol	0,2	1,0
Paraffinum liquid.	24,3	10,0

Verdunstungssäuren nach Prof. v. KAPFF.

Acidum trichloraceticum 3,0
Acidum aceticum 50,0
Acidum formicicum 250,0

Asthma-Tabletten.

Ephedrin. hydrochl. 0,025
Coff.-Natr. benzoic. 0,05
Theophyllin 0,05
Extr. Belladonnae 0,01
Phenazon 0,20
Massa Tabulettae ad 0,5

Im Anfall eine Tablette aufgelöst in ¹/₅ Glas Wasser zu nehmen, evtl. nach ½—1 Stunde noch eine Tablette.

Asthma-Suppositorien.
Gleiche Zusammensetzung wie oben, jedoch statt Massa Tabulettae

Ol. Cacao	ad	2,0

Asthma-Tabletten.

a) Nitroglycerinum solut.		0,5
Tinctura Stramonii		
Tinctura Lobeliae	āā	25,0
Saccharum Lactis q. s.		
b) Extractum Hyoscyami		2,0
Amylum		
Talcum	āā	15,0

Man verdunstet die Flüssigkeiten über etwa 50 g Milchzucker, den man damit getränkt hat, mischt das Bilsenkrautextrakt, Stärke, Talkum und soviel Milchzucker zu, daß die Masse 100 g wiegt, und formt Tabletten zu je 0,5 g. Tabletten im Munde zergehen lassen oder nach dem Zerfallen in Wasser schlucken.

Asthmatee zum Trinken.

Folia Eucalypti	
Herba Pulmonariae	
Folia Salviae	
Herba Droserae	
Lignum Sassafras	
Flores Lavandulae	
Cortex Quebracho	āā

Zum Aufguß, ½ Stunde ziehen lassen.

Species antiasthmaticae zum Räuchern.

Folia Stramonii		
Herba Lobeliae	āā	45,0
Solutio Kalii nitrici		35,0/120,0

Man tränkt die Drogen mit der Salpeterlösung und trocknet das Gemisch.

Herba Lobeliae	100,0
Folia Stramonii	50,0
Folia Hyoscyami	30,0
Folia Eucalypti	20,0
Kalium nitricum	75,0
Kalium jodatum	2,0
Aqua	300,0
Mentholum	1,0
Spiritus	15,0

Man löst das Menthol im Weingeist und die Salze im Wasser, tränkt die Kräuter mit den beiden Lösungen, mengt und trocknet wie üblich.

Asthma-Spray.
(Nach BRAUN-STEIGERWALD.)

Suprar. bitart.	0,001
Atropin. sulfur.	0,005
Papaverin. sulf.	0,2
Kal. sulfur.	0,25
Glycerin	15,0
Aqua dest.	ad 100,0

Zum Kaltvernebeln.
Äußerlich!
(Med. Mschr. 1949/1950.)

Inhalationsflüssigkeit bei Bronchitis.

Ammon. chlorat.		
Ol. Eucalypti		
Ol. Pini silv.	āā	2,5
Aqua dest.		ad 500,0

Zum Inhalieren, umschütteln!
(Med. Mschr. 1949/1950.)

Asthma-Pillen.

Benzyl. benz.	0,02	g
Atropin. sulf.	0,0002	g
Papav. sulf.	0,025	g
Camphora	0,03	g
Opium	0,01	g pro Pille

Angina pectoris, Asthma bronchiale, Cholelithiasis, Nephrolithiasis.
2—3 Pillen 3—4mal täglich.

Asthma-Injetionen.
I
10proz. Lösung von Kalziumchlorid-Harnstoff.
Heufieber, Asthma bronchiale, Urticaria, Spasmophilie, Blutungen, Exantheme; auch als Lösungsmittel für Salvarsan.
Nur intravenös (langsam injizieren).

II

Histamin-bichlorhydrat	0,000125 g
Histidinmonochlorhydrat	0,040 g pro ccm

physiologischer, stabilisierter Lösung.
Neuralgien, Myalgien, schmerzh. Spasmen, Sonnenstich, Darmbeschwerden, Nierenkoliken, Raynaudsche Krankheit, Anaphylaxie, Asthma, Urticaria, Quincksches Ödem, Heuschnupfen.

Asthma-Tabletten.

Ephedrin. hydrochloric.	0,025
Coff.-Natr. benzoic.	0,05
Teophyllin.	0,05
Extr. Belladonnae	0,01
Antipyrin	0,2 ad 0,5

Lungen- bzw. Bronchialasthma, Heu- fieber, Emphysem, chron. Bronchitis. Bei Beginn des Asthmaanfalles: 1 Ta- blette, am besten aufgelöst in ¹/₅ Glas Wasser, evtl. nach ¹/₄—1 Stunde eine weitere Tablette. Bei asthmat. Dauerzuständen: 1 Tablette dreimal täglich nach dem Essen. Bei Heufieber und chron. Bronchitis: 1 Tablette zwei- bis dreimal täglich nach dem Essen. Bei Lungenerweiterung: 1 Tablette nach dem Morgen- und Mittagessen. Kinder von 2—5 Jahren: ¹/₄ Tabletten.

5. Mittel gegen Frostschäden und Brandwunden.

Congelatio (Erfrierung) ist zu scheiden von den Perniones (Frostbeulen). Beide Er- scheinungen beruhen in der Hauptsache auf peripheren Kreislaufstörungen und dadurch bedingten Gewebsschädigungen. Die Congelatio erfolgt durch eine einmalige Einwirkungen von Temperaturen unter 0° von bestimmter Dauer und kann zu den schwersten körperlichen Verstümmelungen (Arme, Beine) führen, hervorgerufen durch einen durch die Kälte bedingten Gefäßkrampf, der örtlich den Kreislauf aufhebt. Den Perniones pflegt eine Stauungshyperämie vorauszugehen (bläulichrote Verfärbung der Haut), und sie verdanken ihre Entstehung einer über längere Zeit- dauer sich erstreckenden und sich öfter wiederholenden Einwirkung von besonders *feuchter Kälte*, auch wenn diese über 0° liegt. Die Congelatio kann bei jedem Men- schen auftreten, während die Perniosis sich nur bei bestimmten Personen entwickelt, die durch gewisse konstitutionelle Merkmale gekennzeichnet sind. Hierzu gehören herabgesetzter Gesamtstoffwechsel, Blutarmut, Tuberkulose, endokrine Störungen (Ovarien). Bei Frostbeulen kann es zur Blasenbildung und Geschwürsbildung (offe- ner Frost) kommen. Die Perniones sitzen an den Zehen, Unterschenkeln, bisweilen außen bis zum Knie, an den Fingern, Unter- und Oberarm. Die Perniones pflegen jährlich rückfällig zu werden. Tr.

Die mit Stern versehenen Mittel sind für offene Frostschäden geeignet.

Badepräparate.

Die einfachsten Mittel zum Baden der mit Frostschäden behafteten Stellen sind: *Alaun* (50 g in 1 Liter Wasser mit Schmierseife zusammen lösen — als Badeflüssigkeit) und *Eichenrinde* (1 Eßlöffel voll auf je ½ Liter Wasser abkochen).

Tannin	
Borax	āā 15,0
Natrium bicarbonicum	
Alumen	āā 50,0

1 Eßlöffel voll mit heißem Wasser zum Bade lösen.

Zu Umschlägen.

	I	II
a) Acidum tannic.	1,0	12,5
Spiritus	—	325,0
Spiritus camphor.	200,0	75,0
Oleum Bergamottae	2,0	—
Mixt. oleos. balsam.	—	37,5
b) Liq. Plumb.subacet.	25,0	—
Mixt. sulfuric. acid.	—	50,0

a) lösen, b) in kleinen Teilmengen zu- geben und jedesmal umschütteln.

*a) Alumen		
Borax	āā	2,5
Aqua dest.		85,0
b) Tinctura Benzoes		10,0

a) lösen b) langsam bei kräftigem Schüt- teln zugeben.

Thymol.	2,5
Tinctura Digital.	6,0
Spiritus dilut.	
Glycerin.	āā 180,0

Oleum Rosmarin.	
Oleum camphorat.	
Liq. Plumb. subacet.	āā
Schüttelmixtur!	

Zincum chlorat.	0,25
Aqua Picis	125,0

Chinosol	1,0
Aqua dest.	97,0
Liq. Plumb. subacet.	2,0

Fel Tauri	
Oleum Terebinthin.	āā 60,0
Spiritus	25,0
Tinctura Ephedrae croc.	15,0

Jodum	
Kalium jodat.	āā 1,0
Acidum salicylic.	0,5
Acidum tannic.	5,0
Aqua Cinnamom.	100,0

Einreibungen und Einpinselungen.

*Acidum carbolicum liquefact.	0,25
Linimentum Calcariae	50,0

Bei Bedarf frisch bereiten.

Phenolum	0,6
Spiritus camphorat.	
Tinctura Ephedr. crocat. āā	7,5
Spiritus	
Aqua dest.	āā 15,0

Cantharides	
Camphora	āā 2,0
Semen Erucae plv. gr.	4,0
Oleum Cajeputi	1,0
Oleum Rosmarini	3,0
Radix Alcannae	2,0
Oleum Terebinthinae	80,0

Digera per dies X, filtra!

Tannin	2,0
Glycerinum	
Spiritus camphoratus	āā 25,0

Balsamum Copaivae	
Oleum Terebinthinae	āā

Balsamum peruvianum	5,0
Mixtura oleoso-balsamica	
Spiritus coloniensis	āā 30,0

Anthrasol	5,0
Tinctura Benzoes	5,0
Spiritus	ad 50,0

*Cycloform	1,0
Ichthyol	9,0

Karwendol	
Oleum Terebinthinae	āā

Thigenol	
Oleum Ricini	
Aether	āā 10,0
Spiritus	70,0

Resorcinum	
Acidum tannicum	āā 1,0
Aqua dest.	5,0

*Thiol. liquid.	
Glycerinum	āā

Kalium jodatum	
Camphora	āā 5,0
Spiritus saponatus	80,0
Glycerinum	5,0
Tinctura Benzoes	5,0

Jothion	10,0
Tinctura Benzoes	5,0
Spiritus camphoratus	ad 100,0

a) Oleum camphoratum	
Aqua Calcis	āā 25,0
b) Tinctura Jodi	5,0

a) zusammenschütteln, b) unter weiterem Schütteln langsam zugeben.

a) Tanninum	1,0
Glycerinum	10,0
b) Tinctura Jodi decolorata	5.0

a) lösen, b) zugeben.

a) Jodum	1,0
Kalium jodatum	3,0
Spiritus	70,0
b) Tanninum	10,0
Glycerinum	120,0
c) Benzinum	15,0

a) und b) für sich lösen, mischen, c) zugeben. D. S. Umschütteln!

Jothion	1,0
Tinctura Jodi decolorat.	ad 10,0

Schon im Herbst vor dem Einsetzen der Kälte an den vom Frost befallenen Stellen auftragen! Wirkt prophylaktisch!

Tinctura Gallarum	6,0
Tinctura Jodi	3,0
Glycerinum	6,0

Solutio Ammon. jodat.	10,0 : 100,0
Spiritus camphoratus	18,0
Glycerin.	20,0
Kreosot.	1,5

Bei Gebrauch umschütteln!

Frostsalben.

Calcaria chlorata	1,0
Unguentum Paraffini	9,0

Ichthyol	5,0
Chloroformium	2,0
Unguentum Paraffini	3,0

Acidum salicylicum		
Balsamum peruvianum	āā	5,0
Camphora		10,0
Adeps Lanae		10,0
Paraffinum solidum		30,0
Paraffinum liquid.		40,0
Oleum Bergamottae		1,0

Durch Schmelzen bei gelinder Wärme zu bereiten.

Acidum citric.	4,0
Balsam. peruvian.	10,0
Oleum Jecor. Asell.	10,0
Unguentum Zinc.	ad 120,0

---

*Tumenol	4,0
Oleum Jecor. Asell.	10,0
Pasta Zinci	ad 100,0

Fel. Tauri inspissat.	10,0
Lanolin	30,0
Unguentum Rosmarin. cps.	10,0

Camphora		
Mentholum	aa	1,0
Acidum tannicum		5,0

Glycerinum	10,0
Oleum Olivarum	5,0
Adeps Lanae	25,0

Tannin ist zuvor in Glyzerin zu lösen. Kampfer und Menthol werden warm in dem Olivenöl gelöst.

---

*Sanguis Draconis	1,0
Balsamum peruvianum	2,0
Terebinthina veneta	18,0
Oleum Olivarum	18,0
Cera flava	12,0

Drachenblut feinst mit Olivenöl anreiben, Anreibung in die Schmelze von Terpentin und Wachs eintragen, zuletzt Perubalsam zugeben. — Auf Leinwand gestrichen auflegen.

---

*Karwendol		
Oleum camphoratum	āā	5,0
Lanolinum		20,0

Menthol		0,3
Camphora trita		5,4
Oleum Terebinthinae		
Oleum Petrae	āā	3,6
Unguentum cereum		
Adeps Lanae anhydric.	āā	36,0
Balsamum peruvian.		3,6

Reihenfolge innehalten!

Camphora		
Oleum Terebinthinae	āā	15,0
Vaselin. flav.		140,0
Terebinthina		
Elemi	āā	23,0
Liquor Ammonii caust.		5,0
Ichthyol		8,0

Kampfer wird in der erwärmten Vaseline gelöst, Terpentin und Elemi darin geschmolzen. Kaltrühren, kurz vor dem Erkalten Terpentinöl, dann Ichthyol, zuletzt Ammoniakflüssigkeit einverleiben.

---

*Camphora	5,0
Balsamum peruvianum	2,5
Vaselin. flav.	ad 50,0

Perubalsam mit der Kampfervaseline anreiben.

---

*Bromocoll	1,0
Unguentum leniens	ad 10,0

Acidum tannicum	5,0
Aqua dest.	20,0
Unguentum diachylon	
Hebrae	75,0

| Jothion | 10,0 |
| Vaseline flava | ad 50,0 |

*Tinctura Arnicae	
Calcium carbonicum	
Sulfur praecip.	ad 10,0
Unguentum Zinci	ad 100,0

Tinctura Arnicae ist auf dem Wasserbade auf etwa 5,0 einzudampfen, dann mit den Pulverbestandteilen zu verreiben und schließlich die Zinksalbe zuzugeben.

Camphora trita	
Terebinthina venet.	āā 4,0
Unguentum cereum	ad 20,0

Phenolum	2,0
Oleum Amygdalarum	20,0
Vaselin.	
Unguentum Plumbi	āā 40,0
Oleum Lavandulae	1,0

Ichthyol	5,0
Resorcinum	3,0
Adeps Lanae anhydr.	25,0
Oleum Olivarum	10,0
Aqua dest.	ad 50,0

Resorzin in Wasser gelöst zugeben.

*Ichthyol oder Karwendol	2,0
Unguentum Elemi	
Vaselin. flav.	
Adeps benzoatus	āā 6,0

Ichthyol	
Balsamum peruvianum	āā 10,0
Lanolinum	20,0

Für stark entzündete Frostbeulen.

Alumen	3,0
Plumbum aceticum	9,0
Oleum Cacao	18,0
Unguentum cereum	70,0

Alaun und Bleiazetat sind zuvor bis zur Verflüssigung zu verreiben, dann werden die geschmolzenen Salbenfette zugegeben. Kaltrühren.

Mentholum	1,0
Zincum oxydatum	30,0
Unguentum molle	90,0

Acidum tannicum	
Thymolum	āā 1,5
Tinctura Jodi	2,0
Camphora	5,0
Vaselin.	50,0

Die Jodtinktur wird zuletzt der schon fertigen Salbe beigemengt. Thymol und Kampfer werden warm in Vaselin gelöst, Tannin wird mit der wiedererkalteten Schmelze angerieben.

Thymolum	1,0
Camphora	4,0
Tinctura Jodi	1,5
Extractum Ratanhiae	5,0
Unguentum Paraffini	ad 50,0

Bereitung sinngewäß wie bei obiger Vorschrift.

Thiol. liquid.	
Resorcinum	āā 3,0
Adeps Lanae anhydr.	ad 30,0

*Kalium sozojodol. (oder	
Zinc. sozojodol.)	3,0
Vaselin.	2,0
Lanolin.	20,0

Acidum tannicum	
Zincum sulfuricum	āā 3,0
Aqua Rosae	15,0
Unguentum leniens	45,0

Tannin mit wenig Wasser angerieben der Salbe einverleiben, dann die Lösung des Zinksulfats im Rest des Rosenwassers zugeben.

Frostkollodium.

	I	II
Acidum tannicum	3,0	2,0
Tinctura Benzoes	2,0	2,0
Spiritus	15,0	5,0
Collodium	20,0	—
Collodium elastic.	—	20,0

Terebinth. venet.	10,0
Camphor	10,0
Collodium	10,0
Oleum Ricini	2,0

Tinctura Jodi 10,0
Tanninum 5,0
Collodium 50,0

Mit dem Kollodium wird das Tannin angerieben; wenn Lösung erfolgt ist, Jodtinktur zusetzen!

Frostkur.

Sie besteht aus Frostbalsam und Frostsalbe. Nachts werden Umschläge mit Balsam gemacht, tagsüber die Salbe aufgelegt, oder es wird die kombinierte Form verwendet.

Balsam:

Ammon, sulfoichthyolic. 100,0
Vasoliment. simpl. 900,0

Salbe:

Oleum Petr. alb. 1,5
Ungt. Ceruss. camph. ad 50,0

Kombinierter Balsam:

Menthol		
Campfer		
Anaesthesin		
Chloralhydrat	āā	5,0
Chloroform		50,0
Jodaethyl		50,0
Steinöl, rektifiziert.		125,0

Helle Frostsalben.

1. Nach DUMMREICHER:

   Alumen plv. sbt. 3,0
   Plumb. acet. plv. sbt. 9,0
   Ol. Cacao 18,0
   Ungt. cereum 70,0

2. Nach SIEBERT:

   Phenol. liquef. 1,0
   Ol. Olivarum 10,0
   Ungt. Vasel. plumbici ad 50,0

3. Nach LASSAR:

   Phenol. liquef. 0,5
   Adeps lanae
   Ungt. Plumb. āā 10,0
   Ol. Olivarum 5,0
   Ol. Lavandulae 0,5

4. Homöopathisch.

   Abrotanum ⊖ 3,0
   Lanolin anhydr. 20,0
   Vas. flav. ad 30,0

5. Nach BANZER:

   Calcar. chlorata 3,0
   Ungt. Paraff. ad 30,0

6. Menthol 1,0
   Zinc. oxyd. 30,0
   Ungt. molle 90,0

7. Acid. tannic.
   Zinc. sulfur. āā 3,0
   Aqua Rosarum 15,0
   Ungt. leniens 45,0

8. Fel. tauri. insp. 10,0
   Ungt. Rosm. comp. 10,0
   Lanolin 30,0

Brandsalben.

Resorcinum 1,0
(oder Scharlachrot, med. 2,0)
Oleum Eucalypti 2,0
Oleum Olivarum 5,0
Adeps Lanae 4,0
Paraffinum liq. 21,0
Paraffinum solid. ad 100,0

a) Adeps benzoatus 20,0
   Adeps Lanae 40,0
b) Aqua Calcariae 60,0

a) im Wasserbade schmelzen, b) zusetzen, kaltrühren; auch ein Zusatz von gerbstoffhaltigen Stoffen (Acidum tannicum bis 10%) wird empfohlen.

Bismutum subnitricum 1,5
Bismutum tribromphenylicum 1,0
Zincum oxydatum crud. 6,0
Adeps Lanae 24,5
Adeps benzoatus 27,0
Aqua Calcariae 40,0

Bals. peruv. 0,2
Acid. boric. 0,9
Anaesthesin 0,9
Bism. subgall. 5,0
Liqu. Alum. acetici 5,0
Zinc. oxydat. 5,0
Amyl. Tritici. 21,0
Vas. flav. ad 100,0

Brandwunden.

Sulfanilamid 2,0
Borsäure 8,0
Lebertran 20,0
Vaseline, gelb 70,0

(MERCK. J. B. 1949/373.)

Brandwundenwasser.

1. Eine konzentrierte sterile Soda-lösung (Kristall) lindert den Schmerz und verhindert Blasenbildung.

2. Alaun   2,0
H₂O   100,0
Mixtura oleosa bals.   1,0

---

6. Geschmackskorrigenzien.

Ichthyolgeschmack verdecken.

Ichthyol	5,0—10,0
Aqua Menthae pip.	80,0
Sirupus simplex	20,0

Ichthyol	3,0—6,0
Oleum Menthae pip.	0,1
Alcohol absolutus	1,0
Aqua dest.	100,0

Diese Lösungen (10—40 Tropfen) in heißem Kaffee oder heißer Milch nehmen, reichlich Wasser nachtrinken.

Harnstoff-Geschmack verdecken.
(Nach ESCHENBRENNER.)

Urea pura	50,0
Mono-Natriumphosphat	10,0
Acidum citricum	1,0
Aqua dest.	50,0

1 Eßlöffel voll enthält 22—23 g der Lösung.
Signa: In Selterwasser zu nehmen.

Farnwurzelextrakt-Geschmack verdecken.

Man stellt ein Electuarium her aus

Extractum Filicis	8,0
Pulpa Tamarindorum	22,0
Saccharum q. s.	

oder aus

Extractum Filicis	8,0
Electuarium e Senna	30,0
Sirupus simplex	25,0

Kampfer-Geschmack verdecken.

Oleum Cinnamomi
Oleum Menthae piperitae
oder Gemische beider zugeben.

Sirupus Eriodyctionis zur Geschmacksverbesserung.

Extractum Eriodyctionis	32,0
Liquor Kali caustici	25,0
Tinctura Cardamomi cps.	65,0
Oleum Sassafras	

(Forts.)

(Forts.)

Oleum Citri	āā	0,5
Oleum Caryophylli		1,0
Spiritus (96proz.)		32,0
Saccharum		500,0
Aqua dest.	ad	1000,0

Fluidextrakt und Kalilauge mischen, Kardamomtinktur und 325 ccm Wasser mischen, ätherische Öle in Weingeist lösen, alles vereinigen. Filtrieren, mit Wasser auf 500 ccm ergänzen; darin Zucker mit Hilfe des Wasserbades lösen, mit Wasser auf 1000 ergänzen.

Sirupus Pruni spinosae als Geschmackskorrigens.

Das bei den verschiedensten Erkrankungen fast unentbehrliche Arzneimittel Kalium jodatum wird wegen seines widerlichen und längere Zeit anhaltenden Geschmackes nur ungern eingenommen; auch die häufig empfohlene Applikation in Milch vermag den Übelstand nicht oder nur wenig zu verringern. Die Verordnung einer Jodkalilösung wird selbst von den empfindlichsten Patienten gern genommen, wenn man der Mixtur als Geschmackskorrigens 10% Schlehe- oder Schwarzdornsirup zufügt. Auf je 1,0 Kalium jodatum in wäßriger Lösung kommen also je 10 g Sir. Prun. spinos., jedoch empfiehlt es sich, auf unter 1,0 Jodkali liegenden Mengen nicht weniger als 20,0 Sirup zu verwenden.
(Vgl. Pharm. Ztg. 1936 Nr. 102.)

Als Geschmackskorrigens

für alle Chininsalze wird vornehmlich Milch empfohlen. 30,0 Milch geben mit 0,05 Chininsulfat eine fast geschmacklose Mischung.
Auch schwarzer Kaffee, Weinbrand, Fleischextrakt verdecken den bitteren Geschmack, ebenso Citronen- und Orangensaft.

---

7. Mittel gegen Hautleiden.

Jucken kann einerseits als Phaenomen bei Hautkrankheiten, andererseits als krankhafte, nicht anatomisch näher faßbare Erscheinung vorkommen, etwa als Folge fermentativer Dysfunktionen oder Allergosen. Es kann örtlich begrenzt, über größere Flächen umschrieben oder schließlich über den gesamten Körper ausgebreitet sein.

Man findet ihn als *Pruritus localis* u. a. im Greisenalter (Pruritus senilis) als Pruritus ani oder Pruritus vulvae, bei Wurmkrankheiten (Helminthiasis, besonders Oxyuriasis), als Afterjuckreiz (Pruritus ani), bei Schmerfluß (Seborrhoea capitis). als Kopfjuckreiz (Pruritus capitis).

Generalisiert finden wir den Juckreiz u. a. bei Verlausung und Krätze, außerdem im Gefolge von Gicht, Gelbsucht, Zuckerkrankheit, Harnvergiftung, Schwangerschaft, Hysterie, Neurasthenie, Psychosen, progressiver Muskeldystrophie, Nikotinvergiftung.

Jucken kann als Vorläufer oder Begleiterscheinung auch bei allergischen Hauterkrankungen auftreten (sog. idiosynkrasischer oder allergischer Pruritus) wie z. B. bei dem bekannten Nesselausschlage.

Die Behandlung hat sich, wo die Ursache frei erkennbar, gegen diese in erster Linie zu richten, da mit der Ausheilung des Grundleidens auch das Symptom des Juckreizes schwindet.

I. Umschläge oder Waschungen.

Rp.

Mentholi	4,0
Spiritus diluti	30,0
Acidi acetici	150,0
Aquae destillatae	60,0

MDS.: In der Verdünnung 1 : 20 mit Wasser zu verwenden.

II. Pinselungen, Einreibungen.

1. Rp.

Ammonii sulfoichthyolici	5,0
Aquae destillatae	50,0

2.

Mentholi	2,0
Spiritus diluti	50,0

3.

Mentholi		
Camphorae	āā	0,5
Olei Pini pumilionis		1,0
Spiritus diluti	ad	100,0

4.

Acidi salicylici		1,5
Spiritus Vini gallici	ad	200,0

5.

Thymoli		1,0
Phenoli liquefacti		
Mentholi		
Acidi salicylici	āā	4,0
Glycerini		10,0
Spiritus diluti	ad	200,0

III. Puder.

1. Rp.

Talci veneti	25,0
Magnesii carbonici	30,0

(Forts.)

(Forts.)

Boli albae		10,0
Zinci oxydati		5,0
Mentholi		
Camphorae		
Eau de Cologne	āā	0,5

2.

Anaesthesini	5,0
Mentholi	0,5
Camphorae phenolatae	5,0
Acidi silicici colloidalis	5,0
Amyli Oryzae	40,0
Talci	45,0

IV. Salben.

1. Rp.

Bismuti subnitrici		20,0
Aquae Plumbi		10,0
Adipis Lanae anhydrici		20,0
Unguenti lenientis	ad	100,0

2.

Extracti Chamomillae fluidi	5,0
Anaestheformii	2,5
Aquae Hamamelidis	7,5
Adipis Lanae anhydrici	

Lanolini	āā ad	50,0

3.

Mentholi		
Guajacoli	āā	0,75
Zinci oxydati		25,0
Vaselini albi		50,0

4.

Picis liquidae		7,5
Zinci oxydati		
Vaselini flavi		
Lanolini	āā	75,0

5. Unguentum Arning contra pruritum.
Tumenoli
Aquae destillatae   āā   5,0
Zinci oxydati crudi
Amyli Tritici s. Oryzae   āā 10,0
Vaselini flavi   50,0

V. Bäder.

Reizloses Schwefelbad.
Die bei Ekzemen und Hautausschlägen
üblichen Waschungen und Bäder mit

Schwefelleber (Hepar sulfuris) geben
häufig zu Hautreizungen Anlaß. Ein Zusatz von Gelatine verhindert diese nach-
teilige Nebenwirkung. Man nimmt auf
1 Teil Hepar Sulfuris etwa 2 Teile Gelatina pulverata.

Rp.
Kalii sulfurati   50,0—100,0
Gelatinae pulveratae 100,0—200,0

II. Mittel gegen Krätze (Remedia contra scabiem).

Die durch die Krätzemilbe (Sarcoptes scabiei seuAcarus siro Linné, 1758) hervor-
gerufene ekzemartige Hautkrankheit hat besonders während der Kriegs- und Nach-
kriegszeit infolge der schlechten hygienischen Bedingungen wieder deutlich an
Häufigkeit zugenommen. Die Milben bohren sich in die Oberhaut ein und erregen
Juckreiz und nachfolgende Entzündung. Unter dem Mikroskop kann man unschwer die sog. „Milbengänge" erkennen. In Sonderheit die zarten Hautstellen
zwischen den Fingern, an der Beugeseite der Arme und Beine, in Achselfalten und
Umgebung des Nabels werden mit Vorliebe befallen. Die Heilung ist gebunden an
die Vernichtung der Milben. Dazu dienen Salben und Einreibungen mit Schwefel,
Naphthol, Styrax, aetherische Öle u. ä., wobei allerdings zweckmäßig die Haut
vorher durch heiße Seifenbäder „aufbereitet" und den Medikamenten zugänglich
gemacht werden soll.
Zu sogenannten „Krätze-Schnellkuren", die meist nur 24 Stunden in Anspruch
nehmen, benutzt man gern Benzylbenzoat-Zusammensetzungen. Vor dem Gebrauche
der Medikamente ist der Körper mit brauner Seife einzureiben, 15 Minuten lang
einwirken lassen, dann warmes Bad von 20 Minuten Dauer und Seife gründlich
abwaschen. Auf den trockenen Körper die Pinselung oder Salbe auftragen, alsdann
mit Talkum nachpudern. Im Bedarfsfalle dieses Vorgehen nach einem Tage wiederholen.   Tr.

Krätzemittel.
  4 Teile Schmierseife,
20   „   Benzylbenzoat,
40   „   Wasser,
10   „   Methylalkohol.

Krätzekreme.
  7,5 g Stearinsäure,
2   g Triäthanolamin,
25   g Benzylbenzoat,
65,5 g Wasser.

Krätzemittel.
25   g Benzylbenzoat,
1   g Triäthanolamin,
2,2 g Ölsäure,
6,25 g Arachisöl,
12,5 g fl. Paraffinöl,
52,8 g Wasser.

Krätzemittel.
33,33 g Benzylbenzoat,
16,66 g Ölsäure,
3,27 g Ätzkali,
47 ccm Äthylalkohol.

Schnell- oder Abortivkuren gegen Krätze.
a) Krätzeschnellkur nach NIELSEN:
1. Rp.
Saponis kalini
Alcoholis isoprophylici
Benzylii benzoici   āā   50,0
2. Rp.
Saponis stearinici   60,0
Saponis oleacei   40,0
Natri caustici   2,0
Alcoholis absoluti   800,0
Benzylii benzoici   100,0

b) **Russische Krätzeschnellkur.**
Rp.
Solutionis Natrii subsul-
furosi (60%)   250,0
= Solutio I.
Solutionis Acidi hydroch-
chlorici (6%)   250,0
= Solutio II.
Zunächst den gesamten Körper mit
Lösung I einreiben, 5 Minuten später
mit Lösung II überreiben, 20 Minuten
einwirken lassen, danach Vollbad und
Wäschewechsel.

c) Antiparasitäre Einreibungen nach
EBEL.

1. Rp.
Saponis kalini venalis viridis
Alcoholis isopropylici
Benzylii benzoici
Acidi hydrochlorici (6%)   āā 50,0

2. Rp.
Saponis stearinici
   seu domestici
Saponis oleacei
   seu albi duri   āā   40,0
Liquoris Natri caustici   2,0
Alcoholis isopropylici   800,0
Benzylii benzoici   100,0
Solutionis Natrii hypo-
sulfurosi
   seu thiosulfurici   ad 1000,0
Zunächst ein vorbereitendes Seifen-
körperbad von 15 Minuten, danach
den gesamten Körper mit der anti-
parasitären Einreibung einreiben und
mit Talkum bestreuen. In hartnäckigen Fällen Kur wiederholen.

Scabiessalbe.
Eine für die Behandlung von Scabies
sehr geeignete Salbe erhält man nach M.
K. POLANO, indem man 30 g geschmolzenes Lanettewachs und 45 g Cetiol extra
mit 10 g Salicylsäure und 60 g Sulfur
praecipitatum verreibt, dann 155 g Wasser von 70° zusetzt und bis zum Erkalten
gut durchrührt.

Schwefelhaltige Hautcreme.
Sulfur. praec.   2,0
Acid. salicyl.   2,0
Creme-Basis   26,0
Creme-Basis.
0,8   Laurylsulfonat,
15,0   Zetylalkohol,
             (Forts.)

(Forts.)
5   ccm Glyzerin,
14,0   weiße Vaseline,
35   ccm Wasser.
(S. Ol. F. W. 1949/313.)

**Salbe gegen quälenden Juckreiz bei
Lichen ruber.**
(Nach UNNA.)
Phenol. liquef.   2,0
Hydrarg. bichlorat.   0,05—0,1
Ungt. Zinci benzoat.   ad 50,0
(Med. Klinik 1948/490.)

**Salbe und Spiritus gegen Hautentzün-
dungen.**
Ungt. D. B. S. = dibromsalicylicum.
Acid. dibromsalicylic.   0,3
Ungt. molle   ad 30,0
   Solutio DBS.
Acid. dibromsalicyl.   0,2
Spirit. dil.   ad 30,0
(S. A. Z. 1949/225.)

Unguentum tranquillans.
Schmerzstillende Salbe.
Jodoform   1,0
Phenyl. salic.   2,0
Acid. boric.   5,0
Antipyrin   5,0
Vaselin. flav.   40,0

Pruritus ani.
Salicylsäure   1—2,0
Phenol   1—2,0
Resorcin   1—2,0
Spirit. dilut.   100 ccm
Nach jedem Stuhlgang den Anus mit
dieser Lösung betupfen.
(Pro Medico 1948/141.)

Phenolsalbe gegen Pruritus.
Phenol. liquef.   0,25
Menthol.   0,5
Ungt. molle   ad 50,0

Phenolpuder gegen Pruritus.
Phenolum   1,0
Acid. boric. plv.   2,0
Talcum   ad 100,0

Phenolspiritus gegen Pruritus.
Phenol. liquef.   2,0
Menthol   0,5
Spirit. dilut.   ad 100,0
(Ztschr. f. Haut- u. Geschl.-Krkh. 1946, 8.)

Terpentin-Honig-Lebertransalbe.
(Abszessalbe.)

Cera flava	5,0
Terebinth. com.	15,0
Vas. flava	50,0
Ol. Jec. aselli	20,0
Mel	10,0

(S. A. Z. 1948/385.)

Teerspiritus.

Tct. Rusci	1,0
Spirit. dil.	ad 100,0

Gesichtswasser bei Akne.
(Nach Prof. Dr. VONKENNEL.)

Acid. salicyl.		1,0
Euresol.		1,0
Extr. Hamamel. fld.		10,0
Glycerin.		5,0
Aqua rosarum		
Alcohol	āā	ad 100,0

(Med. Welt. 1951/1056.)

Akne-Creme.

10   g Eucalyptusöl,
1,5 g Parachlormetacresol,
5   g Bienenwachs,
41   g Vaseline,
12,5 g Lanolin,
30   g Vaselinöl.

Mittel gegen Hautpilzerkrankung.
Lotio „Amycen" DAK.
Amycen-Badewasser DAK.

Aethylium Paraoxybenzoicum	5,0 g
(= Nipagin A)	
Acidum salicylicum	2,0 g
Spiritus dilutus	93,0 g

Pulvis „Amycen" DAK
Amycen-Puder DAK.

Aethylium paraoxybenzoicum, pulv.	5,0 g
(= Nipagin A)	
Acidum salicylicum pulveratum	5,0 g
Talkum	90,0 g

Unguentum „Amycen" DAK.
Amycen-Salbe DAK.

Aethylium paraoxybenzoicum pulv.	5,0 g
(= Nipagin A)	
Acidum salicylicum pulveratum	0,3 g
Paraffinum liquidum	10,0 g
Unguentum plumbi oxydati	82,0 g

Carfusin.

Borsäure	1,0
Phenol	4,5
Resorcin	10,0
Fuchsin	0,3
Aceton	5,0
Aqua	ad 100,0

(MERCK. J. B. 1949/71.)

Solutio Hexylresoreini.

Hexylresorcin.	1,0
Glycerin.	60,0
Aqua dest.	39,0

Desinfiziens bei Hautpilzerkrankungen.

Schüttelmixtur bei Unterschenkel-pyodermien, Wundsein der Säuglinge.
(Nach K. ADAM.)

Rivanol		0,1
Bism. subgall.		3,0
MP-Puder	5,0—10,0	
Zinc. oxydat		
Talcum	āā	15,0
Aqua dest.	ad	100,0

(Med. Mschr. 1949/1950.)

Rosacea.
Gesichtsliniment:

Ichthyol		6,5
Hydrargyr. sulf. rubr.		0,8
Sulfur. praec.		4,5
Ol. Olivarum		
Ol. amygd. dulc.	āā	14,0
Zinc. oxydat.		
Talc.	āā	24,0
Glycerin		
Spirit. lavandulae	āā	6,0
Vitamin A		0,002

S.: Gesichtsliniment. Vor Gebrauch zu schütteln.

Herxheimersche Pinselung.

Sulfur. praec.		
Glycerin		
Aq. amygd. amar.	āā	10,0
Aqu. Calcis		19,0
Mucil. Gummi arab.		1,0

S.: Herxheimersche Pinselung.
Vor Gebrauch zu schütteln!

8. Husten- und Keuchhustenmittel.

Der *Husten* ist keine Krankheit an sich, er ist aber das hervorstechendste Merkmal für ein pathologisches Geschehen im Thorax. Der Hustenreflex muß als Schutzreflex aufgefaßt werden, er geht besonders von einigen Stellen der oberen Luftwege, von der Schleimhaut des Kehlkopfes aus. Aber auch tiefer gelegene Abschnitte, eigentlich die gesamte Schleimhaut des Bronchialbaumes wehrt sich gegen Fremdkörper und unerwünschte Sekretion durch Auslösung des Hustenreflexes. Bei Entzündungsprozessen oder beim Asthma ist die Sekretion gesteigert und die Konsistenz verändert. Der Husten ist eine erwünschte Reflexhandlung des Körpers, der sich der Fremdkörper erwehrt, Infektionserreger nicht tiefer eindringen läßt und die Wege dem Luftaustausch freihält. Er kann allerdings auch zu einer großen Qual für den Kranken werden. Der trockene Reizhusten birgt abgesehen von der subjektiven Beeinträchtigung, die Gefahr der Lungenblähung, Embolie, Blutung und der weiteren Streuung von Erregern in sich.

Keuchhusten ist eine, am häufigsten in der Kindheit auftretende, ansteckende Infektionskrankheit, die durch krampfartige Hustenanfälle gekennzeichnet ist. Als Erreger hat der von BORDET und GENGOU (1906) entdeckte Keuchhustenbazillus zu gelten. Die Entwicklung des Keuchhustens ist durch die Auflösung der Bordet-Gengouschen Bazillen im Gebiet der katarrhalischen Schleimhaut der Atmungswege zu erklären. Die freiwerdenden Endotoxine wirken sich auf bestimmte Gebiete des Zentralnervensystems aus, die zu dem eigenartigen klinischen Bilde des konvulsivischen Stadiums führen. Gegen die Endotoxine kommt schließlich eine antitoxische Abwehr zustande, die zur Heilung überführt. Tr.

Hustensaft für Kinder.

Extractum Thymi fluid.	15,0
Mel depurat.	20,0
Sirupus simplex	65,0

Ammonium chloratum	10,0
Ammonium bromatum	3,0
Extractum Castaneae vescae fld.	40,0
Sirupus Senegae	80,0
Sirupus Ananassae	100,0
Glycerinum	67,0
Sirupus simplex	200,0

Extractum Droserae fld.	0,75
Extractum Plantaginis fld.	4,25
Sirupus simplex	ad 100,0

Kinder-Beruhigungssaft.

Extractum Chamomillae fld.	1,0
Sirupus simplex	ad 100,0

Sirupus Rhoeados	
Sirupus Papaveris	
Sirupus Violae tricolor.	āā

Hustenelixier.

Camphora	0,23
Acidum benzoicum	0,45
Oleum Anisi	0,20
Tinctura Ratanh.	0,32
Glycerin.	2,0
Spiritus dilutus	ad 100,0

a)	Acidum benzoicum e resina	3,0
	Spiritus camphoratus	20,0
	Liquor Ammonii anisati	150,0
b)	Ammonium chloratum	40,0
	Aqua dest.	ad 300,0
c)	Succus Liquiritiae	80,0
	Aqua dest.	ad 1000,0

a), b), c) für sich mischen bzw. lösen und dann in der Reihenfolge mischen. Teelöffelweise zu geben.

Bronchitis-Emulsion.

Mentholum	0,15
Aether	1,5
Oleum Terebinthin.	4,0
Oleum Amygdalar.	25,0
Gummi arabicum.	15,0
Sirupus simplex	50,0
Aqua dest. q. s.	ad 200,0

Dreimal täglich 1 Teelöffel voll nach den Mahlzeiten.

Emulsio Bromoformii cps.

Tragacanth plv.		
Gummi arabicum plv.	āā	2,0
Glycerin.		10,0
Oleum Jecor. Asell.		80,0
Bromoform.		5,0
Sirupus simplex		30,0
Aqua dest.	ad	200,0

Sirupus Bromoformii compositus.

Bromoformium		1,75
Tinctura Grindeliae		
Tinctura Strychni	āā	0,75
Tinctura Aconiti		1,0
Tinctura Bryoniae		0,5
Spiritus		25,0
Sirupus Papaveris		50,0
Sirupus Aurantii		105,0

Bromoformium	2,0
Tinctura Aconiti	2,0
Codeinum phosphoricum	1,0
Aqua Florum Aurantii	30,0
Aqua Laurocerasi	20,0
Spiritus	45,0
Sirupus Rhoeados	200,0
Sirupus Balsami tolutani	700,0

Fenchelhonig.

Mel depurat	150,0
Sirupus simplex	300,0
Glycerin	25,0
Liquor Ammonii foenicul.	5,0

Liq. Ammon. foenic. wird analog Liq. Ammon, anis. mit Fenchelöl bereitet.

Zitronenhonig.

Acidum citricum	3,0
Oleum Citri	0,3
Glycerinum	8,0
(Tinctura Ipecac.	1,0)
Mel depurat.	ad 100,0

Beide Präparate können noch mit Tinctura Sacchar. tost. intensiver gefärbt werden.

Fenchelhonig mit Malz.

Oleum Foeniculi	1,0
Mel depuratum	500,0
Extractum Malti	100,0
Sirupus simplex	400,0

Durch Erhitzen sterilisieren!

Schwarzwurzelhonig.

a) Radix Consolidae		100,0
Spiritus		60,0
Aqua		1200,0
b) Mel depur.		1500,0
Saccharum alb.		500,0

a) 3 Stunden mazierieren, zu 1000 g Kolatur b) zugeben, kochen, filtrieren.

Radix Consolidae		
Radix Liquiritiae	āā	30,0
Extractum Castaneae fld.		20,0
Spiritus		50,0
Aqua dest.		
Saccharum	āā	400,0
Mel depuratum		280,0

Die Drogen werden mit der Weingeist-Wasser-Mischung 3 Tage mazeriert, dann wird abgepreßt und der Preßsaft mit Zucker zu Sirup verkocht; der heißen Masse werden die übrigen Bestandteile zugesetzt, dann wird mit Wasser auf 1000 ergänzt, kurz aufgekocht und filtriert.

Thymianhonig.

Infusum Herbae Thymi 50,0/550,0		
Saccharum		550,0
Mel depur.		200,0
Ammonium bromatum		5,0
Kalium bromatum		
Natrium bromatum	āā	10,0
Succus Liquiritiae		50,0
Oleum Thymi	gtt.	XXX

Fichtennadel-Brust-Honig.

Oleum Pini pumilion.	0,1
Spiritus	5,0
(Tinctura Scillae	25,0
Elixir pectorale	50,0)
Mel depurat.	300,0
Sirupus simplex	600,0

Keuchhustensaft.

a) Herba Thymi		
Herba Serpylli		
Folia Menthae pip.	āā	50,0
Aqua dest.	ad	1500,0
b) Natrium bromatum		30,0
Glycerinum		250,0
Saccharum		1000,0

(Forts.)

(Forts.)
c) Spiritus   100,0
   Oleum Thymi   gtt. XX
a) infundieren, abpressen, b) heiß darin
lösen, nach dem Erkalten c) zugeben.

----

a) Natrium bromatum   2,0
   Succus Liquiritiae   1,0
   Aqua dest.   4,0
b) Liquor Ammonii anisat. 2,0
   Tinctura Ephedrae benzoica 3,0
   Oxymel Scillae   5,0
   Extractum Castaneae vesc.
   Sirupus simplex   āā ad 150,0
a) lösen, b) zuzugeben.

Sirupus Droserae compositus.
Extractum Droserae fluid. 100,0
Sirupus Foeniculi   900,0
Ammonium chloratum   0,5
Calcium chloratum   1,0
Oleum Eucalypti   0,2

Extractum Droserae fld.   1,0
Coccionella   2,0
Sirupus simplex   100,0
Die Kochenille wird mit dem Sirup dige-
riert, nach dem Filtrieren wird das Son-
nentauextrakt zugegeben.

Extractum Castaneae fluid. 10,0
Aqua Foeniculi   10,0
Glycerinum   10,0
Mel depuratum   20,0
Sirupus simplex   50,0
Teelöffelweise zu geben.

Kalium bromatum
Natrium bromatum   āā 6,0
Ammonium bromatum   3,0
Extractum Thymi fluid. 100,0
Liquor Ammonii caust.   5,0
Spiritus   40,0
Sirupus simplex   ad 1000,0
Teelöffelweise zu geben.

Extractum Castaneae
   vescae fld.
Sirupus Senegae   āā
Teelöffelweise zu geben.

Katarrh-Pastillen mit Emser Salz.
Emser Salz   20,0
Zucker
Gummipulver   āā 1000,0
Isländisch Moos-Schleim q. s.
   zum Anstoßen der Masse.

Pektoralpastillen.
Süßholzpulver   2000,0
Süßholzextrakt   1000,0
Anispulver   100,0
Fenchelpulver   100,0
Zuckerpulver (sbt.)   7000,0
Pfefferminzöl   20,0
Traganthschleim q. s.
Das Pfefferminzöl kann auch weggelas-
sen werden.

Hustentabletten.
Resina Guajaci   1000,0
Saccharum album   1000,0
Gelatine alba   6,0
Aqua   54,0
Die Gelatinelösung dient zum Granulieren.

Tutocain
Anaesthesin   āā 0,01
Menthol   0,005
Massa q. s.
Man preßt kleine Tabletten oder stellt
Dragees her, die je Stück die oben ange-
gebene Menge der Arzneistoffe enthalten.

Hustenbonbons.
Malzextraktbonbons.
a) Malzextrakt   250,0
b) Weinsteinsäure   20,0
c) Safrantinktur   7,0
oder
Honig-Brustkaramellen.
a) Honig   1125,0
b) Weinsteinsäure   20,0
c) Safrantinktur   5,0
Nach einer der vorstehenden Vorschriften
wird unter Zusatz von a) aus
   Kristallzucker   15 000,0 und
   Wasser   2000,0 bis 2500,0
die gewünschte Bonbonmasse gekocht, der
man b) erst dann zusetzt, wenn eine her-
ausgenommene Probe nicht mehr klebt,
dann wird weitergekocht, bis eine heraus-
genommene Probe glashart wird; schließlich wird c) zugesetzt.
Für **Kräuterbonbons** (Eibisch, Spitzwege-
rich usw.) nimmt man an Stelle des Was-

sers einen auf 2,5 kg eingedampften Aufguß, aus 0,75—1,0 kg Droge mit 7,5 Wasser lege artis hergestellt, mit Zusatz ätherischer Öle, wobei auf 1 kg Bonbonmasse etwa 2,0—5,0 entsprechender Öle (Eukalyptus-, Anis, Fenchel-Öl) und etwa 1,0—2,5 g Menthol genommen werden.

Pektoral-Einreibung.
(Keuchhusten und Bronchitiden.)

Oleum Eucalypt.	3,0
Oleum Sassafras.	2,0
Oleum Thymi	10,0
Spiritus camphor.	ad 250,0

Auf die Brust vor dem Schlafengehen einreiben und mit einer um den Oberkörper über Nacht liegenbleibenden Packung (Wollschal od. dgl.) schlafen.

Keuchhusten-Brusteinreibung.

Ol. Sassafras.	2,0
Ol. Thymi	10,0
Spirit. camph.	ad 250,0

Vor dem Schlafengehen auf der Brust einreiben. Packung mit Wollschal oder dergl.

Keuchhustentee.
I
Spitzwegerich	
Stiefmütterchen	
Sonnentau	
Holunderblüten	āā 25,0

II.
Spitzwegerich	
Lungenkraut	
Thymian	
Malvenblüten	āā 20
Anis	
Fenchel	āā 10

Hustentropfen für Kinder.
I
Extr. Thymi fl.	10,0

3mal täglich 10 Tropfen.
II
Extr. Thymi fl.	
Extr. Droserae fl.	āā 5,0

2mal täglich 5 Tropfen.
III
Tct. Ephedrae benz.	
Tct. Pimpinellae	
Liqu. Ammoni. anis.	āā 5,0

Dreistündlich 10 Tropfen.

IV
Extr. Primul. fl.	10,0

3mal täglich 5 Tropfen.
V
Tinctura Pimpinellae	
Liquor Ammonii	
anisati	āā 15,0
Tinct. Ephedrae benzoic.	5,0

Dosis 5—10—15 Tropfen.
VI.
Elixir e Succo Liquiritiae	
Tinctura Ephedrae benzoica	āā

Dosis 5—10—15 Tropfen.

Gurgelflüssigkeiten.
I.
Phenyl. salicyl.	1,5
Menthol	6,0
Ol. Anisi	1,6
Ol. Cinnam. ceyl.	0,8
Ol. Caryophyll.	1,0
Vanillin	0,02
Spirit. (ev. mit Thymol)	480,0
Saccharin	0,06
Himbeerrot	0,2—0,3
Aqua dest.	ad 1000,0

S.: 5—6 Tropfen auf ein Glas lauwarmen Wassers.

II
Liqu. ferri sesquichl.	5,0
Glycerin	45,0
Sol. acidi. borici (3%)	ad 100,0

S.: 1 Eßlöffel auf ein Glas lauwarmen Wassers.
III
Chinosol	2,5
Aqua dest.	3000,0
Ol. menthae pip.	III

Tropfen zum Gurgeln. .
Bei Halsschmerzen, Grippe, Entzündungen usw.

Spiritus (95%)	5000,0
Thymol	10,0
Menthol	15,0
Ol. Eucalypti	40,0
Ol. Menthae	20,0
Ol. Anisi	30,0
Ol. Salviae	15,0
Aqua dest.	2500,0
Alumen	100,0

(Forts.)

(Forts.)

Formaldehyd DAB 6　　　150,0
Saccharin　　　　　　　　1,0
Farbe nach Belieben
10—15 Tropfen auf ein Glas lauwarmen Wassers, mehrmals täglich.

Agaricin-Pillen.

Acid. agaricinic.　　　0,9
Extr. Tormentillae　　3,0
m. f. pil. Nr. XXX
3mal täglich eine Pille zu nehmen.
(Med. Mon. Schr. 1947, Nr. 12.)

9. Konservierungsmittel und Methoden.

Die einfachste Konservierungsart ist die Sterilisation. Nachteilig ist bei ihr, daß nicht alle Stoffe, die zur Abtötung a l l e r Keime notwendige Erhitzung auf 120° vertragen, und daß bei jeder Öffnung des betr. Gefäßes die Sterilität wieder verloren geht. Die Praxis bevorzugt daher die chemischen Konservierungsmittel.

Konservierung mit Weingeist und Glyzerin.

Für manche Fälle setzt man der zu konservierenden Flüssigkeit 20% Weingeist (90proz.) zu. Auch Glyzerin ist infolge seiner stark wasserentziehenden Eigenschaften — sofern es nicht mit sehr wasserhaltigen Präparaten zusammengebracht wird — ein gutes Konservierungsmittel.

Konservierung mit Natrium benzoic., Acidum benzoic. und Acidum salicylic.

Das billige, in Wasser leicht lösliche und pharmakologisch indifferente Natriumbenzoat (0,1—0,5%) wird in der pharmazeutischen Praxis als Konservierungsmittel noch zu wenig verwendet. Selbst schleimhaltige Pflanzensäfte (z. B. Knoblauchsaft) werden sicher haltbar, wenn man ihnen 0,5% Natriumbenzoat zusetzt; bei den Sirupen des DAB. und Erg.-B. genügen 0,1—0,2%).
Von gleicher Wirkung, aber geringerer Wasserlöslichkeit sind Acidum benzoic. und Acidum salicylic. Sie können in den Fällen Verwendung finden, in denen Natrium benzoic. seiner schwach alkalischen Reaktion wegen Fällungen verursacht, z. B. in Lösungen von Morphin- und anderen Alkaloidsalzen.

Konservierung mit Nipagin und Nipasol.
L ö s l i c h k e i t s v e r h ä l t n i s s e von Nipagin M.
In Wasser von 100° lösen sich 5%.

In Wasser von 20° bleiben aus einer kochend bereiteten Lösung 0,25% in Lösung.
In Öl lösen sich (warm) etwa 2,5%.
In Glyzerin lösen sich (warm) etwa 1,5%.
Weingeist löst pro Liter je nach Konzentration:

95proz. Alkohol　　400,0
70proz. Alkohol　　200,0
50proz. Alkohol　　 60,0
20proz. Alkohol　　　7,0

Löslichkeit von Nipagin und Nipasol.
(Nach Dr. Böhm.)
Nipagin:
1 l Alkohol (95proz.)　löst 400 g
1 l Alkohol (70proz.)　löst 200 g
1 l Alkohol (50proz.)　löst　60 g
1 l Alkohol (20proz.)　löst　 7 g
1 l Wasser　　　　　　löst　2,5 g
Aceton löst 1 : 3
Glycerin löst nur wenig.
Nipasol:
1 l Alkohol (90proz.)　löst 550 g
1 l Alkohol (70proz.)　löst 400 g
1 l Alkohol (50proz.)　löst 150 g
1 l Alkohol (20proz.)　löst 1,3 g
1 l Wasser　　　　　　löst 0,5 g
Aceton löst 1 : 3
Glycerin löst nur wenig.

A r z n e i m i t t e l l ö s u n g e n (Borsäure und andere Chemikalien, Farblösungen), A u g e n t r o p f e n , M i x t u r e n . wie z. B. Mixt. solvens, Mixt. Pepsini, Mixt. gummosa u. ä. werden mit 0,125% Nipagin M oder (nach Eschenbrenner) mit Nipasol-Natrium 0,2% konserviert. Die

Nipagin-Substanz wird am besten in dem zur Herstellung der Lösung Verwendung findenden Wasser vorher unter 5 Minuten langem Aufkochen und gutem Umrühren gelöst. Nipagin kann aber auch in alkoholischer Lösung der fertigen Lösung oder Mixtur zugesetzt werden.

Die dauernde Konservierung von S i r u p e n , H u s t e n s ä f t e n , P f l a n z e n - und D r o g e n a u s z ü g e n und anderen wässerigen Materialien wird gewährleistet durch Auflösen von 0,6—1,5 g Nipagin M in 1000 g der kochenden Flüssigkeit (Zuckersirup, Wasser s. auch unter 1). Soll ein Erhitzen der Flüssigkeit vermieden werden, so löst man am zweckmäßigsten die Nipagin-Substanz in der vier- bis zehnfachen Menge ihres Gewichtes Alkohol und mischt diese Lösung der wässerigen Flüssigkeit zu. Man kann auch von einer heiß bereiteten konzentrierten (2- bis 3proz.) Nipaginlösung ausgehen und diese weiter verarbeiten.

Bei F l ü s s i g k e i t e n , die größere Mengen von Zucker enthalten, genügt stets ein Zusatz von 0,06—0,1%, bei den übrigen ein solcher von 0,1—0,2%.

Um die Gärung und das Schimmeln von e i n f a c h e n E x t r a k t e n (Malz, Fichtennadel usw.), w ä s s e r i g e n E x t r a k t e n (aus Cortices, Flores, Folia, Herbae, Radices, Rhizomen usw.), w e i n g e i s t i g e n E x t r a k t e n (wie z. B. Extract. Aurant. Cort., Calami, Valerianae) zu verhindern, versetzt man dieselben mit 1—1,5 g Nipagin M auf 1000 g. Man löst das Nipagin M in kochendem Wasser und rührt diese Lösung gut unter das gleichfalls erwärmte Extrakt. Man kann auch die Nipagin-Substanz in alkoholischer Lösung dem fertigen Extrakt unter gutem Durcharbeiten zusetzen.

Zur Herstellung eines haltbaren S c h l e i m e s oder einer haltbaren G a l l e r t e (Carrageen, Gummi, Gelatine, Pektin, Traganth usw.) löst man die Nipagin-Substanz in der benötigten Menge Wasser (im Verhältnis 1—1,5 g auf 1000 g Gesamtmasse) unter Kochen und verarbeitet diese Lösung entweder nach dem Abkühlen oder noch heiß mit der Substanz zum fertigen Fabrikat, je nachdem es eben das Herstellungsverfahren erfordert.

E i n f a c h e E m u l s i o n e n macht ein Zusatz von 1,5—2 g Nipagin auf 1000 g Emulsion haltbar. Die nötige Nipaginmenge wird in dem zur Emulsion zu verarbeitenden Wasser unter Erhitzen oder auch in dem Öl unter Erwärmen in Lösung gebracht. Zur Haltbarmachung einer P a r a f f i n e m u l s i o n werden 0,6 g Nipagin M per kg Gesamtmaterial zugesetzt. Das Nipagin wird in dem zur Emulsion benötigten Wasser durch 3 Minuten langes Kochen unter gutem Umrühren vollkommen gelöst. Für die Konservierung von Latwergen wird Nipagin M in dem zur Herstellung benötigten Wasser bzw. Sirup durch Kochen oder in Glyzerin unter Erwärmen gelöst und im Verhältnis 1,5 g auf 1000 g Gesamtmenge zugesetzt. Pillenmassen werden während des Anstoßens mit 1—2 g Nipagin M auf 1000 g (Gesamtmasse) versetzt. Das Anstoßen selbst geschieht mit einer 0,5 proz. Lösung von Nipagin in Alkohol-Glyzerin-Wasser.

Für Suppositorien empfiehlt sich die Verwendung einer vorrätig zu haltenden Lösung:

Nipagin M	12,0
Spiritus (96proz.)	50,0
Wasser	50,0

Davon verarbeitet man 5—10 g mit etwa 250 g Oleum Cacao, Butyrum Tego, Suppositol usw., diese geringe Menge Nipagin verteilt sich also noch auf etwa 100 Zäpfchen. Bei der Herstellung solcher Mengen werden die zur Verarbeitung bestimmten Arzneistoffe in der Nipaginlösung gelöst oder mit ihr angerieben und mit dem halberkalteten Suppositorien-Vehikel vereinigt.

F e t t a r m e C r e m e s und E m u l s i o n e n werden durch 0,1 bis 0,15proz. Nipagin-Zusatz konserviert. Die Nipagin-Substanz wird entweder in dem Wasser, das zur Herstellung des Cremes Verwendung findet, unter vorherigem Aufkochen gelöst, kann aber auch in wenig Alkohol oder in dem Parfümöl gelöst dem Fertigmaterial unter gutem Durcharbeiten zugesetzt werden.

P h a r m a z e u t i s c h e M i l c h p r ä p a r a t e wie Quarksalben, Kaseinsalben u. dgl. werden durch einen Zusatz von 0,25 bis 0,5% Nipagin M vollkommen konserviert.

Konservierungsflüssigkeiten für anatomische Präparate.

(Nach WICKERSHEIM.)

I. a) Kaliumnitrat   12,0
   Kaliumkarbonat   60,0
   Alaun   100,0
   Arsenige Säure   10,0
   Wasser   3000,0
   b) Glyzerin   400 ccm
   Methylalkohol   100 ccm
a) heiß lösen, filtrieren, b) zusetzen.

II. a) Kaliumkarbonat   36,0
    Kochsalz   15,0
    Alaun   60,0
    Wasser   3000,0
    b) Salizylsäure   9,0
    Methylalkohol   45,0
    Glyzerin   250,0
a) und b) leicht angewärmt vereinigen.

(Nach MÜLLER.)
Kaliumdichromat   2,5
Natriumsulfat   1,0
Wasser   100,0
Präparat in die 10—20fache Flüssigkeits-
menge einlegen, bei öfterem Wechsel
3—12 Monate darin belassen.

(Nach KAYSERLING.)
Aqua dest.   750,0
Formaldehyd solut.   150,0
Kalium nitricum   10,0
Kalium aceticum   22,5

(RINGER-Lösung.)
Natrium chlorat.   7,5
Calcium chlorat.   0,125
Kalium chlorat.   0,075
Natrium bicarb.   0,125
Aqua dest.   1000,0

(F ü r F i s c h e.)
Natriumchlorid   500,0
Alaun   750,0
Arsenige Säure   350,0
Zinkchlorid   120,0
Quecksilberchlorid   90,0
Formaldehydlösung   6000,0
Wasser   ad 25 000,0

a) Kaliumnitrat   45,0
   Kaliumazetat   85,0
   Formaldehydlösung   800,0
   Wasser   4000,0
b) Alkohol (80proz.)   q. s.
c) Kaliumazetat   2000,0
   Wasser   900,0
   Glyzerin   3000,0
Erst bis zur völligen Durchtränkung in
a) einlegen. Der Blutfarbstoff verschwindet. Dann in b) einlegen, Farbewiederher-
steller. c) Konservierungs-, also endgültige Einbettungsflüssigkeit.

ZENKERsche Lösung zum Fixieren mikroskopischer Präparate.

Quecksilberchlorid   5,0
Kaliumdichromat   2,5
Natriumsulfat   1,0
Essigsäure (5proz.)   100,0

WILLEsche Flüssigkeit zur sterilen Aufbewahrung von Instrumenten.

Phenolum liquef.   3,0
Borax   15,0
Formaldehyd sol.   20,0
Aqua dest.   ad 1000,0

Konservierung ausgestopfter Vögel.

Arsenikseife.
a) Acidum arsenicosum
   Aqua   āā 300,0
   Kalium carbonicum   115,0
b) Sapo domesticus raspat.   300,0
c) Calcaria hydrica   40,0
a) durch Kochen in Lösung bringen,
b) zugeben, lösen, dann c) einrühren.

a) Acidum arsenicosum   325,0
   Kalium carbonicum   125,0
   Aqua   320,0
b) Sapo medicatus raspat.   330,0
c) Camphora synthetica   50,0
   Naphthalinum   100,0
Arbeitsgang wie oben, vor der Zugabe von
c) läßt man abkühlen, bis die Masse anfängt dick zu werden.

a) Kalium carbonicum   10,0
   Schellack   5,0
   Calcaria usta   10,0
   Aqua   1000,0
b) Sapo marsiliense   100,0
c) Acidum arsenicosum   100,0
d) Camphora   20,0

Kalk löschen, mit Wasser anrühren, a) durch Kochen in Lösung bringen, b) und dann c) zugeben, aufkochen, kaltrühren, wenn halb erkaltet, d) zusetzen.

Konservierung von Harn.

a) Mit Thymol.

Ein Körnchen Thymol wird zerrieben und dem zu untersuchenden Harn zugefügt. Man kann so einen Harn, zu dessen Untersuchung man nicht sofort Zeit findet, tagelang vor Zersetzung bewahren.

b) Mit Nipagin M, das man, in der fünffachen Menge Spiritus gelöst, zu 0,2% dem Harn zusetzt.

Konservierung von Birkensaft.

Mit 0,2% Natrium benzoic. oder 0,15% Nipagin M, das man allmählich in alkoholischer Lösung zusetzt.

Gärungsverhindernde Wirkung einiger Konservierungsmittel gegen Hefe.

Phenol	1
p-Kresol	1,5
Talenol	
(CH₃ : CH₃ : OH = 1 : 3 : 4)	5,9
Resorcin	0,9
Brenzkatechin	0,8

Pyrogallol	0,6
Phloroglucin	0,1
Salicylsäure	6,7
p-Oxybenzoesäure	2,2
Sulfosalicylsäure	5,2
m-Cl-p-Oxybenzoesäure	5,2
m-CH₃-p-Oxybenzoesäure	3,7
Protokatechinsäure	0,8
β-Resorcylsäure	3,1
Vanillinsäure	3,8
Veratrinsäure	6,8
p-Methyl-β-Resorcylsäure	6,3
Propylester der p-Oxybenzoesäure	25,0
Isoprophylester	15,0
Butylester	40,0
Amylester der p-Oxybenzoesäure	53,0
Isoamylester der p-Oxybenzoesäure	80,0
Benzylester der p-Oxybenzoesäure	69,0
Allylester der p-Oxybenzoesäure	15,0
Propylester der m-Cl-p-Oxybenzoesäure	40,0
Propylester der m-CH₃-p-Oxybenzoesäure	37,0
Aethylester der β-Resorcylsäure	14,0
Propylester der β-Resorcylsäure	49,0
Aethylester der Vanillinsäure	7,0
Propylester der Vanillinsäure	10,0

Konservierung mit Nipa-Estern

Zu konservierendes Material:	Zum Konservieren benötigter %-Gehalt an:			
	Benzoesäure	p-Oxybenzoesäureester		
		Methyl Äthyl Nipagin		Propyl Nipasol
Einfache Gelatine-Gallerte	mehr als 0.1	0.03–0.085		
Photogr. Gelatine-Gallerte		0.06		
Leim (Phenol 1,5)		0.2		
Leim (Phenol mehr als 2,4)		0.3		
Stärke-Traganth-Gallerte in Glycerin.				
Ungt. Glycerini DAB 6		0.15		0.05
Saure Kirschen ungezuckert	0.11	0.037	+	0.037
Kirschsaft sauer roh	0.1–0.15			0.045
Frankfurter Apfelwein, Stachelbeerwein			0.03 +	0.04
Neutrale und saure Sirupe	0.1–0.15	0.025–0.05	0.03	
Alkoholische Sirupe	mehr als 0.15	0.075		
Suppositorien (Ol. Cacao und Flüssigk.)		0.12–1.0		
Fettfreie Cremes, Salben und dgl.		0.05–0.1		
Traubenzuckerlösungen		0.15–0.2		oder
		0.07	+	0.03
(Pharmaz. Zeit. 1930, 454.)		0.08	+	0.02

Konservierung mit Nipaginen.

Zur Konservierung nötiger %-Gehalte an:

	Zu konservierendem Material	Nipagin	Nipasol	Nipagin Na	Nipasol Na
1	Abkochungen aus Drogen	0.1–0.2			
2	Caseinemulsionen	0.25	+0.1–0.3		+0.15
3	Creme fettfrei	0.05–0.15		0.1–0.2	
4	Creme mit 5—10% Fettgehalt	0.1	+0.1–0.12		+0.12
5	Creme mit 10—20% Fettgehalt		0.15		0.16
6	Creme mit mehr als 20% Fettgeh.		0.2		0.22
7	Creme, Lecith. Horm. u. Cholesterin.	0.25	+0.05		
8	Emulsionen	0.1	+0.05		
9	Fettcreme		0.25		
10	Glyceringelee	0.15			
11	Haarfixativ	0.1–0.2			
12	Hautfunktionsöl		0.15		
13	Lippenstifte		0.2		
14	Lösungen (H$_2$O, Glycerin, Chemikalien, Farben)	0.1			
15	Mandelmilch	0.15	+0.05		
16	Nagelwasser	0.2			
17	Pudergemische	1.0			
18	Schleime aus Agar, Carrageen, Gelatine, Gummi, Pektin, Traganth	0.1–0.2			
19	Seifen	0.3	0.2		
20	H$_2$O$_2$	0.1–0.15			
21	Zahnpasten	0.1–0.2	0.15–0.25		
22	Mundwässer	2–5			
23	Seifen, antiseptische	2			
24	Emulsionen				

Das Wasser mit Nip. kochen, das Öl mit Nipa auf 80°.
(Pharm. Zeit. 1948. 13. 310.)

10. Kinder-, Körper- und Fußpuder.

Für sie gilt bezüglich der Gleitfähigkeit, Deckkraft und Aufsaugfähigkeit das bei Gesichtspudern Gesagte. Oftmals werden die Kinder- und Körperpuder überfettet, wozu man außer Wollfett, Vaselin, Walrat, fetten Ölen und Wachs in jüngerer Zeit besonders folgende Zusätze wählt.

Zetylalkohol	30%
Zetiol oder Paraffinöl	40%
Zetynol, Givaudan	25%
Glyzerinmonorizinoleat	50%

Zweckmäßig löst man das Zusatzmittel in Chloroform od. dgl. und verrührt die Lösung, der man auch die Parfümmischung zusetzen kann, mit dem Talkum, worauf erst die übrigen Bestandteile hinzuzufügen sind.
Kinderpuder sind besonders mild wirkende Gemische, die häufig — als Wundpuder

bezeichnet — Zink- oder Magnesiumoleatzusätze erhalten. Körperpudern setzt man geringere Mengen und Fuß- oder Schweißpudern größere Mengen die Schweißsekretion beschränkender Stoffe zu.
An Stelle von Stärke eignen sich gute Sorten von Magnesium- und Kalziumkarbonat, die ein beträchtliches Maß von Gleitfähigkeit, Verteilungsvermögen und Zähigkeit besitzen. Ganz allgemein verwendet man anstatt Stärke in Pudern ein Gemisch aus 2 Teilen Talkum mit 1 Teil Magnesiumkarbonat, das man zweckmäßig überfettet, indem man 25 g Wollfett in 100 g Äther löst und die Lösung mit 125 g Magnesiumkarbonat verreibt; nach dem Trocknen wird fein gesiebt. Mit obengenannten Stoffen läßt sich auch Kalziumkarbonat überfetten.

Kinderpuder.

Acidum boric. plv.	50,0
Talcum	700,0
Bolus alba steril.	250,0

Zincum oxyd. crd.		
Rhizoma Iridis	āā	20,0
Terra silicea		25,0
Talcum		75,0

Acidum boricum	10,0
Zincum oxydatum crudum	90,0
Lycopodium	40,0
Magnesium carbonicum	200,0
Amylum Oryzae	160,0
Talcum	500,0

Aluminium aceticotartaric.	2,0
Talcum	60,0
Amylum Tritici	38,0
Lanolin	5,0

Adeps Lanae anhydr.	4,0
Balsamum peruvianum	2,0
Talcum	60,0
Amylum Oryzae	24,0

Zincum oxydatum		15,0
Amylum Tritici		
Talcum	āā	50,0
Oleum Amygdalarum		2,0
Oleum Bergamottae	gtt.	V.

Körperpuder.

a)	Cera alba	10,0
	Adeps Lanae anhydr.	40,0
	Vaselin. alb.	100,0
b)	Formaldehyd solut.	10,0
	Aqua dest.	40,0
c)	Zincum oxydatum crudum	200,0
	Terra silicea	
	Talcum	
	Amylum	āā ad 1000,0

a) schmelzen, b) einrühren, kaltrühren. Mit c) zu Puder verarbeiten.

a)	Thymol	10,0
	Spiritus aethereus	50,0
	Talcum	700,0
b)	Adeps Lanae anhydr.	50,0
	Äther	200,0
	Calcium carbonic. levissim.	240,0

a) für sich bereiten und trocknen, b) ebenfalls separat herstellen und trocknen, dann a) und b) mischen.

Zinksuperoxyd	20,0
Borsäure	3,0
Talkum	76,75
Duftstoff	0,25

Oxychinolinsulfat	2,0
Borsäure	5,0
Zinkstearat	10,0
Talkum	82,75
Duftstoff	0,25

Paraamylmetakresol	0,25
Borsäure	5,75
Magnesiumstearat	10,0
Zinksuperoxyd	10,0
Kaolin	15,0
Talkum	59,0

a)	Calcium perboric. (50%)	100,0
b)	Talcum	875,0
	Tinct. Benzoes	25,0
c)	Calcium carbonicum	475,0
	Adeps Lanae vel Vaselinum album	25,0

Zu a) wird das gesiebte trockene Benzoepuder b) gemischt und die analog bereitete Mischung c) zugesetzt.

Fußpuder.

Acidum salicylic.	3,0
Bismutum subnitric.	
Talcum venet.	āā ad 100,0

Salizylsäure	5,0
Borsäure	
Weinsäure	
Kieselsäure, kolloidale	je 10,0
Zinkoxyd	30,0
Talkum	35,0

Alaun		
Zinkoxyd		
Zinkstearat		
Lykopodium	āā	5,0
Hexamethylentetramin		10,0
Kieselsäure	āā	10,0
Talkum		70,0

Laminaria plv.	100,0
Acidum boricum	25,0
Hexamethylentetramin	25,0
Talcum	100,0

Acidum boricum	40,0
Paraformaldehydum	15,0
Adeps Lanae anhydric.	25,0
Rhizoma Iridis	100,0
Talcum	ad 1000,0
Eau de Cologne-Öl	15,0

Paraformaldehyd wird feinst gepulvert mit dem Wollfett angerieben und die Anreibung mit so viel Talkum verarbeitet, daß die Masse krümlig wird. Dann werden die übrigen Bestandteile zusammengemischt, und das Ganze durch ein Sieb geschlagen.

Kaolin, kolloidal	14,5
Parfüm	0,5
Borsäure-Salizylsäure-mischung (āā)	20,0
Zinksuperoxyd	30,0
Talkum	35,0

Wismutsubnitrat		
Zinkstearat	āā	5,0
Kolloidkaolin		
Tannin	āā	10,0
Stärke		
Talkum	āā	35,0

Armee-Fußpuder, Schweizer.

Trioxymethylen	10,0
Borsäure	10,0
Talkum	72,5
Fettmischung	7,5

Die Fettmischung wird nach folgender Vorschrift hergestellt:

Cera alba	5,0
Adeps Lanae anhydric.	20,0
Vaselin. flav.	50,0
Aqua dest.	ad 100,0

Fußbadepulver.

Borax	50,0
Natrium bicarbonic.	44,0
Sapo medicat.	5,0
Oleum Pin. silvestr.	1,0

Natrium carbonicum	50,0
Natrium bicarbonicum	28,0
Borax	12,5
Natrium thiosulfuric.	12,5

Parfümmischung oder Trockenparfüm nach Belieben.

Sauerstoffabspaltendes Fuß-badesalz.

Natrium perboricum	170,0
Acidum boricum	70,0
Borax	30,0
Natrium carbonicum	20,0
Acidum tartaricum	15,0
Natrium bicarbonicum	250,0

Natrium carbonic. sicc.	500,0
Hydrogen. peroxyd. solut. (3proz.)	300,0
Sol. Thymol. spirituos. (5proz.)	50,0

Scharf getrocknetes Natriumkarbonat saugt die Flüssigkeiten leicht auf, wobei ein Präparat entsteht, das beim Auflösen in Wasser Sauerstoff entwickelt. Das so bereitete Pulver wird parfümiert und durch ein Sieb geschlagen.

Tannin	400,0
Borax	550,0
Natriumperborat	50,0

Wundpuder-Zusätze.

Ia) Sapo medicat.	20,0
Aqua dest.	500,0
b) Zincum sulfuricum	20,0
Aqua dest.	500,0

Lösungen warm vereinigen; der aus Zincum oleinicum bestehende Niederschlag wird dekantiert, mit kaltem Wasser gewaschen und bei gelinder Wärme getrocknet.

IIa) Stearinsäure	57,0
Wasser	1000,0
b) Natriumkarbonat, krist.	23,0
Wasser	2000,0
c) Zinksulfat, krist.	28,5
Wasser	1000,0

Geräumigen, etwa 15 l fassenden Kessel benutzen: a) auf 70° erhitzen, b) nach und nach zugeben und bis Kohlensäureentwicklung aufhört weiter erhitzen. Dann auf 50° abkühlen lassen und 50° warme Lösung c) einrühren und absetzen lassen. Der aus Zincum stearinicum bestehende Niederschlag wird mit kaltem Wasser dekantiert, gewaschen, getrocknet, gepulvert.

Schweißpuder.

Allgemeine Hyperhydrosis.

Acidum salicylicum	2,0
Rhizoma Iridis	10,0
Zincum oxydatum	
Bismutum subnitricum	āā 20,0
Talcum	ad 100,0

Acidum boricum	20,0
Tannoform	5,0
Cetaceum	2,0
Thymol	0,1
Talcum	25,0

Walrat wird im Wasserbad geschmolzen, mit Talcum verrieben und gesiebt; dann wird das Pulver den andern Bestandteilen beigemischt.

Acidum boricum	40,0
Talcum	60,0
Magnesium carbonicum	150,0
Rhizoma Iridis	250,0
Eau de Cologne-Öl	1,0

Natrium perboricum	150,0
Zincum superoxydatum	100,0
Talcum venet.	ad 1000,0

Handschweißpuder.

Acidum salicylicum	150,0
Lycopodium	50,0
Terra silicea	200,0
Talcum venet.	600,0

Duftmischung nach Belieben.

Andere Schweißmittel.

Kopfschweiß.

Kopfhaut stets nur mit kühlem Wasser (ohne Seife) waschen. Kalten Salbeitee trinken.

Spiritus aether.	50,0
Tinctura Benzoes	7,5
Vanillinum	0,05
Heliotropinum	0,15
Oleum Geranii	gtt. I

Zum Einreiben der Kopfhaut.

Formaldehyd solutus	10,0
Spiritus Vini gallici	ad 100,0

Abends die Kopfhaut abreiben.

Tannin	1,0
Spiritus dilutus	ad 100,0

Zum Abreiben der Kopfhaut.

Acidum benzoicum e resina	10,0
Glycerinum	50,0
Spiritus	640,0
Spiritus coloniensis	300,0

Kopfhaut mit lauem Seifenwasser reinigen, abtrocknen, Kopfspiritus leicht aufreiben.

Achselschweiß.

Acidum aceticum dil.	60,0
Spiritus Lavand.	1,0
Spiritus Rosmar.	
Spiritus Caryophyll.	āā 0,5
Camphora	8,0

Die noch feuchte Haut nach vorangegangener Waschung mit diesem oder anderm aromatischen Essig (vgl. S. 204 und 205) betupfen.

a) Carbo medicinalis 1,0
Tinctura Arnicae 30,0
b) Spiritus coloniensis 5,0
c) Borax 5,0
Aqua dest. 60,0
a) schütteln bis zur Entfärbung, filtrieren, b) zugeben, c) unter Schütteln zugeben, nach einigen Tagen blank filtrieren.
Zum Betupfen.

Handschweiß.
P i n s e l u n g e n.

Acidum formicicum
Chloralhydrat āā 5,0
Balsamum peruv. 1,0
Spiritus dilutus ad 100,0

β-Naphthol 5,0
Glycerinum 10,0
Spiritus dilutus ad 100,0

Aluminium aceticotartaric. 7,5
Aqua dest. 12,5
Spiritus coloniensis 10,0
Glycerinum 5,0
Spiritus dilutus ad 100,0

W a s c h f l ü s s i g k e i t.
Spiritus saponatus 200,0
Tinctura Arnicae dest. 250,0
Spiritus (96proz.) 650,0
Acidum acetic. 100,0
Eau de Cologne-Öl 2,0
Tee- bis eßlöffelweise auf eine Schüssel Waschwasser zusetzen.

Bidol 100,0
Wasser 500,0
Hexamethylentetramin 30,0
Parfümmischung nach Bedarf.

Oleum Menthae pip. 0,2
Oleum Pini pumil. 0,2
Thymol 0,2
Spiritus 6,0
Spiritus saponat. kal. 3,0
Aqua dest. ad 100,0
Zur Waschung oder Spray.

Fußschweiß.
P i n s e l u n g e n.

Formaldehyd solut. 2,0
Natrium carbonic. 2,5
Aqua dest. ad 100,0

Formaldehyd solut. 10,0
Liquor Alumin. acetic. ad 100,0

Alumen 2,0
Acidum boric. 3,0
Aqua dest. 75,0
Spiritus 20,0

Tannin 4,0
Spiritus dilutus ad 100,0

Chinosol 1,0
Acidum boricum 10,0
Aqua dest. ad 500,0

Thymol 1,0
Balsamum peruv. 2,0
Spiritus dilutus ad 100,0

Formalin 6,5
Cumarin 0,1
Spiritus Vini gallici (zu kosmet. Zwecken) 143,0
Tinctura Ratanhiae 8,0
Tannoform 1,0

Salbe gegen Hand- und Fußschweiß.
Paraffinum solid. 20,0
Sapo medicat. 45,0
Adeps Lanae 90,0
Oleum Olivarum 150,0
Sebum salicylat. 400,0
Thymol 5,0
Salbe nachts auflegen. Morgens in lauem Formaldehyd enthaltenden Wasser kurz baden und pudern.

Dermatischer Balsam.
Seb. ovile 50,0
Paraffin. sol.
Cer. flav. āā 10,0
Acid. salicyl. 2,0
werden durch Schmelzen gelöst und dann
Sebum ovil. liquef. 40,0
mit Alum. acetic. pulv. subt. 6,0
homogen gemischt, mit obigem

vermengt und erwärmt. Der halb erkalteten Masse werden

Balsam. peruvian.	1,6
Ol. Gaulther	1,1
Ol. Lavandul.	3,0

hinzugefügt und die Masse in Zinnkapseln ausgegossen.

Salbe gegen wunde Füße.

Menthol	0,5
Balsam peruv.	1,0

(Forts.)

(Forts.)

Tannoform	2,0
Lanolin	20,0

Ichthyol-Schwefelpuder.

Talcum		
Magnes. carb.		
Titan dioxydat.		
Zinc. stearinic.	āā	5,0
Ichthyol.		3,0
Sulfur. colloid.		2,0
Kolloid-Kaolin		30,0

11. Mittel gegen Kopfschmerzen und Migräne.

Die Entstehung des Kopfschmerzes wird im allgemeinen auf eine Reizung der Hirnhäute, mittelbar (vom Gehirn oder vom Schädel aus) oder unmittelbar durch deren Erkrankung zurückgeführt, doch fällt möglicherweise auch den Gehirngefäßen eine Rolle zu in dem Sinne, daß Krampferscheinungen der Gehirngefäße als Kopfschmerzen empfunden werden. Kopfschmerz ist ein häufiges Symptom bei gewissen Hirnleiden (Meningitis, Paralyse, Lues cerebri, Hirntumor), bei Infektionen (Typhus, Angina, Influenza, Magenkatarrh), bei Intoxikationen (Alkohol, Blei, Nikotin), bei verschiedenen anderen Krankheiten (Anämie, Nephritis, Obstipation). In manchen Fällen wird er reflektorisch von der Nase (Polypen) oder von den Augen ausgelöst.

Neben diesem symptomatischen gibt es aber noch einen idiopathischen Kopfschmerz, der wie die Migräne auf dem Boden allgemeiner Nervosität erwächst und wie diese häufig ererbt ist, aber nicht in Anfällen auftritt, sondern mehr dauernd ist: habitueller oder nervöser Kopfschmerz. Tr.

Kopfschmerz-Pulver (-Kapseln).

	I	II	III
Chinin. sulfuric.	0,135	—	—
Phenacetin	0,3	0,15	—
Coffein	0,1	0,05	0,05
Dimethylamino-phenyldimethyl-pyrazolon	0,15	0,075	0,25
Ac. Acetyl. salicyl.	—	0,1	—
Chinin. muriat.	—	—	0,2
Magnesia ust.	0,04	0,03	—
Sacchar. Lact.	—	—	0,2

Dreimal täglich 1 Pulver (Kapsel).

Ephedrinum hydrochlor.	0,005
Coffeinum	0,04
Phenacetinum	0,1
Dimethylaminophenyldi-methylpyrazolon	0,18

Kopfschmerz-Granulat.

Diese Applikationsform ist im Ausland viel im Gebrauch; anbei eine beliebte Vorschrift:

Migraenin	8,0
Natrium bicarbonicum	46,0
Acidum tartaric.	24,0
Acidum citric.	16,0
Saccharum plv.	16,0

Das Brausegranulat wird in Gläsern abgegeben, in deren Schraubverschluß sich ein Hohlmaß befindet, das etwa 7,0 g faßt. Bei Migräne oder starken Kopfschmerzen ist 1 Maßgläschen voll Granulat in 1 Glas Wasser während des Aufperlens zu nehmen; bei schwacher Benommenheit des Kopfes ½ Gemäß voll.

Mittel gegen neuralgische Schmerzen.

Acidum phenylchinolin-carbonic.		
Melubrin	āā	0,5

Drei- bis viermal täglich 1 Pulver (Kapsel).

Acidum acetylo-salicylicum
Phenacetinum āā 0,3

Drei- bis viermal täglich 1 Pulver (Kapsel).

Phenacetinum	0,5
Coffeinum purum	0,05
Acetanilidum	0,025

Ein Zusatz von 0,3 Kakaopulver oder pulverisiertem gebrannten Kaffee macht das Pulver schmackhafter. Dreimal täglich 1 Pulver (Kapsel).

Kopfschmerz-Einreibungen

für Kopf- und Stirn.

Mentholum	5,0
Camphora	20,0
Liquor Ammonii caust.	
spir.	100,0
Spiritus Melissae comp.	40,0
Spiritus Lavandulae	160,0

Camphora		5,0
Eucalyptolum		
Oleum Pini silvestris	āā	20,0
Aether aceticus		3,0

Mentholum	1,0
Aether aceticus (Chloroform)	10,0
Spir. Meliss. cps.	ad 100,0

Camphora		2,5
Oleum Eucalypti		
Oleum Pini pumilionis	āā	10,0
Acidum aceticum		gtt. X

Signa: Umschütteln!

Migräne-Pulver (-Kapseln).

Bei drohendem Anfall zu nehmen.

Mentholum	0,15
Acetanilidum	0,2
Saccharum	0,3
in capsulas amylaceas.	

1—2 Kapseln bei Beadarf zu nehmen!

Pasta Guarana	0,5
Dimethylaminophenyl dimethylpyrazolon	0,1

Bei Bedarf 1—2 Stück zu nehmen.

Bromdiäthylacetylkarbamid	
Pyrazolon phenyldimethylicum	āā 0,25
Theobromino-Natrium salicylicum	0,5

Im Anfall 1 Pulver nehmen.

Migräne Einreibungen

für Kopf und Stirn.

Chloroform	10,0
Aether aceticus	6,0
Oleum Menthae piperitae	5,0
Oleum Sinapis	gtt. II
Oleum Valerianae	gtt. V

Menthol	10,0
Liquor Ammonii caust. spir.	4,0
Aether aceticus	86,0
Camphora	0,5
Oleum Bergamottae	
Oleum Citri	āā 0,2
Oleum Caryophylli	0,1

Migräne-Stifte.

Walrat	400,0
Kakaobutter	240,0
Menthol	160,0
Chloralhydrat	100,0

Paraffin, hart	500,0
Kampfer	100,0
Menthol	300,0
Eukalyptol	30,0

Die Massen werden im Wasserbade bei möglichst niedriger Temperatur zusammengeschmolzen, bis sie zu erstarren anfangen und dann in geeignete Formen ausgegossen.

Die Befestigung in den Fassungen geschieht durch Anwärmen, indem man die Stifte mit dem unteren Teil kurz durch die Flamme zieht und in die Fassung eindrückt.

Nerventropfen.

Mentholum valerianicum	5,0
Tinctura Valerianae aetherea	10,0

Dreimal täglich 15—20 Tropfen geben.

Mixtura nervina (antihysterica).

Natrium bromatum	10,0
Tinctura Castorei	5,0
Tinctura Valerianae	7,5
Oleum Menthae pip.	gtt. II
Aqua dest.	ad 200,0

Signa: Umschütteln!
Dreimal täglich einen Eßlöffel geben.

Kal. bromat.		10,0
Ammon. bromat.		
Natr. bromat.	āā	5,0
Tinct. Valer.		8,0
Aqua dest.	ad	200,0

Mehrmals täglich 10—20 ccm zu nehmen.

Tinctura antihysterica.

Radix Valerianae		
Asa foetida		
Folia Melissae	āā	10,0
Natrium bromatum		30,0
Spiritus dilutus		300,0

Das Bromnatrium wird in der fertigen Tinktur gelöst.

Beruhigungsbrausegranulat.

Kalium bromat.	80,0
Natrium bromat.	80,0
Ammonium bromat.	40,0
Natrium bicarbonic.	1000,0
Acidum citric.	450,0
Acidum tartaric.	375,0
Saccharum	175,0
Oleum Citri	10,0

Zur Granulierung löst man das ätherische Öl in 96proz. Weingeist und verfährt wie bei Sal. bromat. effervesc.

Migräne-Pulver.

Natr. nitros.		0,03
Pap. hydrochlor.		0,06
Na. phenylaethylbarbit.		0,03
Na. bicarbonic.	ad	0,5

Zweimal täglich 1 Pulver.
(Med. Monschr. 1947, Nr. 2.)

Guttae neurotonicae.

Tetramethylammonii formicici 1 g, Natrii formicici 2 g, Aquae Cinnamomi 90 g, wahlweise auch mit Natriumglycerophosphat 10 g oder Strychninnitratlösung 1½ 2 ccm (wenn beide zusammen, ist noch ein Zusatz Acidum citricum 1 g erforderlich.)

D. 20 g. S.: Dreimal täglich 5—10 Tropfen.

Pilulae neurotonicae.

Zinc. phosphoric.	3,0
Strychnin. nitric.	1,0
Natr. arsenicos.	1,0
Calc. glycerinophosphoric.	10,0

Massa pil. qu. s.
ut fiant pil. Nr. XXX

1—2mal täglich 1 Pille.
(A. Z. 1950/240.)

Migräne-Pulver.

I.

Phenacetin.	0,20
Antipyrin.	0,10
Coffein	0,05

II.

Phenacetin.	0,20
Pyra	0,10
Chin. sulfur.	0,15
Coffein.	0,05
Zinc. valer.	0,05
Na. bicarb.	0,20
Canella plv.	0,05

Die beiden Vorschriften können auch zu Tabletten oder Cachets verarbeitet werden.

III.

(Nach Dr. EBEL.)

Calc. aethylcyclohexanol barbituric.	0,2
Butylchloral, hydrat.	0,3
Phenacetin	
Natr. phenylaethylbarbit.	
Urea bromdiäthylacetylic.	ā 0,3

Bei stärksten Schmerzen 1 Pulver 1 Stunde vor dem Schlafengehen zu nehmen.

12. Mundperlen, Kaugummi und dergleichen.

Mundperlen.

Saccharum album	1000,0
Acidum citricum	4,0
Oleum Rosae	0,12
Moschus	0,1
Oleum Ivarancusae	0,4
Vanillin	0,2
Mucilago Tragacanthae	q. s.

Argento obduce!

Cachou.

a) Succus Liquiritiae		100,0
Catechu		30,0
Gummi arabicum		15,0
Aqua fervida		100,0
b) Cortex Cascarillae		
Mastix		
Carbo Ligni		
Rhizoma Iridis	āā	2,0
c) Oleum Menthae pip.		2,0
Tinctura Moschi		
Tinctura Ambrae	āā	gtt. V

a) heiß lösen, zum dicken Extrakt eindampfen, b) heiß zusetzen, c) nach dem Abkühlen auf etwa 40° zusetzen, zu kleinen Pillen oder Täfelchen verarbeiten, Versilbern!

Prince-Albert-Cachou.

Macis		
Rhizoma Iridis		
Radix Liquiritiae	āā	4,5
Fructus Cardamomi		0,9
Flores Caryophylli		0,5
Vanillin		0,02
Cumarin		0,03
Moschus		0,06
Oleum Menthae pip.		gtt. III
Oleum Rosae		
Oleum Citri		
Oleum Neroli	āā	gtt. II
Oleum Cinnamomi		gtt. I
Mucilago Gummi arabic.		q. s.

F. pilulae ponderis 0,05 g. Argento obduce!

Kaugummi.

Die Tatsache, daß von den Arabern bei Wanderungen in der Wüste Gummi als Nahrungsmittel verwandt wurde, brachte die Einführung von Kaugummi besonders bei der Verrichtung länger dauernder anstrengender Tätigkeit (Sport) mit sich.

Gummi wird erst nach seiner Umwandlung in andere Kohlehydrate vom Magen resorbiert; aber allein schon die Tätigkeit des Kauens führt in gewissem Maße zur Selbsttäuschung der Stillung des Hungergefühls. Im Laufe der Zeit wurden auch Ersatzstoffe für Gummi bei der Herstellung von Kaugummi verwendet. Zur Erzielung einer frischerhaltenden Wirkung setzt man den Massen kleine Mengen Zitronensäure, Pfefferminzöl u. dgl. m. zu.

Chicle-Gummi	130,0
Paraffinum solidum	37,3
Tolubalsam	6,2
Perubalsam	3,1
Zucker	370,0
Dextrose	150,0
Wasser	170,0

Chicle-Gummi läßt man in etwas Wasser quellen, arbeitet das geschmolzene Paraffin, die Balsame und den Sirup aus den Zuckern und den Rest Wasser ein. Aromatisieren mit Zimt, Schokolade, Myrrhe, Galgant, Ingwer, Kardamom, Wintergrün, Pfefferminze nach Wunsch.

Tolubalsam	40,0
Burgunderharz	120,0
Wachs, weißes	20,0
Paraffin	20,4

Guttapercha wird in heißem Wasser geschmolzen, das Wasser wird abgegossen und die Aromastoffe werden der noch warmen Guttapercha in einer Emailleschale auf dem Wasserbade einverleibt, z. B. Pfefferminzöl 0,5—1,0 Proz., Zitronenöl etwa 1,0 Proz. Die Masse wird auf eine mit Talkum bestreute Glasplatte gegossen und nach dem Erkalten in Streifen geschnitten, die sofort gut in Wachspapier und Stanniol eingewickelt werden, um Luftzutritt zu verhüten.

Sahnenbonbons.

Puderzucker	160,0
Kakaopulver	30,0
Zuckersirup	40,0
Sahne	100,0

Unter Umrühren so lange kochen, bis die Masse dick wird und ein herausgenommener Tropfen auf einem eisgekühlten Teller sofort erstarrt. In eine geeignete flache Form ausgießen, Masse halbweich in viereckige Täfelchen schneiden, völlig erkalten lassen (Keller, Eisschrank), in Wachspapier einwickeln.

Pfefferminzpastillen, g e p r e ß t e.

a) Oleum Menthae pip.	4,5
Aether aceticus	4,0
Essentia Vanillini (1% cum	
Spirit. dilut.)	4,0
Amylum Solani	17,0
Tragacanth. pulv.	17,0
Saccharum Lactis	60,0
b) Saccharum alb. plv. sbt.	856,0
c) Talcum	50,0

Der lege artis bereiteten Verreibung von a) mischt man b) zu, versetzt noch mit c) und preßt daraus beliebig große Tabletten.

Gummibonbons.

In 2 l H_2O werden 300 g Blatt- oder Pulvergelatine gelöst. Nebenher kocht man 500 g Zucker, 750 g Kapillärsirup und knapp 1 l Wasser bis 93°, gibt Farbe und Geschmack hinzu und rührt zuletzt die heiße Gelatinelösung zu. Ausgießen in Puderformen (warme Mais- oder Weizenstärke). Nach 8 Stunden auspudern.

13. Mittel gegen rheumatische Leiden.

Rheumatismus ist der Krankheitsbegriff für das klinische Bild herumziehender, fließender Körperschmerzen in den äußeren Körperteilen, vor allem in den Gelenken und Muskeln. Man faßt heute die rheumatischen Erkrankungen als rheumatische Gewebsveränderungen durch rheumatische Gefäßentzündungen auf, welche sich im mesenchymalen Gewebe abspielen. Dabei wird die Kolloidzusammensetzung des Bindegewebes und damit die Quellungsfähigkeit der Bindesubstanz grundlegend verändert. Nach VEIL ist der Rheumatismus eine Systemerkrankung der Bindesubstanz. Meist ist der Rheumatismus im Anfangsstadium die allergische Folge einer fokalen Infektion. Als Herde (Fokus) können dabei auftreten: Anginen oder eine Oralsepsis (Granulome, Paradentosen).
In der größten Mehrzahl der Fälle dürfte es sich um einen „infektiösen Rh." handeln, entweder als haematogene bakterielle Streuung oder als fokaltopisches Krankheitsbild, während andere Formen, wie etwa die mechanisch-degenerative, viel seltener sind.

Rheumatismus-Einreibungen.

Menthol	5,0
Mesotan	15,0
Chloroform	
Oleum Hyoscyami	āā 40,0

Methylium salicylicum	
Kalium jodatum	āā 4,0
Extractum Pini silv.	12,0
Spiritus Formicarum	ad 100,0

Tinct. Capsici	60,0
Spiritus saponat.	120,0
Liquor Ammonii caust.	30,0
Camphora	3,0
Oleum Rosmarini	
Oleum Thymi	
Oleum Lavandulae	
Oleum Caryophyllor.	āā 1,0
Oleum Cinnamomi	
Ceyl.	0,2

a) Fructus Capsici	50,0
Spiritus (95proz.)	250,0
b) Liquor Ammonii caust.	250,0
Chloroformium	300,0
Spiritus camphoratus	350,0
Oleum Cajeputi	
Oleum Citronellae	
Oleum Pini silvestris	aa 7,0
Spiritus saponatus	ad 2000,0
Chlorophyll q. s.	

a) 8 Tage mazerieren, abpressen. b) zugeben, färben.

Spiritus caeruleus	
Spiritus Rosmarini	
Spiritus russicus	āā 500,0
Methylium salicylic.	100,0

a) Fructus Capsici	
Flores Arnicae cum caly-	
cibus	āā 50,0

(Forts.)

(Forts.)

Spiritus cum Camphora
denaturatus	2000,0
b) Camphora	20,0
Aether	150,0
Oleum Sinapis artific.	6,0
Oleum Terebinthinae	250,0
Liquor Ammonii caust.	1000,0
c) Natrium chloratum	500,0
Aqua q. s.	ad 6000,0

a) 8 Tage mazerieren, abpressen, filtrieren, dann b) und zuletzt c) zugeben. Vor dem Gebrauch umschütteln!

a) Radix Ratanhiae	20,0
Fructus Piperis nigr.	60,0
Rhizoma Galangae	40,0
Lignum Guajaci	150,0
Fructus Capsici	300,0
Semen Cardamomi majoris	550,0
Spiritus cum Camphora	
denaturatus	4000,0
b) Oleum Lavandulae	
Oleum Caryophylli	
Oleum Rosmarini	
Oleum Thymi	āā 10,0
Camphora	100,0
Sapo kalinus	200,0
c) Liqor Ammonii caust.	
triplex	400,0
Aqua dest.	ad 5000,0

a) 8 Tage mazerieren, abpressen, filtrieren, b) im Filtrat lösen, c) zugeben, nach Lagerung filtrieren.

Acidum formicicum	10,0
Mixtura oleoso-balsam.	45,0
Tinctura aromatica	
Spiritus dilutus	āā 25,0

Acidum salicylicum	15,0
Methylium salicylicum	25,0
Spiritus Juniperi	600,0
Oleum Nucistae	
Oleum Eucalypti	āā 25,0
Oleum Salviae	
Oleum Pini pumilion.	āā 15,0
Oleum camphoratum	150,0

Vor dem Gebrauch zu schütteln.

Oleum Sarsafras.	5,0
Methylium salicylicum	10,0
Mixtura oleos.-balsamic.	30,0
Chloroform	20,0
Spiritus saponat. camph.	ad 100,0

Rheumatismusbalsam.

Menthol	1,5
Methylium salicylicum	2,0
Spiritus Sinap.	4,0
Tinctura Capsic.	5,0
Spiritus sapon. camph.	12,5
Adeps Lanae anhydr.	25,0

Antirheumatische Salbe.

Acidum salicylicum	5,0
Oleum Terebinthinae	10,0
Vaseline	ad 100,0

Methylium salicylicum	10,0
Ichthyol	10,0
Lanolinum	ad 100,0

Acidum salicylicum	5,0
Oleum Hyoscyami coct.	5,0
Camphora	3,0
Oleum Cajeputi	1,0
Vaselinum flavum	
Adeps Lanae anhydric.	āā ad 100,0

Kapsikumpflaster.

a) Resina Pini	320,0
Cera flava	250,0
Sebum benzoatum	50,0
Terebinthina	200,0
Olibanum	20,0
b) Rhizoma Iridis plv.	90,0
Extractum Capsici aether.	20,0
Oleum Resinae	15,0

a) schmelzen, die Anreibung von b) zusetzen, gut mischen.

Kapsikumkautschukpflaster.

a) Oleum Resinae	30,0
Balsamum Copaivae	40,0
Terebinthina laricina	20,0
Colophonium	40,0
Cera flava	10,0
b) Aether	600,0
c) Kautschuk	100,0
d) Aether q. s.	ad 800,0
e) Rhizoma Iridis	90,0
Extractum Capsici aether.	20,0
Oleum Resinae	15,0
f) Acidum salicylicum	6,0
Aether	150,0

a) zusammenschmelzen, die Schmelze bei möglichst niedriger Temperatur durch Gaze in den Äther b), der sich in einer

2 l-Flasche befindet, hineinkolieren. c) fein geschnitten zugeben, quellen lassen (20° C), mit Äther auf 800,0 ergänzen, dann e), und schließlich f) zusetzen.

Linimentum antirheumaticum.

Kampfer	2,5
Chloroform	25,0
Petroläther	25,0
Fichtennadelöl	25,0
Bilsenkrautöl	25,0
Menthol	2,5

Champhora		
Chloroformium	āā	15,0
Linimentum saponato-ammoniatum		70,0

Vor dem Gebrauch zu schütteln!

Spiritus camphoratus		
Spiritus saponatus	āā	70,0
Liquor Ammonii caustici		50,0
Oleum Terebinthinae		6,0
Tinctura Capsici		30,0
Oleum Petrae italic.		30,0
Spiritus	ad	300,0

Vor dem Gebrauch umzuschütteln!

Linimentum terebinthinatum.

a) Oleum Lini		200,0
Spiritus		140,0
b) Kali caustic .		40,0
Aqua dest.		70,0
c) Kalium carbonicum		5,0
Aqua dest.		150,0
d) Oleum Terebinthinae		350,0

Man löst b), mischt b) mit a) schüttelt durch und läßt unter häufigem Schütteln einige Tage stehen, bis eine Probe mit Wasser klar mischbar ist. Dann gibt man c) und d) zu und mischt durch Schütteln.

Spiritus nervinus.

Oleum Lavandulae		
Oleum Rosmarini	āā	2,0
Liquor Ammonii caust. spirit.		10,0
Spiritus camphoratus		
Spiritus saponatus	āā	30,0
Spiritus		90,0

Blankfiltrieren, falls erforderlich.

Camphora	15,0
Oleum Menthae pip.	5,0
Mixtura oleoso-balsamica	10,0
Spiritus	50,0

Spiritus coloniensis	60,0
Aether aceticus	7,5
Liquor Ammonii caust.	1,0
Oleum Menthae pip.	0,4

Spiritus triplex.

Spiritus camphoratus	
Oleum Terebinthinae	
Liquor Ammonii caust.	āā

Als Einreibung.

Muskelkater-Einreibung.

Methylium salicylicum	5,0
Chloroform	5,0
Oleum Sinapis	0,5
Liniment. ammoniat.	ad 100,0

Gicht- und Rheumatismuswatte.

Camphora		30,0
Balsamum peruvianum		
Oleum Citri	āā	3,0
Oleum Caryophylli		
Oleum Terebinthinae		
Mixtura oleoso-balsamica	āā	30,0
Oleum Santali		10,0
Spiritus		100,0

Zum Besprengen (Zerstäuber) von 18 Wattetafeln zu je 900 qcm Fläche. Man läßt trocknen und verpackt in Pergamentpapier.

a) Gossypium		1000,0
Sol. Eosini aquos.		0,4 : 3000,0
b) Tinctura Capsic.		50,0
Camphora		3,0
c) Oleum Therebinth.		
Oleum Juniper. lign.		
Oleum Rosmar.		
Oleum Caryophyll.	āā	1,5
Benzin.		300 ccm

a) Watte mit Eosinlösung tränken und ohne auszuwringen auf ausgespannten Bindfäden trocknen. Dann mit b) besprengen und schließlich c) aufsprayen. Nach kurzem Trocknen in Wachspapier verpacken. Pappscheiben einlegen zum leichteren Verpacken.

Gichtpulver.

Lithium carbonicum	10,0
Rhizoma Rhei	25,0
Rhizoma Zingiberis	10,0
Sulfur depurat.	5,0
Tartarus depur.	5,0
Magnesia usta	ad 100,0

Teelöffelweise zu nehmen.

Radix Rubiae tinct.	50,0
Fructus Foeniculi	10,0
Lithium carbonic.	10,0
Methylium salicyl.	gtt. V.

Teelöffelweise mit heißem Wasser angerührt zu trinken.

Gichttropfen.

Tinctura Colchici	5,0
Tinctura Colocynthidis	5,0
Tinctura Chinae comp.	10,0
Vinum hispanicum	80,0

Teelöffelweise zu nehmen.

Semen Colchici		
Resina Guajaci		
Fructus Cardamomi	āā	25,0
Rhizoma Zingiberis		
Rhizoma Rhei	āā	50,0
Spiritus dilutus		1000,0

Nach 8tägiger Mazeration abpressen, filtrieren.
Teelöffelweise zu nehmen.

Colchicinum		
Colocynthinum	āā	0,06
Chininum hydrochlor.		0,1
Spiritus		5,0
Vinum xerense	ad	100,0

Teelöffelweise zu nehmen.

Rheuma-Badesalz.

Lithiumchlorid	1,0
Bromnatrium	9,0
Kaliumchlorid	60,0
Kochsalz	100,0
Magnesiumsulfat	80,0
Magnesiumchlorid	700,0

Gips	10,0
Eisensulfat	50,0
Moorerde	1000,0

Schwefelbad.

Natriumsulfid		
Kochsalz	āā	60,0
Soda		100,0

Oleum Eucalypt. bzw. Oleum Terebinth. zur Geruchsüberdeckung.

Schweißtreibendes Pulver.

Chininum hydrochlor.	0,3
Acidum acetylo-salicylic.	0,6
Phenacetinum	0,5
Coffeinum Natr. salicyl.	0,1

Zahntropfen.

Orthoform		3,0
Chloralhydrat		
Camphora		
Oleum Cajeputi		
Aether		
Oleum. Caryophylli	āā	10,0
Spiritus		247,0

Chloralhydrat	10,0
Phenol	5,0
Chloroform	20,0
Oleum Caryophylli	5,0
Oleum Calami	0,5
Menthol	5,0

Camphora		
Chloralhydrat	āā	2,0
Kreosot		
Oleum Cajeputi		
Chloroform	āā	1,0

Rheuma-Tabletten.

I.

Acid. phenylchinolin carbonic.		
Acid. acetylosalicyl.	āā	0,5
Massa tab. qu. s.		

2—4 Tabletten täglich.

II.

Acid. acetylosalicyl.	0,25
Methyl. phenylchinolin carbonic.	0,27
Calc. carbonic	0,07
Massa tab. qu. s.	

Täglich 2—3mal 1—2 Tabletten.

III.

Acid. phenylchinolincarb.	0,2
Acid. acetylosalicyl.	0,2
Salipyrin	0,15

Massa tab. qu. s.
2—6 Tabletten täglich.

Haut- und muskelstärkendes Mittel.

435 g Rosmarinöl,
174 g Bergamottöl,
177 g Geraniol,
174 g Terpineol,
43 g Citronenöl,
in 10proz. alkohol. Lösung.

Linimentum antirheumaticum.

1. Campher	2,5
Chloroform	25,0
Petrol. Aether	25,0
Fichtennadelöl	25,0
Bilsenkrautöl	25,0
Menthol	2,5

2. Na salicyl.	15,0
Cajeputöl	2,0
Eucal. Öl	1,0
Ammoniak-Seifenlin.	15,0
Weingeist (90%)	2000,0

14. Verschiedene Schüttelmixturen, Pasten und Salben.

Neben der Wahl der geeigneten Arzneimittel spielt die Anwendungsform eine ganz bedeutende Rolle. Oft ist sie für den Heilerfolg ebenso maßgebend, wie die Wahl des Heilmittels. Es ist nicht gleichgültig, ob man ein Mittel als Salbe, Paste, Schüttelmixtur oder Puder anwendet. Ausschlaggebend für die Entscheidung, welche Anwendungsform zu wählen ist, muß die Frage sein: welche Tiefenwirkung wird von dem gewählten Heilmittel verlangt? Die Tiefenwirkung ist um so größer, je vollständiger wir die Haut durch unsere Maßnahmen gegen die äußere Luft abschließen. Der z. B. durch eine Salbe bedingte Luftabschluß führt zu einer Verhinderung der Hautabdunstung. Die unter der Salbenschicht in der Haut sich ansammelnde Feuchtigkeit wird zurückgehalten. Die oberen Hautschichten werden mit Flüssigkeiten getränkt, so daß eine Erweiterung der interepithelialen Räume und Lymphspalten zustande kommen muß. Dieser Zustand begünstigt das Eindringen der in der Gewebsflüssigkeit löslichen Arzneimittel und damit in hohem Maße die Tiefenwirkung. Salben haben somit eine große Tiefenwirkung. — Schüttelmixturen haben fast nur oberflächliche Wirkung, da eine undurchlässige Deckschicht hier nicht zustande kommt. — Die Behandlung mit Pasten ist wesentlich milder und weniger reizend als die mit reinen Salben. Die Pulverbestandteile der Paste fördern die Verdunstung von Feuchtigkeit unter der aufgestrichenen Paste. Daher wirkt sie austrocknend. Da sie aber wegen des Gehalts an trockenem Pulver niemals eine die Feuchtigkeit abschließende Deckschicht bildet, besitzt sie keine so starke Tiefenwirkung wie die Salben.

Emulgatoren — Kompositionen.

	I.	II.	III.	IV.	V.	VI.
Cholesterin	5	10	5	3	2	5
Cetylalkohol	95	30	80	35	45	30
Wollwachs	—	60	—	2	15	—
Cetylsulfonat	—	—	15	—	—	15
Myristylalkohol	—	—	—	60	35	50
Lecithin (Ei)	—	—	—	—	3	—

Alginat-Gallerte.

Natriumalginat	80,0
Glyzerin	250,0
Borglyzerin	250,0
Wasser	470,0

Das Alginat wird der Mischung der Flüssigkeiten allmählich zugefügt, und das Ganze 24 Stunden unter öfterem Umrühren stehengelassen.

Salbengrundlage auf Schleim- oder Gallertbasis.

Mucilago Adulsionis aut Tylose (4—5%)	80,0
Karion Merck	20,0

Ungt. Glycolis Polyaethyleni.

Polyaethylenoxyd 400 (= Corbowax 400 und 4000) Polyaethylenoxyd 4000	āā

Wasserlösliche, in Konsistenz der Vaseline ähnliche Salbengrundlage.
(U. S. P. XIV, 1950.)

Fettfreie Salbengrundlage.

Agar	0,5
Aqua dest.	100,0
Natrium chloratum	1,7
Phenoxetol	2,0

Cholesterinsalbe.

Cholesterin	0,5
Cera alba	2,5
Cetaceum	2,5
Paraffin. liqu.	20,0
Vasel. alb.	25,0
Aqua dest.	25,0
Parfüm	0,25
Nipagin	0,1

Cholesterin und Nipagin sind in der Fettschmelze vollkommen zu lösen. Die Schmelze wird bis zum beginnenden Erkalten gerührt, das Parfüm dazugegeben und dann das lauwarme Wasser einverleibt.

Salbengrundlagen mit Cetylalkohol.

I

Paraffin. liqu.	70,0
Paraffin. 60°	20,0
Cetylalkohol	10,0
Lanolin	5,0
Wasser	100—250,0

II

Adeps lan. anhydr.	19,5
Cetylalkohol	20,0
Cera	2,5
Paraffin. liqu.	58,0

III

Adeps lanae anh.	23,5
Cetylalkohol	25,0
Hartparaffin	3,5
Paraffin. liqu.	48,0

IV

Cetylalkohol	32,0
Cera	1,0
Paraffin. liqu.	67,0

V

Vaselin.	22,0
Cetylalkohol	32,0
Cera	8,0
Praffin. liqu.	50,0

Salbengrundlagen wasseraufnehmend.

I

Adeps suillus	90,0
Alcohol cetylicus bis 100% H$_2$O	10,0

II

Vaselinum	86,0
Adeps lan. anh.	10,0
Alcohol cetylicus bis 100% H$_2$O	4,0

Ungt. hydrophilicum.*)

Nipagin	0,025
Nipasol	0,015
Natr.-laurylsulfat	1,0
Glycerin	12,0
Wasser	37,0
Stearylalkohol	25,0
Vaseline weiß	25,0

*) = mit Wasser abwaschbar.

Cera emulsificans.
(B. P. 1948.)

Natr. laurylsulfat	10.0
Cetostearylalkohol	90.0

Ungt. emulsificans.

Cera emulsificans	30,0
Vas. alb.	50,0
Paraffin liqu.	20,0

Ungt. emulsificans aquosum.
(Kühlsalbe.)

Ungt. emulsificans	30,0
Aqua dest.	70,0

Cetylan.
(Ph. Danic. 1948; Add. 1950.)

Natr. cetylsulfat	10,0
(Lanette E)	
Cetostearylalkohol	90,0
(Lanette O)	

Ungt. Alcoholium Lanae.
(B. P. 1948.)

Wollfettalkohole	6,0
Vaseline gelbe	10,0
Hartparaffin	24,0
Paraffin flüssig	60,0

Ungt. aquosum.
(Wasser in Öl.)

Ungt. alcohol. lanae		
Aqua dest.	āā	50,0

Öl in Wasser-Grundlagen.

1.
Lanettewachs N	30,0	
Phenoxetol	1	ccm
Aqua dest.	69	ccm

2.
Lanettewachs N	10,0	
Ol. Arachidis	10,0	
Phenoxetol	1	ccm
Aqua dest.	44	ccm

3.
Lanettewachs N	3,0	
Paraffin. liqu.	15	ccm
Phenoxetol	2	ccm
Aqua dest.	80	ccm

4.
Lanettewachs N	20,0	
Paraffin. liqu.	60	ccm
Phenoxetol	5,0	
Aqua dest.	133	ccm

5.
Lanettewachs N	20,0	
weißes, weiches Paraffin	50,0	
Phenoxetol	4,0	
Aqua dest.	130	ccm

6.
Lanettewachs N	10,0	
Ol. Ricini	4,0	
Phenoxetol	2,0	
Aqua dest.	55	ccm

(bei Zimmertemperatur 15 Tage,
bei 2° 1 Monat lang haltbar)

7.
Nipagin M	0,1
Natriumlaurysulfat	1,2
Cetylalkohol	10,8
Ol. Arachidis	25,0
Aqua dest. (nach BÜCHI)	100,0

Wasser in Öl-Grundlagen.

1.
Cholesterin	5,0
Cera alba	5,0
Adeps Lanae anhydr.	20,0
Cetaceum	25,0
Paraffin. liqu.	45,0

2.
Wasserhaltiges Wollfett	10,0
Ol. Jecoris Aselli	10,0
Phenoxetol	1,0
Aqua dest.	10,0

3.
Wasserhaltiges Wollfett	15,0
Rosenwassersalbe USP.	15,0
Phenoxetol	1,0

Rosenwassersalbe enthält:

Cetaceum	12,5	
Cera alba	12,0	
Ol. Amygdalarum	56,0	
Natriumtetraborat	0,5	
Rosenwasser	5	ccm
Aqua dest.	14	ccm
Rosenöl	0,02	g

4.
Cetylakohol	5,0
Adeps Lanae anhydr.	5,0
weißes, weiches Paraffin	70,0
Phenoxetol	2,0
Aqua dest.	20,0

5.
Acidum stearinicum	17,0	
Liq. Ammonii caust. tripl.	1	ccm
Phenoxetol	4,0	
Aqua dest.	ad	100,0

Lanette-Vorschriften.

Grundrezepte.

I. Ung. Lanette.

Lanette N	24,0
Cetiolum	16,0
Aqua destillata	ad 100,0

An Stelle von Cetiol können auch sonstige
gebräuchliche Öle verwendet werden.

II. Linim. Lanette.

Lanette N	2,5—5,0
Cetiolum	2,5—5,0
Aqua destillata	ad 100,0

Die zur Verwendung kommende Menge Lanette N und Cetiol richtet sich nach der gewünschten Konsistenz.

III. Pasta Lanette.

Lanette N	40,0
Cetiolum	2,0
Aqua destillata	ad 100,0

a) Unguenta.

Ungt. acid. borici 2%.

Acid. boric.	2,0
Aqua destillata	18,0
Ungt. Lanette	ad 100,0

Ungt. leniens (Lan.).

Lanette N	15,0
Ol. Amygdal	20,0
Nipagin. M	0,2
Ol. Rosae	0,1
Aqua destillata	ad 100,0

Ungt. ophthalmic. Pagenstecher.

Hydrarg. oxydat. flav. v. h. p.	1,0
Vaselin, alb. optima	19,0
Ungt. Lanette	ad 100,0

Ungt. contra Perniones.

Ichthyol	3,5
Camphora	3,5
Acid. boric.	0,2
Lanette N	32,0
Cetiolum	12,0
Aqua destillata	ad 100,0

Ungt. Glycerin. (Lan.)

Glycerin.	50,0
Ungt. Lanette	ad 100,0

Ungt. Noviform. 1%.

Noviform.	1,0
Lanette N	15,0
Cetiolum	10,0
Aqua destillata	ad 100,0

Ungt. camphorat. 10%.

Lanette N	25,0
Camphora	10,0
Paraffin. liq.	15,0
Aqua destillata	ad 100,0

Ungt. Pic. Lithanthrac.

Pix. Lithanthracis	10,0
Carbon. tetrachlorat.	10,0
Ungt. Lanette	ad 100,0

b) Linimenta.

Linim. camphorat. (Lan.).

Lanette N	3,0
Cetiolum	5,0
Camphora	5,0
Aqua destillata	ad 100,0

Linim. ammon. camph. (Lan.)

Lanette N	3,0
Cetiolum	5,0
Camphora	5,0
Liq. ammon. caust.	12,0
Aqua destillata	ad 100,0

Linim. antirheumatic. I (Lan.).
(Analgetic. extern I DRF)

Lanette N	3,0
Cetiolum	3,0
Chloroform	5,0
Methyl. salicyl.	25,0
Aqua destillata	ad 100,0

Linim. ammoniat. (Lan.).

Lanette N	2,5
Cetiolum	5,0
Liq. ammon. caust.	12,0
Aqua destillata	ad 100,0

Linim. Calcar. (Lan.)

Lanette N	2,5
Cetiolum	2,5
Aq. Calcar.	50,0
Aqua destillata	ad 100,0

Linim. antirheumatic. II (Lan.).
(Analgetic. extern II RF)

Lanette N	2,5
Cetiolum	2,5
Ol. Sinap.	1,0
Borneol. salicyl.	20,0
Aqua destillata	ad 100,0

Trennemulsionen.

Noch fließende, rahmartige Emulsion.

Lanette O		2,5 Teile
Lanette E,	Pulver	0,8 „
Neutralöl		6,7 „
Wasser		90,0 „

Lanette O		3,0 Teile
Lanette E,	Pulver	1,0 „
Neutralöl		10,0 „
Wasser		86,0 „

Mittlere Konsistenz, schlagsahneartig.

Lanette O		5,0 Teile
Lanette E,	Pulver	0,7 „
Neutralöl		10,0 „
Wasser		84,3 „

Lanette O		7,0 Teile
Lanette E,	Pulver	1,0 „
Neutralöl		17,0 „
Wasser		75,0 „

Cremeartige Paste.

Lanette O		10,0 Teile
Lanette E,	Pulver	0,5 „
Neutralöl		10,0 „
Wasser		79,5 „

Bei Verwendung einer Homogenisiermaschine, die in allen Fällen zu empfehlen ist, werden alle Bestandteile zusammengegeben und in einem geeigneten Gefäß auf mindestens 80° C — jedoch nicht viel höher — vorerwärmt und bis zur völligen Wachsschmelze verrührt. Sodann gibt man das Ganze ein- bis zweimal durch die Homogenisiermaschine, die zweckmäßig vorher mit warmem Wasser angewärmt wird. Dabei soll die herausfließende Emulsion noch eine Temperatur von etwa 50° C haben. Dies ist zur Erzielung bester Ergebnisse erforderlich, da das Lanette O während des Emulgiervorganges flüssig sein soll. Eingangstemperatur und Arbeitsgeschwindigkeit sind also von der Apparatur und der zu verarbeitenden Menge abhängig.

Acnesalbe Unna.

Acidum hydrochloricum dil.	0,4
Pepsin	2,0
Sulfur	1,0
Glycerinum	
Eucerinum anhydric. āā ad	10,0

Salbe gegen Akne juvenilis.

(Nach Prof. Dr. VONKENNEL.)

Resorcin	5,0	(10,0)
Sulfur. praecipit.	10,0	(20,0)
Zinc. oxydat.	30,0	
Lanolin		
Adeps. benz. āā ad	100,0	

Im akuten Stadium die niedrigen, im chronischen die eingeklammerten höheren Mengen.

(Med. Welt. 1951/1056.)

Analsalben.

Bei Hämorrhoiden, Analekzemen usw. finden Salben folgender Art Verwendung:

Extractum Belladonna	1,0
Balsamum peruvian.	2,0
Ungt. Linariae	25,0

Wollfett, wasserfrei		
Hamameliswasser		
Bleiessig	āā	20,0
Schweineschmalz oder		
Artadeps		60,0
Pappelknospensalbe		80,0

Chrysarobin		1,0
Extractum Belladonnae		
Bismutum subgallic.	āā	0,5
Oleum Hyoscyam.		1,0
Amylum Tritic.		5,0
Lanolin	ad	20,0

Karwendol		1,0
Camphora		
Acidum carbolic.	āā	2,5
Ungt. simpl.	āā	100,0

Balsamum peruvian.	15,0
Phenol	6,0
Liq. Alumin. acetic.	30,0
Unguentum diachylon.	100,0
Adeps Lanae anhydric.	150,0

Argentum colloidale   5,0
Lanolin   10,0
Vaselin. flav.   20,0
Abends bei Pruritus ani anwenden.

Ichthyol   3,0
Lanolin   20,0
Vaselin.flav.   40,0
Morgens bei Pruritus ani anwenden.

Augensalbe, alkalische.
Borax   1,0
Natrium bicarbonicum   2,0
Aqua dest.
Adeps Lanae anhydr.   āā   10,0
Vaselin. alb.   ad   100,0

Borkühlsalbe.
(Nach H. WIEDMANN.)
Sol. acidi borici 3%
Lanol. anhydr.   āā   12,0
Vas. alb.   ad   30,0

Barriere Salben.
(Unsichtbarer Handschuh.)
Schutz der Haut gegen Berufsdermatosen.

I
Wasser-, säure-, alkali-, chrom- usw. fest:
Lanette Wachs S X   10,0
Erdnußöl   20,0
Glycerinmonostearat   5,0

II
Firnis- und Mineralölfest:
Weichvaseline   20,0
Aethylzellulose   4,0
Gummi   6,0
Rizinusöl   1,2
Benzol oder Aceton   92,8
Manucol T   50,0
Glycerin   5,0
Titanoxyd   3,0
Wasser   90,0
(A. Z. 1949/67.)

Ekzemsalben.
Cupr. jodat.   5,0
Vaselinum   25,0
Lanolinum anhydric.   75,0

Titandioxyd   20,0
Titanborat   5,0
Titansalizylat   5,0
Lanolin   70,0

Glycerin   30,0
Lianthral   5,0
Aqua dest.   13,0
Tragacantha   3,0

a) Carrageen   12,0
   Aqua dest.   240,0
b) Pix liquid.   80,0
Aus a) bereitet man durch 5 Minuten lan-
ges Kochen einen Schleim, der koliert
wird. Auf je 120 g fügt man obige Menge
Teer zu und verwendet das Präparat zur
Pinselung.

Eucerin-Hautfirnis.
Tragacantha   3,0
Zincum oxydatum   10,0
Eucerin anhydric.
Aqua dest.   āā ad   100,0
Der Lenigallol-Tumenol-Hautfirnis ent-
hält außer den obengenannten Mengen
Traganth und Zinkoxyd noch je 10,0 g
Tumenol-Ammonium und Lenigallol auf
100,0 g der gleichen Eucerin-Wasser-
Grundlage.

Flechtensalben.
Sulfur praecip.
Bismutum subnitricum
Zincum oxydatum crud. āā   5,0
Lanolinum   35,0
Vaselinum   50,0

Unguentum sulfuratum
   rubrum   25,0
Balsamum peruvian.   5,0
Sulfoform   2,0
Pasta Zinci   20,0
Extractum Arnicae   1,0

Salben gegen Bartflechten.
Cignolin   0,05—0,1
Liquor Carbonis detergens   0,5
Acidum salicylicum   0,5
Adeps Lanae anhydr.   100,0

Ichthyol
Chrysarobin   āā   5,0
Acidum salicylicum   2,0
Unguentum molle   100,0

Karwendol   3,0
Sulfur praecipitat.   1,5
Acidum tannicum   0,5
Zincum oxydatum
Amylum Tritici   āā   10,0
Vaselin. flav.   ad   50,0

Hydrargyrum sulfurat. rubr.   0,3
Sulfur depuratum
Phenolum
Ichthyol   āā   1,5
Unguentum Zinci   30,0

Salbenseifen gegen Bartflechte.

Ichthyol oder Karwendol
Oleum Rusci
Sapo viridis   āā   5,0
Vaselin. flav.
Adeps Lanae   āā ad 30,0

Ichthyol oder Karwendol
Sapo kalinus   āā   10,0
Acidum salicylicum   3,0
Lanolinum   20,0

Oleum cadinum   5,0
Ichthyol   2,5
Sapo kalinus   20,0
Zum Einschäumen der befallenen Stellen.

Hamamelis-Salbe.

1. 10,0 helles Hamamelisdestillat,
   45,0 Lanolin,
   45,0 Vaseline weiß.
2. 125,0 wasserfreies Wollfett,
   80,0 weißes Vaselin,
   20,0 weißes Ceresin werden auf dem
        Wasserbad geschmolzen, nach
        und nach mit
   195,0 Hamameliswasser versetzt und
        bis zum Erkalten gerührt.

Hamamelis-Hautcreme.

Acid. stearinic.   10,0
Kal. carbonic.   0,75
Adeps lanae   2,50
Paraffin. liqu.   1.50
(Forts.)

(Forts.)
Glycerin   5,0
Aqua Hamamelis   50,0
Aqua dest.   ad   100,0

Herpes labialis.

Acidum carbolicum   5,0
Sulfur. praecip.   7,5
Pasta Zinci   ad   60,0

Heil- und Wundsalbe.

Bismutum subgallicum   5,0
Balsamum peruvianum   3,0
Amylum
Zincum oxydatum   āā   7,5
Vaselinum flavum   15,0
Unguentum diachylon   32,0
Unguentum basilicum   30,0

Universal-Heil- und -Wundsalbe.

Cera alba   125,0
Cera flava   30,0
Terebinthina   30,0
Resina Pini alba   250,0
Cetaceum   30,0
Adeps suillus   500,0
Oleum Olivarum   625,0

Wundsalbe (Baby-Creme).

Pellidol   1,0
Zincum oxydatum
Amylum Tritici   āā   25,0
Vaselin. flav.   50,0

Wundsalbe für Kinder.

Acidum boricum   30,0
Zincum oxydatum
Amylum   āā 150.0
Adeps suillus (vel Artadeps) 300,0
Balsamum peruvianum   30,0

Nasensalbe für Kleinstkinder.

I

Suprar. hydrochlor. sol. 1/1000 1,0
Liqu. Alum. acet.   3,0
Eucerin. anhydric.
Paraffin. liqu.   āā ad 20,0

II

Anaesthesin   1,0
Paraffin. liqu.   3,0
Adeps lanae anh.   4,0
Sol. Suprar (1:1000)   ad   10,0

III	
Liqu. Alum. acet.	3,0
Adeps lanae anh.	20,0
Paraffin. liqu.	ad 30,0

Krampfadersalbe.

Nach den zur Reinigung offener Bein-
schäden vorgenommenen Waschungen
und Bädern tritt häufig starkes Jucken
auf, selbst dann, wenn man hierzu Ka-
millenaufguß verwendet. Das Auftragen
von Saccharum amylaceum trägt vielfach
auch bei älteren und übelriechenden Bein-
schäden zur Reinigung der Wunden bei.
Zu Krampfadersalben mit inkorporiertem
Traubenzucker verwendet man neuerdings auch Lebertran-Lanolin-Grund-
lagen.

Peptonum sicc.	
Amylum Tritici	
Zincum oxydatum	āā 15,0
Gummi arab. plv.	
Aqua dest.	āā 30,0
Liquor Cresoli sapon	
Oleum Citronellae	āā 0,5

Tinctura Clematid. vitalb.	
homöop. extern.	6,0
Unguentum molle	ad 30,0

Camphora	1,0
Acidum boricum	
Zincum oxydatum crud.	
Bismutum subgallic.	āā 3,0
Adeps Lanae	10,0
Unguentum cereum	60,0
Aqua dest.	20,0

Lebertran-Lanolin-Salbe.

	I	II
Oleum Jecor. Asell.	65,0	65,0
Cera flav.	25,0	15,0
Adeps Lanae	10,0	20,0

Bei Mitverarbeitung fester Stoffe, z. B.
Zinkoxyd, Wismutgallat, Traubenzucker
usw. ist die Wachsmenge entsprechend zu
verändern.

Lebertran-Wachs-Salbe.

Cera flav.	100,0
Vaselin. flav.	500,0
Oleum Jecor. Asell.	400,0

Wachs und Vaseline sind zu schmelzen,
dann ist dem auf 45° erkalteten Gemisch
der Lebertran zuzumischen.

Zusammengesetzte Lebertransalbe.

Weißes Wachs	100,0
Gelbes Wachs	30,0
Lärchenterpentin	20,0
Burgunder Pech	100,0
Walrat	50,0
Stearin	30,0
Wollfett, wasserfreies	20,0
Lebertran	650,0

Mitunter ist es angebracht, solchen Salben Adeps suillus oder Sebum ovile bzw.
Artadeps u. dgl. leicht permeable Salben-
stoffe zuzusetzen; oft dürfte geboten sein,
den Grundlagen vor dem Lebertranzusatz
etwa 10% Silika-Gel. pulv. oder ein sonst
feines Kieselsäurepräparat einzuarbeiten.

Lexersche Salben.

	I	II
Zincum oxydat. crud.	20,0	100,0
Ceresin avum	12,0	60,0
Vaselin. flav.	5,0	225,0
Adeps Lanae anhydric.	—	290,0
Aqua dest.	—	100,0
Oleum Vaselin. flav.	5,0	225,0

Miculicz-Pasten.

Diese Pasten besitzen als Grundlage:

Glycerin	
Mucilago Gummi arab.	āā 10,0
Bolus steril.	20,0

Die Airolpaste enthält auf obige
Menge noch 10 g Airol, die Zinkpaste
10 g Zinkoxyd, die Vioformpaste
10 g Vioform und die Xeroform-
paste 10 g Xeroform.

Kampfer-Eis.

Cetaceum	46,0
Oleum Amygdalarum	24,0
Cera alba	24,0
Camphora	6,0

Der bei möglichst niedriger Temperatur
geschmolzenen Fett-Wachsmasse wird
der Kampfer zugesetzt. Man rührt bis zur
Lösung, wenn möglich im geschlossenen
Gefäß, und gießt, wenn die Masse halb
erkaltet ist, in Stangenform aus.

Krampfadersalben.

1. Sach. amylac.   5,0
   Acid. salicyl.   0,5
   Vogan (Vit. A)   1,0
   Argent. chlorat.   0,5
   Ol. Olivar.   10,0
   Vas. flav.   ad 100,0
2. Bism. subgall.   5,0
   Zinc. oxydat.   20,0
   Adeps lanae anh.   10,0
   Ol. Jec. as.   ad 50,0
3. Zinc. oxydat.   10,0
   Ichthyol   3,0
   Adeps lanae anh.   10,0
   Ol. Jec. as.   ad 50,0

Pasta Resorcini Unna.

	I	II
Resorcin	20,0	40,0
Vaselin. flav.	20,0	10,0
Ichthyol	—	10,0
Zincum oxydatum	10,0	10,0
Terra silicea	2,0	2,0
Adeps benzoatus	28,0	28,0

Nr. I wird als Mollis-, Nr. II als Dura-Form bezeichnet.

Pasta Zinci mollis[1].

Vorschrift nach Unna.
   Calcium carbonicum
   Zincum oxydatum
   Oleum Lini
   Aqua Calcis   āā

Vorschrift nach Runge.
   Calcium carbonic. praec.
   Zincum oxydatum crd.
   Oleum Lini   āā 24,0
   Adeps Lanae anhydric.   8,0
   Aqua Calcis   20,0

Das Kalkwasser soll möglichst frisch sein und den richtigen Gehalt an $Ca(OH)_2$ aufweisen.
Stets frisch bereiten.

Pasta Zinci oesypata.

(Pasta Oesypi)
   Zincum oxydatum crud.
   Oesypus

                  (Forts.)

[1] Auch bezeichnet als: U n g u e n t u m Z i n c i m o l l e.

(Forts.)
   Oleum Vaselini   aa   50,0
   Oleum Bergamottae   1,5
   Oleum Rosae artific.   gtt. II

Prothesenschutzsalbe.

   Anaesthesin   5,0
   Cera flav.   25,0
   Vas. flav.   15,0
   Adeps. lanae anh.   ad 100,0

Suppositorienmasse aus Sebum.

1. Für den Sommer:
   3 Teile Sebum,
   1 Teil Adeps lanae anh.
   F = 39—40°.
2. Für den Winter:
   4 Teile Sebum,
   1 Teil Cetaceum,
   2 Teile Paraffin. liquid.

(Apothekerkammer der Saar.)

Wasserlösliche Leime

für Verbände.

               I
   Gummi arab.   100,0
   Wasser   140,0
   Glycerin   ·10,0
   Acid. acet. dil.   20,0
   Alum. sulfur.   6,0

              II
a) Kasein   100,0
   Natr. carbon.   12,0
   Aqua   600,0
b) Sol. Magnes. Chlorat. 10%   100 ccm
c) Liqu. Natr. silic.   10 ccm

a) unter Anreiben lösen, b) zugeben, c) unter gutem Rühren zugeben.
(S. A. Z. 1948/420.)

Pasta Zinci oesypata mollis.

(Pasta Oesypi mollis.)
   Oesypus
   Oleum Olivarum
   Amylum
   Zincum oxydatum   āā 100,0
   Benzaldehyd   gtt. V
   Oleum Melissae citrat.   gtt. VI

Pasta Zinci sulfurata.

Terra silicea	40,0	50,0
Sulfur. praecip.	100,0	100,0
Zincum oxydatum crud.	140,0	150,0
Adeps benzoatus	720,0	700,0

Pasta Zinci sulfurata mollis.

Zincum oxydatum crud.	14,0
Sulfur praecip.	10,0
Terra silicea	4,0
Oleum Olivarum benzoinat.	12,0
Adeps benzoinatus	60,0
Cinnabaris	1,0

Pasta Zinci sulfurata Unna.

Zincum oxydatum	6,0
Sulfur praecip.	4,0
Terra silicea	2,0
Adeps benzoatus	28,0

Präparate zur Kühlung.

Kühlsalben.

Liquor Plumbi subacetici	10,0
Aqua dest.	40,0
Eucerinum	50,0

Protegin	
Liquor Aluminii acetici	āā 50,0

Kühlpasten nach UNNA.

	I	II
Magnesium carbonicum	2,5	2,5
Aqua dest.	5,0	—
Vaseline	5,0	—
Liquor Alumin. acetic.	—	5,0
Eucerinum anhydric.	—	5,0

Kühlmittel nach RAPP.

Oleum Lini	15,0
Adeps Lanae anhydric.	5,0
Aqua Calcis	20,0
Zincum oxydatum Calcium carbonicum	āā 30,0

Zum Gebrauch frisch bereiten!

Kühlende Schüttelmixtur.

Paraffinum liquid.	4,0
Glycerinum	8,0
Amylum (bzw. Talcum) Zincum oxydatum crud.	
Aqua dest.	āā ad 100,0

An Stelle von Wasser kann zur Erzielung kühlender Wirkung auch eine Mischung von 1 Teil essigsaurer Tonerde mit 3 Teilen Wasser verwendet werden.

Auf sonst gleicher Vorschrift ist mit einem Zusatz von 10% Tumenol-Ammonium auf ebenfalls 100 g Gesamtmenge die Tumenol-Schüttelmixtur aufgebaut.

Prophylaktische Salbe.

Hydrargyrum oxycyanatum	0,075
Thymol	1,75
Calomel	25,0
Lanolin	50,0
Vaselin. flav.	ad 100,0

Schüttelmixturen.

Lotio Zinci.

	I	II	III
Zincum oxydat. crud.	200,0	25,0	25,0
Ferrum oxydat. rubr.	1,0	—	—
Amylum Tritici	—	—	12,5
Glycerin.	100,0	25,0	25,0
Spiritus dilutus	—	—	25,0
Aqua dest.	100,0	25,0	—
Oleum Rosae	gtt. III	gtt. I	—

Neben diesen Grundtypen sind noch andere Vorschriften im Gebrauch. Von dermatologischen Gesichtspunkten aus beurteilt kann man das Glyzerin, sofern ein Grund hierfür vorliegt, durch Per- und Perkaglyzerin substituiert werden, was auch für Glyzeringelees und ähnliche Salben zutrifft.

Salbe für Milchschorf der Kinder.

Calcium chloratum	3,0
Lanolinum	20,0
Oleum Amygdalarum	30,0
Mentholum	0,05

Dr. Dreuws Unguentum adhaesivum.

Acidum salicylicum	10,0
Acidum pyrogallic.	
Liq. Carbon. deterg.	
Zincum oxydatum	āā 20,0
Sapo virid.	
Adeps Lanae anhydric.	āā 25,0

Dr. Dreuws Unguentum contra Psoriasim.

Acidum salicylicum		10,0
Chrysarobin		
Oleum Rusci	āā	20,0
Sapo virid.		
Adeps Lanae anhydric.	āā	25,0

Unguentum contra Psoriasim.

Liantral		
Talcum	āā	5,0
Zincum oxydatum		10,0
Vaselinum flavum	ad	50,0

Cignolin		1,5
Acidum salicylicum		10,0
Oleum Rusci		2,0
Vaselin. flav.	ad	100,0

Unguentum salicylatum compositum.

Acidum salicylicum	100,0
Spiritus (96proz.)	50,0
Glycerinum	50,0
Oleum Arachidis	560,0
Cera flava	240,0

Die Salizylsäure wird mit dem Weingeist und Glyzerin verrieben und die Schmelze von Erdnußöl und Wachs zugegeben.

Nach BOURGET *(oder als Unguentum terebinthinatum Bourget bezeichnet).*

Acidum salicylicum		
Oleum Terebinthinae		
Lanolinum	āā	10,0
Adeps suillus	ad	100,0

Unguentum Wilsonii rubrum.

Zincum oxydatum	1,0
Adeps benzoat.	9,0
Carmin q. s. zur hellroten Farbe.	

Unguentum Zelleri.

Hydrargyrum praecipitatum album	5,0
Adeps suillus	100,0
Oleum Bergamottae q. s.	

Signa: Läusesalbe.

Hydrarg. praecipitat, alb.	25,0
Oleum Paraffini q. s.	
Adeps suillus	450,0
Ol Lavandulae	
Ol. Anisi	āā gtts. X

Wachs-Trockensalbe.

Amylum	10,0
Zincum oxydatum	5,0
Cera alba	0,6
Eucerin anhydric.	40,0
Aqua .dest. (oder 2proz. essig-saure Tonerdelösung) ad	100,0

Die Tumenol-Sulfidal-Trockensalbe enthält bei sonst gleicher Zusammensetzung noch den Zusatz: Sulfidal, Tumenol-Ammonium je 10,0.

Linimente.

Die Herstellung macht besonders bei der Verarbeitung von kalten Ölen Schwierigkeiten; deshalb verwende man zweckmäßig etwas über die Zimmertemperatur erwärmtes Öl beziehungsweise solche Ölmischungen. Auch der Zusatz von etwa 0,6—1% (bezogen auf das Gewicht der Öle) Stearin, oder noch zweckmäßiger Olein, wurde zum Haltbarmachen empfohlen. Dem erwärmten Ölgemisch gibt man die kalt hergestellte Lösung von Sapo medicat, in Ammoniak zu und schüttelt bis zur Linimentbildung, wozu nur 3 bis 5 Minuten erforderlich sind.

Liniment mit Klauenöl.

Klauenöl	800,0
Tyloseschleim	400,0
Ölsäure	15,0
Salmiakgeist	300,0

Klauenöl erwärmen bis dünnflüssig. Tyloseschleim und Ölsäure — beide leicht erwärmt — zusetzen und dann das Ganze mischen in vorgewärmter Flasche. Den Salmiakgeist (Zimmertemperatur) hinzugeben und bis zum Erkalten häufig und kräftig schütteln.

Elastische Bougiemassen
für Vaginalstäbchen usw.

Grundmasse ist meist Oleum Cacao. Durch Zumischen von Gummi arabicum und entsprechendes Ankneten mit Glyzerin und Wasser verleiht man den Stäbchen eine größere Elastizität. Dasselbe kann man jedoch, aber unter Herabdrücken der sonstigen Festigkeit, durch einen Wollfettzusatz erreichen. Auch auf der Grundlage Glyzerin—Gelatine kann man elastische Präparate herstellen, die den Vorteil besitzen, wasserlöslich zu sein. Gewisse Stoffe wie Säuren, Alkalien und eine Anzahl Metallsalze können mit Gelatine nicht verarbeitet werden, weil sie viskoseherabsetzende und verflüssigende Wirkung im Gefolge haben würden. Ähnlichen Schwierigkeiten begegnet man bei der Herstellung von Seifenstäbchen, die man fast ausschließlich aus Stearinseifen oder ganz harter Kernseife unter Zugabe von wenig Glyzerin herstellt. Durch Säuren wird die Seife zersetzt, durch Metallsalze tritt eine Fällung ein. Auch mit einem Gemisch von Dextrin, Stärke und Zucker kann man durch Beigabe von Wasser Stäbchen formen, die wasserlöslich sind und eine weitgehende Verarbeitung mit den verschiedensten Stoffen zulassen. Zu erwähnen ist hier noch das zur Herstellung von Suppositorien in jüngster Zeit empfohlene Präparat Butyrum Tego, das wie Suppositol nach Angaben in der Literatur in allen Vorschriften mit Cacao an dessen Stelle verwendet werden kann. Es' hat den Vorteil, von der Schleimhaut vollkommen resorbiert zu werden.

Oleum Cacao (vel Butyr.
  Tego)   50,0
Gummi arabicum   25,0
Glycerin
Aqua dest.   āā q. s. (etwa 12,0)

Oleum Cacao   80,0
Adeps Lanae anhydric.   10,0
Cera flava q. s.

	weich	hart	
Gelatine	15,0	15,0	25,0
Wasser	45,0	30,0	25,0
Glyzerin (spez. Gewicht 1,23)	50,0	55,0	50,0

Stearinsaures Natrium
Ölsaures Natrium   āā 50,0
Glyzerin   900,0

Dextrin   20,0—40,0
Weizenstärke   30,0—50,0
Zucker   15,0—25,0
Wasser nach Bedarf.

Suppositoria Glycerini.
Außer Gelatine- und Kakaomassen wird an deren Stelle in letzter Zeit Butyrum Tego verwendet zur Anfertigung von Zäpfchen und Globulis (vgl. bei elastischen Stäbchen). Auch Stearatgrundlagen sind hierfür geeignet.

Oleum Cacao (bzw. Butyrum
  Tego)   50,0
Glycerinum concentr.   50,0
Adeps Lanae anhydric.   1,25
Spiritus
Spiritus Sapon. Hebr. āā q. s.

Oleum Cacao   40,0
Cetaceum   10,0
Glycerinum
Oleum Ricini   āā 25,0
Masse schmelzen, durchschütteln, ausgießen.

Glycerin   85,0
Natrium stearinic.   15,0
Das Natriumstearat bei mäßiger Wärme auf dem Wasserbad mit dem Glyzerin vereinigen und in Formen gießen, die mit Vaselinöl eingefettet sind.

Globuli gelatinosi.

Grundmasse	I	II
Gelatina alba	15,0	125,0
Aqua dest.	35,0	125,0
Glycerinum	40,0	250,0

Die Gelatine wird im Wasser gelöst und dann das Glyzerin zugesetzt. Die Masse kann nach Bedarf auf dem Wasserbade verflüssigt werden. Zur Konservierung kann Nipagin dienen.

Kathetergleitcreme.
Tragacantha plv. subt.   8,0
Spiritus   25,0
Aqua dest.   392,0
Solutio Hydrarg. oxycyanat.
  (1 : 100)   25,0
Glycerin   50,0
Der Traganth wird mit Spiritus angeschüttelt, das heiße Wasser auf zwei Portionen unter festem Schütteln zugefügt und nach dem Dickwerden die Quecksilbersalzlösung, schließlich das Glyzerin beigegeben und bis zum Erkalten wiederholt geschüttelt. Beim Abfüllen der Creme sind mit indifferentem Innenlack bezogene Tuben zu verwenden.

Cataplasma antiphlogisticum.

Bolus alba	545,0
Acidum boricum	20,0
Glycerin	390,0
Methyl. salicylic.	2,0
Flor. Chamomill. plv.	40,0
Oleum Menth. pip.	3,0

Dakinsche Lösung.

a) Chlorkalk	200,0
b) Natrium carbonic. sicc.	140,0
Aqua dest.	ad 10 000
c) Borsäure	40,0

Chlorkalk in die Sodalösung einrühren, absetzen lassen, klar abgießen, Borsäure zusetzen.

Knochenplomben.
(Nach MOSETIG.)

Walrat	40,0
Sesamöl	40,0
Jodoform	40,0—60,0

Bei etwa 80° zusammenschmelzen, gut rühren.

(Nach VALEN und FANTINO.)

Thymol	1,0
Jodoform	2,0

Bei 75° flüssig, bei 60° erhärtend.

Calotsche Paste.

Jodoform	10,0	5,0
Phenolum crist.	5,0	2,5
Camphora	8,5	4,25
β-Naphtholum	2,0	1,0
Guajacolum	10,0	5,0
Adeps Lanae anhydr.	50,0	50,0
Cetaceum	50,0	50,0

Wollfett und Walrat werden bei niedriger Temperatur geschmolzen, in die Schmelze wird die Anreibung der übrigen Stoffe eingetragen und bis zur Lösung agitiert. Dann wird kaltgerührt.

Naphthol, camphorat. glycerinat. Calot.

Naphtholkampfer	6,0
Glyzerin	16,0

Bei Bedarf zu mischen.

Oleum Creosoti jodoformatum Calot.

(Calotsche Lösung gegen eitrige Mittelohrentzündung.)

Guajacolum	1,0
Kreosotum	5,0
Äther	30,0
Jodoform	10,0
Oleum Olivarum	70,0

Naphtholkampfer.

β-Naphtholum	1,0
Camphora	2,0

Phenolkampfer.

Phenolum crist.	
Camphora	āā

Phenolsulforizinat.

Phenolum crist.	2,0
Türkischrotöl	8,0

Pflaster- und Klebmassen.

Heftpflaster, flüssige.

Collodium	90,0
Oleum Ricini	6,0
Terebinthina laricina	4,0

Mastix	3,0
Oleum Ricini	2,0
Collodium	95,0

Schellack, weiß	5.0
Azetanilid	1,0
Spiritus	15,0
Alkannin q. s.	

Antiseptisches Präparat.

Jothion	5,0
Collodium elasticum	95,0

Thujacollodium.

Extr. aeth. ex summitat.	
Thujae	1,0
Collodium	9,0

Klebmassen und Mastixlösungen für Extensionsverbände.
(Nach HÄUSNER.)

Cera flava	
Dammar	
Colophonium	āā 10,0

(Forts.)

(Forts.)

Terebinthina	1,0
Aether	
Spiritus	
Oleum Terebinthinae	āā 55,0

(Nach FINK (I), OETTINGER (II) usw.)

	I	II	III
Terebinthina venet.	15,0	15,0	7,0
Mastix	12,0	12,0	6,0
Colophonium	25,0	28,0	12,0
Resina alba	8,0	8,0	4,0
Spiritus	180,0	180,0	90,0
Aether	—	20,0	—

Mastix	20,0
Chloroform	50,0
Oleum Lini	gtt. XX

Ersatz für Mastixlösung:

Oleum Lini	10,0
Terebinthina laric.	20,0
Colophonium citrin.	300,0
Äther	700,0
Natrium bicarbonicum	50,0

Die ersten vier Bestandteile zusammenwiegen, in einer Flasche 24 Stunden bei öfterem Schütteln stehen lassen, das Bikarbonat hinzufügen, bis zur Lösung des Kolophoniums beiseite stellen und schließlich mit gut bedecktem Trichter filtrieren.

Massa ad Collemplastrum.

Harzöl		30,0
Kopaivabalsam		
Kolophonium	āā	40,0
Lärchenterpentin		20,0
Wachs, gelb		12,0
Blätterkautschuk		100,0
Äther	ad	800,0

Die Harze und Wachs werden zusammen geschmolzen, in ein gut verschließbares Blechgefäß geseiht, mit 600,0 Äther übergossen und der Kautschuk (fein geschnitten) hinzugegeben. Man rührt in Abständen von etwa 6 Stunden, bis alles gleichmäßig gequollen ist. Dann ergänzt man das Gewicht mit Äther auf 800,0.

Kautschukpflastermasse.

a) Wollfett wasserfrei	134,0
Copaivabalsam	16,0
b) Benzin	60,0
c) Parakautschuk	550,0
Benzin	300,0
d) Veilchenwurzelpulver	50,0
Benzin	50,0—75,0

a) schmelzen und kurze Zeit auf 100° halten. Abkühlen lassen und in b) lösen. Mit c) vereinigen und d) als feine Anreibung zugeben. Zur Erzielung gut klebenden Pflasters ist die richtige Wahl des Kautschuks erforderlich. Auch Zusätze von Dammarharz und Kolophonium werden häufig gemacht.

a) Kolophonium	40,0
Japanwachs	10,0
Rindertalg	80,0
Wollfett	30,0
b) Kautschuk	20,0
Sesamöl	10,0
Benzin	100,0
c) Bleioleat	800,0
Methylsalizylat	6,0
Thymol	4,0

Zusammengeschmolzen werden Harz, Talg, Wollfett und Wachs; dann wird die durch Mazeration des Kautschuks mit der fünffachen Benzinmenge, der das Öl zugemischt ist, hergestellte Kautschuklösung a) zugerührt und die Schmelze von c) bei 65° hinzugemischt.

15. Mittel zur Bekämpfung tierischer und pflanzlicher Schädlinge.

Algen in künstlichen Teichen und Aquarien vernichten.

Man scheuert die Wände des Behälters mit einer Lösung von Rohchloramin 1 : 1000 oder mit einer Lösung von techn.

Kupfersulfat 1 : 10 000. Falls zulässig, gebe man dem in den Behälter zu füllenden Wasser etwas Kupfersulfat (1 g auf 100 Liter) zu.

Algenbekämpfung im Schwimmbecken!

1. Kupfersulfat 2,0 pro 1 cbm,
2. Chlorung mit 0,5 mg pro 1 Liter freies Chlor im Überschuß,
3. Chlorkalk 35 g auf 40 cbm.

(D A. Z./S. A. Z. 1951/569.)

Algenvernichtung.

1. Rohchloramin Heyden 0,1%. Abbürsten und
2. Kupfervitriol, Zusatz von 0,01% ja schon 1 : 2 000 000 H_2O.

Ameisenvertilgung.

Liquor Kalii arsenicosi.

Mit Zucker gemengt auf Tellern auszulegen. Wo es die Verhältnisse gestatten, wird der mit der Arsenlösung vermengte Zucker direkt am Aufenthaltsort der Tiere ausgestreut.

Kaliumkarbonat	1,0
Wasser	9,0
Honig	10,0

Auf Tellern auslegen.

Preßhefe	1,0
Honig	2,0

Auf Tellern auslegen.

Baumwachs.

Resina Pini	40,0
Cera flava	15,0
Cera japonica	15,0
Sebum taurinum	3,0
Terebinthina	24,0
Extractum Curcumae	0,2
Spiritus	0,8

Die Masse wird zusammengeschmolzen und in die Schmelze die Lösung des Kurkumaextrakts in Weingeist oder eine öllösliche gelbe Teerfarbe in entsprechender Menge eingebracht.

Cera flava	54,0
Resina Pini	27,0
Sebum cervinum	13,5
Terebinthina venet.	13,5

Baumwachs, halbflüssig.

Resina Pini	500,0
Spiritus denat. (96proz.)	200,0

Das Harz wird im Wasserbad geschmolzen und der Spiritus zugerührt.

Colophonium	12,0
Terebinthina	12,0
Spiritus denat. (95proz.)	3,0

Harz und Terpentin zusammenschmelzen (Wasserbad), vorsichtig Spiritus zugeben.

Einreibemittel zum Vertreiben von Bremsen.

Bremsen-Essenz.

Lorbeeröl	5,0
Naphthalin	10,0
Äther	10,0
Spiritus, denat.	60,0

Zum Einreiben der Tiere.

β-Naphthol	20,0
Tinctura Pyrethri	60,0
Oleum Lauri	
Spiritus, denat.	āā 100,0

Zum Einreiben der Tiere.

Bremsen-Essig.

Oleum animale foetid.	100,0
Spiritus	200,0
Acetum	5 Liter

Umschütteln!

Bremsenöl für Pferde und Großvieh.

(Nach OTTO.)

Oleum animale foetid.	
Oleum Jecoris Aselli crud.	āā

Zum Anstreichen. Harzt nicht so stark und hält länger an als Ol. foetid. allein.

Oleum Lauri	
Oleum Eucalypti	āā 5,0
Nitrobenzol	10,0
Petroleum	30,0
Oleum Rapae	50,0

Zum Einreiben.

Rüböl	9,0
Kreolin	1,0

Kampfer   1,0
Rüböl   9,0
Warm lösen.

Bremsen-Salbe.

Paraffin. solid.   350,0
Paraffin. liquid.   650,0
Lorbeeröl   50,0
Eupalyptusöl   40,0
Anisöl   10,0
Schmelzen, Öle zusetzen, kaltrühren.

Bremsen-Wasser.

Walnußblätter   200,0
Stinkasant
Gewürznelken   āā   50,0
Pottasche   20,0
Wasser, kochend   5000,0
Zum Aufguß, mit dem die Tiere abzu-
waschen sind.

Fliegenbekämpfung. *Einreibung.*
*Zum Fernhalten der Fliegen von Haus-
tieren.*

a) Lignum Quassiae
   Herba Absinthii
   Folia Juglandis   āā 100,0
   Kalium carbonicum   20,0
   Flores Caryophylli   5,0
   Creolin   10,0
   Aqua   3000,0
   F. Decoctum.
b) Oleum Eucalypti   2,0
   Oleum Petroselini   2,0
   Oleum Lauri   50,0
   Gummi arabicum   20,0
   Aqua   ad 200,0
   F. Emulsio.

b) wird mit a) verdünnt und die Tiere
werden mit der Mischung bestrichen oder
besprengt.

**D.D.T. als Ungeziefervertilgungsmittel
bei Tieren.**

1. 5—10proz. Puder zur Vernichtung
   von Pferdeläusen.
2. 0,2proz. wässerige Emulsion zum
   Abtöten von Schafzecken.
   0,5proz. zum Abtöten von Rinder-
   zecken.

Fliegenessenz. (Nach HAGER.)
Oleum Eucalypti   10,0
Aether acetic.   10,0
Tinctura Flor. Pyrethri   30,0
Aqua Coloniens.   50,0
Mit 3 Teilen Wasser verdünnt zum Be-
streichen der Haut, Kopf- und Bart-
haare; mit 10 Teilen Wasser gemischt
zum Verstäuben in den Zimmern.

Spritzmittel.
a) Flores Pyrethri   10,0
   Petroleum   100,0
b) Hexachloräthan   5,0
   Kampferöl   4,0
a) 24 Stunden unter öfterem Schütteln
mazerieren, abpressen, in der Kolatur b)
warm lösen.

Fliegenleim.
Leinöl unter freiem Himmel erhitzen, bis
es sich entzündet. Brennen lassen, bis
ein Tropfen Fäden zieht. Dem heißen Öl
wird etwas Cera flava zugesetzt.

Kolophonium   2,0
Venet. Terpentin   1,0
Rapsöl   1,0
Rübensirup   1,3
Der Sirup ist der zuvor bereiteten
Schmelze zuzurühren. Überhitzung über
den Schmelzpunkt des Harzes vermindert
die Klebkraft.

Kolophonium   11,0
Sesamöl   5,0
Zusammenschmelzen,   die   erkaltete
Schmelze mit Honigaroma parfümieren.
Nicht überhitzen (s. oben).

Fliegenpapier. — Fliegenteller, giftfrei.
Lignum Quassiae   500,0
Fructus Piperis nigr.   50,0
Aqua   2500,0
Saccharum   100,0
Es wird eine Abkochung der Drogen her-
gestellt, auf 1 Liter eingedampft, der
Zucker darin gelöst und mit der Lösung
Fließpapier oder Pappteller getränkt.
Das Tränken der Pappteller (Bierglas-
unterlagen aus Zellulose) geschieht im
großen durch Einlegen der Teller in die

Lösung und Abpressen zwischen den entsprechend eingestellten Walzen einer Dreiwalzen-Salbenmühle. Dann wird auf Horden getrocknet. Feucht bzw. erneut angefeuchtet auszulegen.

Fliegenvertilgung in Stallungen, Kellern usw.

Nach ROCKEROLS läßt man in der Größe eines Waschbeckens, ein Becken aus Zinkblech mit senkrechten, 10 cm hohen Seitenwänden anfertigen. In der Mitte wird eine Tülle angebracht, die etwa 15 cm nach unten durch den Boden hindurchgeht, damit man das Becken auf einen Stab stecken kann, und 10 cm in das Innere hineinreicht. Auf die innere Tülle im Becken kommt ein zweites, 3 cm tiefes Behältnis in der Größe einer Untertasse. In dieses kleine Becken gibt man ein paar Stücke Schwefel oder Schwefelband und in das größere Becken 5 cm hoch Wasser, dem man etwas Brennspiritus oder Seifenlauge zusetzt. Zündet man nun den Schwefel an und geht nachmittags oder abends, wenn die Fliegen am ruhigsten sind, mit diesem Apparat auf dem Stabe im Stall umher und hält ihn nahe unter die Decke, so werden die Fliegen durch das Schwefeldioxyd betäubt und fallen in das Becken. Außerdem empfiehlt sich das Bestreichen der Fensterscheiben des Stalles mit Liq. Cresoli saponat. Die Fliegen halten sich bekanntlich gern am Fenster auf und sterben kurz nach der Berührung der bestrichenen Scheiben durch die Giftwirkung der Kresolseife.

Flöhe bekämpfen.

Stubenflöhe, bei uns immer mehr im Aussterben begriffen, vertreibt man nach HAGER mit starker Ammoniakflüssigkeit, die in flachen Gefäßen auf den Fußboden gestellt wird. Sehr zweckmäßig ist auch das öftere, gründliche Aufwischen der Zimmerböden mit einer Mischung aus 10 Teilen Kresolseifenlösung und 90 Teilen Wasser.

Flores Pyrethri	10,0
Spirit. denat. (96proz.)	ad 100,0

Zur Tinktur, die zum Verspritzen, Bestreichen usw. dient.

Hundeflöhe.

Einstäuben mit Insektenpulver, nach 15 Minuten waschen mit:

Lysol	50,0
Sapo kalinus	500,0
Wasser	1000,0

Tierflöhe.

Creolin	30 0
Wasser, warm	1000,0

Man bürstet die Lösung auf die Tierhaut auf, jedoch nicht auf die ganze Hautoberfläche auf einmal, sondern täglich nur ein Viertel bis ein Drittel behandeln, falls nicht wie bei Hunden nachher gebadet werden kann.

Füchse vergiften.

Man formt aus Butter oder Margarine Bissen mit einer Füllung von 0,1—0,2 g Strychnin nitr. im Innern. Als Witterung bestreut man die Stelle, in der die Bissen ausgelegt werden (sie soll in der Nähe einer Wasserstelle liegen), mit einem Gemisch von:

Camphora	0,5
Asa foetida	0,5
Moschus	0,25
Radix Valerianae	0,5
Oleum Anisi	gtt. III

Störenden Graswuchs entfernen.

Ein ganz sicheres Mittel ist das Begießen der freizuhaltenden Wege usw. mit Lösungen chlorsaurer Salze. Am meisten geeignet hierfür ist das Natriumchlorat wegen seiner im Verhältnis zu den andern chlorsauren Salzen leichten Löslichkeit und weil es fast stets Feuchtigkeitsmengen enthält, die es vor Selbstentzündung beim Zusammenbringen mit andern Stoffen schützen. Man verwendet pro Quadratmeter etwa 1 l folgender Lösung.

Natrium chloricum technic.	2000,0
Aqua	ad 10 000,0

Auch eine gleichstarke, also 2proz. Lösung folgender Salzmischung hat sich bewährt:

Natrium chloricum technic.	85,0
Natrium carbonic. sicc.	15,0

Schotter- und Stein- bzw. Kieswege überspritzt man mit einer Anreibung von

100 kg Gips mit 60 l einer 50proz. Natriumchloratlösung. Größere Steine oder Schotterstücke taucht man in das chlorathaltige Gipsbad noch besonders ein.

Zum Verstreuen auf Gartenwegen wurde folgendes Gemisch gegen Unkraut empfohlen:

Ferrum sulfuric. crud.	12	kg
Kalium chloric. crud.	5	kg
Cuprum oxydat. crud.	0,6	kg

Lösungen von chlorsauren Salzen färbt man zweckmäßig, um etwaige Spritzer an der Kleidung oder brennbaren Gegenständen leichter erkennen und beseitigen zu können, damit nicht z. B. bei starker Sonnenbestrahlung eine Selbstentzündung stattfindet. (Auf die Bestimmungen über den Verkehr mit chlorsauren Salzen vgl. Pharm. Ztg. 1934, Nr. 100, sei hingewiesen). In 10proz. Lösung wurde auch folgende an sich harmlose Salzmischung zum Besprengen von Wegen usw. empfohlen:

Kalziumchlorid	
Magnesiumchlorid	āā

Grillen vernichten.

Flores Pyrethri plv. verstäuben.

Borax	
Saccharum	āā

Auslegen und in die Ritzen und Spalten, in denen die Tiere vermutet werden, dick verstäuben.

Hamster bekämpfen.

Nach HAGER taucht man etwa 15 cm lange Strohhalme in Phosphorteig und legt sie in die Gänge. Der Hamster beschmiert sich beim Verlassen des Baus mit der Latwerge, leckt sich und geht ein.

Hamsterpatronen.

Salpeter	5,0
Kohlepulver	1,0

Natronsalpeter	80,0
Schwefelpulver	15,0
Kohlepulver	5,0

Vorsicht beim Mischen! Mit Charta nitrata Patronen zu 100 g formen; mit

langsam brennendem Zünder (um Explosionen zu vermeiden) abbrennen.

Holzwurm vernichten.

1. Mit kleinem Gummiball Bohrmehl aus den Gängen herausblasen.
2. Mehrmals mit einer Pravaz- oder ähnlichen Spritze Formaldehydlösung (unverdünnt) in die Gänge spritzen.

Alles *Bestreichen* befallener Möbel ist vollkommen zwecklos.

In gefährdete Möbelstücke Platten mit frischen geschälten Eicheln hineinlegen und von Zeit zu Zeit sammeln und verbrennen. Die Käfer ziehen sich in und an die Eicheln.

Tetrachlorkohlenstoff	60 ccm
Terpentinöl	30 ccm
Hexachloräthan	20 g
Hartparaffin	10,0

Bohrlöcher mit dieser Lösung mehrmals ausspritzen (Pravazspritze). Bohrlöcher dann mit Wachs füllen, überpolieren.

5proz. Rohchloramin-Lösung	
oder Hexachloräthan-Lösung	
oder Formaldehyd-Lösung	1 + 3
oder	
Naphthalin	1,0
Tetrachlorkohlenstoff	9,0

Innerhalb 14 Tagen zweimal mit einer Spritze in die Bohrlöcher einspritzen. Möbelstücke nach dem Spritzen sorgsam abwischen.

Zur Verhütung des Befalls mit Holzwurm.

I

Salizylsäure	25,0
Borax	15,0
Kaliwasserglas	25,0
Natronwasserglas	75,0
Wasser	150,0

II

Schellack	300,0
Salizylsäure	175,0
Borax	100,0
Aqua	2500,0

I wird kalt gelöst. II Schellack wird in der Boraxlösung durch Kochen gelöst, zum Schluß wird die Salizylsäure eingetragen. Holz mit I bestrichen, nach 8 Tagen mit II bestrichen.

Hunde von Mauerecken usw. fernhalten.

Spritzmittel.

Formaldehyd sol.	1,0
Aqua	3,0

Zum Besprengen der Stellen.

a) Asa foetida	5,0
Spiritus denat.	95,0
b) Spirituslack, farblos	10,0

a) 5 Tage mazieren, vom Bodensatz abgießen, b) (damit das Mittel besser haftet) zugeben, mischen.
Zum Besprengen der Stellen.

Streumittel.

Karbolkalk.

Aloe	5,0
Cortex Quillajae	45,0
Fructus Piperis	100,0
Asa foetida	50,0

Herba Rutae hort.	200,0
Asa foetida	50,0
Cortex Quillajae	100,0
Oleum Rutae	5,0

Hühner vertreiben.

Man streut Fructus Piperis alb.

Käfer usw. in Drogensammlungen oder Vorratsgefäßen vernichten.

Wenn die Drogen zum Verkauf bestimmt sind, so ist zuvor zu prüfen, ob die Droge nach Vernichtung der Käfer noch verkaufsfähig sein wird, andernfalls ist sie zu verbrennen.
Zur Abtötung der Insekten bringt man die Droge auf einem Siebboden in dünner Schicht in ein gut schließendes Gefäß, am besten einen Kasten aus Blech oder starkem Holz. Auf den Boden stellt man eine oder mehrere Schalen mit Schwefelkohlenstoff. Man schließt den Kasten gut und beläßt die Droge je nachdem, ob sie leicht oder schwer durchdringbar ist, einen bis mehrere Tage in dem Kasten. Nachher wird gut gelüftet.

Das Gefäß, in dem die Droge aufbewahrt wird, kann in ähnlicher Weise behandelt werden, oder man scheuert es mit 2—5proz. heißer Sodalösung aus und trocknet gut.
In Drogensammlungskästen legt man Kristalle von Paradichlorbenzol ein, um einen erneuten Befall durch Schädlinge zu verhüten.

Dem *Schimmelbefall* leicht ausgesetzte Drogen kann man davor bewahren, wenn man in das Aufbewahrungsgefäß einen mit Chloroform getränkten Wattebausch einbringt. Dasselbe Mittel bewährt sich ausgezeichnet gegen *Würmerbefall* der Fructus Myrtilli, Berberidis usw.

Katzen vertreiben.

Zum Bestreichen oder Bestäuben der Sammelplätze:

Formaldeyd solut.	1,0
Aqua	2,0—4,0

Asa foetida	5,0
Spiritus denat.	95,0

Mazera per dies VIII.

Oleum Terebinthinae	4,0
Carboneum tetrachlor.	6,0

Aloe plv.	5,0
Cort. Quillajae plv.	45,0
Piper alb. plv.	100,0
Asa foetida plv.	50,0

Chlorkalk.

Tabakextrakt aus Zigarrenstummeln u. dgl.

Katzen beseitigen bzw. vergiften.

Am einfachsten f ä n g t man Katzen in Fallen, die man mit Baldrian als Lockmittel beschickt.

Strychnin wird kleinen Stücken von Leberwurst oder von gebratener Leber derart einverleibt, das man ein Leberstückchen durchschneidet, in die Mitte etwas Strychnin gibt und die Hälfte aneinander preßt. Abends auslegen.

Kellerasseln vertilgen.

Blumentöpfe mit gekochten Kartoffeln unter etwas Stroh im Keller auslegen (nicht stellen). Darin sich ansammelnde Tiere töten.

Zum Vergiften verwendet man nach HAGER eine Mischung von Zucker mit Kieselfluornatrium.

Setzt man eine Kröte einige Zeit in den Keller, so verschwindet das Ungeziefer vollständig.

Krähen vertilgen.

| 1. Blut u. Schlachthofabfälle | 20,0 |
| Phosphorlatwerge (10proz.) | 1,0 |

Gemisch an abgelegenen Stellen auslegen. Wirkung tritt nicht sofort nach der Aufnahme ein.

Die Vergiftung von kleinen Fischen mit Strychninnitrat oder Phosphorbrei wird von HAGER empfohlen. Am besten gibt man die Giftstoffe in Gelatinekapseln, die in die aufgeschnittenen Fische gesteckt werden.

Läusemittel.

Goldgeist (gegen Kopfläuse).

a) Cortex Quillajae	25,0
Aqua dest.	50,0
Spiritus	100,0
b) Glycerinum	20,0
Mixtura oleoso-balsamica	10,0

a) 5 Tage mazieren, kolieren, b) zusetzen, filtrieren.

| Tinctura Quillajae | |
| Acetum Sabadillae | āā |

| Xylol | |
| Spiritus aethereus | āā |

Mittel gegen Filzläuse.

Xylol	10,0
Acidum boricum	5,0
Vaseline flava	ad 100,0

| Xylol | 10,0 |
| Sapo kalinus | ad 100,0 |

Formaldehyd (46%)	10,0
Acid. acetic.	5,0
Spirit. Colognensis	100,0

Mittel gegen Läuse.

1 g Pfefferminzöl,
3,5 g Naphtalin,
0,5 g Knoblauchöl.

Mittel gegen Kleiderläuse.

Flores Pyrethri	90,0
Lignum Quassiae	10,0
(Rhizoma Veratri	5,0)
Naphthalinum	40,0
Talcum	90,0
Oleum Anisi	15,0

Zum Einstäuben.

Einpudern der Kleider mit 3proz. Kresolpuder (im Kriege bewährt).

Trikresol-Insektenpulver.

Trikresol	10,0
Talcum	
Bolus	āā 127,5
Magnesia usta	36,0
Oleum Sassafras	1,5

Läuse der Haustiere.

Nach HAGER werden 30,0 Creolin mit 1000,0 warmem Wasser gemischt und zu Waschungen benutzt, die alle 8 Tage wiederholt werden. Vor der Waschung ist die Streu zu entfernen sowie der Stall und alle darin befindlichen Gegenstände mit derselben Flüssigkeit gründlich zu reinigen.

Mäuse- und Ratten-Vertilgungsmittel.

Bei der Herstellung von Rattenvertilgungsmitteln ist jede Berührung mit der Hand oder dem menschlichen Körper sorgsam zu vermeiden, da die Ratten den Köder sonst nicht annehmen.

Meerzwiebelpaste.

Bei der Herstellung von Meerzwiebelpräparaten ist zu beachten, daß die Haut ungeschützter Hände leicht von dem Meerzwiebelsaft stark gereizt wird, wobei langwierige Allgemeinstörungen entstehen können.

Ölpreßkuchen (Rizinus-
  preßkuchen)   250,0
Meerzwiebel, frisch, fein
  gewiegt   350,0
Roggenmehl   100,0
Quark   100,0
Schmalz   50,0
Weingeist (95proz.)   150,0

Masse in der Misch- und Knetmaschine
gut durcharbeiten, Weingeist dabei zuletzt zusetzen. In Blechdosen abfüllen,
mit Paraffinum solid. (geschmolzen) übergießen. Zum Gebrauch Paraffinschicht
abheben, Masse auf Brot streichen.

Meerzwiebel   2,0
Kartoffelmehl
Weizenmehl   āā 0,5
Schmalz   1,0

Meerzwiebel durch den Fleischwolf
drehen, Brei mit den andern Bestandteilen
zur Paste verarbeiten, in Dosen füllen,
mit Talg übergießen.

Meerzwiebelpulver.

Die möglichst frischen, roten Meerzwie-
beln werden von den äußeren trockenen
Schichten befreit. Dann werden sie in
bleistift- bis kleinfingerdicke Stücke geschnitten und in einem vorher auf 80°
angeheizten Trockenschrank bei dieser
Temperatur bis zum konstanten Gewicht
getrocknet. Das Material wird dann gepulvert und gut verschlossen aufbewahrt.
Die tödliche Dosis soll, was durch Tier-
versuche zu bestätigen ist, 250,0 mg je
Kilogramm Ratte sein. Für die Herstellung von Rattenvertilgungsmitteln ist es
wichtig, zu wissen, daß eine hungrige
Ratte in 15—20 Minuten etwa 1% ihres
Körpergewichts an Futter aufnimmt.
Eine Ratte wiegt durchschnittlich 300,0 g.

Bariumpaste.

Bariumkarbonat   200,0
Roggenmehl   60,0
Zucker   60,0
Anispulver   20,0
Zuckersirup q. s.
Farbstoff q. s.

Man setzt eine Erdfarbe (Polierrot, Umbra oder dgl.) zu und verarbeitet mit Sirup zur Paste.

Giftgetreide.

Strychnin, nitric. (bruzin-
  haltig)   15,0
Anilin Fuchsin   1,5
Aqua fervida   1300,0

Durch Umschütteln in vorgewärmter
Flasche lösen. Mit dieser Lösung

Triticum (oder besser Avena
  decorticata)   5000,0

in einer alten Emailleschale übergießen
und solange durchrühren, bis alle Flüssigkeit aufgesogen ist. Dann unter öfterem
Umwenden im Trockenschrank oder auf
einem Heizkörper der Sammelheizung
g u t austrocknen (sonst Schimmelbil-
dung!)

Betr. Anwendung. Bei Frost und
auf sehr trockenem Boden wirkt Giftgetreide bei Mäusen meist nicht. Bei Frost
überhaupt nicht auslegen; Wenn keine
Wasseraufnahmemöglichkeit aus dem
Erdreich besteht, sollte Giftgetreide angefeuchtet ausgelegt werden.

Phosphorbrei.

a) Roggenmehl   1000,0
   Zucker   200,0
b) Phosphor   2,0
   Wasser   50,0

Man läßt aus a) Brote backen, schneidet
das Brot, trocknet und pulvert es. Aus
Phosphor, heißem Wasser und Brotpul-
ver wird ein streichbarer Brei gemacht.

Phosphorlatwerge.

Farina Secalis („Kehrmehl")   100,0
Sirupus Phosphori (20proz.)   10,0
Oleum Foeniculi   gtt. I
Sirupus simpl.   100,0
Natrium benzoic.   0,1

Konsistenz wie Elect. Sennae oder etwas
fester.

Sirupus Phosphori 20%.

Eine Stange Phosphor von 30—50 g Gewicht in ein tariertes Weithalsglas bringen, wägen und mit der vierfachen Menge
Sir. simpl. übergießen. Bis zum Schmelzen des Phosphors im Wasserbad erwärmen und bis zum Erkalten schütteln.

Mäusepillen.

Bariumkarbonat	350,0
Wasser	1000,0
Roggenmehl	2500,0

Etwa 1 g schwere Brocken herstellen.

Vertilgung von Wühlmäusen.

Man füllt Calciumcarbid in die Gänge, schüttet reichlich Wasser nach und verschließt mit Erde usw.

Rattenpillen.

Bariumkarbonat	100,0
Brechweinstein	1,0
Mehl, geröstet q. s.	
Glyzerin q. s.	

Fiant pilul, ponder. 2,0 g.

Moos aus Rasen entfernen.

Kopfdüngung mit Kalkdünger (Staubkalk, Thomasschlacke) und Kali.

Bestreuen mit Asche.

Mittel zur Mottenbekämpfung.
Mottenäther.

Naphthalin	80,0
Kampfer	15,0
Nelkenöl	5,0
Chloroform	100,0
Petroläther	800,0

Zum Verstäuben auf Kleidungsstücke, in Schränke usw.

Phenolum liquefact.	30,0
Naphthalinum	30,0
Camphora	75,0
Oleum Terebinthinae	75,0
Spiritus	1200,0
Olea aetherea nach Belieben etwa	75,0

Zum Verspritzen.

Mottenpulver.

Flores Pyrethri plv. subt.	
Naphthalin plv. subt.	āā

In Säckchen gefüllt zwischen die Kleidungsstücke legen oder hängen.

Lupulin		30,0
Kampfer		
Pfefferpulver	āā	240,0
Schnupftabak		450,0
Zedernholzmehl		900,0

Anwendung wie oben.

In Kästen, Schränke usw., in denen durch Motten gefährdete Gegenstände aufbewahrt werden, lege man p-Dichlorbenzol (Globol) bzw. Hexachloräthen aus. Die Dämpfe dieser Mittel töten Motten.

Mottentinktur.

Zum Tränken von Fließpapier, das zwischen die Kleidungsstücke gehängt wird oder zum Besprengen der zu schützenden Stücke.

a) Herba Meliloti		50,0
Spiritus		900,0
b) Camphora		50,0
Oleum Patschuli		
Oleum Lavandulae	āā	1,0

a) 8 Tage mazerieren, b) in der Kolatur lösen.

Camphora		
Spiritus Rosmarini		
Tinctura Capsici		
Spiritus Lavandulae	āā	50,0
Tinctura Moschi		0,5

Zum Besprengen der zu schützenden Stücke.

Um Kleidungsstücke, Pelze, Wollsachen u. dgl. über Sommer vor Mottenfraß zu schützen, wird neuerdings empfohlen, diese Sachen, gegebenenfalls zusammen mit geeigneten Mottenschutzmitteln (z. B. Globol, Hexachloräthan, Flores Pyrethri plv.), in Zellglasbeutel von entsprechender Größe zu verpacken, die dann durch Zukleben völlig geschlossen werden.

Mottenmittel.

I

p-Dichlorbenzol	70,0
Naphthalin	30,0

II

Kampfer	80,0
p-Dichlorbenzol	15,0
Citronellöl	5,0

(S. Oe. F. W. 1950/106.)

Mückenvertilgung in Kellern, Stallungen usw.

Räucherpulver.

Flores Pyrethri	4,0
Rhizoma Iridis	
Amylum	āā 3,0
Kalium nitricum	7,0

Fructus Capsici	4,0
Radix Valerianae	
Flores Pyrethri	
Kalium nitricum	āā 2,0

Vorsicht beim Mischen der Pulver! Ohne Pistill, nur mit Kartenblatt mischen. Die Pulver werden auf ein Stück Blech geschüttet und durch einen von der Seite in das Pulver gesteckten Streifen Salpeterpapier in Brand gesetzt.
Man lasse den Qualm bei geschlossenen Fenstern und Türen 3—4 Stunden einwirken.

Zerstäuberflüssigkeiten.

Alumen	20,0
Aqua Calcaria	ad 1000,0

Formaldehyd. solutus	30,0
Glycerinum	50,0
Aqua	ad 1000,0

a) Flores Pyrethri	10,0
Spiritus denatur.	50,0
b) Sapo kalinus virid.	18,0
Glycerinum	24,0
Carboneum tetrachloratum	3,0

a) 8 Tage mazieren, stark auspressen, mit b) mischen. Zum Gebrauch 5 Teile der Mischung in 15 Teile Wasser unter Umrühren eingießen.

Schaben, Russen, Ameisen, Grillen vertilgen.

Acidum boricum plv.	5,0
Phenolum	25,0
Oleum Citronellae	1,0
Flores Pyrethri plv.	
Folia Nicotianae plv.	āā 100,0

Zum Auslegen und zum Einstreuen in Ritzen, Spalten usw.

Rhizoma Veratri plv.	2,5
β-Naphtholum	40,0
Sulfur sublimat.	
Folia Nicotianae plv.	āā 60,0
Oleum Ligni Cedri	10,0

Zum Verstäuben in Ritzen, Spalten usw.

Borax plv.	10,0
Saccharum plv.	50,0
Barium carbonicum plv.	100,0

Zum Auslegen.

Natrium fluoratum	50,0
Terra silicea	25,0
Natrium carbonicum sicc.	5,0
Natrium sulfuricum sicc.	10,0
Natrium chloratum	10,0

Sehr giftig, mit großer Vorsicht behandeln!

Schnecken vertreiben.

Man streut Chilesalpeter oder Kalidünger oder legt kleine Bündel kurzgeschnittenen Schilfrohres aus, in denen sich die Schnecken sammeln.

Gartenschnecken und Kellerschnecken kann man nach HAGER durch Aufstellen von Bier in flachen Schalen fangen. Kellerschnecken vertreibt man durch Ausstreuen von Eisenvitriol, Kupfervitriol oder gelöschtem Kalk in die Kellerecken und -ritzen.

Wanzentinktur.

a) Insektenpulver	150,0
Koloquinthen	50,0
Weingeist (96proz.)	1000,0
b) Phenol, verflüssigtes	30,0
Terpentinöl	100,0

a) 8 Tage mazerieren, abpressen, b) zufügen. Die Tinktur kann auch zu Anstrichfarbe oder Tapetenkleister zugemischt werden.

Phenolum	5,0
Camphora	5,0
Oleum Thymi	15,0
Spiritus denat.	575,0
Carboneum tetrachlor.	650,0

Zum Zerstäuben auf Möbeln und Wänden.

Tinctura Colocynthidis   20,0
Hydrargyrum bichloratum   20,0
Aqua dest.   690,0
Acetum Sabadillae   ad 3000,0
S. Umschütteln. Zum Bepinseln von Möbeln. Vorsicht, sehr giftig!

Nach HAGER wird eine Mischung aus
Sapo viridis   200,0
Oleum Terebinth.   50,0
Petroleum   100,0
Wasser   650,0
nach gutem Durchschütteln in alle Ritzen usw. eingepinselt.

Insektenpulver.
D.D.T.   1,0—20,0
    oder
Hexachlorcyclohexan   1,0—20,0
Kaolin   oder
Talcum   ad 100,0

Formaldehydvergasung von Wohnräumen (nach DOERR-RAUBITSCHEK) gegen Wanzen.

Das Verfahren beruht darauf, daß 40proz. Formaldehyd mit einer bestimmten Menge kristallisiertem Kaliumpermanganat zusammengebracht, aufgeschäumt und Formaldehyddämpfe ausstößt. Auf je 50 cbm Raum benötigt man 1 kg Kaliumpermanganat in Kristallen und 1 Liter Formaldehydlösung, die man mit der gleichen Menge Wasser vor Gebrauch verdünnt hat. Die Gefäße aus Holz (Fässer), in denen das Kaliumpermanganat mit dem verdünnten Formaldehyd übergossen wird, müssen möglichst groß gewählt werden, weil die Masse während der Reaktion stark aufschäumt. Metallgefäße dürfen nicht verwendet werden. Bevor man mit Begasen beginnt, müssen Fenster, Ofentüren, Schlüssellöcher usw. gut abgedichtet werden, was am einfachsten durch Überkleben mit Papier mittels Stärkekleister geschieht. Nach dem Übergießen des Kaliumpermanganats mit dem Formaldehyd dauert es noch 10—12 Sekunden, bis die Gasentwicklung beginnt, es entwickelt sich das Formaldehydgas in Form eines dichten Nebels, der in alle Fugen eindringt; nach schnellem Verlassen des Raumes dichtet man die Tür von außen ab. Man läßt das Gas mindestens 6 Stunden einwirken, doch ist es besser, wenn man das Ausgasen abends vornimmt und dann erst am anderen Morgen gründlich lüftet.

Wespen vertreiben bzw. vernichten.

Wespennester lassen sich durch Chloroform, besser durch Schwefelkohlenstoff zerstören. Je nach den örtlichen Verhältnissen werden die Flüssigkeiten eingegossen oder eingespritzt und hierauf die Öffnung mit einem mit der gleichen Flüssigkeit getränkten Wattebausch verschlossen. Zum Eingießen genügen etwa 30 g. Liegen aber die Nester derart, daß man das Verfahren nicht anwenden kann, so lockt man die Tiere in eine Flasche. Zu diesem Zwecke gießt man, ohne den inneren Flaschenhals zu verschmieren, erwärmten Fliegenleim in eine Weinflasche (sehr gut eignet sich ein sog. Boxbeutel) und beobachtet, daß durch Drehen die Innenwand der Flasche mit Leim überzogen wird. Sobald dieser genügend abgekühlt ist, füllt man die Flasche etwa $1/4$ voll Zuckerlösung und hängt oder stellt die Falle in die Nähe der Wespennester auf. Der obere Teil des Flaschenhalses muß frei von Leim und Zuckerlösung bleiben, damit die Wespen abrutschen und die Öffnung nicht verstopfen können.

Arsenikbrocken zur Vertilgung tierischer Pflanzenschädlinge.
Mehl   1000,0
Scheeles Grün   240,0
Wasser   100 l

Kupfersulfat   2000,0
Gelöschter Kalk   2000,0
Scheeles Grün   240,0
Wasser   150 l

Bordeaux-Brühe (Bordelaiser Brühe).
Gegen Pilzkrankheit des Weinstocks, Pfirsichbaums usw.
a) Kupfersulfat, roh   1,0
    Wasser   50,0
b) Gebrannter Kalk   1,0
    Wasser   4,0
c) Wasser   5,0
d) Wasser   45,0
a) lösen, b) innerhalb von 15 Minuten löschen, c) zugeben, durchsieben, mit d)

und dann mit a) in einem Holzbottich vermengen.

Petroleumemulsion.

Schmierseife	400,0
Wasser, heiß	2000,0
Petroleum	1000,0

Emulgieren. — Zum Gebrauch mit 27 Liter Wasser verdünnen.

Mittel gegen Blattläuse.

Spritzmittel
Alaun	50,0
Wasser	3000,0

---

a)	Koloquinthen	1,0
	Roßkastanien	10,0
	Weingeist (50proz.)	100,0
b)	Salizylsäure	1,0
	Schmierseife	5,0

a) einige Tage mazerieren, kolieren, in 100 g Kolatur b) lösen.

Amylalkohol	32,0
Schmierseife	30,0
Kaliumsulfid	3,0
Wasser	ad 1000,0

Kernseife	100,0
Brennspiritus	40,0
Petroleum	300,0
Kresolseifenlösung	20,0
Wasser, heiß	4500,0

Je nach Alter und Art der Pflanzen mit der 2—8fachen Menge Wasser verdünnt zum Abspritzen oder Waschen.

Pflanzenwaschmittel.

Faßseife	40,0
Wasser	650,0
Tabakextrakt	60,0
Fuselöl	50,0
Spiritus, denat.	200,0

Zum Gebrauch 1:5 mit Wasser verdünnen.

Quassiaseife.

a)	Lignum Quassiae	250,0
	Aqua	2500,0
b)	Sapo kalinus	150,0
	Fuselöl	200,0
	Spiritus denat.	800,0

Zu dem erkalteten Dekokt nach a) wird b) zugesetzt.

Pulver zum Verstäuben.

Fructus Colocynthidis plv.	4,0
Rhizoma Veratri plv.	16,0
Flores Pyrethri	8,0

Flores Pyrethri plv.	14,0
Lignum Quassiae plv.	6,0
Ammonium carbonicum plv.	2,0

Spritzmittel für Rosen.

Decoctum Ligni Quassiae	100,0 : 5000,0
Sapo viridis	100,0

Zum Bespritzen.

Mittel gegen Blutlaus.

Ausbürsten der befallenen Stellen mit:
Alaun	1,0
Soda	2,0
Wasser	15,0

Schmierseife	35,0
Fuselöl	60,0
Wasser	100,0

Kresolseifenlösung	1 : 1000,0

Spritzmittel.
Tabakrippen	20,0
Wasser	300,0

Abkochen, kolieren.

Schmierseife	4,0
Wasser	100,0
Fuselöl	5,0
Tabakextrakt	6,0
Brennspiritus	20,6

Schmierseife	100,0
Wasser, heiß	600,0
Petroleum	200,0

Emulgieren und dann mit 10—15 Liter Wasser verdünnen.

Mittel gegen Erdflöhe.

Begießen mit Tabakabkochung 1:20.

Begießen mit Wermut-
abkochung   1 : 10,0—20,0.

Insektenpulver streuen.

Schwefelpulver streuen.

Raupenleim.

Kolophonium	300,0
Wachs, gelb	20,0
Leinölfirnis	200,0

Der Leinölfirnis wird der halb erkalteten Schmelze von Harz und Wachs zugerührt.

Resina Pini	200,0
Colophonium	1000,0
Terebinthina	140,0
Pix liquida	80,0
Adeps suillus	500,0
Oleum Rapae	240,0
Sebum	200,0

Zusammenschmelzen.

Kolophonium	400,0
Pech, schwarzes	200,0
Wachs	20,0
Rüböl	250,0

Zusammenschmelzen.

Spritzmittel gegen Raupenfraß.

a) Quassiaholz	7,5
Wasser	50,0
b) Schmierseife	12,5
Wasser	50,0

a) aufkochen, nach 24 Stunden abgießen, b) zusetzen; mit der fünffachen Menge Wasser zum Gebrauch verdünnen.

Schmierseife	10,0
Wasser	50,0
Brennspiritus	20,0
Tetralin	20,0

Mit der fünffachen Wassermenge zum Gebrauch verdünnen.

Blumendüngesalz für Topfpflanzen.

Ammonium nitricum	40,0
Ammonium phosphoricum	20,0
Kalium nitricum	25,0
Calcium sulfuricum	6,0
Ferrum sulfuric. oxydulat.	
ammon.	4,0

4 g der Mischung auf 1 Liter Wasser zum Begießen.

Manganum chloratum	10,0
Calcium chloratum	100,0
Ammonium chloratum	1000,0
Kalium nitricum	
Calcium biphosphori-	
cum	āā 6000,0
Natrium nitricum	7000,0

1 Teelöffel voll auf 1 Liter Wasser zum Begießen.

Pflanzendünger für Topfpflanzen.

10 g Kochsalz, 5 g Salpeter, 5 g Bittersalz, 2 g phosphorsaures Natron werden gemischt und in Gläser gefüllt. Anwendung: 1 Kaffeelöffel voll wird in 1 l Wasser gelöst; mit dieser Lösung sind die Pflanzen täglich zu begießen. — Zur Düngung von Gemüse-, Obst- und Blumengärten dient folgendes Gemisch: 30 g phosphorsaures Ammonium, 25 g Kalisalpeter, 25 g Chilesalpeter, 20 g schwefelsaures Ammonium. Alle 3 bis 5 Tage werden die Pflanzen mit einer wässrigen Lösung (1 : 1000) dieser Mischung begossen. Pflanzen, die sich langsam entwickeln oder im Schatten stehen, darf man nicht so gießen. Während der Zeit von Oktober bis April ist von einer Düngung überhaupt Abstand zu nehmen. Auch für Zimmerpflanzen soll dieser Dünger verwendbar sein, wobei jedoch genügend Luft, Licht und Wärme vorhanden sein muß.

Insektenabwehrmittel.

Mückenschutzcreme.

Natrium carbonicum	22,5
Tragacantha plv.	3,0
Spiritus	15,0
Glycerinum	45,0
Spiritus saponatus	10,0
Aqua dest.	22,0
Menthol	1,0
Natrium benzoicum	1,0
Oleum Cironellae	1,0

Man bereitet aus Traganth, 5 g Spiritus, Wasser und Glyzerin einen Schleim, in dem man die Soda zur Lösung bringt. Dann setzt man die Lösung der übrigen Bestandteile in Weingeist und Seifenspiritus zu und arbeitet gut durch.

Chininum hydrochlor.	1,0
Aqua dest.	2,0
Oleum Jecoris Aselli	15,0
Adeps Lanae anhydric.	42,0
Jonon oder Oleum Melissae q. s. als Geruchskorrigens.	

Diese zwar wenig angenehm riechende Salbe soll ausgezeichnet auch gegen Moskitos und ähnliche gefährliche Insekten der heißen Gegenden Schutz gewähren.

Oleum Melissae	50,0
Adeps Lanae anhydr.	75,0

Mückenschutztinktur.

Flores Pyrethri	1,0
Spiritus dilutus	10,0

Fiat tinctura. — Zum Verspritzen in geschlossenen Räumen und zum Bestreichen der Haut. An Stelle von Spiritus dilutus können auch andere Extraktionsmittel, wie Brennspiritus, Propylalkohol u. a. m. Verwendung finden.

Oleum Caryophylli (oder Ol. Eucalypti)	2,0
Spiritus coloniensis	10,0
Spiritus	50,0

Zum Bestreichen der Haut.

Räucherkerzen.

Carbo Ligni plv.	500,0
Kalium nitricum	60,0
Phenolum liquefact.	40,0

Salpeter wird mit Wasser angefeuchtet, mit dem Gemenge der mit Traganthschleim zur dicken Paste angestoßen übrigen Bestandteile gut gemischt. Aus der fertigen Masse werden Kegel geformt. die bei gelinder Wärme, wenn möglich in einem angewärmten Luftstrom, getrocknet werden. Der Rauch dieser Räucherkerzen soll zwei bis drei Stunden in dem betreffenden Raum einwirken; Tür- und Fensterritzen müssen verstopft oder verklebt werden, um ihn am Abziehen zu hindern.

Antimücken-Creme.

Dimethylphthalat	200,0
Magnesiumstearat	30,0
Zinkstearat	70,0

(The Chem. a. Drugg. 1950/294.)

Wohlriechende Räucherkerzen.

a) Carbo Tiliae plv. groß.		90,0
Kalium nitricum		1,5
Aqua dest.		100,0
b) Tragacantha		2,0
Tinctura Benzoes		
Balsamum peruvianum		
Balsamum tolutanum		
Styrax		
Oleum Geranii	āā	0,6
Oleum Bergamottae		
Oleum Citronellae	āā	0,7
c) Mucilago Tragacanthae continens 2proz. Kalium nitricum		qu. s.

a) die Kohle wird mit der Salpeterlösung getränkt und bei mäßiger Wärme getrocknet. Das Pulver wird mit b) und dann mit der erforderlichen Menge von c) zu einem steifen Brei angerührt, aus dem man Kegel beliebiger Größe formt, die man mit Bronzepulver bestreut und trocknet.

Mückencreme.

Dimetnylphthalat	200,0
Magnesiumstearat	30,0
Zinkstearat	70,0

Mittel gegen Insektenstiche.

I

Formaldehyd (40%)		15,0
Azeton		4,0
Balsam, Canadense		1,0
Xylol		5,0
Ol. Anisi	gtt.	III

II

Formaldehyd (40%)		45,0
Azeton		12,0
Nipagin		0,1
Eukalyptusöl	gtt	X

Insektenabwehrmittel.

4 g Eucalyptusöl,
2 g Thymol,
1 g Anisöl,
1 g Nelkenöl,
92 g Alkohol oder Vaselinöl.

Insektenvertreibendes Mittel.

10 g Poleyöl,
10 g Birkenteeröl,
5 g Terpentinöl,

7 g Campherspiritus,
2 g Phenol,
5 g Glycerin,
2 g Triäthanolamin,
59 g Wasser.

Mittel gegen Stechmücken.

1 Teil Thymianöl,
1 Teil Pyrethrumextract,
2—3 Teile Rizinusöl.

Abschreckungsmittel gegen Moskitos.

100 g Zimtalkohol,
894 g Äthylakohol,
60 g Calciumchlorid,
40 g Magnesiumchlorid,
0,5 g Geraniol.

Dto.

100 g Zimtalkohol,
60 g Calciumchlorid,
900 g Alkohol,
100 g Wasser.

Insektenstichcreme.

90 g Stearatcreme,
6 g Benzin,
3 g Naphtalin,
1 g Poleyöl.

Räuchermittel zur Bekämpfung von Fliegen.

Man vermischt:

73,75 Teile lauwarmes Wasser,
5 „ trockene Rohglucose,
15 „ feines Sägemehl,
5 „ Eucalyptusöl,
0,25 „ Campher,
0,75 „ Pyrethrum,
0,25 „ eines Farbstoffes,

formt das Gemisch zu Stäbchen oder dergl. und trocknet diese.

Moskito-Abwehrmittel.

2 g Citronellöl, Java,
1 g Campherspiritus,
1 g Cedernholzöl, Florida.

Dto.

3 g Citronellöl, Java,
2 g Paraffinöl,
4 g Cocosnußöl.

Diesen Mischungen werden je 1% Carbolsäure zugegeben.

Mittel gegen Insektenstiche.

1. Rp.

Anaesthesini	1,0
Phenoli puri	0,5
Olei Menthae piperitae	
Olei Citronellae	
Olei Eucalypti	āā 5,0
Olei Ricini	20,0
Liquoris Ammonii caustici spirituosi	ad 100,0

MDS.: Mischen, absetzen lassen, klar abgießen. Zur Füllung in Flaschen.

2. Rp. *Italienisches Insektenstichmittel.*

Tincturae Aloes 10,0

Signetur: Zum Betupfen.

Phtalsäure-dimethyl-ester.

Der Phtalsäure-dimethylester ist in den USA. als ausgezeichnetes Abwehrmittel gegen Fliegen und Moskitos erkannt worden. Ein dünner Überzug auf der Haut schützt für etwa 6 Stunden, sofern er nicht durch mechanische Einwirkung vorher entfernt wird (Kikuth).

Schneckenplage.

Zu den spezifischen Giften zählt Kupfersulfat. Man besprüht die Flächen abends oder früh mit 3proz. Kupfersulfatlösung oder aber man streut eine gleichmäßige Mischung von 1 Teil feingepulvertem Kupfersulfat und 20 Teilen Kainit aus. In den meisten Fällen genügt ein einmaliges Ausstreuen. Von etwas geringerer Giftigkeit ist Eisensulftt. Man benutzt entweder 30proz. Eisensulfatlösung oder ein Gemisch von 20 kg Eisensulfat mit 1 hl Sand zum Spritzen bzw. zum Streuen. Der Arsen-Kleie-Köder wird aus 6 kg Weizenkleie, 250 g Schweinfurtergrün und 3—4 kg Wasser bereitet. Auf 1 ha streut man 100—120 kg dieses Giftköders.

Krähenvertilgungsmittel.

Man bereite eine Mischung von Fisch- oder Fleischabfällen mit 10proz. Phospholatwerge im Verhältnis 20 : 1 und lege diese Mischung an abgelegenen Stellen aus. 2. Kleine Fische werden mit Phosphorbrei oder Strychninnitrat vergiftet, indem man die in Gelatinekapseln eingebrachten Gifte in die aufgeschnittenen Fische hineinsteckt.

Wanzenvertilgung.

I

Zum Bepinseln von Möbeln, Fugen und Ritzen.

| Tabak | 100,0 |
| Benzin | 1000,0 |

5 Tage digerieren!
Zum Filtrat zusetzen:

| Naphthalin | 100,0 |

II

Phenol liquef.	3,0
Ol Paraffini	2,0
Naphthalin	2,0
Terpentinöl	90,0

III

10proz. D.D.T.-Puder

IV

5proz. D.D.T.-Kerosen-Lösung

V

Kresol	3,0
Paradichlorphenol	13,0
Petroleum	60,0

(S.A.Z. 1949/353.)

D.D.T.-Suspension zur Fliegenvertilgung.

D.D.T.	50,0
Wasser	500,0
Aethylenglykol	50,0

m. f. suspens.
Zum Vernebeln.

16. Mittel gegen Schnupfen und dergleichen.

Der akute Schnupfen (Rhinitis) ist eine Entzündung der Schleimhaut des Naseninneren. Die Ursache und die Entstehung des akuten Schnupfens ist bis heute noch nicht restlos geklärt. Es ist aber sehr wahrscheinlich, daß Erkältungsnoxe und Infektion in Kombination das Zustandekommen bedingen. Für die Infektionstheorie spricht der Umstand der gehäuften Erkrankung in Familien und Instituten usw. Der akute Schnupfen dürfte durch verschiedene Erreger hervorgerufen werden. Es ist aber sehr wahrscheinlich, daß gewöhnlich eine Erkältungsnoxe die Disposition für das Zustandekommen einer solchen Entzündung schafft. Dazu bedarf es zweifellos nicht immer einer direkten Infektion. Wir beherbergen im Nasenrachenraum und in der Nase stets verschiedenartige Bakterien. Diese werden bei voller Gesundheit und bei normaler Reaktion der Schleimhaut sozusagen niedergehalten und vegetieren als Saprophyten. Wenn aber die Abwehr durch vorübergehende Schwäche — durch Indisposition —, und dazu gehört das Verkühlungsmoment, nicht auf der vollen Höhe ist, dann können saprophytisch lebende Keime virulent werden und ihre pathogene Wirkung entfalten.

Schnupfenwatte.

Mentholum	1,0
Hexamethylentetraminum	1,5
Glycerinum	
Oleum Citronellae	āā 0,5
Spiritus	ad 100,0

Mit dieser Lösung wird Watte getränkt, Man läßt den Weingeist bei Lufttemperatur verdunsten und füllt in Glasröhrchen oder kleine Blechdöschen ab.

Nasen-Einträufelung.

| Mentholum valerianic. | 1,0 |
| Paraffinum liquid. | 10,0 |

Schnupfen-Nasenspülung.

| Natrium chloratum | 0,9 |
| Aqua Menthae pip. | ad 100,0 |

| Acidum boricum | 1,0 |
| Aqua Menthae pip. | ad 50,0 |

Schnupfentee.

Fores Sambuci
Flores Tiliae
Folia Melissae āā
1—2 Teelöffel voll auf 1 Tasse Tee, vor
dem Zubettgehen heiß trinken.

Schnupfpulver.

Acidum boricum		
Sulfur depuratum	āā	10,0
Mentholum		0,15
Eucalyptolum		0,2
(Evtl. Zusatz von Psicain-Neu 0,02)		

Acidum boricum	5,0
Natrium sozojodolicum	5,0
Mentholum	0,1

Silargel	0,5—1,0
Novocain	0,2
Suprarenin. hydrochloric.	0,0003
Tinctura Benzoes	0,5
Acidum boricum	2,0
Saccharum Lactis	ad 10,0

Lenigallol	1,0
Zincum oxydatum	9,0
Saccharum Lactis	ad 20,0

Mentholum		0,15
Acidum boricum		
Saccharum Lactis	āā	ad 10,0

Acidum acetylo-salicylicum		5,0
Bolus alba		
Borax	āā	10,0
Saccharum Lactis		75,0
Mentholum		1,0

Menthol	0,1
(Larocain	0,2)
Sem. Coffeae tost. plv.	0,7
Rhiz. Iridis plv.	2,0
Acidum boricum plv.	3,0
Saccharum lact.	ad 10,0

Schnupfensalbe.

Zur Einführung in die Nase:

Mentholum	4,0
Anaesthesin	6,0
Suprareninum solutum	
1 : 1000	7,0
Unguentum molle	ad 200,0

Lenigallol	1,5
Zincum oxydatum	5,0
Vaselin. alb.	ad 25,0

Neben den hier genannten fetten Salbengrundlagen werden auch fettfreie, z. B.
mit Glyzerinsalbe oder Pflanzenschleim
hergestellte Präparate selbst bei Heufieber erfolgreich verwendet.

Mentholum		
Eucalyptolum	āā	0,5
Ephetonin		0,3
Unguentum Glycerini	ad	25,0

Anaestheform		1,0
Menthol		0,75
Eucalyptol		1,0
Ephedrin. hydrochloric.		1,0
Aqua dest.		5,0
Adeps Lanae anhydric.		
Vaselin. alb.	āā	ad 50,0

Bei chronischen Erkrankungen der Na-
senschleimhaut ist der normale Säfteaus-
tausch durch Veränderungen im Zellenge-
webeaufbau gestört; deshalb ist auf die
Widerherstellung des normalen P_H-
Werts hinzuarbeiten, er
liegt bei 7,2. Erreicht wird dies durch
Verwendung der nachfolgenden Salbe:

Cera alba	7,0
Cetaceum	8,0
Oleum Amygdalar.	60,0
Normolactol. liquid.	10,0
Aqua dest.	15,0

Taschentuch-Inhalation.

Die aus England kommende Methode zur
Bekämpfung des Schnupfens besteht
darin, daß man einige Tropfen einer
mentholhaltigen Flüssigkeit auf das Ta-
schentuch gießt und das durch die Hand-
wärme verdunstende Öl einatmet.

Oleum Terebinthin.	60,0
Oleum Abietis helvetic.	
(vel Ol. Pin. silv.)	15,0
Oleum Eucalypt.	4,0
Menthol	1.2
Aether	gtt. XX
Oleum Cajeput.	gtt. II
Alcohol	ad 180,0

Schnupfenäther.

Menthol	10,0
Liquor Ammonii caust.	
spirit.	30,0
Chloroform	70,0

Einige Tropfen auf der Hand verreiben und durch Mund und Nase einatmen.

Nasenbluten.

Als vorübergehend Abhilfe schaffendes Mittel wird mehrmals täglich eine gehäufte Messerspitze voll Pulver I in Wasser eingenommen; als Prophylaktikum wird das Pulver II eingeschnupft.

P u l v e r I; zum Einnehmen.

Tartarus depuratus	15,0
Saccharum amylac.	5,0

P u l v e r II; zum Schnupfen.

Pyrazolon phenyl-	
dimethylic.	0,5
Acidum tannicum	1,0
Saccharum alb. pulv.	10,0

Augentropfen.

Ephetonin	0,3
Novocain	0,1
Aqua dest.	ad 10,0

Zincum sulfuric.	0,02—0,03
Ephetonin	0,3
Novocain	0,3
Aqua dest.	ad 10,0

Augenbad.

Acidum boric.	25,0
Borax	30,0
Glycerin	10,0
Aqua Hamamelid.	50,0
Aqua dest.	ad 1000,0

Zum Augenbad mit gleichen Teilen warmem Wasser verdünnen.

Augenessenz (nach ROMERSHAUSEN).

Fruct. Foeniculi cont.	
Spiritus dilutus	300,0

Man digeriert bei gelinder Wärme mehrere Tage und fügt der Kolatur 14 Tropfen Ol. Foeniculi zu.

Augensalbe (nach PAGÉNSTECHER).

Hydrarg. oxydat. via hum.	
parat.	0,3
Adeps suillus	10,0

Gurgelwässer.

Phenylum salicylicum	1,5
Mentholum	6,0
Oleum Anisi	1,6
Oleum Cinnamomi	0,8
Oleum Caryophylli	1,0
Vanillin	0,02
Spiritus (95proz.)	480,0
Saccharin	0,06
Himbeerrot	0,25
Aqua dest.	ad 1000,0

5—6Tropfen auf 1 Glas warmes Wasser.

Acidum sulfosalicylic.	5,0
Glycerin	10,0
Aqua Menth. pip.	ad 100,0

10—15 Tropfen auf 1 Glas laues Wasser.

Formaldehyd. solutus	
Spiritus (96proz.)	āā 10,0
Chloroform	5,0
Oleum Menthae pip.	
Oleum Salviae	āā gtt. II

20—30 Tropfen auf ein Glas lauwarmes Wasser zum Gurgeln.

Liquor Ferri sesquichlorati	5,0
Glycerinum	45,0
Sol. Acidi boric. (3proz.)	ad 100,0

Einen Eßlöffel voll auf ein Glas warmes Wasser.

Chinosol	1,0
Aqua Menthae pip.	ad 300,0

Mit der gleichen bis doppelten Menge warmen Wassers verdünnt zu gebrauchen.

Infus. Fol. Salviae	10,0 : 170,0
Borax	5,0
Tinctura Myrrhae	15,0

oder anstatt Borax und Myrrhentinktur:

Natrium bicarbonicum	5,0
Aqua Menthae pip.	ad 200,0

Bei Angina, Laryngitis und Pharyngitis.
Von folgender Mischung wird 1 Teelöffel
voll auf 1 Glas Wasser zum Gurgeln verwendet:

Ammonium chlorat.	
Calcium chlorat. cryst.	āā 2,0
Aqua dest.	10,0
Oleum Menth. pip.	gtt. II
Spiritus dilut.	ad 75,0

Gargarisma antisepticum.

Eine antiseptische und zugleich schmerzstillende Wirkung wird ausgelöst von
dem in den BMF.-Vorschriften aufgeführten Gurgelmittel, von dem man 1 Teelöffel
voll auf 1 Glas Wasser nimmt.

Subcutin	1,0
Tinctura Arnicae	10,0
Aqua Salviae	ad 100,0

*Gurgelwasser gegen Trockenheit
im Munde.*

Natrium bicarbonicum	
Borax	āā 6,0
Glycerinum	25,0
Tinctura Menthae pip.	1,0
Aqua dest.	400,0

Ohrtropfen (zur Pfropfenentfernung).

Acidum carbolic. liquefact.	0,06
Natrium bicarbonicum	0,6
Glycerin.	7,5
Aqua dest.	ad 30,0

17. Herstellung von Tabletten

Zur Herstellung der Tabletten arbeitet man entweder nach der Methode des Granu-
lierens oder des Vorpressens, besonders wenn es sich um größere Mengen handelt.
Für kleinere, rezepturmäßige Mengen eignen sich die Vorschriften von RAPP (Pharm.
Ztg. 1929, Nr. 56), oder man hält für Tabletten, die nur geringen Wirkstoff, wie
Alkaloide, Vitamine usw. enthalten ein Milchzucker-Granulat vorrätig. Der Wirkstoff
wird erst mit dem errechneten Gemisch aus Stärke und Talkum fein verrieben und
dann mit dem Granulat innig gemischt (ohne das Granulat zu zerstören).
Als Grundmassen, Bindemittel und Sprengkörper können in der Großherstellung Verwendung finden: Agar, Traganth, Gummi arabicum, Gelatine, Traubenzucker, Kakaopulver, Zucker, Milchzucker Dextrin, Stärke (nicht zu feucht und nicht sauer, am
besten vor Verwendung trocknen), Bolus, Quittenschleim. Stearinsäure, Walrat und
Kakao dienen außer Talkum auch als Gleitmittel, doch sind sie mit Vorsicht anzuwenden. Manche Arzneibücher verbieten ihre Anwendung überhaupt.
Folgende Arzneimittel können ohne Anwendung irgendwelcher Hilfsmittel gepreßt
werden: Ammon. bromat., = chloratum, Borsäure, Borax, Hexamethylentetramin,
Alumen, Natrium bromatum, = chloratum, = jodatum, Kal. chloricum, Kal. jodatum, Kal. permanganicum, Natrium bicarbonicum, Zincum sulfuricum.
Zur Herstellung von Tabletten mit Santonin und Barbituraten kann man eine Mischung von Zucker und Kakaopulver verwenden.
Als Grundmasse von Tabletten mit geringem Wirkstoffgehalt können Kochsalz,
Milchzucker und Harnstoff dienen, wobei zu beachten ist, daß Tabletten mit Harnstoff leicht zerfallen, bei Milchzucker und Zucker ist Zusatz von Sprengmitteln erforderlich.
Manche Arzneimittel brauchen zur Tablettenherstellung kein Granulieren (manchmal
wegen Zersetzung direkt unangebracht), sondern sie werden vorgepreßt. Das Arzneimittel wird mit dem Spreng- und Gleitmittel innig gemischt, bei starkem Druck in
große Tabletten gepreßt, ohne Rücksicht auf Schönheit und Gewichtskonstanz. Die
fertigen Tabletten werden durch Sieb III oder IV mittels Pistill getrieben. Das so
erhaltene Granulat wird vom feinem Pulver abgesiebt und endlich die geforderten
Preßlinge hergestellt unter Berücksichtigung aller Vorsichtsmaßnahmen. Das abge-
siebte Pulver wird beim nächsten Ansatz mitverwendet. Auf diese Weise können
Aceta-, Antineuralgie- und andere Tabletten hergestellt werden. Zum Beispiel:

Aceta-Tabletten.

Acid. acetylosalicyl	0,5
Amylum (trocken)	0,05
Talcum albiss.	0,05

Antineuralgie-Tabletten.

Codein. phosphor.	0,01
Aceta	
Phenazetin	āā 0,25
Amylum (trocken)	0,05
Talcum albiss.	0,05

Einige Vorsichtsmaßnahmen:

Pyratabletten können leicht gelb werden, wenn Gummi zum Granulieren verwendet wird (Oxydasen). Man nehme Traganth oder presse vor. Auf alle Fälle arbeite man vor Licht geschützt, da Pyra am Licht sehr leicht und rasch gefärbt wird.

Aceta, Salipyrin und andere Salicylate werden leicht rosa gefärbt, wenn die Maschine auf zu schnellen Touren läuft. Liefert der Rundläufer in der Stunde 10 000 Tabletten, so sind sie noch weiß, bei 20 000 aber durch die Wärmeentwicklung rosa. Hexamethylentetramin nimmt beim Pressen den unangehmen Fischgeruch an. Die Tabletten sind längere Zeit zu lüften, bis der Geruch verlaufen ist.

Tabletten mit Phenolphthalein werden leicht rot. Man bringt sie auf ein Haarsieb und stellt sie über eine Schale mit Essigsäure. Nach Verschwinden der roten Farbe läßt man bis zum Verschwinden des Essiggeruchs an der Luft stehen.

Für die **Herstellung kleinerer Mengen** (Rezeptur) eignen sich die Vorschriften von RAPP:

Man setzt der Tablettenmasse als Konstituens die unten angegebenen Mengen der Mischung I oder Mischung II zu und granuliert mit der angegebenen Flüssigkeit.

Mischung I.

Pektin Klopfer	
Dextrin	āā

Mischung II.

Pektin Klopfer	
Semmelmehl[1]	2,0

Azetylsalizylsäure	5,0
Mischung I	0,5
Spiritus (50proz.)	1 ccm

Atophan	5,0
Mischung I	0,5
Spiritus (90proz.)	2 ccm

Antipyrin	5,0
Mischung I	0,5
Aqua dest. q. s.	

Bismutum subgallic.	5,0
Mischung II	0,7
Aqua dest.	2 ccm

Chininum muriat.	5,0
Mischung II	0,5
Aqua dest.	1 ccm

Methylsulfonal	5,0
Mischung I	0,5
Spiritus dil.	1 ccm

Migraenin	5,0
Mischung I	0,5
Spiritus dil.	1 ccm

Pulvis Ipecacuanhae opiat.	1,0
Mischung II	4,0
Spiritus (50proz.)	1 ccm

Pyramidon	3,0
Mischung I	0,3
Spiritus q. s.	

[1] Gemahlene Weißbrötchen.

Phenylum salicylic.	5,0
Mischung II	1,0
Mischung I	0,5
Spiritus (50proz.)	1,5 ccm

Phenazetin	5,0
Mischung II	0,7
Aqua dest.	1 ccm

Rhizoma Rhei	4,0
Mischung II	1,0
Mischung I	0,5
Spiritus dil.	1 ccm

Salipyrin	5,0
Mischung II	0,7
Spiritus (50proz.)	1,7 ccm

Tannalbin	5,0
Mischung II	0,7
Spiritus (50proz.)	1,5 ccm

Theobrominum-Natrium	
salicyl.	5,0
Mischung II	0,7
Aqua dest.	1 ccm

Urotropin	5,0
Mischung I	0,5
Spiritus dil.	1,5 ccm

Veronal	5,00
Mischung II	0,5
Spiritus (50proz.)	2 ccm

Weitere Arzneistoffe können in gleicher Weise durch Zusatz der Mischung I oder II zu Tabletten verarbeitet werden.

Herstellung größerer Mengen. Bei größerem Bedarf empfiehlt es sich, die Tablettenmassen nach der nachstehend angegebenen Methode zu körnen (granulieren). Folgende Vorschriften (nach ARENDS und PEIPPELMANN, Apothek.-Ztg. 1936, Nr. 9 und 95) mögen als Musterbeispiele dienen:

Acidum (et Natr.) diaethylbarbituric. 0,5

Acidum diaethylbarbit. plv.	
(nicht krist.!)	250,0
Amylum Solani	34,0
Pektin	8,0
	292,0

mischen und nacheinander granulieren mit den Lösungen a) und b):

a) Stearin. alb. germ.	5,0
Alcohol isopropylic.	25,0
b) Gelatina alba	3,0
Aqua dest.	25,0

Durch Sieb 3 gehen lassen, oberflächlich trocknen, nochmals durch Sieb 3 treiben und vollständig trocknen. Tabletten zu 0,6; Durchmesser 13 mm; mittlerer Druck.

Chinin. hydrochloric. 0,5

Chinin. hydrochloric. plv.	100,0

wird mit nachfolgenden Lösungen von

a) Oleum Cacao	2,0
in Alcohol isopropyl.	15,0 und
b) Gelatine alba	1,0
in Aqua dest.	15,0

gut durchgearbeitet, getrocknet und durch Sieb 4 geschlagen. Dann wird beigemischt:

c) Amylum Solani	15,0
Talcum	2,0

Tabletten zu 0,6; Durchmesser 13 mm; schwacher Druck. — Durch die Beimengung von Stärke und Talk nach der Körnung wird erreicht, daß die sonst schlecht zu verarbeitende Masse nicht an den Stempeln klebt; auch die Zerfallbarkeit so hergestellter Tabletten ist zufriedenstellend.

Dimethylamino - phenyldimethylpyrazolon 0,3

Aminophenazon pulv.	300,0
mischen mit	
Saccharum Lactis	
Amylum Solani	āā 10,0

nacheinander verarbeiten mit den Lösungen a) und b)

a) Gelat. alb.	4,0
Aqua dest.	20,0
b) Stearin. alb. germ.	4,0
Alcohol isopropyl.	15,0

Durch Sieb 3 schlagen, oberflächlich trocknen und mit einer Mischung von

c) Pektin	
Talcum	āā 6,0

lose, aber sorgfältig mischen. Nochmals durch Sieb 3 gehen lassen und Tabletten zu 0,34 pressen. — Durchmesser 9 mm; mittlerer Druck.

Phenacetin 0,5

Phenacetin (klein krist.)	250,0
und	
Amylum Solani	28,0

werden mit den Lösungen a) und b)

a) Gelat. alb.	4,0
Aqua dest.	30,0
b) Stearin. alb. germ.	6,0
Alcohol isopropyl.	20,0

gut verarbeitet, durch Sieb 3 geschlagen und zu Tabletten von 0,6 gepreßt. — Durchmesser 13 mm; mittlerer Druck.

Rhizoma Rhei 0,5

Rhizoma Rhei plv. subt.	100,0
Saccharum lactis	8,0
Talcum	2,0
	Die 110,0 g

wiegende Masse wird mit Stärkekleister (12,5 Amylum Solani auf 50,0 Aqua dest. ferv.) gekörnt, durch Sieb 3 geschlagen, getrocknet und mit der Drogenmühle zu grobem Pulver oder einem feinkörnigen Granulat zerschrotet. — Tabletten zu 0,55; Durchmesser 13 mm; mittlerer Druck.

Santonin-Wurmtabletten

Saccharin	0,1
Vanillin	0,3
Amylum Solani	6,6

aufs feinste verreiben, vermischen mit

Santonin	18,0
Phenolphthalein	30,0
Amylum Solani	
Saccharum Lactis	āā 113,5 und

nacheinander mit den Lösungen a) und b) körnen.

a) Gelat. alb.	6,0
Aqua dest.	60,0
b) Stearin. alb. germ.	6,0
Alcoh. isopropylic.	20,0

Die gut verarbeitete Masse durch Sieb 3 schlagen, oberflächlich trocknen, hinzumischen:

Talcum	6,0
	300,0

Nochmals durch Sieb 3 gehen lassen und vollkommen trocknen.

Tabletten zu 0,5; Durchmesser 13 mm; mittlerer Druck. — Wünscht man die Wirkung zu verstärken, so kann man auch Tabletten zu 1,0 mit einem Durchmesser von 15 mm herstellen.

(Weitere Anweisungen in „ARENDs: Die Tablettenfabrikation und ihre maschinellen Hilfsmittel", Verlag von Julius Springer, Berlin.)

Tabl. solventes.

Succ. Liquir. plv.	200,0
Ammon. chlorat.	200,0
Sacch. lact.	80,0
Talcum	80,0
Benzoe plv.	10,0

Die trockene Mischung ohne weitere Vorbereitung zu 1000 Tabletten pressen. Vor Feuchtigkeit schützen.

Tabul. Calcii laevulinati.

I

Calc. laevul.	500,0
Amyl. Solani	100,0

II

Sol. Gelatin. 4%	
Spiritus 90%	āā 45,0
Acid. hydrochl. dil.	1,0

III

Talcum	50,0

I wird gemischt und mit II granuliert. Nach dem Trocknen wird III zugesiebt und das Granulat dann nochmals durch ein Sieb geschlagen. Zum Pressen von 1000 Tabletten.
(S.A.Z. 1949/151.)

Tabl. spasmolyticae.

Acid. acetylosalicyl.	0,4
Phenacetin.	0,3
Coff. natr. sal.	0,2
Papav. hydrochloric.	0,03

Kohletabletten.

I

3 Teile Carbo medicinalis,
1 Teil Bolus alba

werden mit einem Schleim aus 0,08 Teilen Agar-Pulver und 0,8 Teilen Wasser granuliert.

II

15 Teile Kohlemischung,
1 Teil Gummi-Pektin-Mischung

werden mit Wasser granuliert.

Aus den getrockneten Granulaten werden Tabletten im gewünschten Gewicht gepreßt.

Tabulettae Menthae piperitae.

Ol. Menthae pip. 1—3%	
Sacharum	950,0
Amyl. Titric.	12,0
Alkohol absol.	2,0
Gelatine	0,6
Aqua dest.	30,0

Zucker mit Gelatinelösung (0,6 Gelatine in 30,0 Aqua dest.) granulieren, bei 40° trocknen durch Sieb 3 schlagen, dann Stärke zugeben und mischen. Zum Schluß die alkohol. Lösung des äther. Öls gleichmäßig auf die Tablettenmasse unter ständigem Rühren verteilen und bei starkem jedoch nicht zu hohem Druck (Verflüchtigung des äther. Öls durch Wärmebildung bei hohem Druck) zu Tabletten pressen.

Tabl. Natrii salicylici.

I

Ohne Granulation:

Natr. salicyl. plv. sbt.	500,0
Talcum	150,0
Amyl. Marantae	25,0

Vorpressen, durch Sieb 4 schlagen, 1000 Tabletten à 0,67 pressen.

II

Mit Granulation:

Natr. salicyl.	500,0
Pektin	25,0
Dextrin	25,0
Alkohol. absolut.	100 ccm

1000 Tabletten à 0,55 (nach RAPP).

Keratinlösung zum Überziehen von dünndarmlöslichen Pillen, Tabletten und Dragees.

Keratin	7,0
Ammoniak 10%	50,0
Spir. dilut.	50,0

Keratin-Herstellung.

10 Teile gerasp. Federspulen werden 5 bis 7 Tage lang mit einem Gemisch von 20 Äther und 50 Alkohol stehen gelassen. Der Rückstand wird erst mit Äther, dann mit warmem Wasser nachgewaschen und endlich mit einem Gemisch von 1,0 Pepsin, 5 Teile HCl (25%) und 994 H_2O einen Tag lang bei 40° behandelt. Der gewaschene und getrocknete Rückstand wird 30 Stunden lang mit 100 Teilen Eisessig am Rückflußkühler gekocht, die Lösung durch Glaswolle gefiltert und auf Glasplatten nach dem Eindampfen bei 60—70° getrocknet.

18. Teegemische.

Neben den einfachen Teemischungen haben imprägnierte Teegemische wieder in jüngerer Zeit größere Verbreitung gefunden. Durch diese Bearbeitung, bei der alle oder nur ein Teil der geschnittenen Drogenbestandteile mit Lösungen besonders wirksamer Stoffe entweder imprägniert oder besprayt werden bzw. bei der die Sublimate flüchtiger Wirksubstanzen auf Drogenbestandteile niedergeschlagen werden, erreicht man eine verstärkte Wirksamkeit der damit hergestellten Getränke. Dies wird insbesondere bei medizinischen Teemischungen vorgenommen, weil sich Salze schwer mit Drogen so mischen lassen, daß das Gemisch während der Lagerung oder des etwaigen Transports keine Entmischung und Absonderung der meist spezifisch schwereren Salze erfährt. In weitem Umfang werden jetzt auch wieder besonders für die Herstellung von inländischen Teegemischen, die anstatt schwarzen Tees als Hausgetränke Verwendung finden, Fermentierungen vorgenommen. Bei diesem Verfahren nehmen die Blätter infolge Oxydation des Gerbstoffes eine dunkle Farbe an, gleichzeitig wird die äußere Form der des chinesischen Tees angeglichen; auch soll damit eine die Herbheit behebende Geschmacksverbesserung verbunden sein. Zur Fermentation läßt man die stielfreien, frisch gepflückten Blätter 1 bis 2 Tage 10 cm hoch aufeinandergeschichtet welken, dann werden sie in besonderen Apparaten oder mit der Hand auf der Tischplatte gerollt und in einem Leinensack 30 Minuten lang mit Hilfe eines Wasserbades gedämpft. Darauf werden sie mit ihrer Umhüllung in eine Presse eingespant und bei 40° etwa 12 Stunden lang der Fermentation, einer Art innerer Gärung überlassen, bei der die labileren Inhaltsstoffe, aber auch Gerbstoffe, eine Veränderung erfahren. Der gnaze Vorgang vom Rollen bis zum Fermentieren wird gewöhnlich zweimal wiederholt und der fermentierte Tee in dünner Schicht auf einem mit Tüchern bespannten Holzrahmen ausgebreitet, auf dem man ihn in der Sonne oder in einem gut beheizten Trockenraum möglichst rasch bei öfterem Umwenden trocknet. Schließlich besprengt man den fermentierten Tee noch mit Aromastoffen, z. B. Blütenölen in alkoholischer Lösung, und bewahrt das fertige Produkt nach nochmaligem Trocknen in gut verschlossenen Packungen ähnlich wie chinesischen Tee auf. — Zur Fermentierung eignen sich vor allem Brombeer-, Erdbeer-, Himbeer-, Johannisbeer- und Schlehenblätter getrennt oder in Mischung.

Abführtee.

Zur Imprägnierung können gegebenenfalls die als Purgantia salina bekannten Stoffe z. B. Natrium- oder Magnesiumsulfat, Kalium tartaricum oder bitartaricum, Tartarus natronalus, Magnesium citricum u. dgl. mehr herangezogen werden. Besser ist es jedoch, man imprägniert die Tees nicht, sondern gibt die Salze getrennt.

Guajakholz	100,0
Faulbaumrinde	125,0
Sennesblätter	125,0
Süßholz	150,0
Bohnenschalen	150,0
Hauhechelwurzel	100,0
Rotes Sandelholz	50,0
Stiefmütterchen	40,0
Queckenwurzel	20,0
Bruchkraut	20,0
Malvenblüten	10,0
Ringelblumen	10,0
Hollunderblüten	50,0
Anis, gequetscht	25,0

Haemorrhoidaltee.

Cortex Condurang.	
Cortex Frangul.	
Follicul. Sennae	āā 25,0
Folia Meliss.	
Herba Millefol.	
Flores Arnicae	āā 6,0

Blutreinigungstee.

Radix Liquiritiae	300,0
Cortex Frangulae	1270,0
Herba Asperulae	
Herba Violae tricoloris	
Lignum Juniperi	
Lignum Sassafras	
Lignum Santali rubr.	

(Forts.)

(Forts.)

Radix Sarsaparillae	āā 150,0
Stipites Dulcamarae	
Lignum Guajaci	āā 300,0
Folia Millefolii	1200,0
Semen Sinapis plv. gr.	18,0
Semen Anisi stellat. plv. gr.	20,0

Zur Abkochung.

Species Hierae Picrae.

Die Mischung enthält als überwiegenden Bestandteil Aloe, was am deutlichsten aus der dänischen Arzneibuchformel (Pharm. Ztg. 1935 Nr. 32) ersichtlich ist:

Radix Serpentariae Virgin.	1,0
Rhizoma Zingiberis	1,0
Aloe	8,0

Gebräuchlich sind daneben noch andere Vorschriften, besonders bei uns die folgende:

Radix Helenii	
Rhizoma Galangae	āā 50,0
Boletus Laricis	
Myrrha	
Radix Angelicae	
Radix Gentianae	
Rhizoma Rhei	
Rhizoma Zedoariae	āā 100,0
Aloe	800,0

Zur Abkochung, aber auch zum Ansatz mit Kornbranntwein.

Kinder-Blutreinigungstee.

Herba Violae tricoloris	50,0
Folia Juglandis	25,0
Cortex Salicis	15,0
Folia Sennae	
Radix Liquiritiae	āā 15.0

Einen Eßlöffel voll auf 3—4 Tassen siedendes Wasser zum Aufguß, abseihen, auf die Hälfte einkochen lassen.

Brechstillender Tee.

I
(Nach KROEBER-FLAMM.)

Hba. Centaurii ccs.	10,0
Fr. Carvi cts.	15,0
Fol. Melissae ccs.	15,0
Sum. Juniperi ccs.	20,0
Fol. Menthae pip. ccs.	20,0
Hba. Serpylli ccs.	20,0

Bei Bedarf 1—2 Tassen des Dekoktes.

II
(Nach PEYER.)

Fruct. Carvi cts.	15,0
Flor. Chamomillae ccs.	15,0
Rad. Val. ccs.	15,0
Flor. Lavandulae	5,0

Eiskalt schluckweise trinken!

Beruhigungs-Tee.

Rad. Valer. ccs.	20,0
Strobili. Lupuli ccs.	30,0

Fieber-Tee.

Cort. Chinae ccs.	10,0
Cort. Salicis ccs.	10,0
Fol. Trifolii fibr. ccs.	20,0
Rad. Liquir. ccs.	30,0

Beruhigungstee für Kinder.

	I	II	III	IV
Fol. Menth. pip.	10,0	30,0	30,0	25,0
Radix Valerian.	—	50,0	30,0	25,0
Fructus Foenicul.	10,0	40,0	20,0	—
Fructus Carvi	—	60,0		
Flores Chamomillae	—	20,0	30,0	25,0
Herba Violae tricol.	20,0	—	—	—
Radix Liquiritiae	10,0	—	—	—
Herba Millefolii	—	—	40,0	—
Flores Sambuci	—	—	20,0	—
Folia Salviae	—	—	20,0	—
Folia Farfarae	—	—	10,0	—
Folia Aurantii	—	—	—	25,0
Fructus Anisi	10,0	—	—	—
Folia Trifol. Fibrin.	—	—	—	25,0

Zum Aufguß.

Tee gegen Bettnässen der Kinder.

Herba Hyperici	20,0

Als Abkochung im Laufe eines Tages zu geben.

Rhizoma Tormentillae	3,0
Folia Plantaginis	4,0
Herba Equiseti	2,0

Mit 500 g Wasser zum Aufguß, 20 Minuten ziehen lassen. Dreimal täglich eine halbe Tasse voll geben.

Cortex Rhois aromaticae	
Herba Hyperici	
Herba Solidaginis Virgaureae	āā

Zum Teeaufguß.

Blasen- und Nierentee.

	I	II	III	IV	V
Herba Herniar.	15,0	—	—	10,0	—
Herba Chenopod.	15,0	—	—	—	—
Folia Uvae urs.	15,0	20,0	23,0	10,0	15,0
Radix Levistic.	5,0	10,0	—	—	20,0
Radix Ononid.	5,0	10,0	—	—	20,0
Radix Liquirit.	5,0	—	—	—	—
Fructus Petroselin	—	12,5	—	1,8	5,0
Fructus Juniper.	5,0	12,5	—	—	—
Fructus Foeniculi	—	20,0	—	—	—
Fructus Anisi	—	—	—	—	—
Fructus Carvi	3,0	—	—	—	—
Fructus Coriandri	3,0	—	—	—	—
Herba Chelidonii	—	—	—	—	1,0
Folia Malvae silv.	—	—	—	—	10,0
Folia Betulae	—	—	6,0	—	10,0
Fructus Cynosbat.	—	—	—	—	10,0
Radix Pimpinell.	—	—	—	—	20,0
Rhizoma Calami	—	—	1,0	—	—
Folia Trifolii fibrin.	—	—	1,0	—	—
Herba Tarax.	—	—	3,4	—	—
Fruct. Phaseol. sin. sem.	—	—	78,0	—	—
Stygm. Maydis	—	—	4,8	—	—
Herba Equiseti.	—	—	3,2	—	—
Flores Chamomillae	5,0	—	—	—	—
Folia Menthae pip.	5,0	—	—	—	—
Flores Sambuci	5,0	—	—	—	—
Rhizoma Graminis	—	20,0	—	—	20,0

Man nimmt einen Eßlöffel voll Teegemisch auf eine Tasse Tee zum Aufguß, läßt kurz aufkochen und eine halbe Stunde ziehen. Für sich zum Aufguß in Einzelgaben von

etwa 1,0 oder als Zusatz zu einer der vor-
genannten Teemischungen verwendet man:
Folia Orthosiphonis.

Species diureticae.

Folia Belladonnae	1,0
Hexamethylentetramin	5,0
Folia Uvae urs.	
Folia Betul.	
Rhizoma Gramin.	āā ad 100,0

Hexamethylentetramin wird in der zehnfachen Wassermenge gelöst und die Teemischung damit imprägniert.

Fructus Juniper. rec. contus.	
Radix Ononid. conc.	
Radix Petroselin. conc.	āā 20,0
Tartarus depurat.	
Bulb. Scill. conc.	
Fructus Anisi contus.	āā 5,0

Mit 5 v. H. konzentrierter heißer Wein-
steinlösung durchtränkt man die Hau-
hechelwurzel und verarbeitet die Drogen
erst nach dem Trocknen mit den anderen
Bestandteilen.
Zum Aufguß. 30 Minuten ziehen lassen.

Species diureticae Hesse.

Folia Uvae Ursi	70,0
Radix Ononidis	
Lignum Sassafras	
Herba Herniariae	āā 20,0
Fructus Petroselini	5,0
Folia Menthae pip.	15,0

Zum Aufguß, ½ Stunde ziehen lassen.

Wildunger Tee.

Fructus Phaseoli sine semine	72,0
Stigmata Maydis	6,0
Herba Equiseti	4,0
Folia Betulae	5,4
Folia Uvae Ursi	50
Folia Bucco	2,5
Folia Menthae pip.	1,0
Radix Liquiritiae	2,5
Fructus Anisi	1,6

Zum Aufguß einen Eßlöffel voll auf
1 Tasse Wasser.

Brust- und Hustentee.

Zur Imprägnierung für Husten-
und Brusteegemische können folgende Lösungen herangezogen werden:

| Bromsalzgemische | 30,0 |
| Wasser | ad 100,0 |

| Calcium glycerinophosphor. | 10,0 |
| Aqua dest. | ad 150,0 |

Menthol	0,1
Oleum Eucalypt.	0,5
Ammonium chlorat.	20,0
Spiritus dilutus	ad 100,0

Menthol	0,1
Oleum Eucalypt.	0,5
Ammonium chlorat.	20,0
Spiritus dilutus	ad 100,0

Species pectorales Berolinenses.

Flores Rhoeados	10,0
Fructus Anisi stellati	
Fructus Anisi	
Flores Verbasci	āā 20,0
Rhizoma Iridis	
Fructus Hordei perl.	
Passulae minores	āā 40,0
Radix Liquiritiae	60,0
Folia Farfarae	
Fructus Caricae	āā 80,0
Radix Althaeae	160,0

Hustentee.

Radix Senegae	
Flores Tiliae	
Fructus Anisi stellat,	āā 5,0
Rhizoma Iridis	10,0
Radix Liquiritiae	15,0
Stipites Dulcamarae	15,0
Fructus Coriandri	20,0
Carrageen	25,0

Elsässer Brusttee.

Folia Farfarae	180,0
Lichen islandicus	75,0
Radix Althaeae	450,0
Herba Capill. Veneris	75,0
Rhizoma Graminis	75,0
Capites Papaveris	120,0
Flores Rhoeados	120,0
Flores Stoechados ·	45,0
Flores Verbasci ·	45,0

(Forts.)

(Forts.)

Fructus Foeniculi	30,0
Fructus Ceratoniae	750,0
Rhizoma Iridis	75,0

Alles grob geschnitten.
Aufguß längere Zeit ziehen lassen.

Species pectorales Franck.

Radix Althaeae
Radix Liquiritiae
Semen Lini ää

Keuchhustentee.

Hba. Droserae ccs.	10,0
Hba. Thymi ccs.	15,0
Flor. Sambuci	20,0
Rad. Althaeae ccs.	20,0
Fr. Anisi cts.	10,0

Keuchhustentee.

Herba Droserae		
Folia Castaneae vesc.	ää	6,0
Folia Eucalypti		3,0
Herba Violae tricoloris		6,0
Herba Plantaginis		3,0
Herba Thymi		10,0
Radix Liquiritiae		5,0

Einen Tee- bis Eßlöffel auf eine Tasse Wasser zum Aufguß.

Diabetiker-Tee.

Als Süß- gleichzeitig Nährmittel entsprechende Mengen Sionon verwenden.

Folia Sennae	5,0
Folia Betul.	
Folia Boldo	ää 10,0
Legum. Phaseol.	
Fructus Syzygii Jambol.	
Cortex Syzygii Jambol.	ää 15,0
Folia Myrtill.	30,0

Folia Rosmarin.	
Folia Rubi fruticos.	ää 5,0
Herba Dryadis octopetal.	
Herba Caryophyll.	
Herba Potentill. aur.	
Herba Polygon. avicul.	ää 7,5
Fol. Uvae urs.	20,0
Folia Myrtilli	ad 100,0

Fructus Phaseol. sine semine	20,0
Herba Galegae officin.	15,0
Herba Myrtill.	15,0
Folia Pyrolae	25,0
Folia Sanicul. europ.	10,0
Folia Uvae ursi	10,0
Folia Alchemill.	15,0
Herba Artemisiae	10,0
Herba Solidag. virg. aur.	25,0

Diabetestee.

150,0 Heidelbeerblätter,
20,0 Johanniskraut,
30,0 Löwenzahnwurzel mit Kraut,
35,0 Bohnenschalen,
15,0 Wacholderbeeren.

50,0 Heidelbeerblätter,
75,0 Eukalyptusblätter,
15,0 Baldrianwurzel,
10,0 Bärentraubenblätter.

Entfettungstee.
Marienbadertee.

Radix Liquiritiae	62,0
Manna	500,0
Flores Malvae vulg.	62,0
Folia Sennae	500,0
Radix Polypodii	62,0
Saccharum album	125,0

Aufguß 20 Minuten ziehen lassen.

Entfettungstee.

Hba. Fumariae ccs.	10,0
Rad. Ebuli ccs.	20,0
Fr. Rhamni cath. cts.	
Cort. Frangulae ccs.	ää 15,0
Fucus vesiculos. ccs.	40,0

Entfettungstee-Mischung.

I

Fol. Sennae ccs.	50,0
Fl. Acaciae ccs.	10,0
Fr. Coriandri cts.	10,0
Fr. Foeniculi cts.	5,0
Fr. Anisi cts.	5,0

II

Fol. Sennae ccs.	10,0
Rhiz. Rhei. ccs.	10,0
Rad. Liquiritiae ccs.	10,0
Fr. Coriandri cts .	5,0

(Forts.)

(Forts.)

Fr. Foeniculi cts.	5,0
Fr. Anisi cts.	5,0
Flor. Malvae ccs.	10,0
Rhiz. Graminis ccs.	10,0
Manna ccs.	5,0
Caricae ccs.	5,0

III

Fol. Sennae ccs.	64,0
Fuc. vesiculos ccs.	75,0
Fr. Foeniculi cts.	20,0
Fr. Anisi. cts.	20,0
Flor. Sambuci	40,0
Manna ccs.	22,5
Acid. tartaric.	2,5
Tartar. natronat.	37,5

IV

Cort. Frangulae ccs.	15,0
Fuc. vesiculos. ccs.	40,0
Rad. Ebuli ccs.	15,0
Manna ccs.	10,0
Fr. Rhamni cath. ccs.	15,0
Hba. Fumariae ccs.	15,0

V

Fol. Sennae ccs.	50,0
Fr. Foeniculi cts.	30,0
Sem. Foeniculi cts.	30,0
Sem. Foenugraeci cts.	30,0
Flor. Chamomillae	50,0
Sal. Carol. art.	30,0

VI

Fol. Sennae ccs.	50,0
Rad. Polypodii ccs.	12,5
Rad. Liquir. ccs.	12,5
Manna ccs.	100,0
Caricae ccs.	20,0
Flores Malvae vulg.	12,5

VII

Fol. Sennae ccs.	40,0
Passulae	25,0
Rad. Polypodii ccs.	10,0
Rad. Liquir. ccs.	40,0
Fl. Calcatrippae ccs.	10,0
Manna ccs.	70,0

VIII

Follic. Sennae ccs.	50,0
Rad. Liquir. ccs.	10,0
Fl. Acaciae	5,0
Fr. Anisi stell. ccs.	5,0
Fr. Phaseoli. s. sem. ccs.	10,0
Fl. Calcatrippae	5,.0
Manna ccs.	5,0
Caricae ccs.	5,0

IX

Fuc. vesiculos.	40,0
Herb. Nasturtii	10,0
Cort. Frangulae	30,0
Rad. Taraxac. c. herb.	20,0

MDS. Zur Abkochung 1 Eßl. auf 1 Tasse Wasser. Morgens und abends je 2 Tassen.

X

(Nach TAUBMANN.)

Fuc. vesiculos.		15,0
Cort. Frangul.		15,0
Fol. Sennae		
Rad. Ononid.		
Rad. Levistici	āā	10,0
Fol. Vitis Idaei	ad	100,0

Species haemocatharticae.
Species aperitivae.

Flores Sambuci	5,0
Fol. Menthae pip.	20,0
Fol. Junglandis	10,0
Fol. Betulae	10,0
Cort. Phaseoli	20,0
Rad. Ononidis	5,0
Hba. Violae tricol	10,0
Hba. Fumariae	5,0
Rad. liquiritiae	15,0
	100,0

Tee für Erkältungskrankheiten *(Grippe)*.

	I	II	III	IV	V
Flor. Tiliae	5,0	—	—	—	25,0
Fol. Sennae	5,0	—	—	—	—
Flor. Acaciae	5,0	—	—	—	—
Cort. Frangulae	10,0	—	—	—	—
Fol. Menth. pip.	5,0	—	—	—	—
Herb. Trifol. fibr.	—	60,0	25,0	—	—
Herb. Absinthii	—	30,0	—	—	—
Cort. Salicis	—	20,0	—	—	—
Rad. Liquirit.	—	20,0	—	5,0	—
Fruct. Anis. stell.	—	20,0	—	5,0	—
Herb. Centaurei	—	—	25,0	—	—
Cort. Chinae	—	—	12,5	—	—
Rhiz. Gramin.	—	—	12,5	—	—
Rad. Taraxac.	—	—	12,5	—	—
Flor. Sambuci	—	—	—	—	25,0
Flor. Verbasci	—	—	—	5,0	25,0
Herb. Galeops.	—	—	—	15,0	—
Fol. Farfarae	—	—	—	15,0	—
Carrageen	—	—	—	15,0	—
Rad. Althaeae	—	—	—	15,0	—
Herb. Polygalae	—	—	—	20,0	—

Man nimmt 1—2 Eßlöffel voll zum Aufguß für eine Tasse Getränk. Nicht sofort abgießen, sondern längere Zeit ziehen lassen.

Blutreinigungstee.

Flores Sambuci	5,0
Fol. Menth. pip. ccs.	20,0
Fol. Junglandis ccs.	10,0
Fol. Betulae ccs.	10,0
Rad. Ononidis ccs.	5,0
Rad. Liquiritiae ccs.	15,0
Hba. Violae tricoloris ccs.	10,0
Hba. Fumariae ccs.	5,0
Cortex Phaseoli ccs.	20,0

Mehrmals täglich eine Tasse.

Frauenspültee.

Radix Angelicae	20,0
Herba Basilici	20,0
Folia Rosmarini	20,0
Radix Cichorii	15,0
Radix Petroselini	25,0

Einen Eßlöffel auf 1 Liter Wasser zur Abkochung für die Spülung.

Herba Polygoni avicul.	30,0
Herba Urticae	20,0
Cortex Quercus	10,0
Flores Chamomillae	10,0

Ein Drittel dieser Menge auf 1 Liter Wasser zur Abkochung.

Folia Rosmarini	
Herba Achilleae	
Folia Salviae	āā 30,0
Cortex Quercus	60,0

10—15 g auf 1 Liter Wasser zur Abkochung; lauwarm verwenden.

Frühstücksteegemisch:

Diuretisch wirkender Frühstückstee.

Folia Menthae pip.	900,0
Flores Chamomillae	20,0
Flores Tiliae	300,0
Folia Melissae	300,0
Fructus Foeniculi	30,0
Flores Sambuci	450,0

Frühstückstee für Stoffwechsel und Blutreinigung.

Pfefferminze	10,0
Brombeerblätter	20,0
Heidelbeerblätter	20,0
Lindenblüten	20,0
Heidekraut blühend	30,0

Zum Frühstück 1—2 Tassen des Aufgusses.

Tee gegen Gallenleiden.

A. *Gallenflußanregend und galletreibend.*

I

Rhiz. Rhei ccs.	10.0
Hba. Marrubii ccs.	20,0
Hba. Agrimoniae ccs	20,0
Fol. Menthae ccs.	50,0

1 Eßlöffel auf 1 Tasse Wasser zum Aufguß. 2mal täglich ½ Stunde vor dem Essen.

II

Fr. Anisi cts.	10,0
Fr. Carvi cts.	10,0
Rhiz. Rhei ccs.	10,0
Fol. Trifolii fibr. ccs.	15,0
Hba. Absinthii ccs.	15,0
Fol. Melissae ccs.	20,0
Fol. Menthae pip. ccs.	20,0

1 Eßlöffel auf 1 Tasse zum Aufguß; nüchtern. 2mal täglich ½ Stunde vor dem Essen.

III

Cort. Cinnam. ccs.	5,0
Rhiz. Calami ccs.	5,0
Fol. Hepaticae ccs.	5,0
Stigm. Maidis ccs.	5,0
Nuc. Moschatae ccs.	5,0
Fol. Rosmarini ccs.	5,0
Fol. Melissae ccs.	30,0
Fol. Menthae pip. ccs.	40,0

1 Eßlöffel auf 1 Tasse Wasser zum Aufguß. 2mal täglich n a c h dem Essen zu nehmen.

IV

Rhiz. Curcumae Javan. ccs.	50,0
Rad. Absinthii ccs.	50,0

1 Eßlöffel auf 1 Tasse Wasser zur Abkochung. Im Anfall 1—2 Tassen voll warm zu nehmen. Nach 10 bis 20 Minuten zu wiederholen.

V

Rad. Valer. ccs.	10,0
Fol. Betulae ccs.	10,0
Hba. Agrimoniae ccs.	10,0
Hba. Equiseti ccs.	10,0
Hba. Millefolii ccs.	10,0
Hba. Absinthii ccs.	10.0
Fol. Sennae ccs.	20.0
Hba. Centaurii ccs.	20,0

1 Eßlöffel auf 1 Tasse Wasser zum Dekokt. Früh nüchtern 1—2 Tassen.

Species spasmolyticae.
(Gallentee.)

Hba. Chelidonii	
Fol. Menth. pip.	āā 20,0
Rad. Taraxaci	
Fruct. Foeniculi	
Rhiz. Rhei	āā 10,0

B. Tee gegen Steinbildungen.
I

Fol. Trifolii fibr. ccs.	10,0
Hba. Fumariae ccs.	10,0
Hba. Absinthii ccs.	10,0
Cort. Frangulae ccs.	20,0
Fruct. Juniperi cts.	20,0
Hba. Millefolii ccs.	30,0

1 Eßlöffel voll auf 1 Tasse Wasser zum Dekokt. Früh 1 Tasse.

II

Hba Borraginis ccs.	20,0
Hba. Fragariae ccs.	20,0
Hba. Taraxaci ccs. c. rad.	20,0
Hba. Agrimoniae ccs.	20,0
Rad, Cichorii ccs.	20,0

Wie B, I.

III

Hba. Marrubii ccs.	20,0
Cort. Frangulae ccs.	20,0
Hba. Cardui bened. ccs.	20,0
Hba. Millefolii ccs.	20,0
Hba. Violae tricol. ccs.	20,0

Früh und abends 1 Tasse des Dekoktes (1 Eßlöffel auf 1 Tasse Wasser).

Tee gegen klimakterische Beschwerden.

Radix Taraxaci c. herba	45,0
Folia Millefolii	
Folia Trifolii fibrin.	āā 20,0
Rhizoma Calami	15,0

Zum Aufguß. Mehrmals täglich trinken.

Flores Aurantii	
Flores Paeoniae	āā 12,5
Folia Melissae	
Folia Menthae pip.	
Radix Valerianae	āā ad 100,0

Den Aufguß 10 Minuten ziehen lassen.

Folia Melissae	
Flores Chamomillae	
Herba Millefolii	āā

Zum Aufguß.

Radix Saponariae	
Radix Taraxaci cum herba	
Rhizoma Graminis	
Flores Millefolii	āā

Zur Abkochung.

Herba Humuli lup.	
Herba Absinthii	
Radix Valerianae	āā

Den Aufguß 10 Minuten ziehen lassen.

Cort. Frangulae	
Herba Millefolii	
Herba Urticae	
Rhiz. Graminis	
Herba Verbenae	āā

2—3 Wochen früh und abends 1 Tasse trinken. Nach 2—3 Wochen wiederholen.

Tee zur Förderung der Milchsekretion.

Fr. Anisi cts.	
Fr. Foeniculi cts.	
Fol. Melissae ccs.	āā 25,0

Tee zur Verminderung der Milchsekretion.

Fol. Junglandis ccs.	15,0
Strob. Lupuli ccs.	
Fol. Salviae ccs.	āā 30,0
Fol. Sennae ccs.	10,0

Koliktee (Species carminativae).

Fructus Anisi	
Fructus Anisi stellati	āā 5,0
Fructus Carvi	
Fructus Coriandri	
Fructus Foeniculi	āā 10,0
Radix Valerianae	20,0

(Radix Valerianae kann auch fortbleiben.) Zum Aufguß einen Teelöffel voll auf eine Tasse Getränk.

Folia Melissae
Folia Menthae piperitae
Flores Chamomillae   āā 20,0
Fructus Foeniculi   10,0
Zum Aufguß einen Teelöffel voll auf eine Tasse Getränk.

Abführender Koliktee.

Fructus Carvi
Fructus Foeniculi   āā 10,0
Folia Melissae   8,0
Folia Menthae piperitae   20,0
Radix Valerianae   12,0
Folia Sennae deresinata   30,0
Einen Eßlöffel voll auf eine große Tasse Wasser zum Aufguß. Mehrmals täglich kalt oder lauwarm trinken.

Krampfadertee.

Herba Boraginis   20,0
Herba Taraxaci   30,0
Herba Equiseti   50,0
Zum Aufguß, längere Zeit ziehen lassen. Mehrmals täglich eine Tasse trinken.

Rhizoma Tormentillae   30,0
Herba Violae tricolor.
Folia Juglandis   āā 20,0
Flores Acaciae   10,0
Einen halben Eßlöffel voll zur Abkochung, Morgens und abends eine Tasse voll.

Leber- auch Gallentee.

Zur Anreicherung des Glykogenbestandes der Leber empfiehlt es sich den heißen Tee mit jeweils 20—25 g Traubenzucker zu trinken.

Herba Absinthii   10,0
Flores Stoechados
Herba Millefolii   āā 15,0
Fructus Phaseol immatur.
Fructus Petroselini
Herba Heder. helic.
Herba Anagallidis
Semen Lini   āā 5,0
Cortex Frangulae   10,0
(oder dafür Rhizoma Rhei 10,0)
Dreimal täglich eine Tasse Abkochung aus einem Eßlöffel Teemischung.

Rhiz. Curcum. (besonders Javanic.)
Flores Chamomillae   āā 10,0
Folia Menthae pip.   20,0
Radix Taraxaci   10,0
Herba Millefolii
Herba Centaur.   āā 20,0
Zur Imprägnierung wird Glaubersalz verwendet; mit einer entsprechenden Menge in der anderthalbfachen Menge heißem Wasser gelösten Salzes werden die drei letzten Bestandteile der Formel durchgearbeitet.

Lippspringer Tee.

Folia Farfarae
Fructus Phellandrii
Lichen islandicus
Herba Millefolii
Radix Helenii
Radix Liquiritiae
Radix Althaeae   āā 10,0
Flores Rhoeados
Flores Malvae
Flores Verbasci   āā 5,0
Den Aufguß etwa 20 Minuten ziehen lassen

Gicht- und Rheumatismustee.

Folia Sennae
Baccae Juniperi
Stipites Dulcamarae
Lignum Guajaci
Radix Liquiritiae   āā 80,0
Semen Anisi stellati   10,0
Zur Abkochung, mehrmals täglich eine Tasse voll trinken.

Lignum Guajaci
Lignum Sassafras
Lignum Quassiae   āā 20,0
Radix Liquiritiae
Radix Ononidis
Radix Pimpinellae   āā 10,0
Folia Sennae   30,0
Zur Abkochung, mehrmals täglich eine Tasse voll trinken.

Cortex Rhamni Frangul.
Flores Sambuci
Flores Spiraeae
Radix Liquiritiae   āā 10,0
Folia Betulae
Radix Ononid.
Fructus Juniperi   āā 20,0

Faulbaumrinde	150,0
Sarsaparillwurzel	150,0
Queckenwurzel	100,0
Bittersüßstengel	150,0
Rotes Sandelholz	100,0
Sassafrasholz	150,0
Guajakholz	100,0
Birkenblätter	100,0

Sämtliche Drogen grob zerschnitten. Einen Eßlöffel voll auf 1—2 Tassen Wasser zur Abkochung.

Gurgeltee.

Folia Salviae	
Flores Sambuci	āā 10,0
Folia Malvae silv.	
Folia Malvae arbor.	āā 5,0

Einen Eßlöffel auf ½ bis 1 Liter Wasser zum Aufguß.

(Nach KOBERT.)
Zum Gurgeln und Mundspülen, besonders bei Stomatitis eignet sich eine Abkochung der Drogenmischung:

Rhizoma Tormentillae	
Cortex Fructus Granati	
Cortex Quercus	āā

Einen Eßlöffel voll auf 1 Liter Wasser.

Jod- und kieselsäurehaltiger Tee.

	I	II
Herba Veronicae	100,0	100,0
Herba Equiseti	30,0	30,0
Herba Galeopsidis	20,0	20,0
Herb. Heder. helic.	5,0	15,0
Carrageen	10,0	—
Folia Aurantii	—	20,0
Fructus Anisi stellat.	15,0	15,0

Zwei Eßlöffel voll zum Aufguß für 2 Tassen. Als Tischgetränk für Lungenkranke.

Tee für Kropfleidende.

Herba Verbenae	100,0
Folia Menthae piperitae	10,0
Fucus vesiculosus	40,0
Herba Polygoni avicularis	20,0
Cortex Cinnamomi	10,0
Macis	2,0

Zwei Eßlöffel voll zum Aufguß für 2 Tassen. Man kann 1 kg dieses Teegemisches

noch zur Erzielung eines stärkeren Jodgehaltes mit 0,1—0,5 g Kalium jodatum. in Wasser gelöst, imprägnieren.

Kieselsäuretee (Species silicatae).

(Lungentee.)

	I	II	III	IV	V
Herb. Equis. minor.	75,0	20,0	200,0	—	20,0
Herb. Polyg. avic.	150,0	20,0	390,0	—	20,0
Herb. Galeopsid.	50,0	10,0	120,0	—	10,0
Stict. Pulmonar.	—	—	—	—	20,0
Herb. Pulmonar.	—	20,0	120,0	—	10,0
Fol. Eucalypt.	—	—	—	—	5,0
Fol. Farfar.	—	—	—	16,0	—
Fol. Rub. fruticos.	—	10,0	—	—	—
Herb. Fragariae	—	5,0	80,0	—	—
Fruct. Phas. sin. sem.	—	—	—	16,0	—
Fol. Plantagin.	—	—	—	16,0	—
Lichen. islandic.	—	—	—	16,0	—
Fruct. Foenicul.	—	—	—	5,0	—
Rad. Liquirit.	—	—	—	7,5	—
Herb. Urticae	—	—	—	16,0	—
Carrageen	—	5,0	—	—	—
Herb. Rub. Idaei	—	—	80,0	—	—
Fol. Menth. pip.	—	—	—	7,5	5,0

Eine Imprägnierung ist auch hier möglich. Vorgesehen ist sie für Nr. III und V, und zwar wird die Mischung Nr. III mit einer wäßrigen Lösung von Kalziumglyzerinophosphat 10,0 : 150,0 imprägniert und auf Nr. V ist Ammoniumchlorid zu sublimieren Hierzu wird das Pfefferminz- und Eukalyptusblätter noch nicht enthaltende Teegemisch auf ein engmaschiges Sieb ausgebreitet; dann werden auf einem darunterstehenden Blechteller 10 g Ammoncchlorat. zur Sublimation gebracht; bei zeitweiligem Umwenden schlägt sich das Salz in feiner Verteilung auf das Drogengemisch gleichmäßig nieder. Schließlich mengt man der imprägnierten Teemischung die noch fehlenden ätherisches Öl enthaltenden Drogen bei.

4—5 Eßlöffel der Teemischung auf 1 Liter Wasser zum Aufguß, abseihen und im Laufe eines Tages warm trinken.

Menstruationsfördernder Tee.

Gegen Amenorrhoe.

Radix Taraxaci c. herba	30,0
Folia Trifolii fibr.	
Folia Millefolii	āā 15,0
Rhizoma Calami	8,0

Einen Eßlöffel voll auf 4 Tassen Wasser, auf 3 Tassen einkochen lassen.

Folia Millefolii	
Flores Chamomillae	
Folia Melissae	āā

Einen Eßlöffel voll auf 1 Tasse Aufguß.

Folia Rosmarini	
Folia Melissae	āā 20,0
Flores Chamomillae rom.	10,0
Herba Rutae	15,0

Einen Teelöffel auf eine große Tasse Tee zum Aufguß, morgens nüchtern und abends vor dem Schlafengehen zu trinken.

Gegen Dysmenorrhoe.

Folia Menthae piperitae	
Herba Marubii	
Lichen islandicus	
Radix Angelicae	āā

Zum Aufguß.

Gegen Menorrhagie.

Herba Bursae pastoris	
Folia Menthae pip.	
Flores Calendulae	āā

Zum Aufguß. Früh nüchtern und abends vor dem Zubettgehen zu trinken.

Magenkräutertee.

Crocus	2.0
Rhizoma Rhei	
Rhizoma Zedoariae	
Rhizoma Zingiberis	
Rhizoma Galangae	
Rhizoma Calami	
Pericarpium Aurantii	
Lignum Santali	
Lignum Guajaci	āā 10,0
Flores Lavandulae	
Flores Malvae silv.	
Flores Rhoeados	
Folia Menthae pip.	
Herba Centaurii	
Folia Trifolii fibr.	

(Forts.)

(Forts.)

Herba Violae tricol.	
Folia Aurantii	
Fungus Laricis	
Radix Angelicae	āā 5,0
Radix Gentianae	25,0
Aloes	50,0

Einen Eßlöffel voll auf 2 Tassen siedendes Wasser, etwa 30 Minuten ziehen lassen, halbwarm oder kalt trinken.

Angelikawurzel	
Eberwurz	je 1,0
Enzianwurzel	1,5
Aloe	
Anis	
Baldrian	
Magentrost	
Bitterklee	
Fenchel	
Kalmus	
Johanniskraut	
Vogelknöterich	
Löwenzahnblätter	
Rosmarin	
Wermut	je 2,0
Schlehenblüten	
Heidelbeeren	
Schafgarbe	
Tausendgüldenkraut	je 3,0
Kamillen	
Melissen	
Rautenblätter	je 4,0
Pfefferminze	5,0
Anserina	6,0

Die Hälfte dieser Mischung mit 1 Liter Wasser zum Aufguß. 30 Minuten ziehen lassen. Als Getränk im Laufe von ein bis zwei Tagen trinken.

Bitterer Magentee.

Herba Absinthii	
Pericarpium Aurantii	
Folia Trifolii fibrin.	
Rhizoma Calami	
Cortex Cinnamomi	
Radix Gentianae	
Herba Cardui benedict.	āā 10,0
Cortex Chinae	5,0
Herba Centaurii	15,0
Folia Menthae pip.	20,0

Den Aufguß längere Zeit ziehen lassen und lauwarm trinken.

Nerventee

(Species nervinae).

Die Vorschrift Nr. IV wird gemeinhin als Species Valerianae compositae bezeichnet und Nr. V ist die Formel für H u f e - l a n d s N e r v e n t e e.

	I	II	III	IV	V
Rad. Valerian.	30,0	30,0	40,0	50,0	25,0
Rad. Caryophyll.	—	30,0	—	—	25,0
Flor. Chamomill.	30,0	10,0	—	—	—
Flor. Paeoniae	—	—	—	25,0	—
Flor. Aurantii	—	20,0	—	25,0	—
Flor. Acaciae	—	20,0	—	—	—
Fol. Menth. pip.	20,0	30,0	10,0	50,0	25,0
Fol. Trifol. fibrin.	10,0	—	10,0	—	—
Fol. Salviae	5,0	—	—	—	—
Fol. Melissae	5,0	—	20,0	50,0	—
Fol. Aurantii.	—	—	10,0	—	25,0

Schlaftee.

Radix Valerianae conc.	30,0
Flores Tiliae conc.	20,0
Herba Millefolii conc.	15,0
Radix Pyrethri conc.	10,0

Zum Aufguß. Eine halbe Stunde vor dem Zubettgehen ein bis zwei Tassen zu trinken.

Species nutrientes.

I

Semen Lini		80,0
Rad. Liquiritiae ccs.		20,0
Fr. Anisi cts.		
Fr. Foeniculi cts.	āā	10,0

II

Semen Lini cts.		43,0
Rad. Althaeae ccs.		30,0
Rad. Liquiritiae ccs.		15,0
Fr. Foeniculi cts.		8,0
Fol. Juglandis ccs.		
Fol. Sennae ccs.	āā	2,0

Stopftee.

A. F ü r E r w a c h s e n e.

I

Fr. Myrtilli	25,0
Fl. Chamomillae	25,0
Rhiz. Tormentillae ccs.	20,0
Fol. Fragariae ccs.	15,0
Cort. Querc. ccs.	15,0
Hba. Artemisiae ccs.	15,0

(Forts.)

(Forts.)

Rad. Althaeae ccs.	15,0
Rad. Helenii ccs.	10,0
Rad. Taraxaci ccs.	10,0
Rad. Gentianae ccs.	3,0
Cort. Salicis ccs.	10,0
Fl. Acaciae ccs.	10,0

II

Fr. Myrtilli	9,0
Flor. Chamomillae	9,0
Rhiz. Tormentillae ccs.	6,0
Cort. Quercus ccs.	6,0
Lichen island. ccs.	6,0

III.

Fr. Myrtilli	15,0
Rhiz. Torment. ccs.	15,0
Sem. Quercus tost. ccs.	15,0
Cort. Quercus ccs.	15,0
Stip. Cerasorum ccs.	15,0
Cort. Cinnamom ccs.	15,0
Rad. Ratanhiae ccs.	15,0
Fol. Rubi frutic. ccs.	15,0

IV

(Nach KOBERT)

Fr. Myrtilli	25,0
Fol. Menthae pip. ccs.	20,0
Lign. Campechian. ccs.	30,0

V

(Nach KROEBER-FLAMM)

Rhiz. Tormentillae ccs.	40,0
Cort. Quercus ccs.	60,0

Schluckweise eine Tasse des Dekoktes nehmen.

VI

(Nach KROEBER-FLAMM)

Sem. Quercus tost. ccs.	40,0
Fol. Juglandis ccs.	60,0

Tagsüber schluckweise 1—3 Tassen des Dekoktes nehmen.

VII

(Nach KROEBER-FLAMM)

Rhiz. Torment. ccs.	25,0
Hba. Polygoni ccs.	25,0
Hba. Caps. burs. past. ccs.	50,0

2—3mal täglich 1 Tasse des Dekoktes.

VIII

(Nach KROEBER-FLAMM)

Cort. Quercus ccs.	10,0
Rhiz. Torment. ccs.	10,0
Fol. Myrtilli ccs.	15,0
Fr. Myrtilli	15,0
Fl. Chamomillae	50,0

Schluckweise 1—3 Tassen des Dekoktes nehmen.

IX

Isländisch Moos	15,0
Tormentillwurzel	15,0
Kamillen	20,0
Eichenrinde	25,0
Heidelbeeren	25,0

Schluckweise 2—3 Tassen der Abkochung. (Pharmazie 1951/359.)

———

B. F ü r K i n d e r.

I

Hba. Polygon. avic. ccs.	2,0
Hba. Millefolii ccs.	24,0
Hba. Plantaginis ccs.	3,0

II

Rhiz. Torment. ccs.	3,0
Hba. Burs. past. ccs.	4,0
Rad. Bistortae ccs.	2,0

III

Fol. Salviae ccs.	3,0
Rad. Consolidi ccs.	2,0
Fol. Rosmar.	4,0

IV

Fr. Myrtilli	15,0
Fl. Chamom.	50,0
Rhiz. Torment. ccs.	10,0
Cort. Querc. ccs.	10,0

V

Fr. Myrtilli	20,0
Fl. Chamom.	30,0
Sem. Quercus tost. ccs.	25,0

———

19. Tierarzneiliche Vorschriften und Witterungen.

Burowsche Mischung.

Alaun	1,0
Bleiazetat	2,0

Die für sich gepulverten Salze werden leicht gemischt.

———

Heilsalbe.

Acidum boric. pulv.	
Zincum oxyd. crud.	āā 150,0

werden mit

Adeps benzoat.	600,0

so fein verrieben, daß eine Probe auf dem Handrücken beim Verreiben nicht die kleinsten Klümpchen mehr zeigt. Andererseits erhitzt man

Paraffinum solid. (Schmelz- punkt 50—52°)	600,0
Vaseline flav.	4000,0

solange, bis noch ein walnußgroßes Stück Fett ungeschmolzen ist. (Nach dem Wegnehmen vom Feuer schmilzt das Stück von selbst; so wird Überhitzung vermieden.) Unter häufigem Abkratzen kaltrühren und erkaltet mit der Adepsverreibung, dann mit einer Mischung von

Adeps Lanae anhydric.	500,0

mit

Liqu. Alum. acet.	
Aqua	āā 250,0
(Oleum Lavand.	6,0)

vermengen.

———

Salzlecksteine.

Viehsalz, roh	950,0
Salmiak	50,0

werden zusammengeschmolzen und in mit Vaseline leicht gefettete Papphülsen gegossen. Durch die halberkaltete Masse wird ein starker, glühend gemachter Draht hindurchgestoßen.

———

Eisenhaltig.

Salmiak	50,0
Viehsalz	
Ferrosulfat	āā ad 1000,0

Herstellung wie vorstehend beschrieben.

———

Tinctura Gamgée.

Hydrargyrum bichloratum	8,5
Plumbum aceticum	17,0
Spiritus	73,5
Acidum hydrochl. crud.	1,0

Ungeziefervertilgungsmittel[1].
Viehwaschpulver.

Semen Sabadillae plv.	75,0
Rhizoma Veratri plv.	15,0
Zincum sulfuric. crud.	10,0

Lignum Quassiae	200,0
Zincum sulfuricum crud.	40,0
Tinctura Asae foetidae	10,0
Oleum Terebinthinae	2,0

Viehwaschessenz.

Tinctura Quassiae		
Tinctura Quillayae	āā	100,0
Tinctura Aloes		
Tinctura Asae foetidae	āā	50,0
Spiritus denaturatus		100,0

Die Tinkturen werden mit denaturiertem Spiritus hergestellt. Zum Gebrauch mit 20 Liter Wasser verdünnen.

Vieh-Nährsalz.

Calcium phosphoricum	40,0
Kalium sulfuricum	2,5
Natrium phosphoricum	20,0
Sulfur praecip.	5,0
Natrium chloratum	60,0
Magnesium phosphor.	5,0
Sal thermar. Carol. factit.	60,0
Acidum silicicum	10,0
Calcium fluoratum	2,5

Futterkalk.

Calcium phosphoricum		60,0
Fructus Foeniculi		
Baccae Juniperi		
Rhizoma Calami	āā	4,0
Radix Liquiritiae		6,0
Semen Foenugraeci		7,0

[1] Siehe auch Einreibemittel zum Vertreiben von Bremsen, Fliegenbekämpfung, Mittel gegen Flöhe, Mücken- und Schnakenbekämpfung.

Abführpulver für Hühner.

Magnes. sulf. sicc.	
Resina Jalapae	āā

In Dosen von 0,12—0,6 g zu geben.

Abführpillen für Hühner.

Aloe	0,03
Rhizoma Zingib. pulv.	0,033
Sapo med. pulv.	0,010

M. f. pil. Nr. I.

Darrepulver für Hühner.

Asa foetida	15,36
Piper nigr. plv.	3,84
Ferrum sulfur. sicc. plv.	7,68
Natrium sulfur. sicc.	7,68

Ein gehäufter Eßlöffel voll morgens ins Futter zu geben.

Pillen bei Hühner- und Geflügel-Darre.

I

Bism. subgallic.		
Alum. plumos.		
Acid. tannic.	āā	2,5

f. pil. Nr. C

II

Tannoform	4,0
Yatren	2,0
Farina qu. s.	

ut f. pil. Nr. C

III

Tannin. alb.	4,0
Rhiz. Torm. plv.	3,0
Ferr. sulf. sicc.	1,5
Massa pilul. ut	
fiant pil. Nr. C	

Stalldesinfektion!
Eisensulfat im Trinkwasser.

Diphtherie der Hühner.
(Nach OTTO)

Creolin	25,0
Glycerin	50,0
Aqua dest.	50,0

Zum Auspinseln der Rachenhöhle.

Creolin	5,0
Aqua dest.	95.0

Zum Auswaschen der Augen.

Kreosot	3,0
Acidum boricum	5,0
Spiritus	15,0
Glycerin	20,0
Aqua dest.	160,0

Zum Pinseln der sehr festen Belagmassen.

Chinosol 1,0 : 1000,0

Zum Pinseln des Halses und Abwaschen des ganzen Kopfes.

Ferrum sulfuricum 10,0 : 1000,0

als Trinkwasser.

Durchfallpulver für Federvieh.

Cortex Quercus	
Natrium bicarbonicum	
Natrium chloratum	āā

Eierlegpulver.

Je Huhn etwa ½ Teelöffel täglich ins Futter zu mischen.

Eisenoxydpulver	50,0
Ingwerwurzelpulver	100,0
Phosphorsaurer Kalk	100,0
Kohlensaurer Kalk	200,0

Calcium carbonicum	340,0
Ferrum sulfuricum plv.	56,0
Natrium phosphoricum	56,0
Fructus Capsici plv.	28,0
Radix Gentianae plv.	56,0

Ferrum oxydatum	10,0
Calcium carbonicum	10,0
Calcium phosphoricum	60,0
Kieselgur	10,0
Sulfur sublimat.	5,0
Rhizoma Zingib.	5,0

Geflügeldarre.

Tannin alb.	5,0
Rhiz. Tormentill.	2,0
Ferr. sulfur. sicc.	0,5

Gegen Federfressen der Hühner.

Federn mit Aloetinktur bestreichen.

Geflügelcholera.

Ferrum sulfuricum 10,0

Als Trinkwasser 1 Teelöffel (10,0) voll auf 1 Liter Wasser.

Pips (s. auch Diphtheriemittel).

Creolin	3,0
Glycerin	10,0
Aqua dest.	87,0

Zum Auspinseln der Rachenhöhle.

Vogelfuttermischungen.

Papageienfutter.

Hanf	650,0
Erdnüsse	50,0
Sonnenblumenkerne	50,0
Zirbelnüsse	100,0
Kürbiskerne	50,0
Bucheckern	50,0
Kanariensamen	50,0

Kanarienvogelfutter.

Kanariensamen	200,0
Rübsamen	250,0
Hirse	200,0
Leinsamen	100,0
Mohn	100,0
Hanf	100,0
Grassamen	25,0
Salatsamen	25,0

Kühltrank fürs Vieh.

Kalium nitricum	
Natrium sulfuricum	
Tartarus dep.	āā 125,0

Rote Kückenruhr.

1. 20proz. Eleudronlösung (BAYER) Täglich 1 ccm.
2. Acid. salicylic.   0,3
   Borax   0,5
   Ferr. sulfur.   9,0

Ausreichend für 10 Liter Trinkwasser. (S.A.Z. 1949/392.)

Kükenfutter.

1. Woche.

Weizenschrot	
Maisschrot	
Trockenbuttermilch	āā

2. Woche.

Weizenschrot	
Maisschrot	āā 1,0
Fleischmehl	0,5
Trockenbuttermilch	
Maizenafutter	āā 0,25

3. und 4. Woche.

Weizenschrot	
Maisschrot	āā 1,0
Weizenkleie	
Maizenafutter	
Fleischmehl	
Fischmehl	āā 0,5
Trockenbuttermilch	0,25

5. und folgende Wochen.

Weizenschrot	
Maisschrot	
Maizenafutter	āā 3,0
Weizenkleie	1,0
Fischmehl	2,0
Fleischmehl	1,0
Trockenbuttermilch	1,0

Von 2 zu 2 Wochen je 1 Teil grobe Weizenkleie zugeben.

Als Körnerfutter wird ein Gemisch angewendet aus

Maisgrütze	4,0
Hafergrütze	2,0
Gerstengrütze	2,0
Weizengrütze	2,0

Mittel gegen Hühnerschnupfen.

Hühner warm halten, Köpfe mit Kampfer-wasser waschen, dem Trinkwasser einige Tropfen Kampferspiritus zusetzen.

Stall mit Kalkmilch desinfizieren, Hühnerköpfe mit Chinosolwasser 1 : 1000 waschen, dem Trinkwasser Chinosol 1 : 2000 zusetzen, Schnäbel mit Jodglyzerin auspinseln:

Jodum	0,1
Kalium jodatum	1,0
Glycerinum	10,0

Decoct. fol.	
Juglandis	15,0 : 200,0
Glycerinum	15,0
Kalium chloratum	5,0
Acidum salicylicum	0,6
Spiritus	15,0

Je nach Größe des Tiers ein- bis zweimal täglich ¹/₂ Teelöffel bis ½ Eßlöffel voll eingeben.

Kalkbeinsalbe für Hühner.

Sulfur praecipit.	10,0
Liquor Cresoli saponat.	5,0
Vaseline	ad 100,0

Gegen Milben bei Federvieh.

Perubalsam, künstl.	10,0
Kreolin	20,0
Spiritus	70,0

Zum Bespritzen.

Tinctur Asae foetidae	10,0
Oleum Anisi	2,0
Spiritus	90,0

Zum Zerstäuben.

Blinddarmkokzidiose bei Hühnerkücken.

Zusatz von 2% Borax zum Futter, oder von 0,3% zum Trinkwasser.
(Berl.-Mü. Tierärztl. Wschr. 1947/35.)
Zusatz von 0,1% Sulfapyrazin zum Trinkwasser.
(Chem. Zhl. 1947/222.)

Gegen Bandwurm der Hunde.

Calomel	0,15
Semen Arecae	0,6
Kamala	2,0
Dos. VI	

Zweimal täglich ein Pulver.

Gegen Hautjucken der Hunde.

Borsäure	
Phenol. liquefact.	āā 10,0
Aqua dest.	ad 1000,0

Man betupft die juckenden Stellen mit der Flüssigkeit und streut mit Salizylstreupulver ein.

Hustenmixtur für Hunde.

Ammonium chloratum	
Ammonium bromatum	āā 6,0
Oleum Eucalypti	0,2
Glycerinum	20,0
Liquor Ammonii anis.	2,5
Mel. Foeniculi	ad 100,0

Tee- bis eßlöffelweise eingeben.

Gegen Hundeflöhe.

Man spritzt den Hund 4—5 Tage lang täglich mit Insektenpulver ein und badet ihn dann mit Schmierseifenlauge oder mit Kresolseifenlösung (1¹/₂—2proz.).

Gegen Hundewürmer.

Extractum Filicis	2,5
Kamala	5,0
Calomel	0,2
Santonin	0,1
Radix Althaeae	q. s.

Fiant pil. Nr. X.
Mit Pause von 3 Tagen jedesmal 5 Pillen und 1 Eßlöffel Rizinusöl geben.

Cuprum oxydul. nigr.	0,05
Saccharum	q. s.

Aloe	4,0
Sapo med.	2,0
Semen Arecae	5,0
Flores Koso	1,0
Adeps suillus	q. s.

Consperge Talco.
Für große Hunde 6, für kleinere 8—10 bis 12 Pillen aus der Masse formen. Morgens und abends 1 Stück geben.

Kamala	2,0—6,0

Hundewaschmittel.

Kreolin	30,0
Aqua fervida	ad 1000,0

a)	Acidum arsenicosum	1,0
	Natrium carbonicum	5,0
	Aqua	5,0
b)	Aqua	750,0
	Tinctura Quassiae	250,0
	Phenolum liquefact.	3,0

a) bis zur Lösung kochen, b) zusetzen.
Vorsicht! Gut nachspülen, damit das Tier beim Lecken sich nicht vergiftet.

Sapo venet.	250,0
Glycerinum	
Spiritus denat.	āā 62,5
Phenolum liquefact.	15,0
Oleum Eucalypti	8,0
Aqua dest.	ad 1000,0

Gegen Ohrwurm der Hunde.

Creolin	1,0
(seu Phenol. liquefact.	1,0)
Spiritus	20,0
Aqua	50,0

Täglich 1 Teelöffel voll ins Ohr zu gießen.

Acidum salicyl.	1,0
Oleum Hyoscyam.	50,0

Dreimal täglich mit einem Pinsel in das kranke Ohr zu streichen.

Gegen Räude.

(Nach OTTO)

Bei Sarkoptesräude = äußerliche Räude:

Balsamum peruvianum		
Creolin	āā	25,0
Spiritus		500,0

Einen um den anderen Tag einreiben.

Acidum salicylicum	5,0
Oleum Junip. empyr.	5,0
Spiritus dilutus	50,0

Zum Einpinseln.
Vor dem erneuten Einpinseln jedesmal mit Sapo virid. waschen.

Staupepillen für Hunde.

(Nach OTTO)

Chininum hydrochloricum		
Pepsin	āā	1,0
Kalium bromat.		1,5
Extractum Rhei		6,0
Sulfur depuratum		9,0

F. pil. Nr. XXX.
Großen Hunden 3—4, kleinen 2 Stück im Laufe des Tages.

Gegen Zecken.

Betupfen der Zecken mit Benzin oder Petroleum oder einem Gemisch von gleichen Teilen Petroleum mit Oleum Rapae oder Cuprex.

Freß- und Mastpulver für Schweine.

Sulfur sublimatum		
Rhizoma Calami	āā	100,0
Radix Gentianae		200,0
Natrium sulfuricum		
Natrium bicarbonicum		
Calcium phosphoricum	āā	250,0

Dreimal täglich 2 Eßlöffel voll.

Radix Gentianae		
Rhizoma Calami		
Stibium sulf. nigr.	āā	20,0
Natrium bicarbonicum		
Natrium chloratum		
Natrium sulfuricum	āā	100,0

Zweimal täglich einen Eßlöffel voll je Tier.

Hustenpulver für Schweine.

Ammonium chloratum		10,0
Stibium sulfuratum nigr.		20,0
Fructus Foeniculi		
Fructus Anisi	āā	40,0

Lebertranemulsion mit Kalk für Schweine.

Kalziumchlorid	50,0
Traganth in Stücken	5,0
Arab. Gummi in Stücken	8,0
Lebertran (für Tiere)	400,0
Kalkwasser	230,0
Wasser	307,0

Traganth und arab. Gummi werden mit 250 g Wasser übergossen und etwa 2 Tage stehen gelassen. Man löst dann das Chlorkalzium in 50 Teilen Wasser, setzt die Lösung und das Kalkwasser zu, mischt, seiht durch Mull und zerreibt etwa vorhandene Schleimklumpen mit dem Rest des Wassers im Mörser. Der gesamte Schleim wird etwa 30 Minuten in der Emulsionsmaschine für sich geschüttelt und dann der Tran in Teilmengen zugegeben und solange emulgiert, bis völliger Verband eingetreten ist. Nach mehrstündigem Stehen ist das Emulgieren zu wiederholen.

Wurmpulver für Schweine.

1. Hba. Tanaceti plv.
Dreimal täglich 2 Eßlöffel voll mit Zuckerwasser zu geben.

2. Bei Wurmkolik:

Naphtalin	5,0
Ol. animal. foet.	3,0
Natr. sulfur. sicc.	50,0

In 3 Portionen zweistündlich zu geben.

3.

Naphtalin	2,0
Natr. sulfur. sicc.	35,0
Hba. Tanaceti plv.	20,0

In 4 Teilen jeweils mit Sirup anger. an einem Tag zu geben.

Rotlauftinktur für Schweine.

I

Acid. Salicyl.	5,0
Chinoidini	100,0

D.S. dreistündlich 1 Teelöffel in Wasser.

II

Man gibt dem Tier auf einmal eine Mischung ein:

Chininsulfat	1,5
Spirit. dil.	35,0
Acid. muriatic. dil.	5,0
Ol. santali gtts. V.	

Gleichzeitig ist das Schwein mit folgender Mischung tüchtig einzureiben:

Kampferspirit.	10,0
Kochsalz	60,0
Salmiak	100,0
Wasser	830,0

Schließlich ist den gesunden und kranken Schweinen täglich 1—2 g Calomel auf einmal zu verabfolgen.

Ein weiteres Mittel ist Antifebrin und Na. Salicyl. je 15,0 und roter Totenkopf 20,0, Grauspiesglanzpulver 50,0, Natronsalpeter und Kochsalz 75,0, Kräuterpulver 750,0. Weiter gibt man eine Lösung von je 2,0 g Salzsäure und Chininhydrochlorid und 30,0 Wasser auf einmal in Leinsamentee. — Andere Mittel wären 15,0 Natr. Salycil. (in Wasser gelöst, im Laufe des Tages gegeben) oder 30,0 kristallisiertes Natriumsulfat (2mal täglich geben) oder 2,0 Kaliumnitrat (3mal täglich mit Honig oder Sirup verrührt eingeben).

Vieh-Emulsion[1].

Tub. Jalapae	
Ferr. lactic.	āā 18,0
Hagnesia usta	36,0
Calcium carbonicum	90,0
Calcium phosphoricum	180,0
Oleum Lini	270,0
Oleum Jecoris Aselli	810,0
Aqua Calcariae	1080,0

In der Emulsionsmaschine zuerst Kalkwasser, Magnesia und die Kalziumsalze gut mischen. Dann gibt man das mit etwas Leinöl angeriebene Gemisch aus Tub. Jalapae und Ferr. lactic. zu und läßt darauf die Öle langsam unter ständigem Rühren einfließen. Diese Emulsion neigt zum Auseinandergehen, darf also nicht allzulange lagern.

Blähsucht der Rinder.

Magnesium carbonicum	
ponderos.	50,0
Rhizoma Calami	5,0

Auf einmal geben, wenn nötig nach einer halben Stunde eine zweite Dosis.

Carbo ligni	50,0
Magnesia usta	30,0
Rhizoma Veratri	5,0

Die Hälfte bis die ganze Dosis auf einmal mit Branntwein zu geben.

Magnesia usta	20,0
Natrium sulf. siccatum	100,0
Fructus Foeniculi plv.	
Radix Tormentillae plv.	
Stibium sulf. nigrum	āā 100,0
Rhizoma Calami plv.	200,0

Dosis: Ein bis zwei Eßlöffel dreimal täglich in Kleientrank oder feuchtem Futter.

Calcium hydric. sicc.	100,0
Sacch. alb. pulv.	400,0

Ein bis zwei Eßlöffel voll dreimal täglich in Kleientrank oder feuchtem Futter.

---

[1] Auf die gesetzlichen Bestimmungen betr. Verbot der Herstellung von Dorschlebertran-Emulsions-Mischfutter, abgedruckt in Pharm. Ztg. 1937 Nr. 8 und 32, sei hier verwiesen.

Ol. Crotonis	2,0
Ol. Lini sulfurat.	30,0
Liqu. Ammonii caust.	50,0
Ol. Carvi	4,0
Tct. Aloes	
Tct. Asae foet.	āā 15,0

1 Eßlöffel voll mit ¼ Liter Wasser alle 10—20 Minuten zu geben.

Liqu. Ammonii. caust.	200,0
Tct. Colchici	10,0
Liqu. Ammonii anisat.	20,0

Alle 5—10 Minuten 4 Eßlöffel voll auf 1½ Liter Wasser zu geben.

Liqu.Ammonii. caust.	200,0
Spirit. camph.	250,0
Aether	50,0

1 Eßlöffel auf 1 Liter Wasser.

Bleibepulver.

Natrium thiosulfuric.	100,0
Natrium phosphoric.	250,0
Radix Valerianae plv.	200,0
Asa foetida	
Ferr. sulfuric.	āā 50,0

Dreimal täglich einen Eßlöffel voll für Kühe, die Hälfte für Ziegen und Schweine in Sirup auf die Zunge streichen.

Catechu	3,0
Calcium carbonicum	5,0
Radix Valerianae	10,0
Oleum Menthae pip.	gtt. V.

Auf einmal zu geben. Drei Gaben am Tage für Kühe; für Schweine und Ziegen jeweils die Hälfte.

Brunstmittel für Rinder.

Boletus cervinus	45,0
Cantharides	15,0
Fructus Lauri	
Fructus Foeniculi	
Semen Foenugraeci	āā 60,0

Dosis: 15,0 g in zwei Teilen im Verlaufe von 30 Minuten geben.

Rhizoma Galangae	10,0
Rhizoma Zingiberis	20,0
Cortex Cinnamomi Cass.	30,0
Fructus Amomi	5,0
Carbo vegetabil.	3,0
Cantharides	1,6

Pferden und Kühen je Tier 15 g in Milch.

Rhizoma Galangae
Cortex Cinnamomi Cass.
Boletus cervinus   āā 10,0
Für ein Pferd oder eine Kuh.

Tinctura Cantharidum
Tinctura Caryophylli   āā 10,0
Tinctura Capsici   20,0
Spiritus Sinapis   5,0
Boletus cervinus   100,0
Bier   1000,0
In zwei Portionen zu geben.

Brunstpulver für Rinder.

Yohimbin. hydrochlor. p.u.v. 0,25
Fruct. Capsici. plv.   4,0
Fruct. Juniperi plv.   3,0
Sem. Lini. plv.   3,0
Sem. Sinap. nigr. plv.   5,0
m. f. p. Nr. I
In 2 Portionen innerhalb einer Stunde
vor dem Decken zu geben.

Milchmangel.

Sem. Foenugraeci pulv. gr.
Radix Gent. pulv. gr.
Fruct. Foenicul. pulv. gr.
Fruct. Juniperi pulv. gr. āā 100,0
Sulfur   50,0
Natrium bicarbonic.   200,0
Stib. sulfur. nigr.   50,0
Dreimal täglich eine Handvoll aufs Futter streuen.

Rindern, zu starkes der Kühe.

Kampferpulver   20,0
Baldrianwurzelpulver   50,0
Im Verlauf von 2 Tagen in insgesamt
6 Portionen ins Maul streuen.

Rinderwurmpulver.

Aloe   150,0
Semen Arecae   240,0
Fructus Anisi   30,0
Semen Foenugraeci   60,0
Täglich 2 Eßlöffel ins Futter.
Zitwersamen   10,0
Faulbaumrindenpulver   30,0

Melkfette.

Vaselinum flavum oder Unguentum Paraffini werden noch am meisten verwen-

det. Man findet aber auch solche Melkfette, bei denen die genannten Grundsubstanzen zu Salben mit Emulgatoren verarbeitet sind oder die noch Zusätze leicht ranzigwerdender Öle und Fette bekommen haben, um ihnen eine größere Gleitfähigkeit zu verleihen. Von solchen Zutaten ist abzuraten, weil durch sie — besonders bei eingetretener Ranzidität — die Haut des Euters oft schrundig und rissig und außerdem der Geschmack der Milch dadurch ungünstig beeinflußt wird. Die mehr in Grün übergehenden Präparate dürften mit antibakterizid wirkenden Farbstoffen (Methylenblau, Pyoktanin usw.) hergestellt sein, was — wie der Zusatz anderer Desinfektionsmittel — eine Berechtigung hat, seit festgestellt ist, daß durch Naßmelken z. B. Streptokokkeninfektionen von Euter zu Euter übertragbar sind.

Melkfette.

I

Hartparaffin   320,0
Zeresin   280,0
Paraffinöl   400,0

II

Vaselinöl   600,0
Zeresin   200,0
Neutralwollfett   200,0
Ungiftige bakterientötende Zusätze:
Borsäure — 5%, Salicylsäure — 5%,
Chloramin 0,5%, Nipasol 0,2%.

Säuberungsmittel für Kühe.

Cort. Quercus plv.   100,0
Sem. Lini. plv.   150,0
Natr. sulfur. sicc.   250,0
Dreistündlich einen Eßlöffel voll in warmen Wasser zu geben

Eutersalben.

Acidum boricum
Balsamum peruvian.
Bismutum subgallic.   āā 1,0
Cera flava   10,0
Oleum Olivarum   15,0
Adeps benzoatus   ad 100,0

Phenolum liq. 3,0
Emplastrum fuscum 20,0
Oleum Lauri 30,0
Unguentum flavum 60,0

Zusammenschmelzen. In der warmen Jahreszeit, wenn nötig, etwas Cera flava zusetzen.

Gegen frische Entzündungen.

Acidum salicylicum 5,0
Lanolinum 20,0
Adeps suillus 75,0

Gegen alte, verhärtete Entzündungen.

Camphora trita
Plumbum acetic. crd. āā 15,0
Sapo kalinus 70,0

Euterliniment.

Gegen Entzündungen.

Oleum Olivarum
Oleum Lauri āā 25,0
Oleum Rosmarini
Oleum Menthae crispae
Oleum Lavandulae āā 0,3

Kälberpillen (Thüringer).

Acidum tannicum
Catechu āā 5,0
Rhizoma Tormentillae
Pulvis aromaticus āā 1,0

(F. pilul. Nr. XII.)

Acidum salicylicum 1,0
Fructus Foeniculi
Tannalbin āā 2,0
Extractum Faecis q. s.

Daraus 10 Pillen. Dreistündlich ein Stück geben.

Kälbermastpulver (Kälbermehl).

Hafermehl 40,0
Leinkuchenmehl 40,0
Leinsamenmehl 15,0
Futterkalk 1,5
Chlornatrium 0,75
Natrium bicarbonicum 0,5
Süßholzpulver 0,25
Anis-(Fenchel-)Pulver 0,25

Kälberruhr.

Tinctura Opii simpl. 50,0
Tinctura Strychni 10,0
Vin. rubr. 300,0

Alle drei Stunden einen Eßlöffel voll.

Tct. Asae foet.
Spir. aether.
Tct. Aloes.
Liqu. Ammon. caust.
Ol. tereb. sulfurat. āā

Acid. salicyl. 5,0
Acid. tannic. 3,0
Tt. Calami
Tct. Gentianae āā 20,0
Extr. Torment. fl. 5,0

Acid. tannic. 2,0
Tct. Tormentillae 20,0
Spir. Menth. pip. 20,0
Aether 10,0

Kälbertropfen gegen Durchfall.

Acidum tannicum
Tinctura Opii simpl. āā 15,0
Tinctura Strychni 30,0

Zweistündlich 1 Teelöffel voll.

Säuberungspulver für Kühe.

Natrium sulfuricum 500,0
Cortex Quercus plv. 75,0
Semen Lini plv. 150,0

Abführmittel für Pferde und Rindvieh.

Boli laxantes.

Aloe 20,0
Agaricus plv. 10,0
Sapo medicat. 5,0
Aqua q. s.

Für ein Stück.

a) Aloe 12,0
Rhizoma Zingib. 1,0
Glycerin 1,0
Oleum Olivarum 1,0

b) Radix Gentianae q. s.

Die Masse a) wird auf dem Wasserbade zusammengeschmolzen und dann mit der erforderlichen Menge Radix Gentianae plv. zum Bissen verarbeitet.

Augenwasser für Pferde.

Collyrium adstringens
luteum
Aqua dest.   āā 50,0
Mucilago Gummi arab.   10,0
Zu Augenwaschungen.

Zincum sulfuricum   1,0
Infusum Florum
Sambuci   25,0 : 500,0
Zu Waschungen.

Dämpfigkeit.

Acidum arsenicos.   5,0
Folia Hyoscyami plv.   10,0
Pulv. equorum   485,0
Zu jedem Futter einen Kaffeelöffel voll.
Dabei frisch gemähten Klee, im Winter
rohe Kartoffeln füttern.

Breiumschlag bei Druse der Pferde.

Plac. Seminis Lini
Flores Chamomillae   āā 200,0
Furfur Tritici   ad 1000,0

Drusepulver für Pferde und Rindvieh.

Den nachstehend aufgeführten Pulvergemischen können noch auf die jeweils angegebene Menge 100,0—150,0 g Herba narcoticae nach folgender Formel zugegeben werden.

Herba narcoticae.

Herba Hyoscyami
Herba Conii
Herba Sabinae (ein Jahr
gelagerte)   āā
Für Pferde und auch Rindvieh ein- bis zweimal täglich je eine Handvoll zum Futter zugeben.

Sulfur sublimat.
Fructus Foeniculi
Fructus Juniperi
Folia Trifolii fibr.   āā 100,0
Semen Foenugraeci   600,0
Bolus alba   250,0
Antimon. crud.   1000,0
Natrium sulfuricum   2600,0
Asa foetida   10,0
Grobe Pulver verwenden.

Semen Foenugraeci   2000,0
Fructus Juniperi
Fructus Foeniculi   āā 500,0
Fructus Anisi   200,0
Radix Carlinae   1000,0
Folia Trifolii fibr.   1500,0
Sulfur sublimat.
Natrium chlorat.   āā 500,0
Natrium sulfuric.   1000,0
Asa foetida   20,0

Drusesalbe.

Oleum Lauri   100,0
Terebinthina   30,0
Oleum Terebinthinae   20,0
Sebum   50,0

Mittel gegen Durchfall bei Pferden.

Cort. Quercus   50,0
Alumen   10,0
Zur Abkochung oder mit Mehl und Wasser davon Latwerge herstellen.

Für schwerere Fälle:

Ferr. sulfuric.
Alumen   āā 25,0
Cort. Quercus
Rhizoma Calami   āā 50,0
Mit Mehlkleister zu Latwerge verarbeiten.

Einreibung für Pferde.

Camphora   20,0
Oleum Papaveris   460,0
Liquor Ammonii caust.   120,0
Tinctura Arnicae   75,0
Oleum Rosmarini
Phenolum liquefact.   āā 12,0
Kampfer im Mohnöl lösen, mit Salmiakgeist Liniment bereiten, dann die anderen Bestandteile unter Schütteln zugeben.

Liquor Ammonii caust.   50,0
Spiritus camphorat.   50,0
Spiritus aethereus   50,0
Oleum Terebinth.   10,0
Umschütteln.

Restitutionsfluid für Pferde.

Fructus Capsici	100,0
Flores Arnicae	100,0
Camphora	150,0
Aloe	50,0
Spiritus	4000,0
Natrium chloratum	1000,0
Liquor Ammonii caustici	1500,0
Aether	500,0
Aqua fontana	6800,0

Die Drogen werden mit dem Gemisch von Weingeist, Wasser und Salmiakgeist ausgezogen, in dem Auszug wird das Natriumchlorid gelöst, zuletzt der Äther zugegeben.

Einreibung gegen Fliegenräude der Pferde.

Sulfur sublim.	25,0
Sapo kalinus	50,0
Creolin	10,0
Pix liquida	15,0
Spiritus	100,0

Zum Auftragen (morgens und abends) auf die erkrankten Stellen.

Einreibung gegen Hüftlähme.

Oleum Terebinthinae	10,0
Spiritus camphoratus	30,0
Mixtura oleoso-balsamica	5,0
Liquor Ammonii caustici	30,0
Oleum Rapae	60,0

Freßpulver für Pferde.

Zur Behebung von Freß-Unlust.

Radix Gentianae	100,0
Fructus Juniperi	100,0
Semen Carvi	50,0
Rhizoma Calami	100,0
Rhizoma Zingiberis	50,0
Herba Absinthii	50,0
Natrium chloratum	100,0
Tinctura Capsici	15,0

Man mischt ein bis zwei Handvoll mit Kleientrank.

Gallenumschlagwasser.

Ammonium chloratum	50,0
Spiritus camphorat.	100,0
Acetum	500,0
Aqua dest.	1000,0

Vor Gebrauch gut schütteln.

Haarausfall bzw. Haarfressen und Scheuern der Schweif- und Mähnenhaare.

Nach OTTO:

Zuerst mit Sapo viridis und heißem Wasser sauber waschen und abspülen.

I. Hydrarg. bichlor.	0,15
Glycerin	15,0
Spiritus dilut.	ad 100,0

die Haut einreiben oder mit

II. Resorcin	3,0
Spiritus dilut.	
Oleum Arachidis	āā 50,0

abreiben.

Harnverhaltung der Pferde und Rinder.

Flores Chamomillae	15,0
Fructus Juniperi	60,0
Folia Uvae Ursi	25,0

Zur Abkochung auf 1—2 Liter Wasser.

Oleum Juniperi	15,0
Kalium nitricum	10,0
Kalium aceticum	20,0
Magnesium sulfuricum	
Natrium sulfuricum	āā 60,0
Folia Uvae Ursi	80,0
Fructus Juniperi	150,0

Mit Kleientrank eine Handvoll eingeben.

Blasenkrampfpulver.

Kalium nitricum	5,0
Kalium aceticum	20,0
Natrium sulfuricum	100,0
Fructus Juniperi	300,0

Die gequetschten Wacholderbeeren werden mit dem Salzgemisch gemengt. Halbstündlich ist ein Eßlöffel voll in Wasser angerührt einzugeben.

Huffett.

Cera flava	
Terebinthina	āā 3,5
Adeps suillus	
Oleum Lini	āā 7,0

Zusammenschmelzen.

Hufkitt.

Guttapercha dep.	450,0
Ammoniacum	200,0

Bei gelinder Wärme zusammenschmelzen, in Platten gießen.

a) Emplastr. Lithargyri comp. 100,0
Cera flava   20,0
Terebinthina   10,0
b) Ammoniacum plv.   50,0
Carbo ossium   10,0

a) schmelzen, b) zugeben, die halberstarrte Masse in Platten gießen.

Hustenpulver für Pferde und Rindvieh.

Stibium sulfuratum
     aurantiacum   60,0
Radix Liquiritiae   40,0
Fructus Foeniculi
Fructus Anisi
Semen Foenugraeci   āā 100,0

Kolikmittel für Pferde.

Flüssige Form.

Tinctura Aconiti
Aether   āā 10,0
Spiritus camphoratus   15,0
Oleum Petroselini   5,0

Stündlich einen Teelöffel voll.

Tinctura Opii spl.   10,0
Spiritus Aetheris nitrosi   15,0
Spiritus aethereus   ad 100,0

Einen Teelöffel bis einen Eßlöffel voll in einem halben Liter Wasser einzugeben.

Pulverform.

Aloes
Asa foetida   āā 20,0
Amygdal. amar.   30,0
Flores Chamomillae   50,0
Magnes. sulfuric.   300,0

Mit Kleientrank vermengt eingeben.

Mast- und Freßpulver fürs Vieh.

Natrium bicarb.   100,0
Pulv. Radix Liquiritiae   200,0
Semen Foenugraeci plv.   200,0

Maukesalbe.

Cerat. resinae Pini   70,0
Oleum Olivarum   30,0
Camph. trit.
Oleum Rosmar.   āā 5,0
Liquor Plumbi subacetic.   50,0

Mittel gegen Satteldruckschäden.

Pinselung.

Acidum tannic.   15,0
Acidum boric.   5,0
Spiritus   15,0
Glycerin   50,0
Aqua dest.   15,0

Zum Pinseln der betreffenden Stellen.

Salbe.

Unguentum diachylon   98,0
Acidum salicylicum   2,0

Zincum oxydatum   10,0
Acidum salicylicum   2,0
Aqua dest.   10,0
Unguentum molle   ad 100,0

Die drei ersten Bestandteile für sich anreiben, dann den Salbenkörper einarbeiten.

Waschmittel für Strahlfäule.

Alumen   20,0
Cupr. sulfuric.   40,0
Phenol liquefact.   2,5
Aqua   160,0

Verdauungstropfen für Pferde und Rindvieh.

Acidum hydrochlor.   20,0
Tinctura amara   20,0
Tinctura Chinae   10,0
Aqua Menth. pip.   ad 200,0

Löffelweise mit Wasser verdünnt eingeben.

Wurmpulver für Pferde.

Arekanußpulver   300,0

Auf einmal in Kleienschlempe geben.

Flores Cinae   10,0
Cortex Frangulae plv.   30,0

Radix Tormentillae plv.

Eßlöffelweise geben.

Aloepulver   30,0
Kaliseife   20,0
Terpentinöl   50,0

Aus der Masse werden vier Pillen geformt, die vor der Applikation in Wasser zu tauchen sind.

Herba Tanaceti
Herba Absinthii
Aloe plv. āā 30,0
Oleum animale foetidum 15,0
Oleum Lini 500,0
In zwei Teilen mit einer Pause von fünf
Stunden zu geben.

Oleum Tanaceti
Petroleum āā 15,0
Herba Absinthii plv. 100,0
Asa foetida plv. 20,0
Aloe plv. 30,0
Farina Secalis 50,0
Aqua q. s. ut fiat electuarium.
Dosis: 20—30 g dreimal täglich.

Ferrum sulfuricum 20,0
Cuprum oxydatum 10,0
Fructus Foeniculi
Fructus Anisi
Radix Liquiritiae
Radix Valerianae
Farina Secalis āā 100,0
Oleum Terebinthinae 15,0
Oleum animale crud. 50,0
Aqua q. s. ut fiat electuarium
Dosis: Zwei- bis dreimal täglich 20—30 g.

Witterungen.
Für Bienen.

Camph. trit. 5,0
Castor. Canad. 1,0
Saccharum plv.
Fructus Ceraton. plv. gr.
Cortex Cinnam. plv. gr.
Rhizoma Zingiberis plv. gr.
Flores Caryoph. plv. gr. āā 8,0
Macis, Sem. Myrist. plv. āā 2,0

Für Fische.

Decoct. Fol. Viciae fabae 10,0:150,0
Stets frisch zu bereiten.

Spiritus Aetheris nitrosi 10,0
Oleum animale foetid. gtt. II

Moschus 0,05
Zibethum 0,25
Balsamum peruvian. 4,0
Oleum Anisi 1,5

Balsamum peruvian.
Oleum Lavandulae
Alcohol absolutus āā

Für Krebse. (Nach DIETERICH.)

Alter, ranziger Talg 70,0
Lebertran 20,0
Spicköl 10,0
Unter Erhitzen zu mischen.
Gebrauchsanweisung:
Man verreibt die Witterung mit den Hän-
den auf den trockenen Krebsnetzen vor
Beginn des Fangens. Auch den Köder
selbst schmiert man damit etwas ein.

Für Schmetterlinge.

Mel 50,0
Kumarin 0,2
Apfeläther 5,0
Zum Bestreichen von auf Schnüre gezo-
genen Apfelscheiben (zum Fangen der
für Sammlungen bestimmten Schmetterlinge) oder als Zusatz zu einem Leim
(zum Fangen schädlicher Schmetterlinge)
aus

Colophonium 150,0
Oleum Lini 50,0
Cera flava 10,0

Für Füchse.

a) Moschus 0,25
Camphora 0,5
Asa foetida 0,5
Oleum Anisi gtt. III
b) Adeps Anseris 95,0
oder Radix Valerianae plv. 5,0
a) ist mit b) zu mischen.
Für Füchse und Marder werden oft Wit-
terungen gebraucht, die Herings-
brühe zur Grundlage haben.

Für Marder und Iltisse.

Moschus 0,1
Oleum Anisi 0,5
Radix Valerianae 5,0
Fructus Foeniculi 25,0

Trimethylamin 10,0
Moschus 1,0
Asa foetida
Radix Valerianae āā 2,0

Castoreum	0,1
Zibethum	0,05
Radix Valerianae	2,0
(Adeps Anseris	30,0)

Mit oder ohne Gänsefett verwendbar.

Tinctura Moschi		0,5
Oleum Anisi		1,0
Aqua Foeniculi		
Spiritus	āā	0,5

Für Katzen.

Radix Valerianae.

Für Tauben.

Oleum Anisi.

Für Ratten und Mäuse.

Gepökelte Fische und Ol. Anisi oder Ol. Foeniculi.

Zibethum		
Moschus	āā	0,2
Castoreum		0,5
Oleum Cascarillae		
Oleum Anisi	āā gtt.	VIII
Farina Tritici		35,0

Vogelleim.

Kolophonium	650 g
Rüböl	270 g
Honig	80 g

Kolophonium	200 g
Rüböl	100 g
Terpentinöl	100 g
Sirup	150 g

Man schmilzt Kolophonium mit Rüböl, nimmt vom Feuer, setzt unter den nötigen Vorsichtsmaßregeln das Terpentinöl zu, verrührt gründlich und fügt schließlich den Sirup zu.

---

20. Mittel gegen Verdauungsstörungen.

Abführmittel sind Medikamente, welche durch Anregung der Peristaltik (Darmbewegung) eine Beschleunigung der Darmentleerung herbeiführen. Sie werden nach ihrer Wirkung eingeteilt in:

I. Mechanisch (physikalische, salinische) wirkende Abführmittel,
II. Chemisch wirkende Abführmittel.
   A) Vegetabilische Abführmittel.
   B) Reinsubstanzen.

I.
Mechanisch wirkende Abführmittel.

Die wichtigsten Vertreter sind Glaubersalz und Bittersalz. Sie wirken dadurch, daß sie a) ihr Lösungswasser der Darmwand nicht zur Resorption abgeben, b) der Darmwand selbst Wasser entziehen. Der Dehnungsreiz, den sie als reizloser Fremdkörper auf die Darmwand ausüben, löst so eine natürliche und kräftige Peristaltik aus. Der Angriffspunkt ist die gesamte Darmwand. Sie sind somit Dünndarm- und Dickdarmmittel. Die Schnelligkeit ihrer Wirkung ist abhängig vom Zeitpunkt der Applikation.

Man gibt die salinischen Abführmittel am zweckmäßigsten nach der Nachtruhe am frühen Morgen. 10—20 g morgens nüchtern auf ¼ l Wasser. Entleerung nach etwa 20 min.

II.

Chemisch wirkende Abführmittel.

A) Vegetabilische Abführmittel.

Sie bewirken durch chemische Reizung der sensiblen Nervenendigungen in der Darmwand reflektorisch eine lebhafte Peristaltik.
Folgende Gruppen:

a) Die fetten Öle (Ol. Ricini u. Ol. Crotonis).

b) Abführende Farbstoff-Glykoside enthaltende Drogen (Cortex Frangulae, Folia Sennae, Rizoma Rhei, Aloe).
   Wirksam sind die Genine der in den Drogen enthaltenen Glykoside. Diese Genine gehören chemisch zu den Anthrachinonderivaten.

c) Harze enthaltende Drogen (Tubera jalapae).

B) Reinsubstanzen.

Zu den Reinsubstanzen gehören:

a) Kalomel — hat außer der abführenden auch noch diuretische Wirkung.

b) Phenolphthalein (Dickdarmmittel).

c) Schwefel — elementarer Schwefel ist unwirksam, nur seine Oxydations- und Reduktionsprodukte sind zu verwenden. Durch Bildung von H_2S wird Dickdarmperistaltik angeregt.

Abführmittel.

(Über Abführtees siehe unter Teegemische.)

Aromatisches Rizinusöl.

Saccharin	0,4
Vanillin	0,9
Chloroform oder Äther acetic	1,3 ccm
Oleum Cinnamom.	
Oleum Caryphyll.	
Oleum Amomi	āā 2,6 ccm
Oleum Ricin.	ad 1000,0 ccm

Paraffinöl-Emulsionen[1].

Paraffinum liquid.	100,0
Gummi arabic. desenzymat.	50,0
Aqua Cinnamomi	100,0
Glycerin	50,0
Saccharin solubil.	0,05

Phenolphthalein	1,0
Glycerin	20,0
Paraffinum liquid.	30,0
Sol. Vanillin. (5proz.)	1,0
Agar-Agar	2,0
Aqua dest.	48,0

Das Phenolphthalein wird mit dem Glyzerin feinst verrieben und mit dem Paraffinöl in eine heiße Agar-Agar-Lösung gegeben. Durch festes Schütteln bis zum Erkalten wird eine einwandfreie Emulsion erzielt.

[1] Es darf nicht übersehen werden, daß die an sich ja altbekannte, gleichzeitige Anwendung mehrerer Emulgatoren gerade für Paraffinöl in Deutschland unter Patentschutz steht.

Paraffinum liquid.	180,0
Lac condens.	
Sirupus simplex	āā 90,0
Aqua Cinnamomi	
Aqua Calcis	āā 120,0

Das Kalkwasser sei frisch und werde der zusammengeschüttelten Mischung zuletzt einverleibt.

Agar-Agar	1,0
Aqua dest.	
Paraffinum liquid.	āā 70,0
Cera alba	1,0
Saccharin	0,05
Tinctura Aurantii	5,0
(Phenolphthalein	1,5—2,5)

Aus Wasser und Agar-Agar einen Schleim bereiten, Paraffinöl auf 50° erhitzen, Wachs darin schmelzen, heiß emulgieren, abkühlen lassen, Geschmacksstoffe und evtl. das Phenolphthalein zusetzen.

Paraffin-Magnesia-Emulsion[1].

a) Magnesium sulfuric.	47,5
Natrium caustic. (Erg. B. 5)	15,8
Magnesia usta	52,5
b) Aqua dest. q. s.	ad 1000 ccm
c) Paraffinum liquid.	300 ccm
Gummi arabicum	75,0
Vanillin	0,03
Magnesiamixtur	ad 1000 ccm

a) Das Ätznatron wird in 150 ccm Wasser gelöst, die gebrannte Magnesia zugegeben und glattgerührt; dann füllt man auf 2,5 Liter mit Wasser auf und gießt die Mischung in dünnem Strahl unter kräftigem Umrühren in die Lösung von Magnesiumsulfat in 2,5 Liter Wasser. Nach dem Absitzen wird die überstehende Flüssigkeit weggegossen. Der Niederschlag wird auf einem Koliertuch sulfatfrei gewaschen, dann mit Wasser fein angerieben und diese Magnesiamixtur b) auf 1000 ccm aufgefüllt. c) Vanillin und Gummipulver werden mit Paraffinöl angerieben, in einem Guß 150 ccm der fertiggestellten Magnesiamixtur zugegeben und fest emulgiert. Nach der Bindung wird in kleinen Portionen noch Magnesiamixtur b) unter dauerndem Emulgieren zugesetzt, bis das Gesamtvolumen 1 Liter ausmacht.

[1] Vgl. S. 135 Magnesiamilch.

Paraffin- bzw. Tafelöl-Majonnaise.

Am leichtesten verarbeitet man die Öle mit Zuckersirup und Eigelb, worauf man dann, ohne ein Auseinandergehen befürchten zu müssen, die üblichen Ingredienzen in kleinen Portionen dazumischt.

Eigelb	2 Stck.
Zuckersirup	55,0
Tafelöl q. s.	

Bei Verdauungsstörungen verwendet man an Stelle von reinem Tafelöl ein Gemisch gleicher Teile Tafelöl und flüssigen Paraffins. Eine ausdrucksvoller schmeckende Vorschrift für Paraffinöl-Majonnaise lautet: Ein Eigelb wird mit einem Teelöffel voll Kochsalz und einer Messerspitze Paprika geschlagen. Eine halbe Zitrone wird ausgepreßt und der Saft mit der gleichen Menge Essig gemischt. Von der Mischung setzt man etwas dem Ei zu, schlägt, fügt dann Paraffinöl zu, schlägt wieder und so fort, stets abwechselnd Essig-Zitronensaft und Paraffinöl, bis 500 g Paraffin. liquid. einverleibt sind. Als weiteres Geschmackskorrigens kann noch ein wenig Mostrich zugesetzt werden. Es entsteht eine steife Majonnaise.

Abführpillen.

Rhizoma Rhei	10,0
Aloes	8,0
Sapo medicatus	6,0
Myrrha	6,0
Oleum Menthae pip.	gtt. XVI
Glycerin.	
Aqua dest.	āā q. s.

Für 300 Pillen.

Extractum Rhei	2,5
Extractum Aloes	0,75
Resina Jalapae	
Podophyllin	āā 0,5
Oleum Menthae	1,0

Fiant Pilulae Nr. 50.

Aloes	
Resina Jalapae	
Rhizoma Rhei	
Sapo medicatus	āā 3,0
Spiritus dil. q. s.	

Fiant Pilulae Nr. C.

Pillen mit Karlsbader Salz.

Extractum Aloes	10,0
Extractum Cascarae sagr. sicc.	5,0
Sal Carolin. fact.	2,0
Radix Liquiritiae	1,0
Oleum Foeniculi	gtt. V

Fiant Pilulae C.

Pulvis laxans Hohl.

Resina Guajaci	1,0
Herba Violae tricolor.	2,0
Flores Calendulae	1,5
Radix Sarsaparillae	1,0
Herba Millefolii	2,0
Stibium sulfuratum aurant.	0,5
Saccharum alb.	12,0

M. divide in partes X.

Pulvis laxans effervescens.

Natrium phosphoric. crist.	100,0
Natrium bicarbonicum	100,0
Acidum tartaricum	54,0
Acidum citricum	36,0

Zur Herstellung des brausenden Laxiersalzes wird das Natriumphosphat auf 40 g ausgetrocknet und zerrieben den andern Bestandteilen beigefügt. Bei vorsichtigem Erwärmen beginnt bei 95° ein Zusammensintern; in diesem Zustand granuliert man. Durch Zufügen von Ölzucker wird das Präparat schmackhafter gestaltet.

Pulvis laxans Botkin.

Natrium sulfuricum siccum	2,0
Acidum tartaricum	6,0
Natrium bicarbonicum	8,0

Imprägnierte Flohsamen.

Semen Psylii	150,0
Phenolphthalein	0,5

Phenolphthalein in 6 g Weingeist lösen und den Flohsamen damit gleichmäßig durchfeuchten. Nach dem Trocknen als verstärkt abführende Flohsamen abpacken. — Analog können auch Leinsamen, ganz oder geschrotet, geradeso präpariert und gewünschtenfalls noch kandiert werden.

Abführgranulat.

Sulfur praecip. plv.	5,0
Fructus Foenicul. plv.	5,0
Folia Sennae plv.	20,0
Radix Liquiritiae plv.	20,0
Coffea tost. plv.	5,0
Saccharum alb. plv.	45,0

Mit 30proz. Spiritus zu granulieren.

Feigensirup.

Feigen geschnitten	480,0
Wasser	1920,0
Zucker	4000,0
Spiritus	390,0
Extractum Liquiritiae liq.	180,0
Infusum Sennae (1 : 3)	2280,0
Oleum Coriandri	3,0

Feigen und Wasser kochen, aus der Kolatur mit dem Zucker 4560,0 Sirup bereiten und diesem die andern Bestandteile zumischen, wobei das Korianderöl in dem Weingeist zu lösen ist.

a) Feigen, zerschnitten	700,0
Sennesblätter	300,0
Wasser, heiß	2500,0
b) Wasser, heiß	1500,0
c) Magnesiumkarbonat	50,0
d) Glycerin	100,0
Pfefferminztropfen	50,0
Kaskaraextrakt, aromat.	500,0
Zuckersirup	3500,0

a) 6 Stunden digerieren, abpressen, Rückstand mit b) 3 Stunden digerieren, abpressen, vereinigte Preßflüssigkeiten mit c) aufkochen, nach zweitägigem Absetzen durch Flanell kolieren, auf 850,0 eindampfen und mit d) versetzen.

Extractum Cascarae sagradae aromaticum.

a) Cortex Rhamni purshianae	1000,0
Calcaria usta	
Magnesia usta	āā 60,0
Aqua q. s.	
b) Succus Liquiritiae	40,0
c) Glycerinum	200 ccm
Spiritus (95proz.)	200 ccm
Saccharinum solubile	1,0
Oleum Anisi	2,5 ccm
Oleum Cinnamomi	0,2 ccm
Oleum Coriandri	0,1 ccm
Methylium salicylicum	0,2 ccm

Kalk löschen, Kalkbrei, Magnesia und Kaskararinde mischen, mit 2000,0 kochendem Wasser anrühren. Nach 48 Stunden in den Perkolator packen, mit siedendem Wasser perkolieren. Perkolat auf 500 ccm abdampfen, b) in der heißen Flüssigkeit lösen, c) zusetzen, zuletzt mit heißem Wasser auf 1000 ccm ergänzen.

Elixir Cascarae sagradae compositum.
Amerikanische Vorschrift.

Extractum Cascarae sagradae aromatic.	4,0
Extractum Sennae fluid.	2,5
Extractum Juglandis fluid.	2,0
Elixir aromaticum	23,5

Elixir aromaticum.

a) Oleum Aurantii dulc.		2,4 ccm
Oleum Citri		0,6 ccm
Oleum Coriandri		0,24 ccm
Oleum Anisi		0,06 ccm
Spiritus (96proz.)		ad 250 ccm
b) Sirupus simplex		375 ccm
c) Aqua dest.		375 ccm
d) Talcum		30,0
e) Aqua dest. 1 Vol. und Spiritus (96proz.) 3 Vol.	}	q. s. ad 1000 ccm

a) mischen, dann b), darauf c) langsam zugeben, mit d) schütteln, blank filtrieren, mit e) auf 1 l auffüllen.

Laxierende Liköre.
(Haemorrhoidal-Liköre.)

Radix Helenii	
Rhizoma Galangae	āā 5,0
Fung. Laricis	
Myrrha	
Radix Angelicae	
Radix Gentianae	
Rhizoma Rhei	
Rhizoma Zedoariae	āā 10,0
Aloe	80,0
Spiritus	1500,0

Bei 30—40° etwa 8 Tage lang mazerieren und in dem Auszug 175 g Zucker lösen.

Entbittertes Cascara-Sagrada-Fluidextrakt	50,0
Sherry- oder Hagenbutten-wein	125,0

(Forts.)

(Forts.)

Weingeist	125,0
Zuckersirup	170,0
Entbittertes Faulbaumrinden-Fluidextrakt	30,0
Vanilletinktur	5,0

Pilulae Cooperi.

Mastix	2,0
Aloe	10,0

Spiritus Dzondii q. s. ut fiant pilulae Nr. 60. — Auch mit Silber überzogene Pillen von 0,18 g Gewicht, die gleiche Teile Aloe und Mastix enthalten, sind als Pilulae Cooperi bekannt.

Beecham Pills.

Aloe	6,0
Rhizoma Zingiberis plv.	3,0
Sapo kalinus	3,0

Fiant pilulae Nr. 100

Pilulae Kussmaul.

Extractum Belladonnae	0,30
Aloes	3,0

Fiant pilulae Nr. XXX. Argento obduce!

Klysma.

Infus. Chamomillae		300,0
Oleum Lini		
Mel commun.	āā	30,0
Natrium sulfuricum		25,0

Hier dient der Honig als Emulgator.

Entfettungspillen.

Extractum Fuci vesicul. sicc.	6,0
Extractum Frangulae sicc.	5,0
Extractum Rhamni purshian. sicc.	5,0
Extractum Aloes	2,0
Extractum Rhei	1,0
Carrageen plv.	1,0

Fiant Pilulae Nr. 100.

Flatulenzpulver.

Carbo medicinalis		
Bolus alba	āā	15,0

Einen halben Teelöffel voll mehrmals täglich mit Wasser zu geben.

Haemorrhoidalpulver Nottebaum.

Sulfur praecip.	
Rhizoma Rhei	
Pulvis Liquiritiae cps.	
Elaeosacchar. Foeniculi	āā

Teelöffelweise in Wasser zu nehmen.

Stomachica.

Eine allgemeine und alte ärztliche Erfahrung lehrt, daß die Bittermittel und die aromatischen Mittel den bei chronischen Leiden oder nach schweren Erkrankungen darniederliegenden Appetit heben und damit eine Kräftigung des Körpers bewirken können. Sie führen zu vermehrtem Speichel- und Magensaftfluß, wirken infolgedessen auch auf die anderen Verdauungsdrüsen, verbessern die Resorption und verhindern gelegentlich eine abnorme Zersetzung und Gärung im Magen-Darmkanal. Sie können so zur Regelung der motorischen Darmtätigkeit beitragen und entfalten sekundär auch allgemein roborierende Wirkungen. Therapeutisch werden sie ¼ bis ½ Stunde vor dem Essen genommen. Die wichtigsten Bittermittel (Radix Gentianae, Herba Centaurii) enthalten glykosidische Wirkstoffe.   Tr.

Magentropfen.

Tinctura Chinae comp.	60,0
Spiritus Menthae pip.	10,0
Tinctura Valerianae	20,0
Tinctura Gentianae comp.	10,0
Tinctura Galangae	5,0
Tinctura Zingiberis	5,0
Tinctura Calami	10,0

Tinct. Rhei vinos.		
Tinct. Chin. comp.		
Tinct. amara	āā	10,0
Tinct. aromatica		5,0

Dreimal täglich 25 Tropfen zu nehmen.

Elixir amarum		
Extractum Condurango fluid.	āā	12,5
Tinctura Chinae comp.	āā	25,0
Rhizoma Galangae		
Cortex Cinnamomi		
Pericarpium Aurantii	āā	15,0
Fructus Aurantii immaturi		25,0

(Forts.)

(Forts.)

Radix Gentianae 20,0
Flores Caryophylli 6,0
Spiritus (96proz.) 400,0
Aqua dest. ad 1000,0
1 Woche mazerieren, abpressen, filtrieren.

Mariazeller Magentropfen.

Cortex Chinae regiae 15,0
Cortex Cinnamomi Cassiae
Radix Pimpinellae
Cortex Salicis
Fructus Foeniculi
Myrrha
Lignum Santali rubrum
Rhizoma Calami
Rhizoma Zedoariae
Rhizoma Rhei
Radix Gentianae āā 1,75
Spiritus dilutus 750,0
8 Tage mazerieren, abpressen, nach einwöchiger Lagerung filtrieren.

China-Magenbitter.

a) Pericarpium Aurantii 20,0
Rhizoma Zingiberis 20,0
Flores Caryophylli 40,0
Rhizoma Galangae 80,0
Radix Gentianae 80,0
Cortex Chinae 760,0
Spiritus 40proz. 10 000,0
b) Maceratio a) 1 Liter
Spiritus (96proz.) 2,8 „
c) Sirupus simplex 1 „
Aqua dest. 5,6 „

a) 8 Tage mazerieren, abpressen, mit b) mischen, c) bis nahe ans Kochen erhitzen und ebenfalls hinzumischen, schließlich heiß filtrieren.

a) Muskat-Nuß 8,0
Enzianwurzel 25,0
Zimt 50,0
Curaçaoschalen 50,0
Chinarinde 100,0
Weingeist (96proz.) 2 l
Wasser 1 l
b) Mazerat a) 3 l
Weingeist (96proz.) 2,7 l
c) Sirup 1,2 l
Wasser 3,6 l

a) 14 Tage mazerieren, abpressen, mit b) mischen, c) bis nahe zum Kochen erhitzen, warm hinzumischen und filtrieren.

a) Cortex Chinae 60,0
Pericarpium Aurantii 40,0
Fructus Cardamomi 6,0
Flores Caryophylli 10,0
Fructus Coriandri 40,0
Cortex Cinnamomi 50,0
Spiritus (96proz.) 1800,0
Aqua dest. 2600,0
b) Aqua Laurocerasi 50,0
Sirupus Cerasi 500,0

a) 1 Woche lang mazerieren, abpressen, Kolatur filtrieren, b) zusetzen.

China-Elixir.

Fructus Anisi stellati
Coccionella
Fructus Carvi
Fructus Cardamomi āā 7,5
Fructus Coriandri 30,0
Cortex Cinnamomi ceylan. 30,0
Pericarpium Aurantii 60,0
Cortex Chinae calisayae 120,0
Spiritus 500,0
Auqua dest. 1500,0
Spiritus e vino 12 500,0
Sirupus simplex 1250,0

Die grobgepulverten bzw. gestoßenen Drogen werden 8 Tage lang mit dem Menstruum mazeriert. In die Kolatur wird der kochende Sirup eingegossen, es wird noch warm filtriert.

Eibenstöcker Magenbitter.

Von der nachfolgenden Ölmischung, die schon längere Zeit gelagert haben soll, ist 1 g auf 1 Liter 40proz. Spiritus, der etwa 10% Zucker enthält, zu verwenden.

Ölmischung.

Mazisöl 30,0
Nelkenöl 15,0
Zimtöl 15,0
Wermutöl, franz. 15,0
Pomeranzenöl, bitter 8,0
Zitronenöl 8,0
Ingweröl 4,0
Cardamomöl 2,0
Kubebenöl 2,0
Sassafrasholzöl 2,0

Magenlikör.

Mit der nach unten angegebener Richtlinie selbst herstellbaren Magenlikör-essenz wird ein ausgezeichnet schmeckender Magenlikör erhalten, der bei Lagerung in 12 Monaten eine besonders hervorzuhebende Abrundung erfährt.

a) Essentia ips. parat. 100,0
   Spiritus 1600,0
b) Saccharum 1350,0
   Aqua dest. 1950,0

a) mischen, b) aufkochen, abschäumen und heiß in dünnem Strahl unter Umrühren in a) gießen. Mit warmem Wasser auf 5000,0 Gesamtmenge ergänzen und noch warm filtrieren.

Magenliköressenz.

Man bereitet die Magenliköressenz, indem man Myrrha plv., Frct. Cardam, plv., Macis plv., āā 1,0; Extr. Aloes 4,0; Rhiz. Zingib. plv., Rhiz. Galang. plv., Peric. Aurant. plv., gr. āā 10,0 mit Spirit. 160,0 und Aqua 80,0 wie eine Tinctur ansetzt, nach 10 Tagen abpreßt, filtriert und folgende Mischung hinzusetzt: Tinct. Sacch. tost., Sol. Succi Liquir. (1+1) āā 40,0; Spirit. Aeth. nitros. 200,0; Aether acetic. 30,0; Cumarin 0,12; Liqu. Ammon. caust., Ol. Zingib., Sacch. Vanill. āā 1,0; Oleum Galang. 2,0; Oleum Absinth. 2,5; Oleum Citri, Oleum Aurantii amar., Oleum Anisi, Oleum Cascarill. āā gtt. XV; Oleum Amygd. aeth. gtt. XII; Oleum Millefol. gtt. X; Oleum Sassafras gtt. VII; Oleum Angelic. gtt. VI; Oleum Hyssopi gtt. IV; Oleum Cardam., Oleum Junip. bacc. āā gtt. II; Oleum Rosmar. gtt. I. Nach dreitägigem Stehen filtrieren und das Filter mit Spiritus dil. nachwaschen, bis das Gesamtgewicht 500,0 beträgt.

Kräuter-Magenwein mit Pepsin.

g) Rhizoma Calami 25,0
   Rhizoma Galangae 20,0
   Rhizoma Zedoariae 25,0
   Pericarpium Aurantii 25,0
   Cortex Chinae 25,0
   Herba Absinthii 10,0
   Vinum xerense 1000,0
b) Pepsinum 14,0

a) 10 Tage mazerieren, abpressen, absetzen lassen, filtrieren, Pepsin zugeben, nochmals, wenn nötig, filtrieren.

Tinctura amara
Tinctura Zingiberis
Tinctura Rhei vinosa āā 10,0
Vinum Chinae 70,0
Vinum Pepsini (mit Pepsin
   D.A.B. 5 bereitet ad 1000,0

1 Woche lang kühl stehen lassen, filtrieren.

Wermutgetränke.

Schnellansatz.

Oleum Caryophyllorum gtt. XII
Oleum Cinnamomi gtt. XII
Oleum Calami gtt. XII
Oleum Absinthii 3,5
Sacchar. pulv. ad 100,0

Man bereitet einen Ölzucker und verteilt die Menge auf 10 Röhren. Den Inhalt eines Glasröhrchens schüttet man in 450 g Alkohol und gießt, nachdem das Zuckerpulver ganz gelöst ist, eine noch heiße Lösung von 200 g Zucker in 450 g Wasser langsam unter Umschwenken hinzu. Mit einer grünen Speisefarbe kann man entweder schon das Ansatzpulver oder auch das Getränk nach Fertigstellung färben.

Wermutwein.

a) Herba Absinthii 80,0
   Herba Achilleae millefol.
   Semen Myristicae
   Pericarpium Aurantii
   Radix Angelicae
   Fructus Cardamomi
   Flores Caryophyllii āā 20,0
   Spiritus 800,0
   Aqua Rosae 200,0
b) Maceratio a) 300,0
   Spiritus 500,0
   Zucker 250,0
   Muskateller 10 l

a) 8 Tage mazerieren und abpressen; dann b) zugeben, einige Wochen kühl lagern, schließlich filtrieren.

Herba Absinthii 300,0
Cortex Cinnamomi ceyl. 4,0
Rhizoma Zingiberis 3,0
Herba Ivae moschatae 100,0
Semen Myristicae 2,0
Spiritus e vino 2400,0
Vinum xerense (malacense) 20 000,0

10 Tage mazerieren, abpressen, 14 Tage kühl lagern, filtrieren.

Elixir Menthae piperitae.

Oleum Menthae pip.	0,6
Oleum Foeniculi	0,05
Benzaldehyd	0,05
Spiritus	250,0
Sirupus simplex	ad 1000,0

Grün färben.

Heidelbeerelixir.

a) Infus. Fruct. Myrtilli 30,0 : 200,0
Vinum xerense	100,0
Tinctura aromatica	2,5
Elixir Aurantii cps.	2,5
Tinctura Menthae pip.	5,0
Acidum hydrochlor. dil.	0,75
(Tinctura Ephedrae simplex	0,5)

b) Sirupus Papaveris
Sirupus Cinnamomi
Sirupus simplex āā 50,0
a) nach mehrtägigem Stehen filtrieren, b) zugeben.

---

a) Fructus Myrtilli	100,0
Cortex Cascarillae	
Cortex Cinnamomi	
Radix Colombo	āā 5,0
Folia Menthae pip.	10,0
Aqua	300,0
b) Acidum tannicum	2,0
Spiritus e vino	100,0
c) Pepsin	3,0
Acidum hydrochloricum	1,0
Glycerinum	10,0
Vinum rubrum	100,0
Saccharin nach Bedarf.	

a) als Infusum aufgießen, ohne zu kolieren b) zugeben. Nach 24 Stunden abpressen, auf 300 g Kolatur c) zugeben. (Die Zugabe von Pepsin kann zweifellos, ohne die Wirksamkeit zu beeinträchtigen, unterbleiben.)

Heidelbeerwein.

a) Heidelbeeren, gut gewaschen	100 kg
Zucker, ungebläut	2 kg
Fliederblüten	10,0 g

(Forts.)

(Forts.)
Nelken	2,0 g
Zimt, chines.	4,0 g
Ingwer	10,0 g
Wasser q. s.	
b) Wasser	10 kg
Zucker, ungebläut	10 kg
Weinstein, roh	50,0 g

Die Heidelbeeren werden gequetscht mit den anderen Zusätzen nach a) vermengt, nach zweitägigem Stehen abgepreßt (Hauptsaft) und der Preßrückstand mit so viel Wasser als Hauptsaft erhalten wurde, gekocht. Nach 24 Stunden Nachsaft abpressen.

30 l Hauptsaft + 10 l Nachsaft + b) sachgemäß vergären lassen.

Tinctura stomachica Hoyer.

Acidum hydrochlor. dil.	1,0
Tinctura aromatica	4,0
Tinctura Aurantii	10,0
Tinctura Chinae comp.	25,0

Teelöffelweise vor oder während des Essens zu nehmen.

Infusum amarum alcalinum.

Infusum Rad. Gentianae	50,0 : 950,0
Natrium carbonicum	35,0
Spiritus aethereus	15,0

Blutreinigungselixier.

a) Folia Sennae	
Tubera Jalapae	āā 20,0
Cortex Frangulae	30,0
Fructus Anisi	
Fructus Coriandri	
Fructus Carvi	
Radix Liquiritiae	āā 10,0
Rhizoma Galangae	5,0
Passulae majores	40,0
Spiritus	300,0
Aqua dest.	150,0
b) Saccharum	100,0

a) 8 Tage mazerieren, abpressen, filtrieren, im Filtrat b) lösen.

---

a) Radix Sarsaparillae
   Radix Bardanae   āā 45,0
   Radix Taraxaci   22,5
   Radix Helenii   19,0
   Rhizoma Rhei
   Flores Trifolii rubr.   āā 6,0
   Aqua fervida   1150,0
b) Saccharum   425,0
c) Kalium jodatum   7,5
   Spiritus (95 proz.)   75,0
d) Aqua   ad 1500,0

a) 12 Stunden im Dampfbad digerieren, abpressen, in der Kolatur b) lösen, c) zusetzen, auf 1500,0 bringen, filtrieren.

Extractum Aloes
Extractum Fol. Sennae   āā 60,0
Natrium carbonicum crist.
Fructus Carvi
Fructus Anisi
Fructus Cardamomi   āā 10,0
Sirup. simplex   300,0
Spiritus dilutus   1600,0

Man mazeriert 8 Tage, preßt ab, setzt den Sirup zu und filtriert.

Aloe   35,0
Boletus Laricis
Rhizoma Rhei
Rhizoma Zedoariae
Radix Gentianae
Rhizoma Galangae
Myrrha   āā 10,0
Crocus   5,0
Saccharum   100,0
Spiritus dilutus   1400,0

8 Tage mazerieren, abpressen, filtrieren. Zucker im Filtrat lösen.

Blutreinigungstropfen.

Extractum Frangulae fluidum
Extractum Cascarae sagradae
  fluidum
Tinctura Rhei vinosa   āā

Extractum Frangulae fluidum
Extractum Cascarae sagradae fluidum
Extractum Sarsaparillae fluidum
Extractum Guajaci fluidum
Extractum Sassafras fluidum
Extractum Sennae fluidum   āā

Altonaer Kronessenz.

Boletus Laricis
Radix Gentianae
Folia Sennae   āā 112,5
Aloe   150,0
Myrrha
Cortex Cascarillae
Radix Helenii
Rhizoma Calami
Radix Pimpinellae
Cortex Cinnamomi Cassiae
Herba Absinthii   āā 37,5
Camphora   14,0
Fructus Aurantii immat.   75,0
Lignum Sassafras   57,0
Spiritus dilutus   6250,0

8 Tage mazerieren, abpressen, filtrieren.

Aloe   30,0
Camphora
Radix Angelicae
Rhizoma Galangae   āā 4,0
Herba Cardui benedict.   10,0
Boletus Laricis   3,0
Rhizoma Rhei
Radix Gentianae
Rhizoma Zedoariae   āā 4,0
Myrrha   5,0
Succus Liquiritiae   20,0
Spiritus (80proz.), q. s.
ut fiat mazeratio   1000,0

Mit Tinctur. Sacchar. tost. zu färben.

Weiße Wunderkronessenz.

Nelkenöl
Kümmelöl   āā 7,5
Pomeranzenschalenöl
Kalmusöl   āā 3,75
Macisöl
Lorbeeröl (äther.)   āā 1,25
Anisöl   6,0
Pfefferminzöl   0,6
Spiritus Aetheris chlorati   90,0
Spiritus   630,0

Augsburger Lebensessenz.

a) Quassiaholz 15,0
Unreife Pomeranzen 15,0
Pomeranzenschale 10,0
Rhabarber 10,0
Aloe 10,0
Zitwerwurzel 5,0
Enzianwurzel 5,0
Alantwurzel 5,0
Lärchenschwamm 5,0
Safran 2,5
Myrrhe 2,5
Malaga 320,0
Spiritus (80proz.) 480,0
b) Zuckersirup 20,0
Ananasessenz 50,0

a) 14 Tage mazerieren, abpressen, b) zusetzen.

Rigaer Balsam.

a) Flores Chamomillae
Flores Lavandulae
Folia Rosmarini
Folia Salviae
Herba Absinthii
Herba Majoranae
Herba Menthae crispae
Herba Origani
Herba Serpylli
Herba Tanaceti
Herba Saturejae
Radix Angelicae
Radix Levistici
Rhizoma Galami
Fructus Juniperi āā 20,0
Spiritus 5500,0
b) Tinctura Croci 10,0

Man mazeriert a) 1—2 Tage, destilliert ohne vorher abzupressen 3300,0 ab und setzt b) zu.

Herba Tanaceti cum flor.
Radix Angelicae cum herba
Folia Rosmarini āā 43,5
Flores Chamomillae roman.
Flores Lavandulae āā 22,0
Flores Calendulae
Stipites Rosarum
Tartarus depurat. āā 15,0
Baccae Juniperi 100,0
Spiritus (45proz.) 1750,0

Man mazeriert 1 Woche, preßt ab, färbt mit Heidelbeersaft und filtriert.

Hienfong-Essenz.

Camphora 1,5
Oleum Menthae crispae 1,0
Oleum Anisi
Oleum Foeniculi
Oleum Lavandulae
Oleum Rosmarini āā 0,25
Folia Lauri
Fructus Lauri āā 5,0
Aether 15,0
Spiritus 200,0

Die Drogen werden mit dem Äther und Weingeist 8 Tage mazeriert. Im Mazerat werden die Öle und der Kampfer gelöst.

Oleum Carvi 10,0
Balsamum peruvianum 20,0
Camphora 20,0
Oleum Menthae piperitae 30,0
Oleum Anisi 5,0
Spiritus 3200,0
Aqua dest. 300,0
Aether 80,0
Anilin-Lichtgrün 0,1

Die Lösung der Öle, des Kampfers und Perubalsams in dem Weingeist-Wassergemisch wird mit dem Äther versetzt, gefärbt und filtriert.

Kräuterhonig (Gesundheitskräuterhonig).

a) Mel 1500,0 575,0
Succus Sorborum
recens 400,0 115,0
Aqua dest. 400,0 155,0
b) Vinum album 400,0 155,0
c) Radix Gentianae 25,0 10,0
Rhizoma Iridis 25,0 10,0
Radix Carlinae 75,0 30,0
Herba Mercurialis 36,0 15,0
Herba Pulmonariae 18,0 7,5
Herba Anchusae 18,0 7,5

a) wird gemischt, kurz aufgekocht, abgeschäumt und koliert, dann wird b) zugegeben und mit dem Gemisch werden die Drogen c) digeriert. Die Kolatur wird dann auf ein spezifisches Gewicht von 1,33 eingedampft.

Nach einer andern Vorschrift (zweite Zahlenreihe) wird a) ebenso behandelt, hingegen werden die Drogen zu c) mit b) digeriert und die Kolatur mit dem Sirup a) gemischt. Konservierungsmittel zuzusetzen, dürfte zweckmäßig sein.

Baldrianwein.

Radix Valerianae	100,0
Calcium carbonicum	5,0
Vinum xerense	1000,0
Saccharum	30,0—50,0

8 Tage mazerieren, abpressen, drei Wochen lang bei Zimmertemperatur lagern lassen, filtrieren, im Filtrat Zucker lösen.

Radix Valerianae concis.	75,0
Vinum malacense	500,0
Vinum xerense	500,0

10 Tage mazerieren, ohne Pressung filtrieren.

---

a) Radix Valerianae	60,0
Cortex Chinae	5,0
Pericarpium Aurantii	3,5
Cortex Cinnamomi ceyl.	2,5
Radix Gentianae	2,0
Acidum phosphoricum	20,0
Glycerinum	75,0
Vinum xerense	1000,0
b) Sirupus simplex	100,0

Drogen geschnitten und gesiebt verwenden, 10 Tage mazerieren, nicht pressen, die Kolatur von a) filtrieren, b) zugeben.

Radix Valerianae concis.	1,0
Vinum xerense	9,0
Saccharum q. s.	

Man mazeriert den Baldrian mit dem Wein 10—14 Tage lang, koliert, ohne stark zu pressen, ab, löst in der Kolatur 15% von deren Gewicht Zucker und filtriert.

Cholagoga (gallentreibende Mittel)

Bei entzündlichen Prozessen der Gallenwege und insbesondere bei Gallensteinleiden ist eine Anregung der Gallensekretion im Lebergewebe durch Choleretica sowie eine vermehrte Austreibung des Gallenblaseninhaltes durch Cholekinetika anzustreben.

Zur ersten Gruppe gehören vor allem die physiologischen Gallensäuren, Abkömmlinge des Cholesterins. Auch dem Atophan, der Salicylsäure, einigen ätherischen Ölen (Kümmel und Pfefferminze), dem Calo-

mel, dem Karlsbader Wasser u. a. schreibt man gallentreibende Wirkungen zu.

Die Entleerung der Gallenblase kann reflektorisch vom Darm her ausgelöst werden, z. B. durch Gaben von $MgSO_4$. Fetten, Ölen und Eigelb.

Haarlemer Öl.

Oleum Lini sulfuratum		
Oleum Terebinthinae sulfuratum	āā	1,0
Oleum Terebinthinae		3,0

Bei gelinder Wärme mischen.

Gallensteinpillen.

Fel Tauri insp.		
Sapo medicatus		
Extractum Taraxaci		
Rhizoma Rhei	āā	5,0

M. f. pil. Nr. 150. Consperge c. Cort. Cinnamomi plv.

Aloes		5,0
Rhizoma Rhei		
Pulvis aromaticus		
Myrrha	āā	10,0
Crocus		2,0
Extractum Absinthii		15,0
Flores Rosae plv. q. s.		

M. f. pil. ponderis 0,125 g.

Cholagogum Durande.

Aether	20,0
Oleum Terebinthinae	5,0

Dreimal täglich 15—30 Tropfen zu nehmen.

Gallensteinpulver.

Acidum salicylicum		
Hexamethylentetraminum	āā	0,2
Oleum Menthae piperitae		0,08
Saccharum lactis	ad	1,0

D. t. d. Nr. XII.

Dreimal täglich ein Pulver zu nehmen.

Laxantes-Tabletten.

Extr. Colocinth.	0,005 g
Extr. Hyosc.	0,01 g
Podoph.	0,015 g
Extr. Casc. sagr. sicc.	0,05 g
Phenolphth.	0,05 g
Extr. Aloes	0,1 g pro Tbl.

1—2 Tabl. pro die

Antidiarrhoica.

Mixtura antidiarrhoica.

Cortex Cinnamomi	5,0
Rhizoma Tormentillae	15,0
Bismutum subnitricum	2,0—5,0
Sirupus Aurantii	30,0
Aqua q. s.	

Die grob zerkleinerten Drogen werden 6 Stunden lang mit Wasser mazeriert und dann 200,0 Abkochung hergestellt, der die andern Bestandteile zugesetzt werden. Vor Gebrauch umschütteln!

Gegen Magen- und Darmkatarrh der Säuglinge.

Silargel	20,0
Pektin	30,0

Bei hartnäckigen Fällen bewährt sich ein Zusatz von Suprar. hydrochlor. 0,02 einer Lösung 1⁰/₀₀. — Das Pulver wird Säuglingen 1- bis 2mal messerspitzenweis in der Flasche angeschüttelt verabreicht. Größere Kinder erhalten 3- bis 4mal täglich ½ bis 1 Teelöffel voll.

Bei Magenschmerzen und Durchfall.

Extractum Belladonnae		0,2
Calcium carbonicum		10,0
Thioform		
Tannigen	āā	5,0
Carbo animal.		ad 30,0

Extractum Belladonnae	0,2
Carbo animal.	15,0
Bismutum β-naphtholic.	5,0
Tannin. albuminat.	ad 30,0

Cholera-Tropfen.

An Stelle von Opiumtinkturen in gemischten Choleratropfen sollen für den Apothekenhandverkauf die diesen analog zusammengesetzten Ephedratinkturen erfolgreich verwendbar sein.

Tinctura Opii simpl.	1,0
Tinctura aromatic.	12,0
Oleum Menth. pip.	gtt. V

Tinctura Opii simpl.	2,0
Tinctura aromatic.	
Tinctura Valerian. aeth.	āā 12,0
Oleum Menth. pip.	gtt. X.

Tinctura Opii crocat.	3,0
Tinctura Valerian.	12,0
Aether	15,0

Tinctura Coto	
Tinctura Tormentill.	
Tinctura Cascarill.	
Tinctura Cinnamomi	āā 10,0
Tinctura Valerian.	8,0
Oleum Menth. pip.	2,0

Tinctura Ratanhiae	
Tinctura Catechu	āā 5,0
Tinctura aromatic.	10,0

Für Kinder.

Tinctura Cascarillae	
Tinctura Rhei vinosa	āā 10,0
Tinctura Pimpinellae	
Tinctura Colombo	
Tinctura Croci	āā 5,0

Soviel Tropfen geben, als das Kind Jahre alt ist.

Darmdesinfektion.

Oleum Mentholi	
Cera alba	āā 100,0
Bolus	50,0

M. f. pilul Nr. 1000. 5—6mal täglich 10 Pillen.

Salol	
Resorcin	āā 0,25

D. t. d. Nr. XII.
3—4mal täglich 1 Pulver.

Magnesiamilch.

a) Magnesia usta	8,0
Aqua dest.	40,0
b) Saccharum	50,0
c) Aqua Florum Aurantii	25,0

a) anreiben, zum Sieden erhitzen, vom Feuer nehmen, dann b) und zuletzt c) jeweils unter festem Umrühren zufügen.

Magnesia citrica granulata.

Magnesia usta	3,0
Acidum citricum	10,0
Aqua dest.	3,5

Zum Teig anrühren, trocknen lassen (30⁰), zerreiben und mit Alkohol absolutus granulieren.

Magenpulver.

Bismutum subnitricum
Rhizoma Rhei   āā 10,0
Natrium bicarbonicum   40,0

Messerspitzenweise zu nehmen.

Semen Myristicae
Pericarpium Aurantii
Rhizoma Rhei   āā 10,0
Magnesium carbonicum   2,0

Teelöffelweise zu nehmen.

Rhizoma Calami
Radix Gentianae
Pericarpium Aurantii   āā 30,0
Rhizoma Zingiberis   15,0
Tartarus depuratus   15,0
Oleum Carvi   1,2
Oleum Foeniculi   0,3

Messerspitzen- bis teelöffelweise zu nehmen.

Granulat gegen Magensäure.

Calcium carbonicum   10,0
Magnesium carbonicum   5,0
Natrium bicarbonicum   5,0
Elaeosacch. Anisi   ad 100,0

Die Mischung wird mit verdünntem Spiritus und einem kleinen Zusatz von Glyzerin granuliert. Um bei längerer Aufbewahrung oder eventuellem Versand etwaigem Zerfallen vorzubeugen, kann man zum Durchfeuchten auch geringe Mengen Bindemittel (Gelatine, Traganth, Tyloseschleim od. dgl.) verwenden; es ist aber nur eine minimale Quantität zulässig.

Riegels Magenpulver. (Pulvis stomachicus Riegel.)

Natrium bicarbonicum
Magnesia usta
Bismutum subnitricum   āā 10,0
Extractum Rhei   5,0
Extractum Belladonnae   0,3
Saccharum Lactis   ad 50,0

Extr. Belladonnae   0,5
Bismuti subnitrici   5,0
Magnesii peroxydati   20,0
Natrii bicarb.   ad 50,0

3mal täglich 1 Messerspitze nach dem **Essen.**

Schwangerschaftserbrechen.

Larocain   0,2
Chloroform   1,5
Bismutum subcarbonic.   6,60
Emuls. Amygdal.
dulc.   20,0 : 200,0

Umschütteln! Stündlich 1 Eßlöffel voll.

Guttae Meunieri.

Spiritus Aether. nitros.
Spiritus Meliss. comp.
Tinctura Valerian.   āā 10,0

Bei Menstruationsbeschwerden mehrmals, etwa ½ stündlich, bis zum Nachlassen 20 Tropfen. In entsprechenden Kombinationen ist die Baldriantinktur durch Menthol. valerianic. oder andere Baldriansäureester ersetzbar.

Decoctum alcalisans.

Decocti Uvae ursi 5% 250 g, Kalii acetici 15 g, Sirupi Cedri 50 g, D. S. Nach Vorschrift des Arztes.

Injectio urodesinfectans.

Hexamethylentetramini 40 g, Natrii. salicylici 16 g, Coffein. Natrii-salicylici 4 g, Aquae conservant. ad 100 ccm. Ampullen zu 5,3 ccm, in braunem Glas. Sterilisieren 30 Minuten bei 100°. Bei Verwendung zusammen mit 0,5 ccm Novocainlösung 5% in Spritze ziehen, wenn i. m. angewendet. Sonst i. v. gegen Cystitis, Pyelitis, Pyelonephritis.

Fruchtsalze, abführend.

1. 54,3 Natr. bicarbonat.
   1,75 Natr. bitartrat.
   43,85 Weinsäure
      mit Alkohol granuliert.
2. 30,0 Kaliumnatriumtartrat
   240,0 Weinsäure
   300,0 Natr. bicarbonat
   800,0 Zucker
   1,0 Zitronenöl
      mit Alkohol granuliert.

Krampflösendes Mittel.

5 g Cypressenöl
1 g Pinus silvestre-Öl
4 g Cajeputöl

Verdauungsförderndes Mittel.

4 g	Pfefferminzöl
3 g	Eucalyptusöl
3 g	Borneol

Abführsalz.

Magnes. sulfur. sicc.	50,0
Natr. chlorat.	5,0
Natr. sulfur. sicc.	45,0

Täglich 1 Teelöffel bis 1 Eßlöffel voll morgens nüchtern in 1 Glas Wasser zu nehmen.
(Landarzt 1950/4.)

Pil. Cathartic. cpt.

(Cathartic. compound pills N. F.)

Extr. Coloc. cpt.	8,0
Hg. chlorat. mite	6,0
Resina Jalapae	2,0
Gutti	1,5
Sp. dil. qu. s. f.	
Pil. Nr. C.	

(Normale Dosis 2 Pillen.)

Leube-Pulver bei Hyperazidität.

Bism. subnitr.	
Magnes. usta.	āā 10,0
Natr. bicarbon.	
Sacch. lactis	āā 5,0
Rhiz. Rhei. plv.	2,5
Fol. Bellad. plv.	1,0

3mal täglich eine Messerspitze voll, vor oder nach dem Essen zu nehmen.
(Med. Mon. Schr. 1947, Nr. 4.)

Gegen Harnsteine.

I

Innerlich:

Glycerin	60,0
Tt. Aurantii	15,0
Dec. Rad. Rub. tinct.	30,0/300,0

4—6mal täglich 1 Eßlöffel voll zu nehmen.

II

Zu Spülungen mittels Blasen- oder Ureterkatheter. (Subysche Lösung, Solutio G.)

Acid. citric. monohydr.	33,0
Magn. oxydat.	4,0
Natr. carb. anhydric.	4,5
Aqua dest.	ad 1000,0

(Schw.A.Z. 1948/Nr. 38.)

21. Wurmmittel.

Unguentum contra oxyures Leo.

Oleum Chenopodii	1,0
Thymol	0,5
Santonin	0,2
Adeps Lanae	
Vaseline	āā ad 100,0

Wurmsalbe.

a) Aloe	5,0
Fel Tauri insp.	5,0
Spiritus dil.	5,0
b) Adeps Lanae cum Aqua	45,0
Oleum Petrae	5,0

a) warm lösen, mit b) zur Salbe verarbeiten.

Wurmzäpfchen.

a) Aloe plv.	10,0
Fel Tauri insp.	15,0
Spiritus dil.	10,0

b) Cera flava	10,0
Adeps suillus	50,0
Sebum	25,0
Oleum Petrae	15,0
Oleum Absinthii coct.	5,0

a) warm lösen, b) schmelzen, a) und b) vereinigen, aus der halberkalteten Masse Zäpfchen im Gewicht von 1,5—2,5 g gießen.

Naphthalin	0,05—0,1
Oleum Cacao	ad 2,0

Wurmpulver.

Flores Calcatrippae plv.	
Flores Tanaceti plv.	āā 20,0

Div. in partes XX
S. Dreimal täglich 1 Pulver zu nehmen.

Flores Cinae plv.
Folia Sennae plv.   āā
Mehrmals täglich messerspitzenweise, am besten in Honig nehmen.

Flores Cinae plv.
Herba Absinthii plv.
Flores Chamomillae plv.
Flores Tanaceti plv.   āā
Mehrmals täglich messerspitzenweise, am besten in Honig, Apfel- oder Pflaumenmus zu nehmen.

Wurmtee.

Herba Absinthii   30,0
Flores Chamomillae   10,0

Ein Eßlöffel voll auf 2 Tassen Wasser zum Aufguß abends und früh nüchtern zu trinken.

Wurmsaft.

Fol. Sennae
Rhiz. Rhei
Flores Cinae
Herb. Absinth.   āā 10,0

Man bereitet einen Aufguß auf 500,0 Kolatur und daraus mit 800,0 Zucker einen Saft.

Oxyuren-Kur.

Innerlich Santoninzeltchen und nach entsprechender Zeit Rizinusöl;

per clysma an mehreren Tagen nacheinander Knoblauchabkochungen etwa 20,0/200,0 mit Wasser oder Milch abgekocht und dann noch vor Verwendung etwa zwölf Stunden lang digeriert.

Wurmemulsionen.

Oleum Chenopodii anthelmintic. 5,0 läßt sich mit gleichen Teilen Gummi arabicum und 45,0 Wasser oder auch mit andern Emulgatoren, z. B. mit Traganth 0,1 oder Carrageenschleim 1,0 : 80,0 leicht emulgieren. Eine Pomeranzensirupzugabe 45,0 oder der Zusatz von Zuckersirup 20,0 mit 5 Tropfen Pfefferminzöl macht die Emullion schmackhafter. Nach ärztlicher Vorschrift dosieren!

Oleum Chenopodii   30,0
Oleum Ricini   300,0
Gummi arab. plv. sbt.   120,0
Aqua dest.   180,0
fiat emulsio, adde

Saccharin solub.   0,8
Natrium bicarbonic.   0,3
Aqua dest.   350,0
Vanillin   0,05
Oleum Menthae piperitae
Oleum Citri   āā gtt. XX
Oleum Cinnamomi   gtt. X
Spiritus   20,0

Nach ärztlicher Vorschrift dosieren!

Bandwurmmittel aus Kürbiskernen.

Frische gestoßene Kürbiskerne 50,0 werden mit 1 Liter kochendem Wasser einige Stunden digeriert und die Kolatur mit etwa 50,0 Pomeranzenschalensirup schmackhaft gemacht. Abends 1 Tasse voll und am anderen Morgen nüchtern den Rest in Abständen. Einige Stunden nach der letzten Portion wird Rizinusöl genommen.

Frische Kürbiskerne gestoßen 90,0
Honig   120,0

In 3 Portionen innerhalb von 2 Stunden zu nehmen; nach weiteren 2 bis 3 Stunden 2 Eßlöffel voll Rizinusöl.

Bandwurmmittel aus Kürbiskernen.

1. Die mit kaltem Wasser zu einer Paste angeriebenen Samen (50—60 g) werden mit Erfolg zur Beseitigung von Spul- und Bandwürmern gebraucht.
2. Semen Curcurbitae decorticat. 50 g (250 Stück) werden mit 5 g Wasser fein zerstoßen. Danach werden 200 g Wasser hinzugefügt und 50 g Sirup. Aurant. cort.

S.: Morgen in zwei Portionen zu nehmen und einige Stunden später 2 Eßlöffel Rizinusöl.

Electuarium contra Taenias.

Flores Koso plv.   10,0
Sem. Cucurbit. decortic. plv.
Electuar. Sennae   āā   50,0
Sirupus simpl.   q. s.,

ut fiat electuarium molle.

Morgens nüchtern in 2 Portionen.

Wurmtee.

A. *Für Erwachsene*.

I

Fl. Cinae	15,0
Hba. Absinthii. ccs	15,0
Fl. Chamom.	15,0
Fl. Tanaceti ccs.	15,0

II

Fl. Calcatrippae ccs.	25,0
Sem. Cucurbitae ccs.	25,0
Hba. Tanaceti ccs.	25,0

III

| Hba. Absinthii ccs. | 40,0 |
| Hba. Centaurii ccs. | 20,0 |

Verpacken in 10 Einzeldosen zu 6,0.
Abgeben mit dem Hinweis: Morgens und abends eine Dosis auf eine Tasse zum Aufguß.

IV

Tee nach KROEBER-FLAMM.

| a) Fol. Sennae ccs. | 10,0 |
| Fl. Tanaceti | 15,0 |

Auf ½ Liter kochenden Wassers 10 Minuten ziehen lassen und lauwarm auf einmal trinken.

| b) Cortex Frangulae ccs. | 50,0 |
| Hba. Tanaceti ccs. | 50,0 |

Früh und abends eine Tasse des Dekoktes.

c) Fl. Chamomillae	30,0
Hba. Absinthii ccs.	30,0
Hba. Tanaceti ccs.	40,0

Wie IVb.

———

B. *Für Kinder*.

I

Visc. alb. ccs.
1 Eßlöffel voll auf eine Tasse abgekochter Milch.

II

| Hba. Tanaceti ccs. | 20,0 |
| Cortex Frangulae ccs. | 20,0 |

1 Teelöffel voll zum Aufguß auf 1 Tasse Getränk.

———

C. Klysmen.

I

Knoblauch
5—10 g mit ¼ Liter Wasser abkochen für 2 Klystiere.

II

Rainfarn
1 Eßlöffel voll mit ¼ Liter Wasser abkochen als 1 Klysma.

———

Wurmtropfen für Erwachsene.

Validol	2,0
Tct. Allii sativi	10,0
Ol. carvi	gtts. III

Dreimal täglich 20—25 Tropfen in Milch oder Gelatinekapseln zu nehmen.

———

Bandwurmmittel.

I

Sem. Cucurb. decort.	
ccs	30,0—60,0
Decoct. Hbae. Thymi	2 : 100,0
Saccharum	30,0—60,0
Sir. Aurantii	30,0

Früh nüchtern auf einmal nehmen. 2 Stunden später ein Abführmittel.

II

| Cort. Granati plv. | 50,0 |
| Auqa dest. | 300,0 |

Bei mäßigem Feuer auf 250 ccm einkochen. Man gibt hinzu

| Fl. Koso | 10,0 |

Erkalten, durchseihen und bringt auf

| | 285,0 |
| Dazu Spiritus (90proz.) | 15,0 |

Auf 3mal in 1½ Stunden nehmen.

III

Kürbiskerne (ohne Schalen) 30,0—60,0 zerstampfen, mit gleichen Teilen Zucker zu Brei verrühren. Früh nüchtern auf einmal 2—5, später 1 Eßlöffel voll nehmen. Später Rizinusöl!

IV

(Nach WIEGAND)

Extr. Filicis maris aeth.	10,0
Ol. Menth. pip.	gtt. I
Sirup spl.	ad 50,0
M.D. ad vitrum amplum.	

Vor Gebrauch zu schütteln, dann trinken.
C a v e ! Alkohol und Fett!

V
(Nach KLEIN)

Cort. rad. gran. plv.	60,0
Macera cum Aqua frigida	400,0
per horas XII, coque ad	
remanend. colatur.	200,0

Dem Pat. werden in Abständen von 30 Minuten dreimal je 65 ccm Mazerationsdekokt körperwarm am besten durch die Duodenalsonde gegeben. 30 Min. später ein Laxans.
(Dtsch. Med. Wschr. 1949/410.)

22. Zahnärztliche Präparate.

Abdruckmasse.

Manilakopal, weiß	75,0
Dammar	75,0
Paraffin. sol.	10,0
Acidum stearinicum	5,0
Balsamum peruvian.	2,5
Barium sulfuricum	100,0

Die gepulverten Harze werden geschmolzen, Paraffin, Stearin und Perubalsam zugegeben und dann das Bariumsulfat eingearbeitet. Durch Zugabe von einer ammoniakalischen Karminlösung auf Wunsch rot zu färben.

Dammar	
Kolophonium	āā 100,0
Talkum	200,0

Ätzpaste.

Acidum arsenicos.	2,0
Psicain (Novocain)	0,5
Phenol. liquefact. (Kreosot.) q. s.	
ut f. pasta moll.	

Nervenätzpaste zum Töten der Zahnnerven wird am besten erst kurz vor dem Gebrauch gemischt. Man liefert dem Zahnarzt die feine Mischung aus arseniger Säure und Psicain für sich und in einem Tropffläschchen die verflüssigte Karbolsäure. Die Verflüssigung tritt nicht so rasch ein, wenn an Stelle der Karbolsäure Kreosot zum Anteigen benutzt wird, auch kann sie durch Zusatz von wenig Gummi arabic. verhindert werden.

Außer Arsen benutzt man (nach D. Ap.-Ztg. 1936) zur Devitalisation der Pulpa Paraformaldehyd. Es ist ungefährlich und von milder Wirkung und wird deshalb in der Kinderpraxis gern verwendet. Doppelte Einlagedauer wie bei Arsenpräparaten. Vorschrift:

Paraformaldehyd	
Alypin. nitric.	āā 1,0
Eugenol	q. s.
ut f. pasta mollis.	

S. Gut verschließen!

Zum Abätzen sensiblen Zahnbeins (Dentin)

wird bei Backzähnen Silbernitratlösung verwendet. Bei Frontzähnen stört die hierbei auftretende schwarze Verfärbung. Für diese Fälle hat sich eine 30proz. Lösung von Zinc. chlorat. bewährt.

Fletscher-Präparate.

a) Mastix	11,25
Zincum oxydatum (geglüht)	150,0
Zincum sulfuricum	
anhydric.	18,0
b) Gummi arabicum	75,0
Aqua dest.	195,0
Alcohol absolut.	30,0
Phenolum liq.	gtt. III

Zum Gebrauch a) mit b) zur Paste anstoßen.

a) Zincum oxydatum purum	q. s.
b) Acidum boricum	1,0
Zincum sulfuricum	150,0
Aqua dest.	120,0

Zum Gebrauch a) mit b) zur Paste verarbeiten.

a) Zincum sulfuricum sicc.	30,0
Zincum oxydatum	70,0
b) Borax	
Phenolum	āā 1,0
Glycerinum	
Gummi arabic.	āā 4,0
Aqua dest.	40,0

Zum Gebrauch a) mit b) zur Paste verarbeiten.

Schwarze Chlorzinklösung nach Professor ADIZELER.

Zincum chloratum	10,0
Phenolum	
Spiritus	āā 5,0
Chloroformium	
Oleum Menthae pip.	
Oleum Caryophylli	āā 1,0

Gelinde erwärmen.

Solutio Chlumsky.

Camphora	60,0
Phenolum liquef.	30,0
Alc. absol.	10,0

Solutio Walkhoff.

Paramonochlorphenol	1,0
Menthol	0.1
Camphora	0,9
Aceton.	6,0
Aqua dest.	3,0

Chlorophenol-Camphora-Lösung nach Dr. NOVAK.

5,0 Camphora
10,0 Menthol bis zur Verflüssigung verreiben, dann zusetzen.
35,0 Parachlorphenol.

Formaldehydpaste.

Cocainum hydrochlor.	
Thymol	
Formaldehyd solut.	āā 1,0
Vaseline	3,0
Zincum oxydatum purum	7,0

Formalin-Trikresol.

Trikresol	
Formalin	āā part.

Natriumhypochlorit zur Reinigung von Wurzelkanälen.

Nach BLUM[1] ist eine 0,5proz. Lösung zu empfehlen, die nach dem Einfüllen in den Wurzelkanal durch Zufügen eines Tropfens Perhydrol in ihrer zerstörenden Wirkung auf die Pulpa sehr verstärkt wird. Da solche Lösungen vor Licht und Luft geschützt sein müssen, kommen sie in Ampullen in den Verkehr.

[1] Die zahnärztl. Wochenschr. 1921, 3.

An Stelle von Natriumhypochlorit läßt sich auch eine Lösung von „Clorina 100% für die Zahnheilkunde" verwenden, wie dies GOLDMANN in seiner Dissertationsschrift (Leipzig) angegeben hat. Die Clorinalösung kann jederzeit frisch bereitet werden, so. daß eine Abfüllung in Ampullen überflüssig ist.

Unguentum arsenicosum Eichbaum.

Acidum arsenicosum	5,0
Lanolin anhydricum	
Oleum Caryophylli	āā 2,5

Wurzelfüllmasse.

Trikresol	20,0
Formaldehyd solut.	10,0
Eugenol	20,0
Thymol	4,0
Phenol	10,0
Zincum sulfuricum sicc.	
Zincum oxydatum	āā q. s.
ut fiat pasta	

Trinatriumphosphat	60,0
Fettalkoholsulfonat	20,0
Natr. tetraborat	10,0
Natr. bikarbonat.	10,0

Jodoform	8,0
Oleum Cinnamomi	15,0
Zincum oxydatum	4,0

Erhärtet nicht völlig.

Jodoform	
Salol	āā 2,5
Kakaoöl	5,0

Monochlorphenol	
Thymol	
Glyzerin	āā
Zinkoxyd	q. s.
ut fiat pasta	

Zinkoxyd	5,0
Zinksulfat	1,0
Eugenol	
Thymol	
Monochlorphenol	āā 0,25
Glyzerin	q. s.
ut fiat pasta	

Acidum arsenicosum	0,5
Calomel	2,0
Mucilago Gummi arab.	q. s.
ut fiat pasta mollis	

Walkhoffsche Wurzelfüllpaste.

Chlorphenol und Kampfer im Verhältnis 2 : 8 verflüssigt man durch Verreiben. 10 g Jodoform werden mit soviel Chlorphenol-kampferlösung angestoßen, daß eine plastische Masse entsteht. (Dtsch. Apoth.-Ztg. 1937.)

Zahnfüllung für provisorische Verschlüsse.

a) Mastix	22,5
Zinkoxyd	300,0
Zinksulfat	36,0
b) Gummi arab.	75,0
Spiritus 96proz.	30,0
Phenol liquef.	gtt. XII
Aqua dest.	175,00

Das Pulver a) wird bei Bedarf mit ausreichenden Mengen von b) angerührt.

Zahnzement (s. auch Fletscher-Präparate).

Hell.

Ocker	0,06
Braunstein	0,06
Zinkoxyd	30,0

Mittel.

Braunstein	0,06
Ocker	20,0
Zinkoxyd	30,0

Dunkel.

Braunstein	0,06
Ocker	
Zinkoxyd	āā 30,0

Man mischt mit 50proz. Chlorzinklösung und bringt sofort in die zuvor gut ausgetrocknete Höhlung ein. Erhärtet rasch.

Zinkoxyd	500,0
Braunstein	1,5
Ocker, gelb	4,0
Glaspulver	100,0
Borax	10,0
Chlorzinklösung (50proz.)	q. s.

Zinkoxyd	98,0
Gebrannte Magnesia	2,0
Glasige Phosphorsäure	q. s.

Tinctura antigingivitica.

Spiritus Cochleariae	30,0
Tct. Myrrhae	80,0
Tct. Catechu	
Tct. Ratanhiae	āā 40,0

Gegen Zahnfleischentzündung.

| Tct. Catechu | 10,0 |
| Aqua Menth. pip. | 140,0 |

1 Eßlöffel auf ein Glas Wasser als Mundwasser.

Bei Stomatitis aphtosa und mercurialis, (Nach LEPKE.)

Tct. Catechu	10,0
Mell. dep.	25,0
Infus. Salviae	ad 200,0

Zu Mundspülungen.

Mittel zur Behandlung der Paradentose.

20 g Eucalyptusöl,
5 g Pfefferminzöl,
5 g Terpentinöl,
5 g Nelkenöl.

Jodoform-Wurzelfüllpaste.
(Nach SEDLACEK.)

Jodoform desodor.	20%
Zinc. sulfur.	15%
Eugenol	20%
Thymol	4%

Zinc. oxydat. qu. s. ut. f. pasta.

Paste zur schmerzlosen Entfernung von Pulpenresten.

Kal. oder Natr. hydr.	3,0—4,0
Phenol. liquef.	0,5
Glycerin q. s.	
ut fiat pasta mollis.	

(Dtsch. zahnärztl. Z. 1947/386.)

Reinigungsmittel für Zahnprothesen.

	I	II	III
Soda, kalziniert	55,0	55,0	55,0
Natr. perborat	1,0	—	—
Chloramin	—	1,0	—
Kochsalz	2,0	2,0	2,0
Paraform	—	—	1,0
Natr. sulfat trockn.	42,0	42,0	42,0
Pfefferminzöl gtt.	III	III	III

eventuell schwach färben mit Eosin.

Zahnschmerztropfen.

	1	2	3	4	5	6	7	8	9	10	11	12
	g	g	g	g	g	g	g	g	g	g	g	g
Kampfer	2	2	4,2	1,55	0,5	—	—	—	2	—	10	—
Cajeputöl	5	1	112	—	4,0	1	—	—	—	—	10	—
Nelkenöl	gttII	—	7	2,8	4,0	1	1	—	gttII	5	10	28
Chloroform	10	1	140	1,4	—	2	—	—	2	20	—	28
Chloralhydrat	—	2	—	1,55	—	—	—	—	2	10	10	—
Kreosot	—	3	—	—	—	—	1	—	—	—	—	28
Aether	—	—	—	1,4	—	—	—	—	—	—	10	—
Pfefferminzöl	—	—	—	2,8	—	—	1	—	—	—	—	—
Spiritus	—	—	—	11,0	—	—	—	—	—	—	247	—
Kampferöl	—	—	—	—	—	—	—	—	—	—	—	28
Spiritus dilut.	—	—	—	—	1,0	—	—	—	—	—	—	—
Spiritus camphorat.	—	—	—	—	—	—	—	—	6	—	—	—
Wasser	—	—	—	—	—	—	—	—	3	—	—	—
Phenol	—	—	—	—	—	—	—	—	—	5	—	—
Kalmusöl	—	—	—	—	—	—	—	—	—	0,5	—	—
Menthol	—	—	—	—	—	—	—	—	—	5,0	—	—
Orthoform	—	—	—	—	—	—	—	—	—	—	3,0	—

Zahntropfen.

I

Guajacol. liquid.
Camphora   āā 1,5
Ol. Caryophylli   3,0
Perkain   0,4

II

Kreosot   0,5
Ol. Caryophylli   āā 1,0
Spirit. camph.
Tct. Catechu   āā 2,5
Chloroform   20,0
Alkohol. abs.   22,5

Zahnen der Kinder.

(Zum Aufstreichen auf die Zahnleisten.)

Anaesthesin   1,0
Spiritus   20,0
Tct. Ratanh.
Tct. Cinnam.   āā 5,0
Tct. Chamomillae   10,0
Tct. Myrrhae   20,0
Glycerin   30,0
Acid. ascorbinic.   1,0
Aqua dest.   10,0

II. Kosmetik.

1. Badezusätze.

Mit Zusätzen zum Badewasser verfolgt man den Zweck der direkten wie indirekten Hautreizung, die sich bekanntlich auf den Gesamtorganismus vorteilhaft weiterpflanzt. Häufig werden parfümierte und gefärbte Badesalze verwendet; denn schwache Hautreize, die die Blutzirkulation anregen, können schon durch ätherische Öle erzielt werden und die im Badezimmer meist überhitzte Luft wird durch sie erträglicher. Als Duftträgersubstanzen wählt man häufig großkristallisierte Salze, die gleichzeitig die Wasserhärte zu beeinflussen imstande sind, oder Kochsalz u. dgl. mehr, z. B. Sauerstoff oder Kohlensäure entwickelnde Stoffe. Daneben erfreuen sich auch alkoholische Badeessenzen großer Beliebtheit wie auch Drogenpulver als Badezusätze noch im Gebrauch sind. Die Färbung solcher Präparate wird zur Kennzeichnung der verschiedenen Sorten vorgenommen.

Im Bade unterliegt der Kranke der hydrostatischen Wirkung des Wassers. Sie ist abhängig vom Gewicht der Wassersäule, die auf dem Körper lastet. Der hydrostatische Druck des Wassers führt zu einem vermehrten Auftrieb des Körpers. Diese Druckerhöhung ist besonders groß in den unteren Körperpartien, so daß Stauungszustände in Leber und Milz auf Bäder reagieren können. In Kohlesäurebädern treten zu dieser mechanischen Einwirkung noch die Mehrdurchblutung der Hautkapillaren mit Prickeln und Wärmegefühl, welche zu einem verbesserten Flüssigkeitsaustausch im Gewebe führt.

Künstliches Seesalz-Badesalz.

Kalium jodatum	1,1
Kalium bromatum	2,2
Kalium chloratum	14,0
Magnesium chloratum	200,0
Magnesium sulfuricum siccatum	200,0
Calcium chloratum siccatum	100,0
Natrium sulfuricum siccatum	400,0
Natrium chloratum	1200,0

Gut mischen und trocken halten.

Parfümierte Badesalze.

Grundstoffe:

Steinsalz
Borax
Kochsalz
Glaubersalz
Natriumthiosulfat
Soda
Dinatriumphosphat.

Als Farben wählt man für Lavendel orange oder gelblich; für Fichtennadel grünlich fluoreszierend; für Flieder violett; für Rosa rosa; für Zitrone grünlichgelb; für Veilchen grünlich und für Kölnisch Wasser schwach grün. Hierzu benetzt man die Salze mit den entsprechenden Farbstofflösungen und trocknet an der Luft. Dann wird mit 15—20 g Parfümmischung je 1 kg Salz parfümiert.

Als Farbstoff verwendet man für Fichtennadel Fluoreszein oder Uranin, sonst für grüne Salzfarben Malachitgrün; Methylviolett für Flieder, Auramin für Gelbfärbung, Rhodamin für Lavendel usw.

Parfümmischungen (nach WINTER).

Fichtennadel:

Edeltannenöl	200 g
Kumarin	10 g
Zitronenöl	20 g
Lavendelöl	30 g

Lavendel: Lavendelöl franz. 450 g
   Spiköl 350 g
   Kumarin 2 g
   Bergamottöl 50 g
   Linalool 30 g
   Rosenöl, künstlich 20 g

Flieder: Heiko-Flieder Nr. 830 400 g
   Alkohol 600 g
   Heliotropin 4 g
   Rosenöl, künstlich 6 g

Rose: Rosenöl, künstlich 40 g
   Alkohol 60 g

Zitrone: Zitronenöl 120 g
   Portugalöl 30 g
   Neroliöl 1 g

Kölnisch Wasser:

	I	II
Bergamottöl	15,0	8,0
Zitronenöl	5,0	4,0
Portugalöl	2,5	—
Lavendelöl	4,0	—
Rosmarinöl	3,0	XX Tropfen
Neroliöl, künstlich	5,0	1,0
Origanumöl	—	XI Tropfen
Orangenblütenöl	—	XII Tropfen
Petitgrainöl	3,0	—

Veilchen: Heiko-Veilchen 100 g
   Anisaldehyd 3 g
   Phenyläthylalkohol 5 g
   Solution Iris 5 g
   Heiko-Jasmin 3 g
   Ketonmoschuslösung 4 g

Sauerstoffbad.

  a) Natrium carbonicum anhydricum (Ammoniaksoda) 500,0
    Hydrogenium peroxydatum solutum 100,0
  b) Urea 5,0

Man mischt a) rasch und schüttet die halbflüssige Mischung auf eine Blechplatte, worauf die Masse binnen kurzer Zeit zu einem harten Kuchen erstarrt, der zerschlagen und dann gepulvert wird. Dann fügt man b) hinzu. Ist mit ätherischen Ölen eine Parfümierung gewünscht,

so erfolgt diese auf einem besondern Träger, den man der fertigen Mischung zuletzt beifügt.

Natriumperborat	300,0
Manganborat	30,0

Da die Sauerstoffentwicklung z. B. bei Präparaten auf Grundlage Wasserstoffsuperoxyd sehr stürmisch vor sich geht, so setzt man diesen zweckmäßig hinhaltende Verzögerungskatalysatoren, wie Natriumpyrophosphat u. dgl. zu. Bei zu träger Entwicklung aber empfiehlt sich der Zusatz beschleunigender Katalysatoren wie Manganborat; ein Gemisch von 2 Teilen Mangansulfat mit 3 Teilen Kaliumbitartrat wurde bisher erfolgreich verwendet.

Katalysator für Sauerstoffbäder.

    Hepin 10,0 auf 2 L H_2O_2-
    Lösung 3%

Kohlensäure-Bäder.

500 g Natriumbikarbonat werden umgesetzt mit 720,0 g Natriumbisulfat oder mit 670,0 g Aluminiumsulfat kristallisiert. Man verpackt also die genannten Mengen der Salze getrennt mit der Anweisung, das saure Salz im Badewasser zu lösen und dann das Natriumbikarbonatpulver einzuschütten. Häufig setzt man der Mischung für Kohlensäurebäder Stärke, Gummi oder Gelatinepulver zu, ein Zusatz, der das schnelle Entweichen der Kohlensäurebläschen verhindert.

Natriumbikarbonat	300,0
Adipinsäure	225,0
Borax	400,0
Natriumsulfat, wasserfrei	200,0
Milchzucker	50,0
Kolloidal. Kaolin	150,0

Natriumbikarbonat	40,0
Natriumbisulfat	20,0
Reisstärke	10,0
Kochsalz	30,0

Badetabletten, brausende.

Borax	400,0
Natrium sulfuricum sicc.	200,0
Natrium bicarbonicum	300,0
Acidum tartaricum	225,0
Saccharum Lactis	50,0
Talcum	25,0

Gegebenenfalls zu parfümieren mit

Oleum Pini silvestris	
Oleum Pini pumilionis āā	15,0
Aether q. s.	

Die gut lufttrocknen Pulver mischen, mit den Ölen versetzen, mit Äther granulieren, durch ein Sieb pressen, zuletzt auf einer Tablettenpresse zu etwa 30 g schweren Tabletten pressen.

Fichtennadeltabletten.

Natriumperborat	420,0
Borsäurepulver	140,0
Natriumbikarbonat	415,0
Fichtennadelkomposition	20,0
Uranin q. s.	

Man mischt sorgfältig und preßt daraus Tabletten.

An Stelle von Oleum Pini pumilionis kann man auch Oleum Pini silvestris oder Gemische beider Öle nehmen, der Ersatz eines Teils des Öls durch Bornylazetat liefert weniger fein duftende Bäder.

Fichtennadelbadesalz.

Natrium chloratum		38,0
Oleum Pini pumilionis		
Oleum Pini silvestris	āā	0,85
Oleum Lavandulae		0,3

Für ein Bad

Nicht hygroskopisches Kochsalz	90,0
Fichtennadelöl	2,0
Latschenkiefernöl	2,0
Borax	5,0
Lavendelöl	0,6
Eukalyptusöl	0,3

Fluoreszein bis zur gewünschten Färbung. Für ganz billige Präparate verwendet man als künstlichen Fichtennadelduft Bornylazetat.

Fichtennadelbadeessenz.

Spiritus	500,0
Oleum Pini silvestris	50,0
Tinctura Benzoes	100,0

Etwa 2 Eßlöffel auf ein Vollbad.

Tinctura Benzoes		
Oleum Pini pumil.	āā	10,0
Oleum Pini sibiric.		30,0
Oleum Lavandul.		6,0
Oleum Rosmarin.		3,0
Fluoreszein		1,0
Spiritus saponatus		40,0
Spiritus (96proz)		700,0
Aqua dest.		200,0

25—50 g auf ein Vollbad.

Fichtennadelbademilch.

Emulgator 157	8,0
Aqua	48,0
Fichtennadelöl	40,0
Olein	4,0

---

a) Tragacantha	0,5—1,0
Sapo medicatus	0,5
Spiritus (96proz)	10,0
b) Olea aetherea mixta (Oleum Pini silvestris, pumilionis usw.)	5,0
Spiritus (96proz.)	15,0
c) Aqua dest.	ad 100,0

a) in einer 200 g-Flasche zusammenschütteln bis die Seife gelöst ist, b) zugeben, erneut schütteln. Schließlich Wasser von 30° in kleineren Portionen unter starkem Schütteln zusetzen.
Etwa 50 g für ein Vollbad.

Fichtennadelbad, zusammengesetztes.

a) Kamillen	20,0
Pfefferminzblätter	40,0
Kalmuswurzel	100,0
Waldmeisterkraut	60,0
Eukalyptusblätter	80,0
Weingeist (96proz.)	4800,0
b) Tinctura aromatica	120,0
Fichtennadelöl, terpenfrei	50,0
Latschenkieferöl	20,0
Wacholderbeeröl	20,0
Kölnischwasseröl	15,0
Glyzerin	275,0
c) Wasser, kochend	4000,0

a) 10 Tage mazerieren, abpressen. Kolatur mit b) versetzen, Preßrückstand mit c) übergießen, erneut abpressen, a) + b) mit der wäßrigen Kolatur vereinigen, 8 bis 14 Tage kühl lagern lassen, filtrieren.

Fichtennadelbadesalz.

Boraxpulver	25,0
Kochsalz	25,0
Kalzinierte Soda	0,05
Edeltannenöl	1,5

Fichtennadelbadeessenz.

Fluoreszein oder Uranin	5,0
Salmiakgeist	10,0
Latschenkieferöl	25,0
Edeltannenöl	25,0
Alkohol (95proz.)	935,0

Badesalztabletten, brausende.

Natr. bicarbonat	300,0
Natr. bisulfat, techn. Pulver	275,0
Edeltannenöl	12,0

q. s. Uranin. Mischen. Daraus Tabletten pressen. 3 cm Durchmesser, 6 mm dick. Einwickeln in Staniol.

Schaumbad.

Natriumlaurylsulfonat	150,0
Amylum, wasserlöslich	25,0
Natron	96,0
Metaphosphors. Natrium	37,0

Ausreichend für 10 Vollbäder.

Schaumbad.

Weinsäure	3,2
Stärke	10,0
Natron	40,0
Texapon	15,0

Mischen in der angegebenen Reihenfolge.

Lohtannin-Badezusätze.

Tannin	25—50 g je Vollbad .

Tannin	40,0
Borax	40,0

Flüssig.

Tannin	50,0
Wasser	200,0
Birkenteeröl	0,5
(oder Sassafrasöl)	
Weingeist	10,0

Kohlensäurekompresse.

Ein kleines Stoffbeutelchen mit Weinsäure wird in einem großen Beutel mit einer Holzmehl-Natrium-bicarbonicum-Mischung eingebettet. Zum Gebrauch durchfeuchten.

2. Beseitigung von Comedonen, Nasenröte usw.

Als Comedo (Mitesser) bezeichnet man im Übermaß gebildeten Hauttalg, welcher im Follikelausgang stecken bleibt. Er bildet dort ein kleines, wurstförmiges Gebilde, das sich auf seitlichem Druck aus dem Follikel herausbefördern läßt. Der Kopf des Comedo ist durch Reduktion der Fettsäuren schwarz. Treten perifolliküläre Entzündungen auf, so entwickelt sich das Bild der Akne juvenilis mit geröteten und bläulichen Knoten, gelben Pusteln und tieferen Eiterungen. Sitz: Gesicht, seltener Brust und Rücken. Entstehung wird begünstigt durch die Entwicklungsjahre, anämische Zustände, Menstruationsstörungen, Magen-Darmstörungen, Verstopfung.

Nasenröte ist oft Zeichen einer allgemeinen und örtlichen Kreislaufstörung (herabgesetzter Gefäßtonus). Häufig Folge einer Erfrierung. Deutliches Hervortreten unter dem Einfluß von Temperaturwechsel, auch bei seelischen Erregungen. Bisweilen der erste Grad einer Rosacea, bei der die Rötung nicht so gleichmäßig und nicht allein auf die Nase beschränkt ist. Bei der durch Kreislaufstörung bewirkten Nasenröte wird durch örtliche Behandlung nicht viel erreicht.

Mitesser-Paste.

Cetaceum	50,0
Cera alba	40,0
Stearin. alb.	20,0
Adeps Lanae anhydr.	10,0
Oleum Arachidis	400,0
Borax	5,0
Chinosol	4,0
Aqua dest.	200,0
Bolus sterilisata	10,0
Calcium carbonic. praec.	15,0
Glycerinum	25,0
Parfüm nach Belieben.	

Die Fette und Wachse werden geschmolzen und bei etwa 75° mit der auf 75° erwärmten Lösung von Borax und Chinosol in 190,0 Wasser zugerührt. Dann verreibt man die aus Bolus, Kalziumkarbonat, Glyzerin und dem Wasserrest bereitete Anreibung langsam mit der Emulsion und rührt kalt.

Zincum oxydatum crudum	10,0
Resorcin. plv. sbt.	40,0
Ichthyol	10,0
Unguentum diachylon	20,0
Uguentum molle	40,0

	schwach	stark
β-Naphthol	1,0	2,0
Sulfur praecip.	5,0	10,0
Sapo kalinus	10,0	15,0
Lanolin	ad 100,0	ad 100,0

Schälpasten.

nach U n n a.

Ichthyol	—	10,0
Resorcin plv. sbt.	20,0	40,0
Pasta Zinci	60,0	40,0
Vaseline	20,0	10,0

nach L a s s a r.

β-Naphtholum	10,0
Sulfur praecip.	40,0
Vaselin. flav.	
Sapo kalinus	āā 25,0

nach H e b r a.

Hydrargyrum praecipitatum alb.	
Bismutum subnitricum	
Ichthyol	āā 2,0
Vaselin	20,0

nach Z e i s s l.

Lac Sulfuris	
Glycerin.	
Spiritus	āā 5,0
Acidum aceticum	1,0

S. Abends aufpinseln, morgens abwaschen.

S c h ä l k u r.

1. Teerschwefelseife.

2. Acidum salicylic.	0,6
Spiritus coloniensis	25,0
Spiritus Vini gallici	20,0
Spiritus saponatus	5,0
Glycerinum	ad 60,0

3. Sulfur praecip.	
β-Naphthol.	
Zincum oxydatum	āā 2,5
Camphora	
Menthol.	āā 0,05
Sapo kalinus	
Adeps Lanae anhydr.	āā 5,0
Vaselin, flav.	ad 50,0

Morgens wird die Haut nach Benetzen durch warmes Wasser mit Teerschwefelseife eingeschäumt und der Schaum 10 Minuten einwirken gelassen. Hierauf wird mit einem feuchten Tuche abgerieben und der Salizylspiritus dünn aufgetragen. Abends wird die Haut mit warmem Sodawasser entfettet, gut abgetrocknet und mit Schälpaste leicht eingerieben. Die Paste läßt man über Nacht einwirken und verfährt morgens wie bereits angegeben. — Wenn hiernach z. B. bei empfindlicher Haut Brennen oder Rötung eintritt, muß mit der Behandlung ausgesetzt und eine kühlende Salbe (Ungt. leniens oder Lanolin c. aq.) aufgetragen werden. Haben sich die Nebenerscheinungen gelegt, kann mit der Behandlung fortgefahren werden. Nach Einreiben mit Salizylspiritus kann leicht gepudert werden.

M i t e s s e r b e s e i t i g u n g   d u r c h   D u n s t v e r b a n d.

Pepsin	3,0
Acidum hydrochloric.	0,3
Glycerin	30,0
Aqua Rosae	ad 300,0

An Stelle von Salzsäure kann ebensogut eine 3proz. Borsäurelösung (etwa 70 g für obiges Rezept) oder eine entsprechende

Menge Zitronensäure, Milchsäure bzw. auch frischer Zitronensaft zugesetzt werden.

Nasenröte beseitigen.

a) Natrium biboracicum 5,0
   Aqua dest. 25,0
   Spiritus coloniensis 70,0
b) Calcium carbonicum praec. 10,0
   Zincum oxydatum 5,0
   Talcum 40,0
   Magnesium carbonic. 25,0
   Ocker q. s. bis zur leichten
   Gelbfärbung
c) Sulfur praecip. 5,0
   Acidum tannicum
   Camphora āā 2,0
   Sapo kalinus 10,0
   Adeps Lanae anhydr. 20,0
   Vaselin flav. ad 100,0

Die Nase wird morgens mit lauwarmem Boraxwasser und Seife gewaschen und gut abgetrocknet. Mit Watte trägt man nun die Flüssigkeit a) auf und reibt die Nase unter leichtem Druck und kreisförmigen Bewegungen trocken. Hierauf pudert man mit Puder b). Mittags wird genau so verfahren. Abends wird an Stelle des Puders die Salbe c) mit wenig Druck eingerieben. Starke Temperaturunterschiede — kalt zu warm, warm zu kalt — werden durch leichte Massage ausgeglichen. Dadurch wird der Blutstrom zur Nase geregelt und übermäßige Blutansammlung verhindert. Diese Massage führt man durch leichtes Streichen mit Daumen und Zeigefinger einer Hand aus.

Pillen gegen Nasenröte.

Ichthyol
Ferrum lacticum āā 10,0
Massa pilul. q. s. ut fiant pilulae Nr. C.
Signa: Dreimal täglich 1—2 Pillen.

Salben gegen rote Nasen.

Sulfur praecip. 1,0
Kalium jodatum 5,0
Zincum oxydatum crd. 2,5
Glycerinum 1,0
Aqua Rosae 2,0
Adeps benzoatus ad 25,0

Hydrargyrum praecip. alb. 1,5
Sulfur colloidale 3,0
Adeps Lanae anhydr.
Vaselin āā 10,0
Unguentum leniens 30,0

Thigenol 0,8
Zincum oxydatum crd.
Bismutum subnitric. āā 2,0
Unguentum leniens
Eucerin anhydric. āā ad 20,0

---

3. Depilatorien.

(Cave die sehr gefährlichen Thalliumpräparate!)

Hydrogenium peroxydatum
   sol. conc. 9,0
Adeps Lanae anhydric. ad 30,0

Dick auftragen, nach einiger Zeit abwischen, mit Wasser und Seife nachwaschen, gut spülen, Hautcreme auftragen.

	I	II	III	IV
Bariumsulfid	20,0	—	30,0	30,0
Strontiumsulfid	—	8,0	—	—
Natriumsulfid	—	—	—	20,0
Zinkoxyd	20,0	12,0	—	—
Kalziumhydroxyd	—	—	—	50,0

(Forts.)

(Forts.)
| Stärke | — | 12,0 | 30,0 | 90,0 |
| Kieselgur | — | — | 40,0 | — |

Das Pulver, das mit Terpineol[1] geruchlich verbessert werden kann, wird mit Wasser mittels eines Holzstäbchens zum Teig angerührt, aufgetragen und etwa 5—10 Min. liegen gelassen. Dann erst wird mit Wasser, schließlich mit Essigwasser nachgewaschen.

---

[1] Vielfach gibt man Depilatorien unparfümiert ab, da der Schwefelwasserstoffgeruch doch nicht zu verdecken ist; jedoch empfiehlt es sich, zum Nachwaschen Toiletteessig (Rasieressig) zu verwenden, der stark parfümiert ist.

Pastenartige Massen:

Strontiumsulfid	45,0
Zinkoxyd	15,0
Stärkemehl	14,0
Menthol	1,0
Glyzerin	75,0
Parfüm nach Belieben[1].	

Zum Gebrauch ist die Paste auf die mit Wasser befeuchtete Haut aufzutragen.

a) Stärke	20,0
Wasser	120,0
b) Schwefelnatrium	34,0
Schwefelkalzium	30,0
Wasser	180,0
c) Palmöl	36,0
Glyzerin	21,0
Bergamottöl q. s.[1]	

Aus a) einen Kleister kochen, b) lösen, in den Kleister einrühren, c) zusetzen, kaltrühren.

Liquor Calcii hydrosulf.	20,0
Uguentum Glycerini	
Amylum	āā 10,0
Oleum Citri[1]	

Anwendung siehe oben.

Barium sulfurat.	100,0
Talcum	60,0
Menthol	0,25
Oleum Lavandul.	gtt. II
Isopropylalkohol q. s.	ut fiat pasta

Menthol und Lavendelöl werden in einer 200 g fassenden Reibschale in Isopropylalkohol gelöst und mit Talkum zu einem gleichmäßigen Brei verrieben. Dann wird Bariumsulfid zugefügt und evtl. noch soviel Isopropylalkohol, daß eine halbflüssige Paste entsteht, die man in sechseckige braune Fläschchen füllt und gut verkorkt.

---

[1] Vielfach gibt man Depilatorien unparfümiert ab, da der Schwefelwasserstoffgeruch doch nicht zu verdecken ist; jedoch empfiehlt es sich, zum Nachwaschen Toiletteessig (Rasieressig) zu verwenden, der stark parfümiert ist.

Als Mittel zur Vorbeugung der Sulfidoxydation wurden Hydrochinon, Brenzkatechin, p-Amidophenol und Resorcin empfohlen.

Enthaarungscreme.

Methylzellulose SL 5	0,15
Bentonit	10,0
Glycerin	5,0
Paraffinöl	2,0
Mannitol	5,0
Strontiumsulfid	10,0
Natriumsulfid	8,0
Titandioxyd	5,0
Wasser	54,0

(S. F. O. W. 1949/314.)

Enthaarungsmittel.

Krem: Ein gesiebtes Gemisch von Strontiumsulfid 340 g, Titandioxyd 50 g wird mit einer Lösung von Methylzellulose 30 g in Wasser 460 g angeteigt, mit Paraffinöl 50 g, einer Verreibung von Menthol 10 g mit Glycerin 50 g und Methylsalicylat 10 g durchgearbeitet. — Pulver: a) Strontiumsulfid 300 g, Talkum 100 g, Zinkoxyd 150 g, Kieselgur 450 g. — b) Strontiumsulfid 250 g, Stärkepulver 200 g, Zinkoxyd 100 g, Talkum 350 g, Kieselgur 100 g. — c) Strontiumsulfid 350 g, weißer Bolus 400 g, Talkum 250 g. (Nach Wunsch Duftmischung auf je 1000 g etwa 20 g.) Bei Hautreizungen, die trotz Nachbehandlung mit einem kosmetischen Essig noch auftreten, wird zweckmäßig ein Kühlkrem aufgetragen, für dessen Herstellung die Vorschrift lautet: Weißes Wachs 80 g, Walrat 140 g, Erdnußöl 620 g, Wasser 145 g, Kölnischwasseröl 10 g und ätherisches Kamillenöl 5 g.

Enthaarungsmittel.

Calciumhydroxyd	10,0
Stearatcreme	66,0
Thioglykolsäure	4,0
Kreide	20,0
Parfüm	0,5

(MERCK, J. B. 1949/55.)

4. Emulsionen.

Die folgenden drei Vorschriften sind Beispiele neuzeitlicher Präparate, die neben ihrer Verwendung als Kosmetika auch als Salbengrundlagen dienen. Die mannigfachsten Variationen und Kombinationen sind hier gegeben. Man kann u. a. auch die Emulgatoren Triäthanolamin und Tegin vereinen, nicht dagegen die antagonistisch sich verhaltenden Emulgatoren Tegin und Triäthanolamin einerseits und Protegin andererseits. Einzuverleibende Medikamente löst man zuvor, je nach ihrer Natur, im Ansatzwasser oder in dem fettigen Anteil (Stearinsäure, Protegin), oder man verarbeitet sie, falls unlöslich, später mit dem fertigen Creme als Grundlage. Es gibt aber auch unverträgliche Zusatzstoffe für den einen oder anderen Cremetyp. So verträgt der Tegin-Crem keine Elektrolyten, wie Borax, Bor- und Salizylsäure.

Das meist Verwendung findende Triäthanolamin enthält noch 15—20% Mono- und Diäthanolamin und ist eine viskose schwachgelbe Flüssigkeit von stark basischem Charakter. Dieser reicht aber nicht aus, Fette zu verseifen, dagegen bildet Triäthanolamin mit Fettsäuren Seifen, die als solche oder als Zusatz zu anderen Seifen, oder wie bei dem nachstehenden Präparat Nummer I als vorzügliche Emulgatoren Verwendung finden.

Um mit dem technischen Triäthanolamin bei seinem schwankenden Alkalitätsgrad neutrale Produkte herzustellen, hat man zuvor den Wirkungswert (Äquival. = Mol.-Gew.) des Triäthanolamins durch Tritrieren mit n-Säure gegen Methylrot und weiter — statt der Verseifungszahl bei Fetten — hier die Säurezahl der Fettsäure zu bestimmen. 1 kg Stearinsäure erfordert zur Neutralisation 199,0 KOH oder, da 56,0 KOH 138,0 Triäthanolamin äquivalent sind, 490,0 Triäthanolamin.

I.

Triäthanolamin-Stearat-Creme.
(Wasser in Öl-Emulsion)

Stearinsäure	15,0
Wollfett	2,0
Glycerin	7,0
Triäthanolamin	1,0
Wasser	75,0

Stearin, Wollfett und etwaige einzuverleibende Fette und Öle werden im siedenden Wasserbade geschmolzen, andererseits werden Triäthanolamin, Glycerin und Wasser gemischt und siedendheiß unter Umrühren in die Fettschmelze gegeben. Die Bindung tritt fast augenblicklich ein. Man rührt aber noch eine gewisse Zeit bis zur völligen Homogenität weiter.

II.

Tegin-Creme.
(Typus wie I.)

Tegin (Goldschmidt-Essen)	10,0
Weißes Wachs	2,5
Walrat oder Cetylalkohol	2,5

(Forts.)

(Forts.)

Glycerin	80,0
Wasser	80,0

Sämtliche Bestandteile werden zugleich in einem Gefäß im siedenden Wasserbade bis zum Schmelzen der festen Stoffe erhitzt und bis zur Emulgierung verrührt. Man läßt unter häufigerem Rühren erkalten. Sollte keine homogene Bindung erfolgt sein, muß nochmals erhitzt werden.

III.

Protegin-Creme.
(Öl in Wasser-Emulsion-Typ)

Protegin (Goldschmidt-Essen)	30,0
Wollfett	3,0
Weißes Vaselin	5,0
Glycerin	5,0
Wasser	57,0

Protegin, Wollfett und Vaselin werden bei 40 bis 50 Grad geschmolzen und unter kräftigem Rühren in kleinen Anteilen mit dem auf gleiche Temperatur gebrachten Glycerin-Wasser-Gemisch bis zur

Emulgierung versetzt. Bis zum Erkalten wird weiter gerührt.

———

Feststellung der Emulsionsart, ob sie Wasser in Öl oder Öl in Wasser ist.
Auf die in flacher Glasschale befindliche Emulsion läßt man einen Tropfen der unten angegebenen Lösungen auffallen und verreibt:

1. Methylenblaulösung, wäßrig 1 : 1000
   a) Öl in Wasser = blau,
   b) Wasser in Öl färbt sich nicht.

2. Lösung von öllöslichem Methylrot in Paraffin. liquid:
   a) Öl in Wasesr färbt sich nicht,
   b) Wasser in Öl rot.

3. Lösung von öllöslichem Methylrot in Öl. Arachidis:
   a) Öl in Wasser färbt sich nicht,
   b) Wasser in Öl = rot.

4. Scharlachrot färbt
   a) „Wasser in Öl" leicht an,
   b) „Öl in Wasser" auch bei längerem Rühren kaum.

———

5. Flüssige Massagemittel.

Salböle, Hautfunktionsöle und andere Massageflüssigkeiten werden hier behandelt. Es erscheint zweckmäßig, die nach folgenden Vorschriften mit leicht verderblichen Ölen hergestellten Präparate mit Konservierungsmitteln zu versetzen oder konservierte Öle zu verwenden, was man bis zu einem gewissen, allerdings beschränkten Grad mit Phthalsäure, Maleınsäure, p-Oxybenzoesäureestern usw. erreichen kann.

Hamamelis- und Kamillenhautöl werden in gleicher Weise wie Salbei- und Fichtensprossenöl durch Infundieren der mit gleichen Teilen Alkohol angefeuchteten Drogen mittels Oliven- oder Erdnußöl usw. im Verhältnis 1 : 10 bereitet und als Hautfunktionsöle mit und ohne weitere Zusätze verwendet.

Mandelöl	20,0
Cetiol	80,0

———

Oleum Pini sibiric.	1,5
Oleum Lavandulae	0,1
Oleum Olivarum	50,0
Chlorophyll, öllöslich, q. s.	

———

Oleum Melissae	
Oleum Rosmarini	āā 2,5
Oleum Terebinthinae	
Oleum Menthae pip.	
Menthol	āā 5,0
Methylium salicylic.	10,0
Camphora	10,0
Oleum Chamomillae infusum	ad 150,0

———

Sportmassage.

Menthol	0,5
Oleum Citri	0,3
Oleum Lavandulae	0,3
Ol. Abietis helv. vel Pini silv.	0,4
Oleum Lini raffinat.	48,5
Aqua Calcis	ad 100,0

———

Vaselinöl	5,0
Olivenöl	90,0
Lezithin	4,0
Rosmarinöl	1,0
Nipagin M	0,2

Das Nipagin ist unter Erwärmen in dem Olivenöl zu lösen.

———

Massageöl für Wettschwimmer

Paraffinum liquidum	40,0
Oktadezylalkohol	5,0
Rizinusöl	5,0
Oleum Amygdal.	20,0
Oleum Arachid.	30,0

Schutzfett für Dauerschwimmer.

Vaselin. flav.	60,0
Cera flava	10,0
Oleum Olivarum	30,0

An Stelle von Olivenöl in obigen Vorschriften kann man auch andere fette Öle und Mischungen dieser mit Paraffinöl im Verhältnis fettes Öl 3 Teile zu Paraffin 2 Teile verwenden. Zur Parfümierung kommen gewöhnlich in Betracht: Fichtennadelöl, Methylum salicylicum, Salbeiöl, Thymianöl, Rosmarinöl oder entsprechende Gemische. Da die fetten Öle relativ schwer in die Haut einzumassieren sind, so werden auch zur Massage die leichter in die Haut eindringenden Emulsionen und Linimente verwendet, wie auch glyzerinhaltige Massagewässer und weingeisthaltige Präparate zur Belebung der Hautfunktionen sich großer Beliebtheit erfreuen.

Massage-Linimente bzw. Emulsionen.

Camphora	20,0
Oleum Papaveris	460,0
Liquor Ammonii caust.	120,0
Tinctura Arnicae	75,0
Oleum Rosmarini	12,5

	I	II
Paraffin liq. (DAB 2)	150,0	353,0
Stearin	15,0	14,0
Olein	10,0	13,0
Emulgator N. 157 (Goldschmidt)	75,0	80,0
Wasser dest.	740,0	491,0
Ad. Lan. anhydr.	—	40,0
Tinctura Arnicae	5,0	5,0
Nipasol-Natrium	1,5	—
Nipagin-Natrium	—	1,0
Parfümgemisch	3,5	3,0

Man erhitzt Wasser, Konservierungsmittel und den geschmolzenen Emulgator kurz zum Kochen, läßt unter Umrühren auf 60° abkühlen und setzt die ebenfalls 60° warme Mischung von Paraffin, Olein, Stearin und Lanolin bei kräftigem Emulgieren zu. Zuletzt das in Arnikatinktur gelöste Parfüm.

Protenol	7,0
Oleum Olivarum	10,0
Paraffinum liquidum	51,0
Aqua dest.	29,0
Parfüm	3,0

Oleum Terebinthinae	70,0
Oleum Lini	5,0
Vitell. Ovi	I
Aqua commun.	70,0
Acidum acetic.	15,0

Die Emulsion wird durch Schütteln in einer Flasche hergestellt und gestattet als haltbare Grundlage noch beliebige spezifische Zusätze.

Albumen ovi recens	25,0
Acetum aromatic.	50,0
Oleum Terebinthinae	50,0
Oleum Arachidis	50,0
Methylium salicylic.	5,0

Massagewässer.

Aqua dest.	90,0
Glycerin.	10,0
Rhizoma Iridis	5,0

3—5 Tage mazerieren, filtrieren.

Fichtennadelspiritus.

Frische Fichtennadeln	250,0
Spiritus	750,0

2 Tage mazerieren, dann mit Wasserdampf 1000 g abdestillieren.

Fichtennadelöl, sibirisch	20,0
Weingeist	980,0
Chlorophyll spritlösl. q. s.	

Franzbranntwein.

Önanthäther	0,75
Tinctura aromatica	
Aether aceticus	āā 4,0
Spiritus Aetheris nitrosi	12,0
Bayöl	gtt. V
Tinctura Ratanhiae	25,0
Spiritus Vini (60proz.) ad	2000,0

Fichtennadelfranzbranntwein.

	I	II
Fichtennadelöl, sibir., terpenfrei	10,0	10,0
Essigäther	10,0	10,0
Latschenkiefernöl	5,0	5,0
Weingeist (96proz.)	1300,0	2600,0
Wasser, kochend	775,0	1500,0
Salpetergeist, versüßter	—	15,0
Ratanhiatinktur	—	30,0
Chlorophyll spritlöslich q. s.		

Nach 14tägigem Stehen filtrieren.

Kräuterfranzbranntwein.

Rhizoma Calami	10,0
Natrium chloratum	2,0
Spiritus Vini gallici	ad 100,0

5 Tage mazerieren, abpressen, filtrieren.

a) Flores Chamomillae	20,0
Folia Menthae pip.	40,0
Rhizoma Calami	100,0
Herba Asperulae	60,0
Folia Eucalypti	80,0
Spiritus (96proz.)	9600,0
b) Tinctura aromatica	240,0
Spiritus Aetheris nitrosi	300,0
Tinctura Ratanhiae	60,0
Oleum Pini sibirici, terpenfrei	50,0
Oleum Pini pumilion.	20,0
Oleum Juniperi Baccar.	20,0
Ol. mixta pro Aqua colon.	15,0
c) Aqua fervida	8000,0

a) 14 Tage mazerieren, abpressen, zum Mazerat, b) zusetzen. Preßrückstand mit c) übergießen, nach dem Erkalten abpressen, abgepreßte Flüssigkeit mit a) + b) vereinigen, schwach grün färben, 14 Tage kühl stehen lassen, filtrieren.

Fichtennadelbalsam.

Tinctura Gallarum	100,0
Tinctura aromatica	50,0
Spiritus Aetheris nitrosi	50,0
Aether aceticus	20,0
Oleum Pini silvestris	25,0
Oleum Pini pumilionis	50,0
Spiritus (96proz.)	5000,0
Aqua dest.	4500,0
Chlorophyll oder	
Tinctura Sacchari tosti q. s.	

Das Wasser ist heiß dem Gemisch der übrigen Stoffe zuzusetzen. Nach mehrwöchiger Lagerung wird filtriert.

Nervbranntwein.

a) Rhizoma Calami	40,0
Alcohol	500,0
b) Tinctura aromatic.	12,0
Spiritus Aetheris nitrosi	15,0
Tinctura Ratanhiae	3,0
Oleum Pini silvestris	2,0
Oleum Pini pumilionis	1,0
Oleum Juniper.	1,0
Oleum Menthae pip.	1,0
Menthol	10,0

Man mazeriert a) 14 Tage lang; auch eignet sich zum Mazerieren ein Gemisch gleicher Teile Kamillen, Kalmuswurzel und Brennesselblätter. Nach dem Abpressen setzt man b) zu dem Auszug hinzu. Den Preßrückstand zieht man ein zweites Mal mit 425 g kochendem Wasser aus und setzt diesem Auszug dem weingeistigen Gemisch in kleinen Mengen bei etwa 35° zu; dann färbt man mit Maigrün und filtriert nach 14tägigem Stehen.

---

6. Flüssigkeiten für Zimmerparfümzerstäuber und Rauchverzehrer.

Zimmerparfüme.

Die Präparate stellt man entweder zum Verflüchtigen im Zimmer auf oder kann sie in Rauchverzehrerlämpchen zur Verdunstung bringen. Man kann sie aber auch mit entsprechenden Sprayapparaturen zerstäuben. Zu diesem Zweck kann man die Flüssigkeiten mit Wasser verdünnt als Emulsionen verwenden. 20 g der Parfümmischung werden mit 80 g schwachalkoholischem Ammoniumsulforizinat gemischt und davon 25 g auf 1 Liter Wasser zerstäubt.

	I	II	III	IV	V	VI
Aqua coloniens	500,0	800,0	—	—	—	—
Ol. Pini pumil.	14,0	80,0	5,0	—	—	—
Ol. Pini silvestr.	—	25,0	15,0	—	—	—
Ol. Eucalypt.	—	—	—	10,0	4,0	—
Ol. Lavandulae	—	—	—	10,0	4,0	20,0
Ol. Aurant. Cortic.	—	10,0	—	—	—	—
Ol. Verben.	—	—	—	10,0	—	—
Ol. Rosmarin	—	—	—	—	—	60,0
Ol. Citri	—	2,0	—	—	—	20,0
Ol. Bergamottae	—	—	—	—	—	15,0
Ol. Junip. Baccarum	2,0	—	—	—	—	—
Petitgrainöl	—	—	—	—	—	2,0
Lemongrasöl	—	—	—	—	—	8,0
Geraniumöl	—	—	—	—	—	15,0
Cumarin	—	0,05	—	—	—	—
Thymol	—	—	—	—	1,0	—
Tinct. Styracis	4,0	—	—	—	—	—
Tinct. Benzoes	—	—	3,0	—	—	—
Acid. salicylic.	—	—	—	30,0	—	—
Acid. acetic.	—	—	—	100,0	—	—
Benzoe	—	—	—	10,0	—	—
Spiritus (96proz.)	—	100,0	500,0	400,0	85,0	150,0
Aqua dest.	50,0	—	100,0	—	60,0	—

Rauchverzehr-Flüssigkeiten.

Oleum Lavandulae	4,0
Thymolum	0,5
Spiritus	80,0
Aqua dest.	64,0

	I	II
Formaldehyd solutus	6,0	10,0
Oleum Citri	3,0	—
Oleum Eucalypti	3,0	—
Oleum Pini pumil.	—	5,0
Spiritus	28,0	475,0
Aqua dest.	—	510,0

Bei Verwendung terpenfreien Fichten-
nadelöls kommt man mit noch weniger
Weingeist aus.

	I	II	III
Ol. Pini silv.	160,0	—	80,0
Ol. Pini pum.	—	100,0	—
Ol. Juniper. bacc.	20,0	—	20,0
Oleum Rosmarin.	10,0	—	5,0
Oleum Bergamott.	—	5,0	—
Oleum Lavandulae	10,0	20,0	3,0
Oleum Citri	5,0	10,0	2,0

(Forts.)

(Forts.)

Aether acetic	—	20,0	—
Spiritus	1795,0	1850,0	800,0
Aqua dest.	—	—	200,0

Man kann auch heißes Wasser bis zur
eben beginnenden Trübung, die durch
etwas Weingeist wieder fortzunehmen
ist, zusetzen, und mit Uranin oder Fluoreszein leicht färben. An Stelle von Spiritus kann Isopropylalkohol treten.

	I	II	III
Cumarin	0,3	10,0	0,2
Hydroxycitronellal	0,2	—	0,3
Aether acetic.	1,0	—	1,0
Ol. Pini silvestris	—	100,0	—
Ol. Pini pumil.	—	150,0	—
Ol. Bergamottae	1,0	—	—
Ol. Citri	0,5	50,0	—
Ol. Eucalypti	—	10,0	—
Vanillin	2,0	—	1,5
Jonon	—	20,0	—
Menthol	—	—	2,0
Acid. acetic.	15,0	—	25,0
Spiritus (96proz.)	50,0	4000,0	75,0
Aqua dest.	930,0	6000,0	895,0

In die alkoholische Lösung der Duftstoffe zuerst Essigsäure geben und dann erst ist das Wasser (etwas angewärmt) dem Gemisch beizufügen.

Für den Salon der Dame.

Benzaldehyd	0,02
Irisöl	0,18
Ylang-Ylang-Öl, kstl.	2,0
Aubépine	4,0
Heliotropin	2,0
Moschus Ambrette	4,0
Benzylbenzoat	20,0
Rosenöl, kstl.	2,0
Tuberose, kstl.	3,0
Cassie, kstl.	3,0
Jasmin, kstl.	10,0
Benzoetinktur	12,0
Spiritus (96proz.)	1500,0

Der Moschus ist vor Zugabe zu der Mischung in dem Benzylbenzoat zu lösen.

Räucheressenz.

Moschus	0,8
Oleum Lavandulae	150,0
Caryophylli	100,0
Cortex Cinnamomi Ceyl.	70,0
Oleum Rosarum	gtts. XXV
Spiritus	ad 6 Liter

mehrere Tage mazerieren, dann filtrieren.

Räucheressenz.

a) Balsamum peruvianum	10,0
Balsamum tolutanum	4,0
Myrrha	8,0
Benzoe	50,0
Moschus	0,4
Spiritus (90proz.)	400,0

(Forts.)

(Forts.)

b) Oleum Caryophylli	10,0
Oleum Bergamottae	12,0
Oleum Rosae artific.	0,4
Oleum Lavandulae	
Vanillin	āā 4,5
Oleum Ivarancusae	0,5

a) 8—10 Tage lang mazerieren, klar abgießen, dann b) zusetzen. Diese Flüssigkeit läßt man in einem der bekannten Rauchverzehrer-Lämpchen verdunsten oder tränkt mit ihr Salpeterpapier, das nach dem Trocknen angezündet wird.

Riechkissen-Füllung.

Rhizoma Iridis	
Fol. Patchouli	āā 300,0
Radix Ivarancusae	
Lignum santalinum alb.	āā 30,0
Oleum Rosae artific.	1,5
Oleum Neroli artific.	0,9
Oleum Santali	1,0
Oleum Ivarancusae	1,0
Balsamum tolutan.	5,0
Oleum Citri	2,0

Parfümstifte.

Walrat	200,0
Hartparaffin	150,0
Wollfett	10,0
Ätherische Öle	50—70,0

Die ersten drei Bestandteile werden im Wasserbad bei niedriger Temperatur geschmolzen und die Duftstoffe hinzugefügt. Dann wird die Mischung bis zum Dickwerden gerührt und in Stangenform ausgegossen.

7. Haarfärbemittel.

Henna-Haarfarben.

Henna wird als Haarfärbemittel zur Erzielung hellerer Farbtöne a l l e i n angewendet. In Mischungen mit Reng, dem Blattpulver von Indigofera argentea, dient es zum Dunkel- bis Schwarzfärben, wobei das Mengenverhältnis der beiden Färbestoffe ausschlaggebend ist; z. B. M i t t e l b r a u n e   T ö n e erzeugt man

mit der nachfolgenden Mischung, von der 90—120 g in 500 ccm lauwarmem Wasser aufgeschwemmt auf das Haar aufgetragen werden. Nach Einwirkung von 2 bis 3 Stunden wird wieder abgewaschen. Die Vorschrift der Henna-Reng-Mischung lautet:

Reng	80,0
Henna	40,0

Zur Schwärzung der Haare kann man auch eine mit Wasser hergestellte, ziemlich steife Hennapaste verwenden, die auf die fettfrei gewaschenen Haare aufgebracht und nach einstündiger Einwirkungsdauer mittels reinen Wassers wieder abgewaschen wird. Dann wird eine in derselben Weise bereitete Rengpaste genau so wie vorhin auf die Haare aufgetragen und nach 1 bis 1⅓ Stunden das Kopfhaar mit reinem Wasser gewaschen.

Hellere Abtönungen erhält man mit einer Paste, die folgendermaßen zusammengesetzt ist:

Fol. Hennae plv. sbtl.	10,0
Herb. Indigo plv. sbtl.	30,0
Aqua dest. q. s.	

Mit einstündiger Einwirkung erhält das Haar einen hellbraunen Farbton, nach anderthalbstündigem Belassen erscheint es dunkelbraun gefärbt.

Blonde oder rötliche Nuancen werden durch kürzere Einwirkzeiten (15 bis 45 Min.) mit Hennapasten erzielt.

Der Zeitraum des Nachfärbens ist abhängig von der Natur der Haare und ihrem Farbumschlage. Die Färbungen gehen allmählich in Blauviolett über, wodurch das Haar unansehnlich wird. Deshalb darf nicht zu lange mit der Nachfärbung gezögert werden. Reng ist vor Feuchtigkeit geschützt aufzubewahren, Henna ist unbegrenzt haltbar.

In der Kosmetik werden noch auf organische Färbemittel aufgebaute Präparate verwendet, auf die hier deshalb nicht weiter eingegangen werden soll, weil viele davon Hautreizungen auszulösen und Erkrankungen nach sich zu ziehen imstande sind (vgl. hierzu Pharm. Ztg. 1936, Nr. 18, S. 245).

Wismut-Haarfarben.

Bloß mit Wismut erhält man nur allmählich dunkle Haare und allerhöchstens dunkelbraune Färbungen. In Kombinationen, z. B. mit Pyrogallol, erreicht man dunklere Töne und auch Schwarzfärbung. Daß Pyrogallol individuell verschieden vertragen wird, soll nicht unerwähnt bleiben!

a) Bismutum aceticum	15,0
Acidum aceticum dil.	10,0
Glycerin.	250,0
Aqua Rosae	3450,0
b) Sulfur praecipitatum	20,0
Glycerin.	250,0

a) das mit Essigsäure fein angeriebene Wismutsalz wird mit den anderen Bestandteilen versetzt und die nach b) hergestellte Aufschwemmung hinzugegeben.

Bismutum subnitricum	5,0
Aqua dest.	85,0
Natrium thiosulfuricum	10,0

Wismut-Silber-Haarfarben.

	hell	mittel	dunkel
Wismutnitrat	50	100,0	100,0
Silbernitrat		50,0	50,0	100,0
Glyzerin, jeweils			100 ccm
Glyzerinwasser āā jeweils ad 1000 ccm			

Die Salze sind mit 100 ccm Glyzerin zu verreiben und bei allmählichem Zusatz mit dem aus gleichen Teilen bestehendem Gemisch von destill. Wasser und Glyzerin in Lösung zu bringen; Auffüllung auf 1 Liter. Bei zu raschem Zufügen des Glyzerinwassers entstehen leicht Fällungen.

Als Silberzusatz zu Wismuthaarfarben eignet sich auch folgende Lösung, von der man bis 10% zugeben kann.

Silbernitrat	2,0
Wasser	90,0
Ammoniakflüssigkeit	10,0

Wismut-Pyrogallol-Kombination.

Sie besteht in einer Pyrogallol-Vorbehandlung und anschließender Weiterbehandlung mit Wismuthaarfarbe.

Pyrogallol	1,0
Spiritus (95proz.)	60,0
Aqua dest.	9,0

Silber-Haarfärb-Verfahren.

Es werden jeweils mehrere Lösungen benötigt, die nur in Einzelfällen kurz vor Gebrauch gemischt werden können. Meist sind die Lösungen getrennt aufzutragen, wobei die vorgeschriebenen Einwirkungszeiten zum Antrocknen der Lösungen auf dem Haar einzuhalten sind.

Silber-Thiosulfat-
Kombination.

I Argentum nitricum	30,0
Aqua dest.	100,0
Liq. Ammonii caustici	q. s.
Aqua dest.	ad 1000,0

Zur wäßrigen Silbernitratlösung wird Salmiakgeist vorsichtig so lange zugesetzt, bis sich der ausfallende Niederschlag gerade wieder löst; dann wird auf 1 Liter mit Wasser ergänzt.

II Natriumthiosulfat	25,0
Wasser	625,0
Spiritus (96proz.)	ad 1000,0

Von I und II werden jeweils kurz vor Gebrauch gleiche Volumina gemischt.

Pyrogallol-Silber-Kombination.

	blond	braun
I Spiritus (96proz.)	100,0	100,0
Wasser	250,0	250,0
Pyrogallol	8,0	8,5
II Wasser	200,0	150,0
Silbernitrat	5,0	18,0
Salmiakgeist	20,0	30,0

Lösungen nicht mischen, sondern nur getrennt verwenden! Erst I, dann nach dem Trocknen II auftragen!

Pyrogallol-Silber-Schwarzfärbung.

I Pyrogallol	0,5
Salmiakgeist	4,5
Wasser	26,0
II Silbernitrat	2,5
Salmiakgeist	7,5
Wasser	22,0
III Natriumthiosulfat	0,3
Wasser	20,0

I auftragen und 5 Minuten trocknen lassen, dann II auftragen und 10 Minuten trocknen lassen, schließlich III auftragen und nach 3 Stunden gut waschen.

Kupfer-Haarfarben.

Es werden als Anhaltspunkt drei Vorschriften für blonde, braune und schwarze Töne gegeben; betr. Zulässigkeit hinsichtlich des Farbengesetzes wird auf den Erlaß des Reichsinnenministers vom 17. Januar 1928 verwiesen:

	blond	braun	schwarz
Kupferchlorid	10,0	10,0	7,5
Eisenchlorid	—	5,0	20,0
Pyrogallol	10,0	15,0	20,0
Dest. Wasser jeweils		ad	1000,0

Eisen-Haarfarbe.

I Ferr. sulfuric.	0,6
Glycerin.	32,0
Aqua dest.	ad 500,0
II Acidum gallicum	0,25
Aqua dest.	50,0

Haare fettfrei waschen, trocknen und an drei aufeinanderfolgenden Tagen je einmal I auftragen und am vierten Tag mit II behandeln.

Kobalt-Haarfarbe.

I Kobaltnitrat	50,0
Wasser	1000,0
II Kaliumsulfid	50,0
Wasser	1000,0
III Pyrogallol	5,0
Wasser	1000,0

Erst I, dann II auftragen und nach dem Trocknen das Haar waschen; schließlich III auftragen und wiederum nach dem Trocknen waschen.

Kobalt-Nickel-Silber-Kombination.

	hell-braun	mittel-braun	dunkel-braun
I Silbernitrat	—	0,5	1,0
Kobaltnitrat	5,0	5,0	5,0
Nickelnitrat	1,0	0,5	—
Salmiakgeist	9,5	9,5	9,5
Dest. Wasser jeweils		ad	100,0
II Pyrogallol			3,0
Dest. Wasser jeweils		ad	100,0

Die entfetteten Haare werden je nach der gewünschten Farbe mit einer der unter I stehenden Kompositionen vorbehandelt, dann wird mit II die Farbe entwickelt, und das Haar schließlich gewaschen.

Haarfärbepomaden.

Neben der Wismutpomade wird noch ein mit Nußextrakt herzustellendes Präparat häufig verwendet.

Wismut-Haarpomade.

Bismutum subnitricum		10,0
Adeps Lanae c. Aq.	ad	100,0
Sulfur praecip.		0,5

Nuß-Pomade.

Extr. Nuc. Jugland. virid.	8,0
(Eingedicktes Extrakt, das aus grünen Nußschalen mit verdünntem Alkohol bereitet wird.)	
Cera flava	6,0
Vaseline flava	60,0
Oleum Bergamottae	1.,0

Haar-Bleichmittel.

Für lebendes Haar.

1. Haare entfetten (Seifenwasser mit 0,5proz. Sodazusatz), gut spülen, trocknen.
2. Mit Kaliumpermanganatlösung (5 bis 10proz.) warm benetzen (Zahnbürste), trocknen lassen.
3. Mit Natriumthiosulfatlösung gleicher Stärke benetzen.
4. Salzsäure 1,0
   Wasser 4,0

Auftragen.

Tüchtig mit Wasser spülen, trocknen, Haare und Haarboden einfetten. Wöchentlich einmal anzuwenden.

Wasserstoffsuperoxyd-lösung	99,5
Salzsäure	0,5

Haare entfetten, spülen, trocknen, Bleichlösung auftragen, gut durchkämmen, nochmals gründlich (!) spülen. Verfahren öfters wiederholen.

Bleichendes Haarwasser.

Für fettiges blondes Haar verwendet man die bleichende Wirkung der Kamille als Aufguß in folgender Zusammensetzung:

Infus. Flor.Chamomill.	35,0/350,0
Sol. Hydrogen. peroxydat.	
(3proz.)	500,0
Spiritus vini	150,0

Tinctura Cort. Quillajae	
(1 : 10)	74,0
Tinctura Capsic.	2,0
Glycerin.	5,0
Ammonium carbonicum	1,0
Aqua dest.	10,0
Spiritus Coloniensis	8,0

Bleichpasten.

Flüssige Neutralseife	60,0
3% Wasserstoffsuperoxyd	40,0
Magnesiumkarbonat	20,0
Ammoniak (dreifach)	0,5

Für totes Haar.

Die gleichen Methoden wie die vorigen, außerdem

Wasserstoffsuperoxydlösung	
(30proz.)	200,0
Wasser	800,0
Salmiakgeist 0,910	80,0

Es ist mit Essigwasser nachzuspülen und das Haar zu fetten.

Zitronensäure	1,0
Natriumsulfit	5.0
Wasser	94,0

Haare mit der Lösung durchfeuchten, nach Eintritt der Bleichung gut in reinem Wasser spülen.

Ammoniumpersulfat	15,0
Wasser dest.	85,0

Haare mit der Lösung durchfeuchten, nach Eintritt der Bleichwirkung gut in Wasser spülen, trocknen, leicht einfetten.

8. Haaröle, Pomaden und andere Haarfixiermittel.

Haaröle.

Als „*Grundöl*" für Haarölkompositionen wird folgendes Gemisch vorgeschlagen.

Olivenöl	2,0
Sesamöl	
Erdnußöl	āā 1,0

Das Öl wird mit Parfümöl (nicht mit weingeisthaltigen Extraits) versetzt, mit öllöslichen Farben gefärbt und blank filtriert.

Fettes Senföl	5000,0
Paraffinum liquid.	1000,0
Palmarosaöl	80,0
Isoeugenol	20,0
Geraniumöl	40,0
Orgeol	5,0

Klettenwurzelöl.

a) Radix Bardanae	10,0
Spiritus	q. s.

b) Oleum Olivarum (oder oben
genanntes „Grundöl")   50,0

c) Oleum Rosae artific.	0,15
Vanillin	
Heliotropin	āā 0,2,

a) die klein geschnittene Droge mit
Weingeist gut durchfeuchten, einige
Stunden mazerieren, b) zugeben, etwa
24 Stunden bei 50—70° digerieren, erhitzen bis Alkohol verdunstet ist, filtrieren, parfümieren.

Arnika-Haaröl.

Flores Arnicae	100,0
Spiritus (95proz.)	100,0
Oleum Arachidis	1000,0
Chlorophyll	q. s.

Man mazeriert die Blüten mit dem Weingeist etwa 24 Stunden, gibt das Öl zu,
erhitzt im Wasserbade, bis der Weingeist
verdunstet ist, preßt ab, filtriert und
färbt..

Dünnflüssiges Haaröl.

Die in jüngerer Zeit beliebten besonders
dünnflüssigen Erzeugnisse, sind meist
alkoholhaltige Präparate.

Cetiol, spritlöslich	60,0
Alkohol	40,0

Cholesterin-Haaröl.

Cetiol	99,5,
Cholesterin	0,5

I. Brennesselhaaröl.

Hba. Urticae recens	500,0
Spiritus	375,0

10,0 Liqu., amm. caust. 0,960 werden
durch 24 Stunden mazeriert. Dann
1000,0 Olivenöl zugesetzt und so lange
gekocht, bis Alkohol und Ammoniak verdampft sind. Nach dem Filtrieren werden 250,0 des gekochten Öles, 750,0 Olivenöl, 2,5 Heliotropin und 5,0 Ol Flor.
Aurantii gemischt.

II. Klettenwurzelöl.

Rad. Bardanae ccs.	250,0
Ol. Olivarum	1000,0

werden mehrere Tage lang miteinander
gekocht. Nach dem Filtrieren zufügen,
Parfüm wie oben.

Brillantinen.

Flüssig klar.

Rizinusöl	500,0
Spiritus (95proz.)	500,0
Benzoetinktur	20,0
Parfüm nach Wunsch	10,0
Chlorophyll spritlöslich	q. s.

Cetiol, spritlöslich	80,0
Alkohol bzw. alkoholische	
Extraktkompositionen	20,0

Kristallbrillantine.

Acidum stearinicum	20,0—25,0
Paraffinum liquidum	80,0
Parfüm	q. s.

In vorgewärmte Gefäße warm ausgießen,
ganz langsam erkalten lassen.

Vaseline wird geschmolzen, klar filtriert,
parfümiert und in geeignete Gläser
halbflüssig ausgegossen. Für langsames
Erstarren ist Sorge zu tragen.

Schüttelbrillantine.

Grundölgemisch oder	
dgl. s. S. 159	60,0—75,0
Spirituöse Parfüm-	
lösung	40,0—25,0

Auch Oleum Olivarum rein oder in Mischung mit Paraffinum liquidum läßt
sich hierfür verwenden; die Parfüm-
lösung soll aus mindestens 90proz. Spiritus und äth. Ölen bereitet sein:

Paraffinum liquid.	
Oleum Olivarum	āā 50,0
Eau de Cologneöl	1,25
Spiritus (96proz.)	100,0

Stangenbrillantine.

Fettkompositionen werden geschmolzen und so weit abgekühlt, daß sie dicklich zu werden beginnen. Dann wird unter Rühren parfümiert und rasch in Stangenformen ausgegossen. Bei zu heißem Ausgießen erstarrt die Masse langsam und unter Bildung trichterförmiger Vertiefungen an der Oberfläche. Zum Ausgießen eignet sich eine Emaillemensur mit Ausguß, deren Schnauze man vor dem Gießen einige Male durch die Flamme des Bunsenbrenners zieht. Auf diese Weise kann man noch halbflüssige Massen ausgießen.

Cetaceum	500,0
Oleum Ricini	500,0
Adeps suillus benzoat.	200,0
Oleum Rosae	1,0
Oleum Geranii	4,0
Oleum Petitgrain	5,0

Brillantine, fest.

Ceresin, weiß	1000,0
Vaselinöl, weiß	3500,0
Geraniumöl	15,0
Rosenöl, künstlich	25,0
Aubépine	5,0
Vanillin	5,0

Vanillin ist, um sicher Lösung zu erzielen, mit etwas heißer Brillantine anzureiben.

Adeps Lanae anhydr.	1000,0
Ceresin, weiß	500,0
Vaselinöl, weiß	3000,0
Parfüm wie oben.	

Halbfest.

Ceresinum		
Adeps Lanae anhydric.	āā	10,0
Oleum Vaselini album		80,0
Parfüm wie oben.		

Brillantinen.

I.

Triaethanolaminstearat	5,5
werden bei 20° C mit	
Paraffinöl	20,5

geschmolzen und mit angewärmtem Wasser 75,0 portionsweise emulgiert.

11 Will, Manual. 5. Aufl.

II.

Protegin	35,0
Vaselinöl	10,0
Aqua dest.	55,0

III. (fettfrei)

Spiritus (96proz.)	5,0
Traganth	1,0
Glycerin	10,0
Nipagin M	0,3
Wasser	83,7

Haarfixativ-Creme.

Protegin	27,0
Paraffin. liqu.	21,0
Glycerin	7,0
Aqua dest.	45,0

(S. A. Z. 1949/245.)

Haarfixiermittel, fettfreie.

a) Quittenschleim (1 : 50)		2000,0
Traganthschleim (1 : 50)		500,0
b) Irisöl, konkret		3,0
Bergamottöl		5,0
Canangaöl		1,0
Rosenöl, kstl.		1,0
Rosenrottinktur	10,0—15,0	
Spiritus (95proz.)		50,0

a) und b) werden vereinigt und gut durchgearbeitet. Der Quittenschleim wird kalt durch Mazeration aus Sem. Cydon. bereitet. Der fertige Schleim wird von der Droge durch Abseihen durch Mull getrennt, wobei nicht gepreßt werden darf. Sonst wird der Schleim leicht durch Drogenbestandteile verunreinigt. Traganthschleim wird bereitet, indem man 1 Teil Traganthpulver mit 2 Teilen Weingeist übergießt, verreibt und nun das Wasser in einem Gusse zufügt.

Dauerwellenfixativ.

Borax	4,0
Aqua dest.	ad 100,0
Farbe nach Wunsch.	

Die Farbe muß alkalifest sein.

Quittenkerne	25,0
Rosenwasser	1250,0
Borsäure	1,5
Weingeist	60,0

Quittenkerne 2 Stunden mit Rosenwasser mazerieren, kolieren ohne zu pres-

sen, Borsäure und Weingeist zusetzen. Statt Weingeist evtl. Spiritus coloniensis verwenden. Auf Wunsch mit Tinctura Croci färben.

Gummi arabicum	5,0
Natrium bicarbonicum	23,0
Natrium benzoicum	1,0
Aqua dest.	300,0
Parfüm und Farbe nach Belieben.	

Extr. Malti	5,0
Acidum salicylic.	0,2
Spiritus	6,0
Aqua Rosae	90,0

Für Malzextrakt kann man auch Dextrin u. dgl., auch Tyloseschleim nehmen.

Tragacanth, plv. sbt.		4,0
Oleum Rosae artif.	gtt.	VII
Extrait triple Veilchen		1,0
Spiritus		8,0
Glycerinum		4,0
Aqua dest.		ad 160,0

Man mischt den Traganth in einer trockenen Flasche mit Spiritus, Glyzerin und dem Parfüm, gießt das Wasser in einem Guß zu und schüttelt kräftig durch.

Bandoline.

a) Agar Agar	3,0
Wasser	700,0
Glyzerin	300,0
Nipagin	1,0
b) Jasmin-Extrakt	10,0
Rosenöl, kstl.	0,1
Neroliöl, kstl.	0,1
Moschustinktur	0,1

a) heiß lösen, b) zugeben, wenn nötig heiß filtrieren.

Haarkräuselessenz
(Dauerwellenfixativ).

Tinctura Benzoes	200,0
Spiritus	120,0
Terebinthina laricina	5,0
Parfüm nach Belieben.	

Benzoe Siam	50,0
Alkohol (96proz.)	800,0
Wasser	200,0

Die Benzoe wird mit dem Weingeist 8 Tage mazeriert, nach dem Abgießen wird das Wasser vorsichtig so weit zugegeben, daß keine bleibende Trübung entsteht.

Kal. carbonic.	50,0
Glycerin.	100,0
Liq. Ammon. caust.	10,0
Aqua dest.	1350,0
Parfüm nach Belieben.	

Dauerwellenfixativ.

1. Verseifte Harzlösungen: a) In einem Gemisch von dest. Wasser 700 g und Glycerin (28gräd.) 30 g löst man Natriumtetraborat 25 g und gibt in diese Lösung in feinem Strahle und unter ständigem Rühren Benzoetinktur 235 g mit Duftmischung versetzt 10 g. Nach einigen Tagen wird filtriert. b) Natriumtetraborat 20 g löst man in heißem Wasser 700 g, bringt auf ein Wasserbad und gibt gebleichten Schellack 100 g hinzu und rührt so lange, bis eine gleichmäßige Masse entstanden ist. Man läßt dann auf etwa 50° C erkalten, versetzt mit Duftmischung 10 g in 90prozentigem Weingeist 170 g gelöst und rührt bis zum Erkalten; sonst wie unter a).

2. Weingeistige Harzlösungen: c) Benzoetinktur 970 g, Venet. Terpentin 20 g und Duftmischung 10 g. d) Helles Harz 90 g, 90prozentiger Weingeist 900 g und Duftmischung 10 g. e) Schwerer Haarlack: Helles Harz 150 g, Sandarak 100 g, Siam-Benzoe 200 g, 90prozentiger Weingeist 500 g und Duftmischung 50 g oder f) Leichter Haarlack: Wasserlösliches Harz 250 g, dest. Wasser 150 g, 7prozentiger Weingeist 550 g und Duftmischung 50 g (nach Drug and Cosmetic Industry Nr. 44/1939). Hauchartiges Aufstäuben eines Haarlacks verhindert das Zusammenfallen der Frisur und bewirkt seine leichte Entfernung aus den Haaren.

3. Eine weitere Harzlösung besteht aus Benzoetinktur 200,0, Weingeist 120,0 Lärchenterpentin 5,0, Parfüm q. s. Die zuerst in Frankreich angewandten harzhaltigen Haarfixierlacke stellten lediglich parfümierte und gefärbte Schellack-Boraxlösungen dar: 150 Tle. hellblonder Schellack unter Zugabe von 25 Tln. Borax in 1000 Tln. Wasser bei höchstens 60° lösen und nach erfolgter Lösung mit

300 Tln. Wasser und 200 Tln. Kölnischwasser vermischen. Zuletzt wird mit einem wasserlöslichen, giftfreien Anilinfarbstoff schwach gefärbt. In Deutschland benutzte man auch Kunstharze für diesen Zweck: Polyvinylalkohol 1,0, Natriumbenzoat 4,0, Wasser ad 1000,0. J. P. S a r e n s e n gab in Drug and Cosmetic Industry 1939, S. 457, folgende Vorschriften: a) schwerer Lack: Harz 15, Sandarak 10, Benzoe 20, Weingeist 50 und Parfümöl 5. b) leichter Lack: Wasserlösliches Harz 25, Wasser 15, Parfümöl 5 und Weingeist 55. Hierbei wird nur ein verdünnter, 7prozentiger Weingeist benutzt.

Parfüm für Haarkräuselessenz.

Geraniumöl	15,0
Rosenöl, kstl.	25,0
Aubépine	5,0
Vanillin	5,0

Weitere Parfümvorschriften siehe bei Pomaden.

Haarfixativcreme.

Protegin	27,0
Paraffin. liqu.	21,0
Glycerin	7,0
Aqua dest.	45,0

(S.A.Z. 1949/130.)

Kalte Dauerwelle.

I.

Natrium- oder Ammoniumthioglykolat	4—8%
Netzmittel	0,1%
Wasser	100,0

II.

Thioglykolsäure	5,5
Salmiakgeist 10%	15,0
Glykokol	0,5
Wasser	79,0

(S. A. Z. 1949/130.)

Haarpomaden.

Stangenform.

Über das Ausgießen von Haarpomaden in Stangenform siehe auch das bei Stangenbrillantine Gesagte. Man kann die Pomaden mit öllöslichen Farbstoffen färben und nach Wunsch mit alkoholfreien Gemischen von Riechstoffen parfümieren. Man kann auch zu ihrer Herstellung von Riechstoffabriken Enfleuragefette beziehen und an Stelle von Adeps mitverwenden.

Oleum Olivarum	190,0
Cetaceum	80,0
Sebum benzoatum	80,0
Cera flava	150,0

Cera flava	
Oleum Olivarum	āā 140,0
Colophonium	20,0

Cera flava	55,0
Oleum Ricini	15,0
Terebinthina venet.	30,0

Haarpomade zum Fetten des Haarbodens.

Sebum benzoatum	60,0
Oleum Amygdalarum	8,0
Balsamum peruv.	4,0
Tinctura Benzoes	2,0

Pomade für dünnes Haar.

Pilocarpinhydrochlorid	2,0
Chininhydrochlorid	4,0
Schwefel, präzipitiert.	10,0
Perubalsam	20,0
Rindermark	100,0

Parfüms für Stangenpomaden und Brillantine.

In Mengen von etwa 2% anzuwenden.

	I	II	III	IV
Citronellöl Java	100,0	2,0	—	1,0
Kassiazimtöl	50,0	—	1,0	1,0
Nelkenöl	50,0	—	—	—
Bergamottöl	50,0	10,0	—	6,0
Perubalsam	—	—	4,0	0,5
Lavendelöl	—	—	1,0	0,3
Nelkenöl	—	—	1,0	—
Thymianöl	—	—	1,0	—
Zitronenöl	—	—	1,0	—
Macisöl	—	—	1,0	0,1

Farben für Stangenpomaden.

Nigrosin fettlöslich oder Lampenschwarz }	schwarz
Ocker	blond
Umbra	braun
Chlorophyll	grün.

Sebum benzoatum	80,0
Oleum Olivarum	190,0

S c h e i t e l c r e m e.

a) Sapo venet.	700,0
Aqua dest.	1500,0
b) Gummi arabicum	700,0
Aqua dest.	1500,0
c) Cera japonica	500,0
d) Sebum	1500,0
Glycerinum	300,0
e) Acidum salicylicum	10,0
Spiritus	100,0
f) Oleum Geranii	50,0
Oleum Portugal	70,0
Trefol	10,0
Extractum Alcannae q. s.	

a) und b) für sich lösen, a) heiß; beide mischen, auf dem Dampfbade auf etwa 80° erhitzen, c) zugeben, gut mischen, d) zugeben, weiter erhitzen, mischen, etwas abkühlen, e) einrühren, färben, weiter abkühlen lassen, parfümieren und kaltrühren.

P o m a d e n , f e t t f r e i e.

Als B a s i s dient folgende Mischung

Vaseline alb.	120,0
Paraffin. solid.	30,0

Zusammenschmelzen, nach dem Erkalten abrühren und als Parfüm zusetzen.

Oleum Bergamottae	gtt. X
Oleum Rosae	gtt. IV

---

9. Haarpflegemittel.

Eigenschaften der Haarwaschmittel.

1. Das Produkt muß leicht löslich sein,
2. darf keine Ca- und Mg-Seifen bilden,
3. wenn doch, dann müssen sie leicht dispergiert werden und dadurch unschädlich werden,
4. muß gut schäumen, auch im harten Wasser,
5. keine alkalische Reaktion,
6. Reaktion soll neutral oder leicht sauer sein,
7. die entfettende Wirkung (destruktiv) darf nicht zu tiefgreifend sein,
8. Ungiftigkeit und möglichste Reizlosigkeit gegen Haut und Augen,
9. Verträglichkeit mit Riechstoffen, Pflanzenauszügen, Desinfektiosmittel usw.,
10. soll das Haar gründlich reinigen, entfetten, lockern, die Haarfarbe nicht verändern und natürlichen Glanz geben.

Haarwaschmittel, alkalifreie.

460 g Triäthanolamin gibt man unter Umrühren in 1000 g leicht erwärmte Rizinusölfettsäure und erhält so ein blankes, flüssiges — allerdings etwas weniger als Alkaliseifen schäumendes — Haarwaschmittel, mit dem sich das Haar weich und griffig anfaßt und nach dem Trocknen den Glanz behält.

Türkischrotöl	50,0
Glyzerin	5,0
Wasser	45,0
Parfüm nach Belieben.	

Saponin	20.0
Alkohol	400,0
Wasser	570,0
Parfümgemisch	10,0

Laurylsulfonsaures Natron	3,0
Oleylsulfonsaures Natron	2.0
Lavendelspiritus	15,0
Wasser	180,0

Diäthylaminoäthyloleylamid-zitrat	15,0
Kamillenextrakt	1,0
Zitronensaft	2,0
Wasser oder 50proz. Alkohol für kosmetische Zwecke	81,5
Ol. Citri, Bergamott. o. dgl.	0,5

Sapaminextrakt	45,0
Wasser	50,0
Alkohol	5,0
Riechstoffe	1,0

Haarentfettungspulver.

Talcum	1000,0
Borax	50,0
Acidum boricum	10,0
Menthol	2,0

Acidum boric.	300,0
Amylum Tritici	250,0
Barium sulfuricum praeci-pitatum	200,0
Rhizoma Iridis	150,0
Magnesium carbonicum	
Calcium carbonicum āā	50,0

Die Stoffe sind fein gepulvert zu mischen.

Borsäure	3,0
Weizenstärke	2,5
Veilchenwurzelpulver	1,5
Schwefelpräzipitat	0,5
Weizenkleie	2,5
Parfüm nach Belieben.	

Haarwaschmittel.

I.

Fettalkoholsulfonat	75,0
Natron	10,0
Boraxpulver	15,0

II.

Natriumazetylsulfonat	30,0
Natron	30,0
Boraxpulver	40,0

Trocken-Schampoon.

Talcum	90,0
feinstes gesiebtes Holzmehl	9,5
Parfüm	0,5

Shampoon-Präparate.

Borax	100,0
Sapo medicatus	900,0
Parfüm ad libidum.	

An Stelle von Borax kann man auch ein Gemisch gleicher Teile Ammoniumkarbonat und Borax der Seife zufügen.

Cetylsulfonsaures Natrium	10,0
Borax	10,0
Talgseife	10,0

Für blondes Haar.

Natriumzetylsulfonat	10,0
Soda	10,0
Borax	20,0
Natriumperborat	5,0

a) Albumen ovi sicc.	90,0
Natrum causticum	20,0
Aqua dest.	50,0
b) Sapo plv.	500,0
Acidum stearinicum	10,0
Amylum	10,0
Natrium bicarbonicum	250,0
Kalium carbonicum	100,0

a) bis zur Lösung stehen lassen. zur Trockne verdampfen, pulvern, b) zumischen, parfümieren.

Kamillenshampoon.

a) Borax	100,0
Extractum Chamomillae (Für Haarwässer s. S. 171)	25,0
b) Sapo medicatus	900,0
Oleum Chamomillae citrat.	0,3

a) verreiben, bei gelinder Wärme trocknen, pulvern, mit b) mischen sieben.

Kamillenpulver	25,0
Fettalkoholsulfonat	75,0

Borax	100,0
Sapo medic.	200,0
Ammonium carbonic.	50,0
Natrium bicarbon.	4650,0
Oleum Chamomillae aeth. gtt. X	

Teershampoon.

Borax	100,0
Anthrasol	15,0
Sapo medicatus	200,0
Ammonium carbonicum	50,0
Natrium bicarbonicum ad	5000,0

Sauerstoffshampoon.

Seife, gepulvert	400,0
Natriumbikarbonat	100,0
Ammoniumkarbonat	50,0
Borax	50,0
Natriumperborat	30,0
Parfüm nach Belieben.	

In gut schließenden Beuteln vor Feuchtigkeit geschützt abzugeben.

Eisshampoon.

Natrium bicarbonicum	1000,0
Acidum tartaricum	400,0
Borax	20,0
Tartarus depur.	30,0
Ammonium carbonicum	200,0
Menthol	10,0
Parfüm nach Belieben.	

Shampoon flüssig.

a) Eidotter	III
Rosenwasser	850,0
b) Pottasche	10,0
Seifenspiritus	50,0
Salmiakgeist	10,0
Kumarin	0,1
Rosenöl, kstl.	3 Tropfen
Bergamottöl	2 „
Benzaldehyd	1 „
Weingeist	ad 1000,0

a) gut verquirlen, b) zusetzen, gut durchschütteln.

Haar- und Kopf-Waschwässer.

Kalium carbonicum	2,0
Aqua dest.	ad 100,0

Ammoniumsulforizinat	200,0
Neroliöl, terpenfrei	0,5
Wasser, bis Gesamt- gewicht	1000,0

Borax	20,0
Glyzerin	20,0
Aromat. Wasser (von Rosen oder Orangeblüten)	200,0
Panamatinktur	30,0
Wasser	728,0
Farbe und Parfüm nach Belieben.	

An Stelle von Quillaja kann man 0,5% Saponin verwenden und anstatt Borax doppelkohlensaures Natron.

a) Kaliseife	20,0
Pottasche	10,0
Salmiakgeist	30,0
Natriumbikarbonat	20,0
Glyzerin	50,0
Wasser	2400,0
b) Bergamottöl	20,0
Geraniumöl	15,0
Pomeranzenöl, süß	25,0
Weingeist (95proz.)	2400,0

a) und b) mischen, nach etwa 14tägiger Lagerung filtrieren, färben.

Flüssige Kopfwaschseifen.

Um die die Haare stumpf machenden letzten Alkalireste nach dem Waschen der Haare mit Seife zu entfernen, spült man die Haare mit Lösungen sog. „Haarglanzpulver" (Bezeichnung ist geschützt!). Als solches gibt man ab mit der Vorschrift „In 1 Liter Wasser gelöst zum Nachspülen der Haare":

Acidum boricum	10,0—20,0 g

oder

Tartarus depuratus Acidum tartaricum	āā 5,0

Grundseife, stark schäumend.

a) Kokosöl	100,0
Baumwollsaatöl	400,0
b) Ätzkali Ätznatron	āā 40,0
Wasser dest.	250,0
Weingeist	500,0
c) Wasser, dest.	ad 2000,0

a) bei etwa 40° schmelzen, b) Ätzalkalien in Wasser lösen, abkühlen lassen, Weingeist zusetzen, Mischung langsam in a) eingießen, rühren bis klare, honigartige Masse erhalten wird, c) zugeben. Prüfung s. folgende Vorschrift.

Grundseife.

Oleum Ricini	1000,0
Oleum Olivar.	2250,0
Spiritus	1450,0
Liquor Kali caust. rec. par.	1025,0
Aqua dest.	1275,0

Mischung mit frisch bereiteter Lauge gut durchschütteln, mehrere Tage stehen lassen. Diese Grundseife muß sich mit der doppelten Menge Aqua dest. klar mischen. Die Grundseife muß auf Zugabe eines halben Kubikzentimeters Phenolphthaleinlösung (weingeistiger) mindestens rosa gefärbt werden. Andernfalls muß mehr Kalilauge zugegeben werden; die Proben dürfen erst nach eintägigem Stehen wiederholt werden. Zu stark alkalisierten Seifen kann man kleine Mengen Türkischrotöl, Olein oder Milchsäure zur Abrichtung zugeben.

Mit Hilfe der Grundseife werden hergestellt durch 3—5% Anthrasolzusatz T e e r s e i f e, durch Zusatz von 25% Formaldehydlösung eine F o r m a l - d e h y d s e i f e und durch zugefügte 40% Kamilleninfus (1 : 10) K a m i l - l e n s e i f e. Letztere parfümiert man mit Ol. Chamomill. citrat. nach, den beiden anderen Präparaten fügt man noch 20 bis 25% Wasser zu und entsprechende Mengen Duftstoffe. Als Grundformeln für gute Haarwaschmittel können außerdem gelten:

Flüssige neutrale Seife	90,0
Triäthanolaminseife	10,0

Ölsäure (destill.)	55,0
Kokosfettsäure	40,0
Triäthanolamin	50,0
Alkohol	55,0

Kamillen-Haarwaschseife.

Sapo kalinus	200,0
Kalium carbonicum	20,0
Spiritus	160,0
Extractum Chamomillae	40,0
Glycerinum	40,0
Aqua dest.	340,0

Nach mehrwöchiger Lagerung filtrieren. Als Parfüm etwa 0,5 Oleum Chamomillae citrat. in dem zu verwendenden Spiritus lösen.

Teerseife, flüssig.

Pix liquida	200,0
Oleinum redest.	400,0
Kali causticum q. s.	
Spiritus	200,0
Glycerinum	ad 1000,0

Man digeriert den Teer mit dem Olein, filtriert, bestimmt an einer Probe die Verseifungszahl des Filtrats, verseift dann mit der errechneten Menge Ätzkali, gelöst in dem Weingeist unter schwachem Erwärmen und bringt mit Glyzerin auf 1000 g.

F a r b l o s.

Sapo kalinus	140,0
Glycerinum	30,0
Anthrasol	30,0
Spiritus (96proz.)	200,0
Aqua dest.	600,0

Die Seife wird in dem Wasser gelöst und Glyzerin, dann langsam die Lösung des Anthrasols in dem Weingeist zugeben. Man lagert einige Wochen im Keller und filtriert.

Haarwuchs fördernder Haarspiritus.

Önanthäther	0,75
Tinctura aromatica	
Aether aceticus	āā 4,0
Spiritus Aetheris nitrosi	12,0
Tinctura Ratanhiae	25,0
Bayöl	2,0
Spiritus saponatus	
Glycerinum	āā 60,0
Chininum hydrochloricum	
Acidum salicylicum	āā 1,0
Balsamum peruvianum	5,0
Spiritus (60proz.)	ad 2000,0

B e i J u c k r e i z i n f o l g e
S e b o r r h ö e.

Acidum lactic.	0,2
Menthol	0,2
Glycerin.	0,3
Spiritus (95proz.)	50,0
Aqua dest.	49,0
Haarwasserparfüm	ad 100,0

Nach 8tägigem Absetzen wird die Mischung mit etwas Talkum geschüttelt und filtriert.

Spiritus gegen Haarausfall.

β-Naphtholum	0,3
Acidum salicylicum	0,2
Mentholum	0,25
Chloralum hydratum	8,0
Pilocarpinum hydrochlor.	0,1
Spiritus	75,0
Aqua dest.	ad 200,0
Mixtura oleoso-bals.	20,0

Abends in die Kopfhaut einreiben.

Tannobromin	
Thigenol	āā 2,0
Spiritus Vini gallici	150,0
Tinctura Chin. spl.	10,0
Spiritus aromatic.	30,0

Mit Borstenpinsel auftragen.

Resorcin	4,0
β-Naphthol	2,0
Chloralhydrat	8,0
Tinctura Cantharidum	15,0
Tinctura Capsici	
Oleum Ricini	āā 4,0
Spiritus odorat.	120,0
Bayrum	ad 500,0

Lassarsche Haarkur.

a) Hydrargyrum bichloratum	0,5
Aqua Rosae	ad 300,0
b) Naphthol oder Thymol	0,1
Spiritus	ad 100,0
c) Acidum salicylicum	1,0
Tinctura Benzoes	2,0
Oleum Olivarum	ad 50,0

Die Kopfhaut mit a) einreiben, dann b)
auftragen, schließlich mit c) ölen.

Schwefel, kolloider (für Haarwässer).

a) Natriumsulfid, krist.	5,0
Wasser	45,0
b) Natriumsulfit	2,6
Wasser	50,0
c) Albumina ovi rec.	II
d) Salzsäure	9,0
Wasser	13,5
e) Wasser	75,0

a), b), c) vereinigen, 10 Minuten kräftig
schütteln, d) langsam, nach und nach
zugeben, dann ebenfalls nach und nach
e). Zur Haarwasserherstellung mit der
gleichen Raummenge 96proz. Alkohols,
in dem die anderen etwaigen Zusätze gelöst sind, vermischen.

Kolloid. Schwefel in Glyzerin	
(24proz.)	10,0
Resorzin	4,0
Türkischrotöl	2,0
Lavendelspiritus	5,0
Wasser	79,0

Kopfwasser gegen Schuppen.

Liquor Carbonis detergens	5,0
Spiritus dilutus	ad 200,0

Resorcinum	
Tinctura Cantharidum	
Extractum Jaborandi fld.	āā 20,0
Oleum Bergamottae	2,0—6,0
Glycerinum	120,0
Spiritus (95proz.)	
Aqua Rosae	āā ad 1000,0

Ammonium carb.	3,0
Aqua dest.	50,0
Spiritus	50,0
Tinct. Canth.	gtts. X
Glycerin.	5,0

Haarwässer.

I. Lecithinhaarwasser.

Lecithin	1,0
Cholesterin	2,5
Chinosol	2,5
Glycerin	10,0
Spiritus	934,0
Wasser	50,0

Duft nach Belieben!

II. Gegen Schuppen.

β-Naphthol	2,5
Glycerin	95,0
Rosenöl	1,0
Orangeöl	1,0
Terpineol	1,0
Heliotropin	0,1
Veilchenwurzelöl	gtt. 5
Quillajatinktur (1 : 5)	900,0

Cholesterin-Haarwasser.

Cholesterin	0,5
Weingeist	90,0
Eau de Cologne	10,0
Rizinusöl	0,25

Cholesterin	0,5
Alkohol	90,0
Wasser	10,0
Medizinische Seife	2,0

a) Adeps Lanae	10,0
Aqua	20,0
b) Sapo medicatus	0,5
Aqua	20,0
c) Aqua Rosae	125,0
Aqua Florum Aurantii	100,0
Tinctura Benzoes	1,0

a) mischen, b) lösen, beide im Mörser vereinigen, c) (leicht angewärmt) langsam einarbeiten.

Isopropylalkohol (absolut)	66,0
Glyzerin	2,5
Cholesterin	0,5
Wasser, dest.	30,0
Parfüm	1,0
Farbe q. s.	

Eier-Lezithin	1,0
Cholesterin, leichtlöslich	2,5
Isopropylalkohol (absolut)	80,0
Parfümmischung	10,0
Äthylalkohol (95proz.)	785,0
Wasser	95,0

Die Lipoide löst man in einem warmen Gemisch von 80,0 Isopropylalkohol und 160,0 Äthylalkohol. Den Rest des Weingeistes benutzt man zur Lösung der Parfümmischung und vereinigt die Lösungen. Das Glyzerin mischt man mit dem Wasser und gibt die Mischung in kleinen Anteilen unter jedesmaligem Umschütteln zu der alkoholischen Lösung.

Als Spezialparfüm besonders zur Überdeckung des dem Isopropylalkohol anhaftenden Geruches eignet sich das Gemisch:

Opoponax	257,5
Kölnischwasser-Öl	502,0
Lavendelwasseröl	173,0
Cyclamen	7,5
Cumarin	50,0
Zimtaldehyd (100proz.)	7,5
Methylnonylazetaldehyd	2,5

Teer-Haarwasser.

Anthrasol	3,0
Euresol pro capillis	2,0
Glycerin.	25,0
Spiritus	100,0
Oleum Lavandul.	gtt. II

Liquor Carbonis detergens	4,0
Acidum boricum	4,0
Oleum Ricini	8,0
Tinctura Quillajae	30,0
Spiritus	ad 240,0

Isopropylalkohol (55proz.)	90,0
Äthylalkohol (95proz.)	5,0
Ocenol K	1,0
Chininsalizylat	0,3
Ichthyolammonium	0,5
Anthrasol	0,2
Quillajarindentinktur	8,0
Parfüm nach Bedarf.	

Petroleum-Haarwasser.

	I	II
Oleum Petrae album	500,0	100,0
Oleum Citronellae	—	15,0
Oleum Ricini	—	50,0
Tinctura Urticae ur.	1000,0	—
Glycerin.	500,0	—
Spiritus (95proz.)	4800,0	500,0
Aqua dest.	4000,0	750,0
Parfümmischung	200,0	—

Birkenhaarwasser.

Birkensaft	600,0
Rosenöl	1,0
Birkenknospenöl	1,0
Alkohol	400,0

Alkohol	600 ccm
Wasser	400 ccm
Leichtlösliches Birken-	
knospenöl	5,0 g
Zitronenöl	1,0 g
Vanillin	0,5 g
Rosenöl, kstl.	1,0 g
Jonon	0,2 g

Euresol	10,0
Kölnischwasser-Öl	1,0
Weingeist (95proz.	768,0

werden nach und nach mit frischem Birkensaft 1200,0 versetzt. Nach mehrtägigem Stehen filtrieren!

Haarmilch.

a) Borax	8,0
Aqua Rosae	
Aqua Florum Aurantii āā	400,0
b) Eucerinum purum	50,0
Oleum Cocois	25,0
c) Sapo medicatus	25,0
Aqua dest.	80,0

a) wird kalt gelöst, b) wird im Wasserbade in einer geräumigen Schale geschmolzen, c) wird heiß angerieben und heiß gelöst. Die heiße Lösung c) wird in die Schmelze von b) eingearbeitet, dann vom Dampf genommen und a) langsam unter stetem Rühren zugegeben.

Falls es erwünscht ist, kann noch mit etwa 0,3 g Eau de Cologne-Öl, in wenig Weingeist gelöst, oder mit einem Gemisch aus je 5 Tropfen Moschustinktur und Bergamottöl nachparfümiert werden. Man kann an Stelle von Eucerinum anhydric. auch Adeps Lanae anhydricum verwenden, doch dürfte die Verarbeitung dann mehr Mühe verursachen.

Birkenwasser.

Birkenhaarwasseressenz „Schimmel"	20,0
Spezialfarbe dazu von Schimmel	0,04
Weingeist (90proz.)	1000,0
Birkensaft	480,0
Wasser	500,0

Dem Präparat kann man 1 bis 2% Rizinusöl zusetzen, wenn ein Birkenwasser „mit Fett" verlangt wird, jedoch ist dann vor Gebrauch umzuschütteln. Soll ein klares Birkenwasser mit Fett hergestellt werden, dann muß der Alkoholgehalt erhöht, oder der Wasserzusatz entsprechend verringert werden. An Stelle von reinem Weingeist kann unbeschadet der Haltbarkeit mit Phthalsäure denaturierter Spiritus verwendet werden. Birkensaft läßt sich, mit 20% Phthalsäureweingeist versetzt, vorrätig halten.

Birkenhaarwasser, alkoholarm.

Birkensaft	3000,0
Rosenwasser	4000,0
Orangenblütenwasser	4000,0
Borax	40,0
Kapsikumtinktur	100,0
Spiritus (95proz.)	1200,0

Der frische Birkensaft wird mit dem Weingeist und der Kapsikumtinktur gemischt etwa eine Woche stehen gelassen. Dann wird filtriert und mit den übrigen Bestandteilen versetzt.

Klettenwurzelhaaressenz.

Radix Bardanae	50,0
Spiritus Vini gallici	250,0
Oleum Bergamottae	gtt. X

Man mazeriert 8 Tage, preßt ab und setzt dem Filtrate das ätherische Öl zu.

China-Haarwasser (Eau de Quinine).

a) Radix Anchusae		10,0
Rhizoma Curcumae		1,0
Cortex Quillajae		20,0
Spiritus Vini gallici		2500,0
b) Tinctura Chinae		500,0
Aqua coloniensis		250,0
Rum		100,0
Spiritus (96proz.)		150,0
Tinctura Cantharidum		25,00
Oleum Ricini		15,00
Balsamum peruvianum		
Oleum Bergamottae	āā	10,0
Oleum Geranii		3,0
Oleum Aurantii florum		5,0

a) eine Woche mazerieren, abpressen, b) zur Kolatur zugeben, das ganze Gemisch erst eine Woche warm, dann eine Woche kühl lagern und filtrieren.

Chininum sulfuricum	0,2
Tinctura Cantharidum	2,0
Balsamum peruvianum	1,0
Glycerinum	15,0
Tinctura Ratanhiae	1,5
Spiritus Lavandulae	10,0
Spiritus ———	ad 100,0

Chinahaarwasser, alkoholarm.

Spiritus	3000,0
Chinatinktur	300,0
Geraniumöl	22,0
Bergamottöl	5,0
Terpineol	10,0
Vanillin	1,0
Glyzerin	20,0
Rosenwasser	4500,0
Cochenille q. s.	

Kamillenhaarwasser.

Flores Chamomillae		200,0
Aqua dest.		
Spiritus (95proz.)	āā	1250,0
Spiritus coloniensis	50,0—250,0	

8 Tage mazerieren, der filtrierten Kolatur den Spirit. colon. zusetzen.

	I	II
Spiritus (95proz.)	2000,0	—
Spiritus (90proz.)	—	1000,0
Extr. Chamomillae	—	20,0
Oleum Chamomillae	1,0	—
Oleum Chamomill. citrat	—	18,0
Oleum Salviae	10,0	—
Oleum Melissae citrat.	6,0	—
Oleum Geranii	—	3,0
Jonon	—	0,2
Oleum Caryophyllorum	—	1,0
Oleum Bergamottae	—	10,0
Glycerin	75,0	—
Acidum tartaricum	20,0	—
Acidum salicylicum	25,0	—
Aqua dest.	500,0	—
Aqua Florum Aurantii	—	300,0

Kamillenextrakt für Haarwässer.

Flores Chamomillae	2000,0
Spiritus (96proz.)	6 l
Wasser	6 l

Die Kamillen werden durch Stampfen in Grusform verwandelt und dann mit ⅔ des Menstruums 4 Tage mazeriert, ohne starke Pressung abkoliert und mit dem Rest des Lösungsmittels im Perkolator ausgezogen. Die Auszüge werden zu einem dicken Extrakt eingedampft. Ausbeute etwa 25proz. der angewendeten Kamille. An Stelle von 2000,0 Flores Chamomillae kann man auch ein Gemenge von 1500,0 Flores Chamomillae und 500,0 Flores Chamomillae romanae verwenden.

Peru-Tannin-Haarwasser.

Spiritus (95proz.)	1900,0
Balsamum peruvianum	60,0
Acidum tannicum	25,0
Aqua Rosae	200,0
Glycerinum	125,0
Heliotropinum	5,0
Extrait Ylang-Ylang	50,0

Portugal-Haarwasser.

	I	II
Portugalöl	3,0	65,0
Zitronenöl	1,0	9,0
Bergamottöl	1,0	10,0
Neroliöl, kstl.	0,5	5,0
		(Forts.)

(Forts.)

Rosenöl, kstl.	—	0,8
Vanillin	—	0,1
Hydroxyzitronellal	—	0,1
Weingeist (96proz.)	600 ccm	4800,0
Wasser	400 ccm	4000,0
Safrantinktur q. s.		

Haarspiritus.

	I	II	III
Spiritus	6000,0	1200,0	1000,0
Glyzerin	—	100,0	—
Kapsikumtinktur	—	50,0	—
Krokustinktur	220,0	—	—
Quillajatinktur	—	—	100,0
Rizinusöl	130,0	—	—
Salmiakgeist	—	—	5,0
Bergamottöl	12,0	10,0	2,0
Geraniumöl	12,0	—	—
Isoeugenol	1,0	—	—
Vanillin	0,5	—	—
Irisöl, konkret	2,0	—	—
Rosenöl, künstlich	—	—	1,0
Lavendelöl	—	1,0	—
Zitronenöl	—	5,0	2,0
Neroliöl	—	3,0	1,0
Pomeranzenöl, bitter	—	1,5	6,0
Kanangaöl	—	5,0	—
Hydroxyzitronellal	—	—	0,1
Wasser	360,0	300,0	300,0

I An Stelle der Safrantinktur läßt sich auch ein spritlöslicher Farbstoff verwenden, zumal Safran am Licht auszubleichen pflegt. II enthält einen geringeren Weingeistgehalt als die erstgenannte Vorschrift. In den Haarwässern wird bei Anfertigung im großen speziell für kosmetische Zwecke auch Isopropylalkohol verwendet. In Vorschrift III handelt es sich um ein schäumendes Haarspirituspräparat. Die Mischungen werden nach 8tägigem Stehen blankfiltriert.

Haarspiritus-Parfüm.

Flieder:

Terpineol	10,0
Geraniumöl	2,0
Rosenöl, kstl.	
Jasminextrait, kstl.	āā 2,0
Neroliöl, kstl.	
Aubépine	āā 0,5

für 1,5—2 Liter 70proz. Weingeist.

Rose ambrée:

Rosenöl, echt	0,35
Rosenöl, kstl.	3,5
Geraniumöl	1,8
Ambra, kstl.	1,5
Bourbonal	0,9
Keton-Moschus	1,0

auf 1,5—2,0 Liter 70proz. Weingeist. Wenn man das Parfüm möglichst fein entwickeln will, so löst man die Öle in der erforderlichen Menge 96proz. Weingeist, gibt so viel kochendes Wasser hinzu, daß eine eben bestehen bleibende Trübung sich bildet, und läßt die Mischung, nach Fortnahme der Trübung, durch Zugabe von wenig Weingeist (96proz.) in nicht voll gefüllten Flaschen unter öfterem Schütteln einige Zeit an einem hellen, warmen Ort lagern. Dann wird kühl gelagert und nach einer Woche filtriert.

Bayrum.

Bayöl	5,0
Rumessenz	20,0
Weingeist	700,0
Wasser	275,0

An Stelle des Wassers kann man auch Seifenwurzelabkochung (1 : 10) 260,0 sowie Pottasche 8,0 und Glyzerin 7,0 zusetzen; nach mehrtägigem Stehen wird blank filtriert.

Eisbayrum.

Die einfachste Vorschrift lautet wie die hier angegebene Formel, sieht jedoch noch einen Zusatz von 15,0 Menthol vor.

Eisbayrum, schäumend.

a) Bayöl	25,0
Menthol	80,0
Spiritus (96proz.)	6000,0
b) Natriumbikarbonat	100,0
Salmiakgeist (0,960)	80,0
Wasser	6000,0

a) und b) mischen, wenn erwünscht färben.

Eiskopfwasser, schäumend.

Ammonium carbonicum	2,0
Spiritus	1500,0
Zitronenöl	
Bergamottöl	āā 10,0
Petitgrainöl	
Poleyöl	āā 5,0
Menthol	30,0
Wasser	500,0

Brennesselhaarwasser.

Balsamum peruvianum	
Chloralhydrat	
Tinctura Quillajae	āā 10,0
Spiritus coloniensis	100,0
Aether aceticus	0,5
Spiritus Aether. nitros.	2,5
Tinctura Urticae ex herba recent. 1 : 10 mit Spiritus (90proz.)	ad 1000,0

Chloralhydrat kann auch fortbleiben.

Brennesselauszug	750,0
Wasser	250,0
Perubalsam	2,5
Bergamottöl	
Kanangaöl	āā 1,75
Rosenöl, kstl.	0,25
Moschustinktur	1,0

Brennessel-Auszug für Haarwässer.

Frisches Brennesselkraut wird durch einen Fleischwolf gedreht und die zerkleinerte Masse einschl. etwa ablaufender Flüssigkeit mit der doppelten Gewichtsmenge Weingeist von 96 Proz. übergossen. Nach 8tägiger Mazeration wird abgegossen und die Krautmasse scharf abgepreßt. Die vereinigten Flüssigkeiten werden filtriert.

10. Handpflege.

Händereinigungsmittel.

Die Herstellung von Toilettekernseifen lohnt im Kleinbetrieb nicht; dagegen lassen sich weiche und flüssige Seifen sowie entsprechende Pastenpräparate auch schon im Apothekenlaboratorium unschwer in kleinen Mengen anfertigen. Kern- wie Schmierseifenpräparate selbst

kann man ebenfalls leicht weiterverarbeiten.

Zur Herstellung von S a n d s e i f e werden z. B. gleiche Teile Talgkernseife und Kokosseife im Wasserbad unter Zufügen von wenig heißem Wasser geschmolzen und nach Feststellung des Gesamtgewichts mit einer gleichen Menge Quarzsand gemischt.

Sapo kalinus	800,0
Liquor Ammon. caustic.	50,0
Oleum Terebinth.	25,0

Kokosöl	480,0
Methylhexalin	50,0
Natronlauge (36/37° Bé)	250,0
Wasser	30,0
(Bimssteinpulver	100,0—190,0)

Die ersten zwei Bestandteile werden bei etwa 50° zuerst gemischt, der mit Wasser verdünnten, ebenfalls erwärmten Natronlauge zugemischt und unter Umrühren die völlige Verseifung abgewartet. (Dauer mehrere Stunden, gut bedecktes Gefäß.) Zur Verstärkung der Säuberungskraft läßt sich Bimssteinpulver zumischen. Für die Herstellung einer pastenförmigen Seife aber nimmt man an Stelle der Natronlauge ein Gemisch dieser mit Kalilauge (50° Bé); auch kann man an Stelle von Terpentin oder Methylhexalin Tetrachlorkohlenstoff oder andere organische Lösungsmittel in die Reinigungsmasse einarbeiten.

a) Olein	60,0
Methylhexalin	4,4
b) Kalilauge (50° Bé)	24,0
Wasser	90,0
c) Benzin	100,0
d) Methylhexalin	7,0

Nach Eingießen von b) in a) wird Verseifung abgewartet; in die dicke Seife wird zuerst c) dann d) eingemengt und bis zur Klärung weitergerührt.

Kokosölfettsäure	10,0
Olein	5,0
Methylhexalin	2,0
Terpentinöl	3,0
Spiritus	6,0
Wässerige Boraxlösung	20,0
Kalilauge (50proz.) q. s. (etwa 6,0)	

Die genaue Menge Kalilauge ist zur Herstellung neutraler Produkte aus der Verseifungszahl der Fettmischung bzw. Fettsäuren jeweils zu ermitteln. Die Fettsäuren werden mit Methylhexalin bis zur Verflüssigung der Masse erwärmt, dann wird das Gemisch von Boraxlösung und Kalilauge zugegeben, auf etwa 80° erhitzt und nach dem Erkalten die übrigen Bestandteile beigemischt.

Seifen-Gallerte (zur Tubenfüllung).

a) Sojaölfettsäure	10,0
Kalilauge (50° Bé)	14,0
b) Türkischrotöl (100proz.)	5,0
Hexalin	5,0
c) Spiritus denat.	3,0
Terpentinöl	10,0
Tetrachlorkohlenstoff	10,0

Man stellt nach a) einen Seifenschleim her, den man bis zum Zustandekommen der — durch titrimetrische Untersuchung festzustellenden — jeweilig gewünschten Reaktion abrichtet. In die 50—60° warme Seife rührt man eine neutralisierte Mischung von b) ein und nach völliger Aufnahme gibt man die Bestandteile von c) unter festem Schlagen hinzu. Ein dauernder Gebrauch entzieht der Haut zu viel Fett, weswegen solche Präparate nur gelegentlich anzuwenden sind.

Andere Händereinigungspasten.

Salizylsäure	15,0
Borsäure	10,0
Bidol	500,0
Holzstaub	3000,0

Wasser nach Bedarf zur Plastifizierung. Parfümmischung nach Wunsch.

Schmierseife	200,0
Wasser	100,0
Türkischrotöl (100proz.)	60,0
Sangajol	100,0
Benzin	40,0
Sägemehl nach Bedarf etwa	480,0

oder gleiche Teile Sägemehl und Sand. Parfümmischung nach Belieben.

Reinigungspasten für Auto-schlosser.

Olein	12,0
Oleum Terebinthin.	3,0
Spiritus denat.	6,0
Liquor Kal. caustic. (50° Bé)	4,5
Aqua dest.	10,0

Lap. Pumic. q. s. zur Pastenbildung. Die Lösung der ersten drei Bestandteile neutralisiert man mit der durch Wasser verdünnten Kalilauge und mengt nach eingetretener Verseifung so viel Bimssteinpulver hinzu, bis die Paste die gewünschte Konsistenz hat.

Sapo kalinus	500,0
Liquor Ammon. caustic.	50,0
Methylhexalin	50,0

Farin. Ligni oder Lap. Pumicis q. s. zur Pastenkonsistenz.

Talg- oder Hartfettsäure	100,0
Palmkernöl	100,0
Pine-Oil	100,0
Natronlauge (36° Bé)	100,0

werden bei 70° verseift, dann 100,0 warmes Wasser hinzugefügt und mit einem Scheuermittel, wie Tannenholzsägemehl oder Silbersand usw. bis zur gewünschten Konsistenz versetzt.

Händereinigungspulver.

Kieselgur	
Bolus	āā 300,0
Seifenpulver	250,0
Borax	100,0
Trinatriumphosphat	50,0

Flüssige Handwaschseifen.

Grundsätzlich ist natrium- und kalziumfreies Ätzkali, kalkfreies bzw. mit Permutit enthärtetes oder noch besser destilliertes Wasser zu verwenden und die Verseifung unter Alkoholzusatz halb warm vorzunehmen. Trocknende Öle sollen nicht verwendet werden, weil die mit ihnen hergestellten Seifen nur begrenzt haltbar sind. (Leinölseifen riechen bald tranig.) Bei möglichster Neutralität empfiehlt sich die Beigabe von Pottasche zur erhöhten Schaumbildung und Reinigungskraft.

Richtige Zusammensetzung der Verseifungsansätze ist Voraussetzung für gute Präparate; Kokos- und Palmkernöl geben großen, blasigen Schaum mit geringer Reinigungskraft, Ölsäure bildet dichten sahnigen Schaum. Kokosseifen sind dünn, Ölsäureseifen dick. Rizinusöl ist nicht ungünstig für den Seifenkörper. Türkischrotölzusatz erhöht die Kalkbeständigkeit und Netzfähigkeit, also auch den Reinigungseffekt. Es kann natürlich denaturierter Weingeist, auch Propylalkohol oder dgl. anstatt reinem Alkohol Verwendung finden.

Ansätze zur Verseifung.

	I	II	III
Kokosöl	10,0	15,0	10,0
Erdnußöl	—	—	10,0
Olein	5,0	5,0	8,0
Olivenöl	—	5,0	—
Rizinusöl	—	—	5,0
Kalilauge	14,5	13,0	18,0
	(30° Bé)	(40° Bé)	(40° Bé)
Alkohol	—	4,5	10,0
Pottasche	1,0	0,5	0,5
Chlorkalium	1,0	—	—
Zucker	16,5	7,5	6,0
Glyzerin	—	7,5	5,5
Wasser	52,0	42,0	25,0

Flüssige Seifen.

Solche Präparate werden auch mit Zusätzen von Teer oder Kamillenextrakt zu Haarseifen weiterverarbeitet, auch können sie für Seifenspenderfüllung verwendet werden.

a) Kokosnußöl	50,0	100,0	—
Baumwollsaatöl	—	400,0	—
Cottonöl	—	—	500,0
Kalilauge (50° Bé)	26,5	—	—
Ätzkali	—	40,0	35,0
Ätznatron	—	40,0	50,0
Wasser dest.	13,0	250,0	250,0
Weingeist	—	250,0	250,0
Olein, doppelt dest.	q. s.	q. s.	q. s.
b) Zucker	50,0	—	100,0
Pottasche	5,0	—	10,0
Kaliumchlorid	5,0	—	—
Wasser	ad 300,0	2500,0	2500,0

Man löst die Alkalien in dem Quantum Wasser, das in a) angegeben ist und gibt nach einigem Abkühlen den Weingeist zu. Die Öle erwärmt man auf 30—40°, rührt bei etwa gleicher Temperatur die Laugen in das Öl in mehreren kleinen Portionen ein und bedeckt das Gefäß, das man zur Vermeidung eines Wärmeverlustes in gutes Isoliermaterial, wie wollene Decken, Papier oder dgl. einschlägt (Kochkiste). Ab und zu rührt man um. Wenn die Masse einige Stunden gestanden hat, wird die ((besonders in Nr. III noch stark alkalische) Seife mit Olein abgerichtet und nach nochmaligem Stehen geprüft, ob sich 1 Teil Seife schon mit 2 Teilen dest. Wasser klar mischt, ein Zeichen, daß die Seife weiterverarbeitet werden kann. Man erhitzt nochmals auf 30 bis 40° und arbeitet die auf gleiche Temperatur gebrachte Lösung b) in a) in kleinen Anteilen ein. Absetzen lassen, klar abziehen, parfümieren!

Auch aus Schmierseifen kann man haltbare flüssige Seifenpräparate herstellen:

Sapo kalinus		400,0
Aqua dest.		
Spiritus (96proz.)	ää	200,0
Glycerin.		300,0

Besonders stark und lange schäumende Seifen erhält man durch Zusatz von 1—6% Glykol- oder Glyzerinmono- bzw. Distearat. Nicht neutrale Seifen lassen sich je nach ihrer Reaktion mit Borsäure, Milchsäure, Fettsulfonsäuren, auch gallensauren Salzen, Laurysulfonat, bzw. mit Äthanolaminen, Sapaminen usw. umstimmen, also abrichten, wodurch sie gleichzeitig höhere Netzwirkung erhalten. Auch Zusätze von Igepon, Lamepon, Bidol und Seifenlezithin bewirken vermehrte Netzfähigkeit.

Bidol-Flüssigkeit für Seifenspender.

Bidol	1000,0
Wasser	9000,0
Phosphorgoldsol	30,0
Parfümöl nach Bedarf.	

Beim Gebrauch stark alkalisierter Seifen können Hautreizungen infolge zu großer Entfettung der Haut eintreten. Dasselbe ist bei ausschließlicher und dauernder Verwendung von Alkalisalzen in Verbindung mit sulfonierten Fettalkoholen der Fall, weswegen man neuerdings auch anstatt Alkalien Äthanolaminkompositionen für flüssige Handseifen wählt, z. B.:

Rizinusöl	1,0
Alkohol	19,0
Triäthanolaminlauryl- sulfonat	30,0

Aber auch hier ist eine anschließende Behandlung mit fetter Hautcreme zweckmäßig.

Kombinierte Händereinigung und Pflege.

1. Schmutzige Hände mit Vaselinöl einreiben.
2. Eingefettete Hände mit Bimssteinpulver abreiben.
3. Hände mit etwas gepulverter Seife und wenig Wasser einzuschäumen versuchen. Dann mit mehr Seife und Wasser richtig waschen.

Die Hände werden so gut gereinigt. Gleichzeitig bleibt eine genügende Menge Vaselinöl auf der Haut zum Weichhalten zurück. Denselben Effekt erreicht man durch Behandeln mit Seifenfett:

| Adeps benzoatus | 100,0 |
| Sapo medicatus plv. | 10,0 |

Auf die zu reinigende Haut (Hände) auftragen, nach 10—15 Minuten mit Wasser abwaschen. Auf der Haut bleibt eine leichte Fettschicht zurück.

Händeschutzcreme (für Arbeiten mit Alkalien).

Wollfett, wasserfrei	140,0
Vaseline, gelb	80,0
Zeresin	20,0
Hamameliswasser	260,0

Hartparaffin	5,0
Wachs, weißes	10,0
Wollfett, wasserfrei	10,0
Wasser	15,0
Erdnußöl	20,0
Vaselin	50,0

Glyzerin	2,0
Essigsäure (50proz.)	3,0—4,0
Erdnußöl	8,0
Paraffinum liq.	12,0
Tegacid	10,0
Wasser	25,0

Wollfett, wasserfrei	5,0
Lanettewachs	12,0
Paraffin	20,0
und Vaselinöl	63,0

werden geschmolzen und mit der auf 50° abgekühlten Masse eine gleichwarme Lösung von

essigsaurer Tonerde	16,0
Wasser	64,0

emulgiert.

Mittel zur Handpflege.

(Verhütung und Heilung „aufgesprungener Haut".)

Mentholum	1,0
Phenylum salicylicum	2,0
Oleum Olivarum	15,0
Adeps Lanae cum Aqua	45,0

	I	II
Sapo kalinus	1,0	—
Tinctura Benzoes	4,0	0,5
Glycerinum	8,0	15,0
Aqua Rosae	16,0	7,5
Spiritus	—	7,0

Adeps Lanae anhydricus	30,0
Succus Citri recens	20,0

a) Flores Arnicae	10,0
Spiritus dilutus	90,0
b) Glycerinum	90,0

a) 10 Tage mazerieren, abpressen, filtrieren, b) zugeben.
Zum Einreiben gegen aufgesprungene Hände.

Tragacantha	27,0
Glycerinum	190,0
Oleum Amygdalarum	48,0
Spiritus	120,0
Tinctura Benzoes	24,0
Oleum Neroli artific.	1,0
Oleum Bergamottae	1,0
Oleum Geranii	2,0
Aqua dest.	ad 1000,0

Aus Traganth, Mandelöl und Wasser erst lege artis eine Emulsion bereiten, in diese dann die Benzoetinktur — in dem Weingeist gelöst und mit dem ätherischen Öle versetzt — und danach die anderen Bestandteile (Glyzerin und restliches Wasser) einarbeiten.

Acid. boric. plv.	30,0
Zinc. oxyd. plv.	30,0
Vaselin. alb.	470,0
Protegin	305,0
Paraffinum liquid.	70,0
Sol. Natr. chlorat. physiolog.	95,0

Man schmilzt auf dem Wasserbad Vaselin, Protegin, Paraffinöl und die physiologische Kochsalzlösung und rührt die Salbe, bis sie zu erstarren anfängt. Dann reibt man mit einem Teil davon das Gemisch von Zinkoxyd und Borsäure fein an und verdünnt diese konzentrierte Anreibung allmählich mit dem Rest Salbe.

Creme zur Erhaltung weicher Haut.

Succus Citri (recent. parat.)	60,0
Nipagin	1,0
Aqua dest.	ad 600,0

Schwedische Toilettenglyzerine.

Pektin	15,0
Spiritus (95proz.)	40,0
Glyzerin DAB 6	20,0
Borsäure DAB 6	3,0
Hamameliswasser	17,0
Lavendelwasser, Destillat	15,0
Rosenwasser. 10fach	5,0

Isopropylalkohol I a	25,0
Glyzerin DAB 6	25,0
Orangenblütenwasser	5,0
Melissensprit	5,0
Rosenwasser, einfach	40,0

Citro-Glyzerin.

Spiritus (95proz.)	25,0
Zitronensaft, geklärt	15,0
Glyzerin DAB 6	20,0
Magnesiumsulfat, entwässert	0,5
Orangenblütenwasser	9,5
Rosenwasser, dreifach	30,0

(Janistyn, Kosmetik der Hände.)

11. Hautpflegemittel.

Man versteht darunter:

1. Hautcremes,
2. flüssige Emulsionen,
3. Hautöle,
4. Gesichtswässer,
5. Gesichtsmasken und Kompressen,
6. Hautschutzmittel,
7. kosmetische Spezialpräparate.

Die Hautcremes unterteilt man nach dem Verwendungszweck in:

a) Tagescremes (Vanishingcremes)
b) Nachtcremes (Goldcremes u. a.)
c) Hautnährcremes.

Die „nichtfettenden' Tagescremes werden immer als „Öl-in-Wasser"-Emulsionen — Nacht- und Nährcremes als „Wasser-in-Öl"-Emulsionen — hergestellt. Die sogenannten „Tag-und-Nachtcremes" (All-Purpose Creams) sind ihrer Zusammensetzung nach „überfettete" Tagescremes, sie unterscheiden sich von den „nichtfettenden" Tagescremes nur durch einen höheren Öl- oder Fettgehalt.

Hautcremes.

Fettfreie Hautcremes.

In diesem Abschnitt werden die sog. Glyzeringelee-Präparate behandelt, die man zweckmäßig zur Haltbarmachung mit einem kleinen Konservierungsmittelzusatz versieht. Neben den älteren und bewährten Vorschriften mit Stärkesorten sind hier solche auf Traganth-, Agar-Agar, Gelatinegrundlage usw. aufgenommen worden. Auch mit den in jüngerer Zeit im Handel befindlichen verschiedenen Pektinpräparaten (Citrus- und Apfelpektin) lassen sich recht brauchbare Glyzerin-Gallerten herstellen. Diese letztgenannten Präparate vertragen auch Zusätze von Säuren.

Gelanthumähnliche Präparate (Glyzerin-Hautcremes).

	I	II	III
Tragacanth. plv. sbt.	3,0	3,0	6,6
Gummi arabic.	—	—	1,8
Gelatine	—	—	7,2
Spir. odorat. (90proz.)	5,0	7,0	—

(Forts.)

(Forts.)

Glycerin.	41,0	41,0	15 ccm
Tinctura Benzoes	2,0	—	—
Aqua Rosae	49,0	9,0	—
Aqua dest.	—	—	300,0
Aqua Hamamelidis	—	40,0	—
Aqua Thymoli	—	—	30,0

Traganth mit wenig Weingeist anschütteln, gegebenenfalls Gummi-Gelatinelösung zusetzen, 4 Stunden lang im Dampfbad erhitzen, durch Mull pressen, Glyzerin beifügen und nach nochmaligem 60 Minuten langem Erhitzen im Dampfbad den Rest zusetzen unter Ersatz des verdampften Wassers.

Agar-Agar	0,5
Gelatine	1,0
Glycerin.	30,0
Aqua Hamamelidis	
Aqua Rosae	āā ad 100,0

Arrowroot	20,0
Glycerinum	130,0
Aqua	30,0

Mischen, bis auf 140° unter ständigem Rühren erhitzen, bis eine durchscheinende Masse entstanden ist. Dann

90 Teile dieser Masse nach mehrtägigem Stehen mit

5 Teilen Zinkoxyd und

5 Teilen Spiritus odoratus

versetzen.

Amylum Oryzae	6,0
Aqua dest.	8,0
Glycerin.	ad 100,0

Pektin	3,0
Glycerin	20,0
Acidum boric.	1,0
Spiritus vini	1,0
Aqua dest.	25,0

Das Pektin, besonders zu beachten für Weiterverarbeitung der Trockenpräparate, wird mit Alkohol gleichmäßig befeuchtet, dann mit Glyzerin angerieben, das Wasser zugesetzt und im Wasserbad erwärmt. Bei Präparaten, die längere Zeit aufbewahrt werden sollen, sind Konservierungsmittel zuzusetzen; auch kann solchen Präparaten vorteilhafterweise noch Traganth beigefügt werden, um einer Absonderung von Wasser bei großen Temperaturschwankungen vorzubeugen.

	I	II
Kasein	20,0	10,0
Borax	2,5	—
Glyzerin	—	10,0
Salmiakgeist (25proz.)	—	30,0
Wasser	100,0	20,0

I Das Kasein wird mit der Boraxlösung im Wasserbad erhitzt. II Die Lösung des Kaseins erfolgt in 25proz. Ammoniak, dann gibt man das Glyzerin zu und erhitzt nach Zusatz des Wassers im Dampfbad bis zur völligen Verflüchtigung des Ammoniaks.

Honiggelees (Honey-Jelly).

Gelatine	2,5
Honig	10,0
Glyzerin	60,0
Rosenwasser	27,5

Man läßt die Gelatine in dem Rosenwasser quellen, erhitzt, fügt Honig und Glyzerin zu, rührt bis zur völligen Lösung um und läßt dann ohne Rühren erkalten.

Gelatine	7,0
Trauben-(Stärke-)Zucker	30,0
Glyzerin	200,0
Wasser	100,0
Parfüm (Rose + Honigaroma) q. s.	

Gelatina albissima	2,0
Aqua Rosae	54,0
Glycerinum	44,0
Acidum salicylicum	0,5

Creme Iris.

Borax	0,5
Talcum	2,0
Zincum oxydatum crudum	10,0
Unguentum Glycerini	ad 100,0
Tuberosen-Extrakt	1,0—2,0

a) Quittensamen	9,0
Wasser	140,0
b) Borsäure	2,0
Glyzerin	50,0
c) Spiritus coloniensis	150,0
Acidum salicylicum	1,0

a) 15 Minuten kochen, durchseihen, b) zusetzen, dann c) darunter agitieren.

a) Quittensamen	60,0
Rosenwasser	480,0
b) Glyzerin	240,0
Benzoetinktur	60,0

a) 24 Stunden mazerieren, Schleim ohne zu pressen abseihen, b) zufügen.

Parfüms für Glyzerincremes.

	I	II	III	IV
Rosenöl, künstlich	60,0	—	—	—
Geraniumrosenöl	—	70,0	—	—
Patchouliöl	—	15,0	—	—
Honigaroma	25,0	—	—	—
Ionon	—	—	52,5	—
Bergamottöl	—	—	17,5	—
Terpineol	—	—	14,0	8,0
Heliotropin	—	—	9,0	—
Perubalsam	—	—	—	1,0
Hydroxyzitronellal	—	—	—	2,0
Alkoholische Xylolmoschuslösung	15,0	15,0	3,5	—
Benzylazetat	—	—	3,5	1,5

Von den Mischungen ergeben I und II den Geruch von Rosen, III nach Veilchen und IV nach Flieder. Es ist zweckmäßig, die Duftmischungen erst nach mehrmonatiger Lagerung zu verwenden.

Gesichtscreme.

Borax	
Borsäure, plv.	āā 3,0
Ungt. Glycerini	25,0
Glycerin	5,0

Glycerin-Gallerte.

1. Gelatinae albae	2,5
2. Aq. Rosarum	50,0
3. Glycerini	50,0
4. Olei Aur. Flor.	ggt. I

1 läßt man in 2 quellen, löst durch vorsichtiges Erwärmen, gibt 3 hinzu, filtriert und fügt zuletzt 4 hinzu.

Gurkencreme — Fettfrei.

Tegacid	15,0
Paraffinöl, mittelviskos	3,0
Glycerin, 28° Bé	3,0
Cetylalkohol, extra	1,0

(Forts.)

(Forts.)

Zinkoxyd, reinst	1,0
Rosenwasser	7,0
Gurkensaft, konserv.	70,0

Hautcreme.

Tegin oder Glycerin-	
monoglycerid	10,0
Diäthylenglykolmyristinat	5,0
Paraffinöl	1,0
Weizenkeimöl	0,5
Titandioxyd	0,5
Stearin	1,0
Ammoniak	0,2
Parfüm	0,8
Rosenwasser	81,0

Glycerin-Salbe.

Amyl. Tritici	10,0
Aqua dest.	15,0
Glycerin	100,0
Ol. Rosae	gtts. II

Unguentum solubile.

Tragacanthae	3,0
Alkohol, (60proz.)	5,0
Glycerini	50,0
Aquae dest.	42,0

Der Traganth wird auf das feinste mit
dem Alk. verrieben, dann das Glycerin
und zuletzt das Wasser zugesetzt. Als
Hautcreme mit Rosenöl oder einem anderen Parfüm zu versetzen.

„**Fettfreie Creme**" (nach einer
Vorschrift, die im Jahre 1907 in dem
Buch von Larcher, „Parfümerien", ver-
öffentlicht wurde.)

Rosenwasser	1000 g
Glyzerin	600 g
Stearin	300 g
Pottasche	30 g
Sprit	80 g
Ätherische Öle und	
Riechstoffe	41 g
Moschustinktur	10 g

Tagescreme, „matt".

Stearin I a, dreifach gepreßt	225 g
Cetylalkohol, rein	10 g
Adeps lanae anhydricus,	
hellfarbig	10 g
Vitamin F (250 000 Ein-	
heiten p. g.)	0,5 g
Dest. Wasser	675 g
Glyzerin, weiß dest.,	
28/30° Bé	100 g
Triäthanolamin, rein	15 g
Borax	2 g
Parfümölkomposition.	5 g

Stearinkrem (fettfreier Krem).

Stearinsäure 100 g werden in einem weit-
räumigen Gefäß mit einer Lösung von
reinem Kaliumkarbonat 10 g in Wasser
290 g emulgiert, nach beendeter CO_2-Ent-
wicklung Wollfett 25 g und Paraffinöl
15 g darunter gearbeitet, mit reinem Glycerin 50 g und Wasser 500 g bis zum
vollständigen Erkalten durchgerührt,
worauf Duftmischung 10 g zugesetzt
wird.

Hamamelis-Tageskrem.

Im Stearinkrem wird ein Teil des Wassers
(500 g) durch Hamamelisdestillat 500 g
ersetzt.

Glycerin-Alginat-Gelee.

Natriumalginat	40,0
Glycerin	250,0
Boraxglycerin	250,0
Aqua dest.	470,0

Das Natriumalginat wird allmählich unter ständigem Rühren der Mischung der
drei Flüssigkeiten eingearbeitet und dann
für 48 Stunden unter gelegentlichem
Umrühren stehen gelassen. Danach fügt
man Farbe und Parfüm nach Belieben
zu.
(The Chem. a. Drugg. August 1949,
S. 193.)

Fetthaltige Hautcremes.

Als Hautcreme bezeichnet man allgemein die für die Hautpflege bestimmten, gleichmäßig durchmischten, salbenartigen Präparate von butterweicher Konsistenz mit
relativ großen, in verschiedenartige Grundlagen eingearbeiteten Wassermengen. Lediglich nach der Beschaffenheit der Grundlagen bzw. Zutaten unterscheidet man

fetthaltige und fettfreie Cremesorten mit jeweils verschiedenen, ziemlich willkür-
lich definierten Untertypen.

Die einzelnen zu den Fett-Hautcremes gehörenden Präparate zeigen hinsichtlich
ihrer Zusammensetzung wenig Einheitlichkeit, wie dies bei der großen Mannigfaltig-
keit der zur Verfügung stehenden Fette einerseits und bei der ständigen Verbesserung und Vermehrung von Emulgatoren und Füllstoffen andrerseits erklärlich ist.
Gemeinsam haben alle Fettcremes einen gleichzeitigen Gehalt an Wasser und Fettsubstanz, der zahlenmäßig deshalb enorme Schwankungen aufweist, weil selbst die
geringfügigste Änderung oder Beimischung eine Verschiebung des aus Wasser und
einer Fettsubstanz resultierenden Abhängigkeitsverhältnisses zur Folge hat, was bei
der Herstellung eines Präparates für längere Lagerhaltung berücksichtigt werden
muß. Jedenfalls aber sind alle Fett-Hautcremes größere oder kleinere Emulsions-
mengen enthaltende Präparate und folglich kann man sie mit Recht auch als mehr
oder minder kompakte Emulsionen bezeichnen. Die früher häufig vertretene Ansicht,
daß jede fetthaltige Hautcreme infolge ihres relativ großen Hautdurchdringungsver-
mögens, also ihrer darin vermuteten Resorption, auch ein Hautnahrungsmittel wäre,
ist nicht haltbar, sondern dies dürfte, wenn überhaupt schon, dann nur für Präparate zutreffen, die lezithinhaltig sind und in der Tat auch leicht resorbiert werden.
Solange die Untersuchungen über die Gruppe der Hauthormone noch nicht zum Abschluß gekommen sind, läßt sich ihre Bewertung für die Kosmetik auch noch nicht
übersehen. Unzutreffend ist jedoch die oftmals erwähnte Begünstigung der Haut-
ernährung durch stearathaltige Präparate deswegen, weil diese Seifencremes leicht
zur Hydrolyse neigen und Stearinsäure in Freiheit setzen, die zuweilen, z. B. bei
Gegenwart von Glyzerin oder Zersetzungsprodukten der Duftstoffe usw., Hautrötun-
gen, ja sogar Schädigungen hervorzurufen vermögen. Auch bei allen Hautcreme-
typen haben sich die modernen Emulgatoren Eingang verschafft wegen der mit
ihnen erzielbaren relativ großen Ausgiebigkeit bei geringen Gestehungskosten. Damit
sich solche Präparate auch längere Zeit aufbewahren lassen, empfiehlt es sich,
ihnen geringe Mengen von Konservierungsmitteln zuzusetzen. Nipagin, Natriumbenzoat und viele Spezialpräparate kommen in Mengen von 0,2—1% hierfür in Betracht. Zur Parfümierung, die recht vielseitig gewählt zu werden pflegt, sind die
Duftstoffe erst den sonst fertiggestellten Produkten nach völligem Erkalten zuzumischen. Es ist vorteilhaft, die Hautcremes noch 24 Stunden an einem kühlen Ort
stehen zu lassen und sie vor dem Abfüllen noch einmal durchzuarbeiten.

Als Kühlsalben bezeichnet man jene Salben, die einen bestimmten Gehalt Wasser
haben und welche durch beständige Verdunstung des Wassers Kühlung an der
Haut bewirken; sie haben sich aus der alten Vorschrift des Ceratum Galeni entwickelt, welches die Römer aus Wachs, Mandelöl und Rosenwasser bereiteten. Ein
Beispiel einer Kühlsalbe ist die Ungt. leniens der Arzneibücher (Cold cream).

Bei diesen Kühlsalben kommt es nicht darauf an, wieviel die Salben an absoluter
Wassermenge aufnehmen, sondern darauf, wieviel Wasser die Salbe zu Verdun-
stungszwecken abzugeben imstande ist. Der Typus „Wasser-in-Öl-Emulsion" kommt
deshalb viel häufiger vor als der „Öl-in-Wasser"-Typus.

Der p_H-Wert der Salben: Salben, die auf die Haut gebracht werden, sollen den
physiologischen Säureschutz der Haut nicht stören (SCHADE und MARCHIONINI).
Ein Zusatz von Borax oder Seife z. B. kann schädlich wirken, und die heutige Kosmetik ist weitgehend zu sauren Salben übergegangen. Das Optimum in dieser Hin-
sicht sollten Salben bilden, die auf den p_H-Wert von etwa 3,7 eingestellt sind. Bor-
säuresalbe bildet keinen Säureschutz. Dieser physiologische Säureschutz wird ge-
wahrt durch das Puffervermögen der Zellen und Gewebe, genau so wie das Fest-
halten eines bestimmten Alkaligrades im Blute durch seine Puffersubstanz bedingt
ist. Die Erhaltung der sauren Reaktion der Haut ist fernerhin von Wichtigkeit, weil
das Wachstumsoptimum für eine ganze Reihe pathogener Mikroorganismen bei

schwach alkalischer Reaktion liegt. Das Bestreben des Organismus, diese saure Reaktion zu erhalten, kann, wie oben erwähnt, durch saure Medien unterstützt werden. Daher haben auch Umschläge mit sauren Lösungen eine viel größere therapeutische Bedeutung als solche mit beispielsweise physiologischer Kochsalzlösung.
Der weitgehende Verbrauch von Wollfett wird dadurch verständlich, daß durch dessen Anwendung keinerlei Störung in der Wasserverdunstung und in der Wärmeabgabe auftritt, wie es die Kohlenwasserstoffe, insbesondere das Vaselin tun. Das Wollfett besteht hauptsächlich aus Cholesterinester, welcher sowohl für Wasser und Wasserdämpfe, wie für Fett und fettlösliche Stoffe bis zu einem bestimmten Maße durchlässig ist. Das Wasseraufnahmevermögen kann weitgehend reguliert werden durch Zusatz von Wollfett oder Cetaceum bzw. der wirksamen Stoffe Cholesterin und dessen Ester sowie Cethylalkohol. Die Regulierung des Wasserhaushaltes steht unter innersekretorischem Einflusse. Der Turgor der Haut, ihr Aussehen, ihre Frische ist eine Funktion von Wasserbindung und Quellung. Der Wassergehalt der Haut wechselt mit den Lebensjahren.
Der rauhen Haut fehlen zwei Bestandteile: Wasser und Fett, die wir künstlich zuführen müssen. Das Wasser soll die Hornzellen imbibieren und weich machen, das Fett die Verdunstung des Wassers verhindern. Dieser Zustand tritt ganz besonders nach Seifenwaschungen auf, wo der Haut ihr Fett durch Seife entzogen wird und das Wasser leicht verdunstet.
Rascher als Fette und Öle dringt in die Tiefe der Haut das Glycerin. Daher ist es als Schleppersubstanz zur Erzielung einer Tiefenwirkung besonders geeignet. Da Glycerin ein wasseranziehendes Mittel ist, so wird die trockene und rauhe Haut aufgelockert und geschmeidig. Es besitzt gleichzeitig desinfizierende Eigenschaften und eignet sich zum Auflösen von Krusten. Es eignet sich als Salbengrundlage, wenn Fette und Öle nicht vertragen werden oder die Salbe leicht abwaschbar sein muß.

Tr.

Hydrophile Salbengrundlagen.

Zur Selbstherstellung solcher relativ viel Wasser aufnehmenden Salbengrundlagen bieten die hier wiedergegebenen Vorschriften eine kurze Anleitung. Die einzelnen Bestandteile können noch mengenmäßig variiert werden und durch Zusatz von hydrierten Ölen (Oleum Arachid. hydrogenat. usw.) modifiziert werden. Nach den hier gebrachten Formeln hergestellt nehmen sie weit mehr als 100% Wasser auf.

	I	II	III
Adeps Lanae anhydricus	30,0	30,0	15,0
Cera alba	50,0	25,0	—
Cetaceum	10,0	—	—
Aqua dest.	18,0	20,0	—
Cholesterin (Oxycholesterin)	1,6	2,0	5,0
Lezithin	1,0	—	—
Borax	1,0	—	—
Paraffinum liquid.	—	30,0	—
Vaselin. alb.	—	—	80,0

Als Emulgatoren wirken hier die im Wollfett enthaltenen und noch besonders beigefügten Lipoidkörper (Cholesterine und Lezithine).

Cetylalkohol.

a) Cetaceum	100,0
Kalilauge (25proz.)	500,0
b) Kochsalzlösung (10proz.)	6000,0

Zur Herstellung des Cetylalkohols verseift man nach a) unter Zusatz von Weingeist den Walrat, worauf man das Reaktionsgemisch in die heißgemachte Kochsalzlösung b) eingießt. Dann sammelt man das Ausgeschiedene auf einem Tuch, wäscht mit Wasser chloridfrei und preßt den Cetylalkohol ab. Sehr gute Salbengrundlagen stellt man mit Hilfe von Cetylalkohol im Verhältnis 1 : 10 bis 1 : 20 mit Vaseline her. Ein 5% betragender Cetylalkoholgehalt in Vaseline verleiht ihr die Möglichkeit, mehr als 50% Wasser aufzunehmen und bei 20° festzuhalten. Als vorzügliche Cetylkombinationen gelten noch folgende Zusammensetzungen:

Alcohol cetylicus	4,0
Adeps Lanae anhydr.	10,0
Vaselin. alb.	ad 100,0

Alcohol cetylicus	3,0
Adeps suillus	ad 100,0

Oleum Arachid. hydrogenat.	3,0
Alcohol cetylicus	ad 100,0

Unguentum angelicum album

Cera alba	
Cetaceum	āā 15,0
Oleum Amygd.	70,0

(im Winter 90,0 Mandelöl)

Benzoe Wachssalbe.

1. Gelbes Wachs	1000,0
2. Ol. Cacao	200,0
3. Benzoe, plv.	50,0
4. Alkohol abs.	30,0

Man schmilzt 1 und 2, rührt 3, später 4 darunter, erhitzt im Wasserbad bis zur Verflüchtigung des Alkohols und filtriert im Dampftrichter.

Unguentum Cetacei.

Cetacei	20,0
Cerae albae	8,0
Paraffini liquid.	72,0

Grolich-Creme.

Schwefelmilch	0,37
Zinc. oxyd.	3,75
Goldcream	95,8
Ol. Rosae	gtts. III

„Cleansing Creams" und „Cold Cremes".

Die Cleansing- oder Reinigungs-Cremes und die Cold- oder Kühl-Cremes zeigen in ihrer Zusammensetzung prinzipielle Unterschiede nicht. Die ursprünglich allein hierfür herangezogenen Bestandteile Walrat, Wachs und Mandelöl werden, ohne zu erhitzen, geschmolzen und das erstarrte Fettgemisch, ohne mit dem Pistill einen Druck auszuüben, abgerieben, worauf man das Wasser oder die entsprechenden wässerigen Lösungen gegebenenfalls schwach angewärmt in jeweils kleinen Mengen einrührt und erst nach der völligen Einarbeitung neue Portionen zugibt. Schließlich wird die Creme mit einem Schneebesen oder in einem rasch laufenden Rührwerk geschlagen, um ihr ein sahneartiges Aussehen zu geben. Mit ätherischen Ölen hergestellte aromatische Wässer oder wässerige und parfümierte Salzlösungen werden schlechter von der erkaltet abgeriebenen Fettsubstanz aufgenommen als reines Wasser, weswegen es praktisch ist, zuerst das Wasser bzw. die Salzlösung und erst dann die ätherischen Öle für sich gesondert der fertigen unparfümierten Creme vor dem Sahnigschlagen einzuverleiben. Die hier zu behandelnden Salbentypen haben durch die modernen Salbengrundlagen eine wesentliche Verbesserung und enorme Erweiterung erfahren. Neben reinen Emulgatoren werden auch entsprechende Seifenpräparate mit den Grundstoffen kombiniert, wodurch den fertigen Produkten außer einer erhöhten Reinigungskraft eine leichtere Abwaschbarkeit verliehen wird.

An Stelle des Zusammenschmelzens der Fettkörper mit vorsichtigem Abreiben der erstarrten Masse können auch der Schmelze die auf gleiche Temperatur erhitzten andern Bestandteile auf einmal zugegeben werden, man muß aber dann bis zum völligen Kaltwerden ununterbrochen agitieren. Die erste Arbeitsmethode kann unbeschadet zeitweilig unterbrochen werden und liefert trotzdem glatte Präparate.

Cleansing Cremes.

	I	II
a) Walrat	8,0	50,0
Weißes Wachs	8,0	40,0
Erdnußöl	55,0	320,0
Stearin	—	5,0
Wollfett	—	5,0
b) Borax	—	5,0
Wasser	20,0	160,0
Rosenwasser	5,0	40,0
c) Parfüm nach Bedarf zusetzen.		

a) zusammenschmelzen und etwa bei 55° die ebenfalls 55° warme Lösung b) damit verarbeiten. Nach dem Erkalten parfümieren.

Cera alba	10,0
Paraffinum liq.	50,0
Aqua	20,0
Borax	0,4
Parfüm nach Belieben.	
Salbengrundlage „Riedel"	24,0
Cetaceum	11,0
Cera alba	5,0
Paraffinum liquid.	11,0
Oleum Papaveris oder	
Oleum Arachidis	14,0
Rosenwasser	35,0
Natrium benzoicum	0,3

Cold-Creme-Typen.

Die hier aufgeführten Vorschriften für Coldcremeherstellung mit modernen Emulgatoren als Salbengrundlage ergeben sehr gute, auch bei Temperaturschwankungen haltbare Crems, bei deren Abfüllung in Blechschachteln darauf geachtet werden muß, daß diese vorher mit einem Neutrallack überzogen sind, damit sie nicht Rostansätze zeigen und die Creme verfärben.

Protegin X	20,0
Wachs	4,0
Ceresin	10,0
Paraffinöl	10,0
Glyzerin	5,0
Wasser	51,0

Emulgator	
(Goldschmidt 157)	6,0
Stearinsäure	8,0
Wasser	40,0
Paraffinöl	46,0

Artadeps	150,0
Ceresin	24,0
Cetylalkohol	4,0
Paraffinum liquid.	66,0
Aqua dest.	300,0

Almecerin	100,0
Ceresin	24,0
Cetylalkohol	4,0
Paraffinöl	66,0
Adeps Lanae anhydric.	6,0
Aqua dest.	300,0

Cetylalkohol	20,0
Paraffinum liq.	20,0
Vaselinum album	60,0
Aqua dest.	60,0
Cera alba	5,0
Vaselinum album	30,0
Adeps Lanae anhydr.	15,0
Tegacid	90,0
Paraffinum liq.	30,0
Oleum Arachid. (oder Oleum	
Amygdal.)	30,0
Glycerin.	15,0
Sol. Acid. boric. (3proz.)	280,0

Cold-Nährcreme.

Cholesterin. pur.	0,5
Lecithin	0,25
Cera alba	2,5
Cetaceum	2,5
Paraffinum liquid.	20,0
Vaselinum album	25,0
Aqua dest.	25,0
Mixtur. odorat.	0,25

Flüssige Coldcreme.

Paraffinum liquid.	72,0
Triäthanolaminstearat	14,5
Aqua dest.	160,0
Parfüm	1,5

Stearat bei gelinder Wärme im Paraffin lösen und langsam bei gutem Umrühren Wasser zugeben.

Adeps Lanae anhydric.	16,0
Acidum stearinic.	3,0
Triäthanolamin	1,0
Aqua dest.	80,0

Vaselin-Coldcream.

Vaselinum album	270,0
Cetaceum	30,0
Oleum Amygdalarum	60,0
Aqua Rosae	120,0

Borsäure	1,0
Glyzerin	4,0
Wasser	12,5
Paraffin, hart	25,0
Paraffin, flüssig	50,0
Wollfett	7,5
Bergamottöl	
Zitronenöl	āā 0,5

Fettkörper schmelzen, Lösung einrühren, kaltrühren, parfümieren, 24 Std. stehen lassen, nochmals agitieren.

Lanolincremes.

Zur Aufhebung der Zähigkeit des Wollfettes kann man ihm Kakaobutter, deren Sprödigkeit dieser Wollfetteigenschaft entgegenwirkt, zusetzen. Es entstehen auf diese Weise Präparate, die sich bei genügendem Wasserzusatz unsichtbar in die Haut einmassieren lassen.

Adeps Lanae anhydricus	200,0
Paraffinum liquidum	50,0
Aqua Aurantii Florum	100,0
Oleum Bergamottae	
Oleum Citri	āā gtt. XV

Wollfett, wasserfreies	100,0
Kakaobutter	100,0
Erdnußöl (auch Paraffinöl)	50,0
Wasser	250,0
Duftmischung nach Bedarf.	

Boroglyzerin-Lanolincreme.

Acidum boricum	10,0
Aqua dest.	25,0
Glycerin.	40,0
Oleum Olivarum	60,0
Adeps Lanae anhydricus	200,0
Oleum Bergamottae	
Oleum Citri	āā gtt. XII

Borsäure in der Glyzerin - Wassermischung lösen und dem vorher bereiteten Gemisch von Olivenöl und Wollfett einverleiben.

Massagecremes.

Vaselinum album	30,0
Cera alba	6,0
Lanolinum	7,5
Oleum Persicar.	4,0

Vaselinum album	100,0
Oleum Wintergreen	3,0—5,0

Lanolinum	15,0
Vaselinum album	21,5
Vaselinum flavum	25,0
Paraffinum solid.	4,0
Paraffinum liquid.	15,0

Lanolinum	15,0
Vaselinum album	60,0
Vaselinum flavum	80,0
Extractum Hamam. fld.	50,0
Paraffinum solid.	5,0

Parfümierung nach Belieben, z. B. Neroliöl, Fougère, Kölnischwasseröl usw. Durch Einrühren einer 4proz. heißen Boraxlösung etwa 100 ccm auf die zuletzt genannte Vorschrift und bei Ersatz der gelben Vaseline durch weiße läßt sich die Vorschrift ohne Schwierigkeit kombinieren. Wie durch Paraffinum solid., so kann durch Cera alba und Cetaceum eine Konsistenzänderung leicht und nach Belieben vorgenommen werden. Auch bei den ursprünglich wasserfrei gehaltenen Massagecremes haben sich mit Emulgatoren hergestellte wasserhaltige Präparate in die Kosmetik Eingang verschafft.

Vaselinum album	90,0
Acidum stearinic.	6,0
Cera alba	4,0
Borax	1,0
Aqua	22,5

Bei mäßiger Wärme schmelzen, Boraxlösung eingießen. kaltrühren.

Almecerin	370,0
Paraffinum liq.	100,0
Aqua dest.	480,0
Lanolin	30,0

Vaselinum album	65,0
Acidum stearinic.	7,5
Cera alba	7,5
Paraffinum solid.	6,0
Paraffinum liq.	9,0
Natrium carbonic.	
Borax	āā 0,5
Aqua	35,0

Die Mischung der Fette ist zu schmelzen und die Lösung einzugießen, dann muß bis zum völligen Aufhören der Kohlensäureentwicklung unter Erhitzen gerührt werden. Darauf kaltrühren und parfümieren.

Hautbleichcreme.

a)	Cera alba	25,0
	Paraffinum solid.	25,0
	Oleum Amygdalar.	100,0

b) Natrium perboricum 1,0
Hydrogen. peroxydat. solut. 5,0
Aqua dest. 33,0
a) bei möglichst niedriger Temperatur
schmelzen, b) einrühren, kaltrühren,
parfümieren.

Zitronen-Hautcreme.

Adeps Lanae anhydricus 60,0
Paraffinum liquidum 20,0
Succus Citri recens 50,0

---

a) Cetaceum 20,0
Vaselinum flavum 60,0
Adeps Lanae anhydricus 80,0
b) Aqua dest. 100,0
c) Oleum Citri 1,0
a) schmelzen, b) angewärmt zugeben,
kaltrühren, parfümieren.

Creme Simon-Art.

Zincum oxydatum
Amylum āā 4,0
Glycerinum 20,0
Lanolinum anhydric.
Oleum Amygdalar. āā 10,0
Oleum Violar. 0,8
Spiritus odoratus 2,6

Zincum oxydatum
Talcum āā 10,0
Unguentum leniens 80,0
Tuberosen-Extrait 3,0

Orangenblütencreme.

Wachs, weißes 45,0
Walrat 45,0
Kokosöl 30,0
Wollfett 30,0
Mandelöl 60,0
Orangenblütenwasser 30,0
Benzoetinktur 3,0

Myrrhen-Hautcreme.

Tinctura Benzoes
Tinctura Myrrhae āā 1,0
Unguentum leniens 20,0
Adeps Lanae cum Aqua 30,0

Eucerin-Hautcreme.

	I	II
Eucerin anhydric.	500,0	100,0
Oleum Amygdalarum	—	60,0
Cera alba	—	20,0
Aqua Rosae	600,0	100,0
Terpineol	—	3,0

Eucerin bzw. Fettstoffe schmelzen, Rosenwasser warm einrühren, kaltrühren, parfümieren.

Schwachfettende Hautcremes.

Während die fettreichen Präparate vorzugsweise nachts aufgetragen werden,
aber beim Gebrauch untertags ein leichtes Nachpudern erfordern, um den entstandenen Hautglanz abzustumpfen, erfreuen sich die fettarmen und besonders
die nicht fettenden Hautcremes größerer
Beliebtheit als Tagescremes.

Oleum Cacao 10,0
Stearinum 100,0
Natrium carbonicum 50,0
Borax 30,0
Glycerin. 80,0
Aqua 800,0
Spiritus 50,0
Benzaldehyd chlorfrei 5,0
Oleum Rosae artificialis 5,0

Stearin und Kakaoöl auf der Hälfte des
Wassers schmelzen, Lösung von Borax
und Soda in der anderen Hälfte des
Wassers zugeben, erhitzen bis die Kohlensäureentwicklung beendet ist, Kaltrühren, Glyzerin und die im Weingeist
gelösten ätherischen Öle zufügen.

a) Stearin 27,0
Kaliumkarbonat 2,7
Glyzerin 127,5
Rosenwasser 240,0
b) Zinkweiß 100,0
Vaselinöl, weiß 40,0

a) auf dem Wasserbade unter Rühren
bis zum Aufhören der CO₂-Entwicklung
erwärmen, kaltrühren, von b) jeden Bestandteil einzeln unter Agitieren zugeben.

Fett-Hautcreme, nicht glän-
zend.

a) Tegin 110,0
Wachs, weißes 15,0
Zeresin 25,0
Paraffin, flüssig 40,0

b) Glyzerin   60,0
   Wasser   750,0
a) bei 75° schmelzen, b) auf 75° erwärmen, einrühren, kaltrühren, parfümieren.

Lezithin-Hautnahrung.

a) Lecithinum   5,0
   Oleum Olivarum   20,0
b) Cetaceum   5,0
   Cera alba   4,0
   Stearinum   2,0
   Adeps Lanae   1,0
   Oleum Olivarum   20,0
c) Aqua dest.   20,0
   Borax   0,5
d) Parfüm q. s.

a) bei leichter Wärme lösen, b) bei möglichst niedriger Temperatur schmelzen,
a) und b) vereinigen, c) auf 40° erwärmen, in einem Gusse zufügen, unter kräftigem Schlagen kaltrühren, parfümieren.

Mandel-Honigcreme.

a) Amygdalae amarae   65,0
   Mel depur.   60,0
   Aqua Rosae   1000,0
b) Oleum Amygdalarum
   Cera alba
   Cetaceum
   Sapo medicatus   āā   65,0
   Aqua Rosae   400,0
c) Stearinum   45,0
   Kalium carbonicum   4,5
   Glycerin.   75,0
   Aqua dest.   ad   500,0
d) Benzaldehyd chlorfrei   15,0
   Oleum Bergamottae   35,0
   Oleum Citri   15,0
   Aqua Rosae   2600,0
e) Acidum benzoicum   25,0
   Spiritus   100,0

a) emulgieren, b) im Wasserbade schmelzen und die Seifenlösung warm zusetzen,
a) und b) vereinigen, agitieren; c) für
sich verarbeiten (s. folgende Vorschrift),
zu a + b zugeben. Rühren, auf etwa 40
bis 50° abkühlen, d) nach und nach zugeben, gut rühren, bei etwa 40—50° die
ganze Masse durch ein Seidensieb gießen, e) zugeben, kaltrühren.

Tagescremes, leicht fettend
(Stearathaltige und auf anderer Basis
aufgebaute).
(Die Bezeichnung „Mattcreme" steht unter Wortschutz.)

Ursprüngliche Grundformel.

Stearinsäure   200,0
Kaliumkarbonat   15,0—20,0
od. Ätzkali   10,0—20,0
od. Natriumkarbonat
   krist.   35,0—50,0
Glyzerin   0—100,0—300,0
Wasser   ad 2000,0
Parfüm nach Belieben 1—2%.

Diese Grundformel zeigt bereits zahlreiche Variationsmöglichkeiten, die noch
durch Fettzusätze usw. vermehrt werden können. Die Fettstoffe werden auf
dem größten Teil des Wassers geschmolzen, dann die Alkalilösungen zugegeben;
es wird erst heiß bis zur Bildung einer
gleichmäßigen dünnen Masse dauernd
agitiert — sofern aber Karbonate verwendet werden, sind wegen der stür-
mischen Kohlendioxydbildung geräumige
Kessel zu nehmen und jeweils nur kleine
Mengen auf einmal zuzugeben; neue Zusätze sollen erst nach beendeter Kohlensäureentwicklung erfolgen. — Schließlich
wird kaltgerührt und zuletzt parfümiert.

Lanettewachs SX   14,0
Walrat   2,0
Stearin   4,0
Cetiol   2,0
Glyzerin   5,0
Wasser   73,0

Cefatin   200,0
Vaselin. alb.   200,0
Kalium tartaric.   10,0
Borax plv.   10,0
Natr. perbor. pur.   10,0
Aqua dest.   700,0

------

a) Kasein   800,0
   Borsäure   50,0
   Glyzerin   100,0
b) Kakaobutter   50,0

In das noch heiße Gemisch a) wird die
zum Schmelzen gebrachte Kakaobutter
eingerührt und schließlich parfümiert.

Besonders matt.

Stearinsäure	180,0
Kaliumkarbonat	18,0
Glyzerin 28° Bé	300,0
Wollfett	40,0
Wachs, weißes	10,0
Wasser	1000,0
Parfüm q. s.	

Stearin in einem mindestens 6—7 l fassenden Kessel auf 400 g Wasser schmelzen, die Lösung des Kaliumkarbonats in 400 g Wasser langsam zugeben, rühren bis CO_2-Entwicklung aufhört, Wollfett, Wachs, Glyzerin, Wasserrest zugeben, bis nahe an 100° erhitzen, kaltrühren, parfümieren, nach 24 Stunden nochmals rühren.

Tagescreme mit Perlmutterglanz.

Stearinsäure	200,0
Ölsäure (Olein)	40,0
Ätzkali	10,0
Wasser	800,0
Parfüm q. s.	

Fettsäuren schmelzen, Kalilauge heiß zusetzen. Rühren, auf etwa 35—40° abkühlen, parfümieren, über Nacht warm (etwa 30°) stehen lassen, wenn nötig nochmals schwach anwärmen, nach völligem Erkalten zeigt sich die Perlmutterglanzbildung.

Saponifikatstearin	180,0
Pottasche	18,0
Glyzerin	300,0
Wollfett, wasserfrei	40,0
Wachs, weißes	10,0
Wasser	1600,0
Fischsilber in ammoniakalischer Suspension	10,0
Parfümmischung nach Bedarf.	

Protegin X	20,0
Wachs, weißes	4,0
Ceresin	10,0
Paraffinöl	10,0
Glyzerin	5,0
Wasser	51,0

Der Glyzerinzusatz erhöht die Wärmebeständigkeit, durch Verringerung der Paraffinölmenge wird ein Präparat für den Sommer, durch Vergrößerung (bis zu 30%) ein Krem für den Winter erhalten.

Besonders durchscheinend.

Stearinsäure	200,0
Rizinusöl	50,0
Pottasche	20,0
Glyzerin	150,0
Wasser	ad 2000,0
Parfüm nach Wunsch.	

Leicht fettende Stearatcremes.

	I	II
Acidum stearinic.	100,0	180,0
Natrium carbonic.	30,0	—
Kalium carbonic.	—	18,0
Oleum Cacao	50,0	—
Spiritus	50,0	—
Cera alba	—	10,0
Ad. Lanae anhydric.	—	40,0
Glycerin.	80,0	300,0
Borax	30,0	—
Benzaldehyd chlorfrei	2,5	—
Oleum Rosae artific.	6,0	—
Oleum Eucalypt.	—	12,0
Oleum Pini silvestr.	—	10,0
Oleum coloniens.	—	16,0
Camphora	—	2,0
Aqua dest.	800,0	1600,0

Hamamelis Hautcremes (Hautschnee).

	I	II
Acidum stearinic.	60,0	10,0
Glycerin.	7,0	5,0
Kalium carbonic.	—	0,75
Natr. carbonic. crist.	15,0	—
Adeps Lanae	—	2,5
Paraffinum liquid.	—	1,5
Aq. Hamamelid. dest.	300,0	50,0
Aqua dest.	300,0	30,0

Stearinsäure auf Glyzerin und etwas Wasser schmelzen, Alkalilösung zugeben, erhitzen bis zur Bildung eines glatten Seifenleims, Hamameliswasser zugeben, kaltrühren, schaumig schlagen.

Cort. Hamamelidis conc.
Fol. Hamamelidis conc. āā 500,0
werden mit Wasser durchfeuchtet 24 Std.

lang stehen gelassen, dann davon im Destillationsapparat mit Dampf 15 kg Destillat hergestellt und dieses mit 3 kg Spiritus — mit Kampfer vergällter kann verwendet werden — versetzt. Nachdem sich das anfangs trübe Hamameliswasser geklärt hat, stellt man davon nach der folgenden Vorschrift ein ausgezeichnet wirkendes Hautpräparat her:

a) Acidum boric. plv.
Zincum oxydat. crud. āā 100,0
  Adeps benzoatus   500,0
b) Vaselin. flav.   2100,0
  Paraffinum solid.   100,0
c) Aqua Hamamelidis
  Adeps Lanae anhydric. āā 300,0

a) verreibt man so fein, daß bei einer Kontrollprobe nicht mehr die kleinsten Klümpchen wahrzunehmen sind. b) schmilzt man vorsichtig ohne zu überhitzen und rührt unausgesetzt bis zum Erkalten. c) wird gemischt und am zweckmäßigsten mit Chypre oder Eau de Cologneöl versetzt. Nun vereinigt man die drei Salben und füllt das fertiggestellte Präparat alsbald in Töpfe zu 50 und 100 g Inhalt ab.

———

Hamamelis-Hautsalbe.

Wasserfreies Wollfett	30,0
Vaselin, weiß	15,0
Hamamelis-Wasser	55,0
Parfüm nach Belieben.	

Hamamelis-Wasser wird hergestellt:

Möglichst frische	
Hamamelisblätter	1000,0
Alkohol (90proz.)	150,0
Aqua dest.	2000,0

mazeriert man 24 Stunden, darauf werden 1000,0 abdestilliert.

———

Hamamelis-Hautcreme.

Acid. Stearinic.	10,0
Kal. carb.	0,75
Adeps Lanae	2,50
Paraff. liquid.	1,50
Glycerin	5,0
Aqua Hamamelid.	50,0
Aqua dest.	ad 100,0

———

Zitronencreme.

Protegin	25,0
Paraffin-Öl	4,0
Vaselin, weiß	3,0
Boerocerin Ingelheim	0,5
Cetylalkohol	0,5
Vitamin-E-Konzentrat	1,0
Bienenwachs	0,5
Glycerin	3,0
Zitronensaft, geklärt,	
konserv.	30,0
Rosenwasser, einfach	32,5

———

Gurkencreme.

Protegin	25,0
Paraffinöl	4,0
Glycerin	3,0
Boerocerin Ingelheim	0,5
Lanolin	23,0
Cetylalkohol	1,0
Vitamin-E-Konzentrat	1,0
Bienenwachs, weiß	0,7
Gurkensaft, konserv.	60,0

———

Haut- und Gesichtskreme.

1. Lanolinkrem: Zeresin 40 g schmilzt man auf dem Wasserbade, gibt wasserfreies Wollfett 400 g und dann Olivenöl 200 g und Paraffinöl 50 g hinzu, läßt auf 40° C abkühlen und vereinigt mit einer warmen Mischung von dest. Wasser 240 g und reinem Glycerin 50 g, rührt bis zum Erkalten und vermischt mit Apfeläther 5 g und Duftmischung 15 g.

2. Bor-Lanolinkrem für das Gesicht: Die Vorschrift für Lanolinkrem wird dahingehend geändert, daß Borsäure 10 g und Wasser 230 g zur Verwendung kommen.

3. Kühlkrem: Walrat 75 g, weißes Wachs 60 g und weißes Stearin 10 g werden auf einem Wasserbade geschmolzen, wasserfreies Wollfett 10 g und Erdnußöl 500 g dazugegeben, bei etwa 40° C mit einer Lösung von Natriumtetraborat 10 g in dest. Wasser 325 g versetzt, bis zum Erkalten gerührt und mit einer (z. B. Rosen-)Duftmischung 10 g parfümiert.

Lanolin-Coldcreme.

Vaseline	100,0
Lanolin	150,0
Bienenwachs	100,0
Mandelöl	250,0
Wasser	390,0
Borax	7,0
Parfümöl	3,0

„Cleansing-Cream", die auch verwöhnte Ansprüche befriedigen wird, kann hergestellt werden durch Zusammenschmelzen von

250 g Vaseline, I a weiße, viskose
75 g Ceresin, I a raffiniert, weiß, 65/70°
20 g Bienenwachs, gebleicht
600 g Paraffinöl, mittelviskos
5 g Lanolin, wasserfrei.

Es wird nur dezent parfümiert. In neuerer Zeit sind besonders frisch duftende Fruchtaromen wie Orangen-, Ananas- oder Pfirsichkompositionen beliebt. Man braucht für 1 kg Creme etwa 4 g einer konzentrierten Parfümölkomposition. Wenn die Creme „rosa" gewünscht wird, kann man der Fettschmelze einige Tropfen einer Lösung von 2 g Sudan III in 100 g erwärmtem Paraffinöl zugeben.

Hautschutzsalbe.

Cera	8,0
Synthet. Wachs BJ.	7,0
Adeps lanae anh.	10,0
Cetylalkohol oder	
Lanettewachs	5,0
Vaselinöl	25,0
Wasser	45,0

(S. S. Z. 1947/27.)

Reinigungsemulsion:

45 g Triäthanolaminstearat
75 g Lanolin (Adeps lanae anhydricus!)
50 g Oliven- oder Erdnußöl
100 g Paraffinöl I a, mittelviskos, werden im Wasserbad zusammengeschmolzen. In einem anderen Gefäß werden auf 90° C erhitzt:
730 g dest. Wasser (oder echtes Rosenwasser). Das heiße Wasser wird in die geschmolzenen, mindestens 75° warmen Fettstoffe eingerührt (oder in einer Flasche zusammengeschüt-

telt). Bei etwa 50° C wird das Parfümöl zugegeben:
2 g Parfümöl, Typ Pfirsicharoma.

Protegin-Salben.

I
30 g Protegin X
5 g Paraffinöl
2 g Wachs
63 g Wasser
100 g

II
35 g Protegin X
5 g Paraffin, 50—52° C
3 g Glyzerin
57 g Wasser
100 g

III
22 g Protegin X
5 g Lanolin
5 g Weißöl
5 g Glyzerin
63 g Wasser
100 g

IV
37 g Protegin X
3 g Glyzerin
60 g Wasser
100 g

Verarbeitungsweise: In einer auf etwa 36° C angewärmten Rühr- oder Knetmaschine wird Protein mit den anderen fettigen Stoffen geschmolzen. Das auf die gleiche Temperatur angewärmte Wasser wird unter ständigem Rühren in Teilmengen zugegeben. Man rührt stets dann eine weitere Portion Wasser ein, wenn das vorher zugerührte Wasser völlig gebunden ist. Die Creme wird kaltgerührt.

„Hautnährcreme".

150 g Spermöl, gebleicht und desodorisiert (Sperm Oil, bleached, 38°), oder Erdnußöl werden im Wasserbad erwärmt und darin gelöst:
5 g Lezithin ex ovo und
2 g Nipagin (p-Oxybenzoesäuremethylester) oder 1 g Antioxyne „Givaudan"-Vernier-Genève. Dann werden dazugeschmolzen:
50 g Bienenwachs, naturgelb,

100 g Walrat, echt,
165 g Adeps lanae anhydricus, prima hellfarbig,
200 g Olivenöl oder süßes Mandelöl,
50 g Weizenkeimöl oder Avocadoöl.
Man erwärmt nicht höher als 60 bis 65° C. Separat werden auf 55° C erwärmt:
280 g Rosenwasser, dreifach, in dem

3 g Borax pulv. gelöst wurden.
Die Wasserlösung wird in die warme Fettschmelze allmählich in kleinen Anteilen eingerührt. Kurz vor dem Erstarren wird das Parfümöl eingerührt:
3 g Parfümöl Typ „Rote Rose" oder „Essence absolu Lavendel".

Gesichtsmasken.

Den Gesichtspackungen kann eine kosmetische Wirkung kaum abgesprochen werden. Der gleichmäßig auf die Haut aufgebrachte Brei wirkt wie die früher viel gebrauchten Paraffin-Masken, unter denen man in Schweiß gerät. Die Hauptporen werden geweitet und geöffnet, so daß sich verhärtete Talgpfropfen (Mitesser) bei nachfolgendem Frottieren leicht entfernen lassen. Bei starker Mitesserbildung wäscht man die aufgequollene Haut zuerst mit lauwarmem Boraxwasser, dann mit Toilettenessig und fettet sie schließlich leicht ein.
Die Herstellung der Gesichtsmasken für den Hausgebrauch, also Zusammenstellung einer Grundmasse, die dann mit Wasser oder Wasser-Glyzerin nur gerührt zu werden braucht und dann zu einer Maske auf der Haut eintrocknet, ist schwer und unpraktisch. Die eigentlichen, den Film der Maske bildenden Körper sind zwar alle in Wasser leicht löslich oder quellbar, aber ohne Erfahrung und Einhaltung bestimmter, nicht unkomplizierter Mischungsmethoden wird kein zufriedenstellendes Produkt resultieren. Aus diesen Gründen werden die Masken in Pasten- oder Cremeform bereitet. Das am häufigsten verwendete Bindemittel ist der Tragant, Karayagummi, Carobengummi und Alginate. Von erheblichem Einfluß sind die mitverwendeten saugfähigen Pigmente (z. B. Kreide, Magnesia, Kieselgur, Bentonit usw.). Bestehen die pulverförmigen Grundmassen der eigentlichen Packungen nicht vorwiegend aus stark wasserbindenden Pigmenten und vermitteln diese die Konsistenz, so erhalten die Masken ihren Körper vorzugsweise durch quellbare oder gelierende Substanzen (Tragant, Quitten, Kieselsäuregel, Aluminiumhydroxyd).
Beliebt sind auch Masken auf der Basis von Kasein, doch haben derartige Cremes stets einen leichten käsigen Geruch, der eine gute Parfümierung erfordert. Anderseits sollen aber Masken und Gesichtsmasken nur wenig parfümiert werden.
An eine Maskencreme sind folgende Ansprüche zu stellen:

    1. Die Maske muß genügend fest sein.
    2. Es dürfen keine Wasserabscheidungen erfolgen.
    3. Die Masse muß sehr leicht verreibbar sein.
    4. Das Eintrocknen soll möglichst schnell vor sich gehen.
    5. Die Haut muß nach dem Eintrocknen gut gespannt werden.
    6. Alle hautreizenden Körper sind zu vermeiden.
    7. Der eingetrocknete Film muß leicht abwaschbar sein.

Gesichtsmasken auf Tragantbasis.

I

Zinkstearat	4%
Zinkoxyd	4%
Mandelkleie	5%
Tragant	3%
Lavendelwasser	10%
Glyzerin	8%
Kalkwasser	66%

II

Glyzerin-Stärke-Crem	40%
Tragant- oder Carobengummi	2%
Mandelkleie	10%
Kampferspiritus	2%
Benzoetinktur	1%
Rosenwasser oder Orangenblütenwasser	45%

III

Quittensamenschleim (dick)	86%
Zinkoxyd	5%
Lavendelspiritus	3%
Kampferspiritus	1%
Weizenstärke	5%

IV

Weizenstärke	1,5%
Glyzerin	2%
Kaolin oder Bentonit	15—20%
Borsäure	1%
Zinkoxyd	5%
Rosenwasser	70—75%

Herstellung: Aus einem Teil des Wassers und der Stärke wird in bekannter Weise ein Kleister bereitet (unter Zusatz des Glyzerins und der Borsäure). Das Zinkoxyd wird mit wenig heißem Wasser angerührt und in den Stärkeschleim eingearbeitet. Aus dem restlichen Wasser und dem Kaolin wird ein Gel hergestellt. Zu diesem Zweck wird der Kaolin mit wenig Wasser zu einem Teig angerührt und kochend heißes Wasser in kleinen Partien hinzugesetzt. Man rührt gründlich durch und beim Abkühlen gesteht die Anschlämmung zu einer Gallerte. Ist diese noch heiß, so wird der gleichfalls noch warme Stärkekleister eingetragen. Unter stetem Umrühren läßt man die Masse erkalten.
Bentonite und ähnliche Aktiverden vertragen sich nicht mit allen Schleimstoffen. So gelingt es z. B. nicht, mit Gelatine oder Agar-Agar schöne gleichmäßige Cremes zu bereiten.

V

Flachssamen	10%
Aqua dest.	80%
Borsäure	2%
Glyzerin	8%

Herstellung: Man kocht die Samen, passiert, setzt die Glyzerin-Borsäure-Lösung hinzu und vermengt schließlich mit dem Zinkoxyd und der Weizenstärke.
In ähnlicher Weise können Eibischwurzeln, Salep, Flohsamen usw. herangezogen werden.

Masken mit Kasein.

Kasein bildet bekanntlich mit verdünnten Alkalien äußerst viskose bis pastenartige Gallerten, die sich für Masken gut bewähren. Im allgemeinen genügen 2 bis 2,5% Kasein. Kaseinmasken spannen die Haut sehr gut, erweichen sie und wirken reizlindernd.
100 Teile Kasein benötigen zur Lösung:

Natriumhydroxyd	5 g
Ammoniak 0,910	15 g
Na-bikarbonat	20 g
Borax	15 g
Triäthanolamin	ca. 15 g

Bei der Herstellung dieser Masken nimmt man meistens kleinere Mengen von Alkalien. In Betracht kommen ferner: Triäthanolamin, Trigamin usw. Das angewandte Kasein muß von möglichst heller Farbe sein und darf nicht muffig oder unangenehm riechen. Säuren zerstören den Verband der Kaseinmasken. Diese müssen mit Nipagin, Nipasol und ähnlichen verläßlichen Konservierungsmitteln ausreichend versetzt werden (0,3% im Durchschnitt). Folgende wirksame Zusätze kommen in Betracht: Kaolin, Aluminiumhydroxyd, Kieselsäuregel, Aktivkohlen, Auszüge von Drüsen, Fette, Öle, Lanolin, Protegin und ähnliche Grundlagen, neutrale Glykol- und Glyzerinester, Zinkoxyd, Titandioxyd, Alkohol, Sorbit usw.

I

Kasein neutral	20%
Na-bicarbonat	0,2%
Glyzerin	8%
Zinkoxyd	0,8%
Rosenwasser	71%

II

Kasein, neutral	15%
Borax, plv.	0,3%
Protegin	8%
Zinkoxyd	0.7%
Rosenwasser	72%

III

Kasein, neutral	15%
Kaliumhydroxyd	
(in Plätzchen)	0,2%
Zinkoxyd	0,8%

(Forts.)

(Forts.)

Glyzerin	5%
Lanolin	10%
Aqua dest.	79%

Gelanthum-Maske.

Kombinierte Gelatine-Tragant-Masken wirken wesentlich besser als mit Gelatine allein. Gelanthum-Masken (Unna) sind so fest, daß sie vor Gebrauch erst im heißen Wasser geschmolzen werden. Die Schmelze wird auf die Haut aufgetragen und erstarrt hier zu einem Film. Die Herstellung dieser Masken-Masse ist etwas umständlich, wird aber in Amerika viel angewandt.

Tragant	22 g
Aqua dest.	430 g
Gelatine alb.	23 g
Aqua fontan.	430 g
Kolloid-Kaolin	25 g
Honig	40 g
Glyzerin	30 g
Nipagin	0,5 g
Parfüm	

Herstellung: Der Tragant wird mit wenig Alkohol befeuchtet und mit 40 Teilen Wasser angerieben. Die Gelatine wird im vorgesehenen Wasser warm gelöst und hierauf werden beide Lösungen im Autoklaven eine halbe Stunde auf 110 Grad erhitzt. Inzwischen werden Kaolin, Glyzerin und Honig zu einer Paste angerührt. Die aus dem Autoklaven genommene Masse wird abgekühlt und bei 40 Grad mit dem Kaolin-Glyzerin-Honiggemenge verrührt. Kleine Zusätze von Zinkoxyd, Lackfarben u. dgl. sind beliebt. Die Maske selbst läßt man 20 bis 30 Minuten einwirken. An die Stelle von Honig können Glyzerin-, Stärke- oder auch Sorbitsyrup treten.

Mandelkleien.

	I	II
Weizenmehl	—	1250,0
Reisstärke	160,0	—
Mandelpreßkuchenmehl	700,0	1250,0
Veilchenwurzel	70,0	150,0
Talkum	—	100,0
Seifenpulver	—	100,0
Borax	—	50,0
Olivenöl	—	100,0

Für die Parfümierung haben sich folgende Mischungen bewährt:

	I	II	III	IV
Zitronenöl	12,0	—	—	—
Zitronellöl	2,0	—	—	—
Benzaldehyd	4,0	4,0	0,5	0,6
Geraniumöl	—	1,0	—	—
Lavendelöl	—	—	2,0	2,0
Portugalöl	—	—	5,0	—
Bergamottöl	—	—	—	2,0

Sand-Mandelkleien haben einen Zusatz von 10—33% Marmorstaub oder Seesand und

Sauerstoff-Mandelkleien enthalten 0,5 bis 10% Natriumperborat. Sie dienen außer zu Waschungen, zur Herstellung sog. Sauerstoffmasken.

Mandelkleie.

1. Oleum Cacao	50,0
2. Talkum	100,0
3. Faba alba plv.	500,0
4. Farina Amygd.	250,0
Glyzerin	50,0
Spirit. colon.	50,0
Cumarin	0,1
Ol. Amygd. aeth.	gtts. XX
Tinct. Ambrae	gtts. V

1 wird geschmolzen und mit 2, 3 und 4 verrieben.

Mandelkleie, künstliche.

Borax	
Seifenpulver	āā 62,5
Veilchenwurzelpulver	
Talkum	āā 125,0
Weizenmehl	1000,0
Benzaldehyd, 30 Tropfen	
Extr. tripl. Violett	12,5

Sauerstoff-Mandelkleien.

	I	II
Natriumperborat	100,0	150,0
Weißer Ton	150,0	—
Infusorienerde	250,0	—
Talkum	500,0	—
Weizenmehl	—	500,0
Mandelmehl	—	200,0
Kieselsäure		
(Terra silicea)	—	100,0

An Stelle von Talkum kann man z. B. für sauerstoffabgebende Seesand-Mandelkleie ein Gemisch von 200,0 Seesand und 300,0 Talkum nehmen.

Die Verdünnungsmittel des Perborats werden vor dem Mischen durch Erhitzen sterilisiert. Auch läßt sich Kasein in Form von einfachen wie perborathaltigen Pasten zur Gesichtsmaskenherstellung verwenden:

Caseini pulv.	10,0
Glycerin.	10,0
Liq. Ammon. caustic.	30,0

Man löst das Kasein in der vorgeschriebenen Menge 10proz. Ammoniak, fügt das Glyzerin bei und erhitzt bis zur völligen Verflüchtigung des Salmiakgeistes. Man bereitet mit der etwa doppelten Gewichtsmenge siedenden Wassers eine dicke emulsionsartige Paste. Bei Verwendung Natr. perboric. enthaltender Mischungen zu Gesichtsmasken fällt die Waschung mit Boraxwasser weg; man benutzt vielmehr nur Toilettenessig zum Nachwaschen; auch kann das Anteigen an Stelle von Wasser schon mit sauren Flüssigkeiten, wie z. B. mit den bei Toiletteessig genannten Mischungen erfolgen. Häufig wird folgende Vorschrift als besonders geeignet angegeben:

Eisessig	30,0
Zitronensäure	12,0
Zitronenöl	2,0
Perubalsam	0,5
Wasserzusatz bis	1000,0

Mandelkleie (Paschkis).

Farina Amygdal.	917,0
Rhiz. Iridis	65,0
Ol. Citri.	12,0
Ol. Amygdal. aeth.	4,0
Ol. Citronellae	2,0

Mandelpaste (Paschkis).

Amygd. dulc.	360,0
Aqua Rosae	420,0
Spiritus (90proz.)	215,0
Ol. Bergamottae	5,0

Hierzu dürfen keine bitteren Mandeln verwendet werden, denn durch Entstehung von blausäurehaltigem Bittermandelöl können leicht Komplikationen eintreten.

Sandmandelkleie.

I

Farina Tritici	275,0
Talc. venet. alb.	125,0
Sehr feiner gewaschener Sand	120,0
Sapo domest.	30,0
Rhiz. Iridis. plv. subtiliss.	30,0
Ol. Arachidis	20,0
Ol. Amygd. aeth. (Benzaldehyd)	
Ol. Geranii	
Ol. Bergamottae	āā 0,5
Ol. Lavandulae	0,25

II

Farina Tritici	200,0
Gewaschener Quarzsand	75,0
Natr. carb. sicc.	
Sapo domestic.	āā 20,0
Ol. Arachidis	
Ol. Bergamottae	āā 3,5
Benzaldehyd	0,4

III

Farina Amygdalarum	120,0
Glyzerin	100,0
Feiner gewaschener Quarzsand	75,0
Borax	50,0
Ol. Amygdalar. aeth. (Benzaldehyd)	gtts. X

In England erfreut sich das Hafermehl, Oatmeal genannt, sehr großer Beliebtheit und wird der Mandelkleie vorgezogen.

Rezept für eine hautnährende Gesichtspackung:

1 g Lezithin ex ovo wird in 20 g erwärmtem Weizenkeimöl durch Rühren aufgelöst und dann werden 200 g Kolloidkaolin damit verrieben. Separat verreibt man 1000 Einheiten Carotin in Öllösung mit 200 g Kolloidkaolin und mischt dann dazu:

400 g Kolloidkaolin
100 g Sojamehl und
100 g Hafermehl.

Wird bei Gebrauch mit warmer Milch angerührt.

Kräutermischung für Gesichts-dampfbäder und Kompressen:
200 g Schachtelhalm, fein geschnitten
200 g Huflattichblätter, geschnitten
200 g Schafgarbe m. Blüten, geschnitten
100 g Kamillenblüten
100 g Schlehdornblüten
100 g Lavendelblüten
 50 g Rosenblätter, geschnitten
 50 g Rosenblüten

Bei Gebrauch wird ein Eßlöffel voll Kräutermischung mit ½ Liter sieden-dem Wasser übergossen (nicht gekocht!) und das durchgeseihte Wasser dann für Gesichtsdampfbäder oder Kompressen verwendet.

Dauer der Behandlung: gesunde normale Haut 10 Minuten, stark fettige Haut 15 Minuten, trockene spröde Haut 5 Mi-nuten.

Rezept für eine adstringierende Gesichtspackung:
5 g Aluminiumlaktat werden in der Reibschale verrieben mit
100 g I a Pudertalkum, glimmerfrei.
Dann werden dazugemischt
200 g Hafermehl
100 g kolloidale Kieselsäure (Silicagel bzw. Sicol) und
600 g Kolloidkaolin.
Die Pulvermischung wird in brei-ter Schicht ausgebreitet und mit einem Zerstäuber übersprüht mit
100 g alkoholischer Weidenblättertinktur 1:10
 50 g alkoholischer Erdbeerblättertinktur 1:10
 50 g alkoholischer Quendeltinktur 1:10.
Es wird nochmals innig gemischt, trock-nen gelassen und dann gesiebt.

Bei Gebrauch wird mit warmem ange-säuertem Wasser (s. oben) zu einem streichbaren Brei angeteigt.

Rezept für eine hautspannende Gesichtspackung:
 50 g Arnikatinktur und
  5 g Rosmarinöl I a, französ., werden in der Reibschale mit
200 g Magnesium carbonicum, pulv., in-nig verrieben, trocknen gelassen und dann vermischt mit Parfüm
wie z. B. Orangen- oder Pfirsicharomen, die besonders beliebt sind. Nachstehend ein Rezeptbeispiel für ein mild adstrin-gierendes Gesichtswasser:
100 g destill. Wasser
  0,2 g Zitronensäure, chem. rein, bleifrei
  0,3 g Aluminiumazetat
650 g Rosenwasser, dreifach
 50 g Glyzerin, weiß, dest. 28° Be.
100 g Salbeiabkochung 1:20 (oder Ha-mameliswasser)
100 g Alkohol 95%
  2 g Pfirsichparfümöl
Stark adstringierendes Ge-sichtswasser:
750 g destill. Wasser
100 g Aluminiumchlorid
 40 g Aluminiumsulfat
 10 g Borax
100 g Enzianbranntwein (oder Franz-branntwein).
Wird nicht parfümiert! — Anwendung zweimal wöchentlich.

Gesichtskleie.

Kastanienmehl	95,0
Natron	5,0
Schaumgrundstoff	10,0
Benzaldehyd chlorfrei	gtt. X

Gesichtspuder.

Der Sprachgebrauch bezeichnet heute ganz allgemein mit Puder alle diejenigen Pulver und Pulvermischungen, die zu bestimmten kosmetischen Zwecken im trocke-nen Zustand auf die Haut gestäubt oder auf ihr verrieben werden. Der Zweck kann ein mehrfacher sein.

Ein Teil soll nur Feuchtigkeit aufsaugend wirken und wird daher bei empfindlicher Haut unmittelbar nach dem Waschen oder nach dem Rasieren eingestäubt, nament-lich wenn die betr. Person sofort dem Einflusse der scharfen Luft ausgesetzt ist.

Ein anderer Teil der Puder verbindet mit dem obigen noch den der Färbung. Die Zusammensetzung richtet sich nach dem Kolorit der Haut im allgemeinen (ob zart, durchsichtig, derb, hell oder dunkel) als auch nach dem jedesmaligen Zweck, zu welchem die verdeckende Substanz zur Verwendung kommen soll (Jahreszeit, Tageszeit, Straße, künstl. Beleuchtung: Gas oder elektr. Licht). Zu erwähnen ist noch der Schminkpuder, der den Übergang zu den eigentlichen Schminken bildet.

Die dritte Gruppe gehört zumeist der pharmaz. Richtung an. In diesem Falle sind dem Puder arzneiliche Stoffe, namentlich keimwidriger, desinfizierender, antiseptischer Natur, hinzugefügt. Sie werden als mildeste therapeutische Maßnahmen bei entzündlichen Erkrankungen der Haut angewandt. Bei der Puderbehandlung kommt es darauf an, durch Aufstreuen von Puder auf die Haut eine Vergrößerung der Oberfläche zu erzielen, wodurch eine Abkühlung erfolgt und entzündlichen Prozessen entgegengearbeitet wird. Die austrocknende und kühlende Fähigkeit der Puder ist eine Funktion ihrer Oberfläche. Je kleiner das Korn ist, um so größer ist die adsorbierte Wassermenge, die zum Teil als Quellungswasser aufgenommen wird, zum Teil verdunstet. Durch Kapillarwirkung werden der Hornschicht Fetteilchen entzogen. Das nachrückende Hautsekret findet nur geringen Widerstand und strömt deshalb schneller, wodurch eine Steigerung der normalen Wasserverdunstung erfolgt. Dadurch tritt eine Abkühlung der Haut ein, deren Folge eine Verengung der Gefäße ist. Die Adsorptionsgröße hängt von der chemischen Konstitution der adsorbierenden Substanzen des Puders ab.

Von den pflanzlichen Drogen finden Verwendung die Reisstärke, die Weizenstärke, die Kartoffelstärke, der gepulverte Wurzelstock einiger Irisarten und das Lykopodium.

Von den mineralischen Pudern werden hauptsächlich therapeutisch herangezogen: Talcum venetum, Magnesiumhydrosilikat, weißer und roter Bolus, Aluminiumsilikat, Kreide, Calc. carbonicum, Magn. carb., Terra silicea, Kieselgur, Infusorienerde. Stark trocknend wirkt Zinkoxyd.

Pudergrundlage.

I

Zinc. oxydat.	
Magn. carb.	āā 10,0
Talci venet.	20,0
Amyl. orycae	60,0

II

Bol. alba ster.	15,0
Talc. venet.	50,0
Magn. carb.	25,0

III

Amyl. Orycae	25,0
Talc. venet.	50,0
Magn. carb.	10,0
Zinc. stearinicum	10,0

Rasierpuder (aufsaugend).

Magn. carb.	30,0
Terra silicea	10,0
Amyl. Orycae	ad 300,0

Ist die Haut normal fettversorgt, so mischt man mineralische und pflanzl. Puder:

Zinc. oxyd	30,0
Magn. carb.	100,0
Amylum Orycae	
Talc. venet.	20,0

Bei fettreicher Haut läßt man die mineralischen Bestandteile überwiegen:

Amyl. Oryc.	50,0
Zinc. oxydat.	30,0
Magn. carb.	100,0
Talc. venet.	ad 300,0

————

Bei fettarmer Haut fügt man der Pudermasse etwa 1% eines Fettes hinzu, welches nicht ranzig wird: Lanolin, Kakaobutter, Carnaubawachs, Cetaceum und ähnliches.

————

Puderfarben:

Helle Farbe:

Karmin 0,5—1,0 : 1000,0 zu lösen in wenig Ammoniak. Vom Eosin entspricht eine Konzentration von 1 : 500,0 und der des Karmins 1 : 2000,0.

Für dunkleren Puder:
Terra siena und auch Goldocker 5%.

Fleischfarbig: 15 g Eosinlösung
              15 g Goldocker.
Schwach Fleischfarben: 0,4 Karmin und
2,4 Goldocker.

Japanisch Gelb: 10,8 gelber Ocker und 1,2
Bolus armeniacus.

Braun: āā gebr. Siena, Umbra, Gelb-
ocker ohne Weißbase.

Kompaktpuder.

Diese Art war vor einigen Jahren noch ein sehr geschätzter Artikel. Er wurde aber im Laufe der Zeit durch den lockeren Puder verdrängt. Trotzdem sei er hier erwähnt. Man unterscheidet das sog. Gießverfahren und das modernere Preßverfahren. Beim ersteren wurden unter Zusatz von Gips Pudersteine gegossen. Das letztere Verfahren besteht darin, daß man einen guten Puderkörper mit nicht zu geringer Menge Stärke preßt. Ein Mehr von Stärke erhöht beim Pressen die Plastizität des Puderkörpers.

Geeignete Grundkörper.

I

Stärke	450,0
Talcum	300,0
Zinkweiß	220,0
Magn. carb. plum.	50,0

II

Kaolin kolloid.	350,0
Talcum	350,0
Zinkweiß	100,0
Titandioxyd	70,0

III

Stärke	200,0
Kaolin kolloid.	330,0
Talcum	350,0

IV

Zinkweiß	50,0
Titandioxyd	50,0
Magn. carb.	30,0

Puderparfüm.

I

Ol. Rosae	gtts. II
Tinct. Vanillae	gtts. X
Spirit. Resedae	gtts. XX

II

Ol. Rosae artific.	
Ol. Bergamottae	
Tinct. Moschi artific.	āā

Geeignete Binder für Kompaktpuder.

Als Bindemittel für Kompaktpuder können Tragant, Quittenschleim, Alginate und Tylose verwendet werden. Von Tylose genügen 0,1%. Man kann auch einen fetthaltigen Binder aus Lanolin, Mineralöl, Kakaobutter, zusammen 1%, verwenden, wenn man dem Pudergemisch vor der Pressung 10% Wasser zusetzt. Die dritte Art der Binder sind Seifen-Öl-Binder, die mit 3,5% angesetzt werden. Die Seife ist ein Triäthanolaminoleat oder -stearat, das mit einem Öl und Wasser emulgiert wird. Die Emulsion wird bei 60° C über die Pudermasse versprüht, die Masse granuliert, getrocknet, gepulvert und dann gepreßt. (Kempson-Jones Manuf. Chem.. 1948. 443.)

Gesichtspuder (amerik. fettig).

I

Talcum venet.	50,0
Zinc. oxydat. lev.	35,0
Amylum Orycae	10,0
Zinkstearat oder	
Magnesiumstearat	5,0

Gesichtspuder, weiß.

II

Talcum venet.	62,0
Zinc. oxydat.	33,0
Magnesiumstearat	5,0

III

Talcum venet.	50,0
Kaolin kolloid.	12,0
Titandioxyd	15,0
Amyl. Orycae	10,0
Magn. carb.	5,0
Zinkstearat Merck	5,0
Zinc. oxydat.	3,0

Leichte Puder.

IV

Kaolin kolloid.	25,0
Amyl. Orycae	25,0
Magn. carb.	20,0
Talcum, extra	20,0
Zinkstearat Merck	10,0

Puder für empfindliche Haut.

Kaolin kolloid.	58,9
Strontiumsulfat	17,6
Talcum venet.	17,6
Magnesiumstearat	5,9

Sehr trockener Puder (franz. Typ).

Amyl. Orycae	52,0
Amyl. Maidis.	24,0
Magn. carb. praec.	24,0

Puder, stark haftend für fette Haut.

Amyl. Orycae	42,0
Amyl. Zea Mais	7,8
Kaolin kolloid.	20,7
Talcum venet.	8,1
Titandioxyd „Kronos"	5,2
Calc. carb. praec.	1,6
Magnesiumstearat Merck	1,0
Magn. carbonat praec.	3,6

Hautfarbener Gleitpuder.

Amyl. Solani	89,0
Zinc. oxydat.	10,0
Cerae Carnaubae	1,0
Sol. Ichthyoli (1%)	
Sol. Eosin (1%)	āā 5,0

a) Pulvis cosm. alb.

Zinc. oxyd.	150,0
Talc.	250,0
Magn. carb.	25,0
Esbouquet	4,0

b) Sonnenpuder.

Pulv. cosm. alb.	150,0
Carmini sol.	0,1
Umbrabraun, dunkel	20,0

Zum Schutze der Haut gegen Lichteinfluß und Gletscherbrand.

c) Rosa-Puder.

Pulv. cosm. alb.	500,0
Carmini sol.	0,5

d) Gelber Puder.

Pulv. cosm. alb.	80,0
Carmini sol.	0,05
Goldocker	1,0

Veilchenpuder.

Amyl. solani	500,0
Rhiz. Iridis plv.	200,0
Ol. Rosae	0,5
Ylang-Ylang	gtt. I
Tinct. Moschi	gtt. V

Perlweißpuder.

I

Zinkweiß (ZnO)	50,0
Bism. subn.	50,0
Talc. venet.	900,0
Parfüm nach Belieben.	

II

Bism. subn.	166,0
Talc. venet.	334,0
Baryum. sulfur. praec.	500,0

Amerikanische Rezepte für Gesichtspuder.

1) Leichter Puder: 10 T. Zinkoxyd, 6 T. Kreide, 16 T. Kaolin, 10 T. Zinkstearat, 58 T. Talkum. 2. Mittlere Sorte: 16 T. Zinkoxyd, 4 T. Kreide, 20 T. Kaolin, 6 T. Zinkstearat, 54 T. Talkum. 3. „Schwere" Sorte: 16 T. Titandioxyd, 10 T. Magnesiumkarbonat, 6 T. Magnesiumstearat, 32 T. Kaolin, 36 T. Talkum. 4. Fettpuder: 2 T. Lanolin, 4 T. Zinkoxyd, 50 T. Kreide, 12 T. Magnesiumkarbonat, 32 T. Talkum. (MERCK Report 57, 1948, 20.)

Gesichtpuder (gegen Hautglanz).

Lykopodium	25,0
Borsäure, plv.	50,0
Talkum	125,0
Magnesiumkarbonat	
Veilchenwurzelpulver	āā 200,0
Reisstärke	300,0

Amylum	5,0
Magnesiumstearat	5,0
Mandelkleie	15,0
Kaolin	15,0
Talkum	60,0

Zinkoxyd	5,0
Magnesiumkarbonat	5,0
Kieselsäure, kolloidal	10,0
Lykopodium	10,0
Talkum	70,0

Gesichtspuder, flüssig.

Zincum oxydatum crud.	100,0
Talkum	20,0
Aqua coloniensis	
Aqua Rosae	āā 150,0

Zincum oxydatum crud.	100,0
Glycerin.	100,0
Aqua Rosae	
Aqua Aurantii flor.	50,0

Bismutum carbonicum	100,0
Talkum	200,0
Aqua Rosae (oder Aurantii	
florum)	ad 1000,0

Pulvis inspersorius lanolinatus.

Amylum Tritici	45,0
Talkum	50,0
Adeps Lanae anhydr.	
Vaselin. flav.	āā 2,5

Herstellung siehe Benzoe-Fettpuder.

Benzoe-Fettpuder.

Bolus alba	
Talkum	āā 65,0
Rhizoma Iridis	
Magnesium carbonicum	
Zincum oxydatum	
Lycopodium	āā 20,0
Acidum boricum	4,0
Adeps Lanae anhydric.	4,0
Tinctura Benzoes	20,0

Man schmilzt das Wollfett — in der vorhergehenden Vorschrift ist Wollfett mit Vaselin zu schmelzen — und verreibt damit einen entsprechend großen Teil Talkumpulver möglichst fein und gleichmäßig; dann treibt man das Gemisch zuerst für sich allein und später nach Zumischung der übrigen Bestandteile noch

wiederholt, mindestens aber zweimal durch ein engmaschiges Sieb. Hierzu wird die Benzoetinktur mit dem Iriswurzelpulver verrieben und wenn nötig mit einem Teil des Bolus verrieben und bei gelinder Wärme der Weingeist verdunstet.

Schminkpuder.

Talcum	250,0
Stärkemehl	300,0
Baryumsulfat gef.	450,0

Schminkpuder werden erst aufgetragen, wenn man die Haut vorher mit Hautcreme leicht überstrichen hat.

Flüssiger Schminkpuder.

Zinkoxyd	5,0
Kolloidkaolin	15,0
Glyzerin (28° Bé)	5,0
Orangenblütenwasser	20,0
Rosenwasser	55,0

Soll diesem Schminkpuder eine größere Deckkraft verliehen werden, so füge man 2,5 Titandioxyd der Schüttelmixtur bei.

Lilienmilch.

Talcum	8,0
Zincum oxydatum crud.	8,0
Glycerin.	6,0
Aqua Rosae	ad 100,0

Kombinierte Gesichtshautpflege.

Man versteht darunter das Aneinanderreihen verschiedener, die Haut beeinflussender Behandlungsweisen, z. B.:

1. Gesichtsdampfbad von 5—10 Minuten Dauer, oder Gesichtsmaske.
2. Frottieren.
3. Abwaschen mit eisgekühltem Wasser.
4. Abtrocknen.
5. Behandlung mit Hautcreme.

I. Zweckmäßige Hautpflege abends:

a) Waschen mit milder Seife, Mandelkleie oder Teintwasser.
b) 5 Minuten lange Massage mit einer Fettcreme oder fetthaltigen Hautmilch oder dgl.
c) Abreibung mit Adstringentien (Teintwasser, Toiletteessig, Kampferwasser, Eau de Cologne u. a. m.).

d) Schwaches Einkremen mit einem fetthaltigen Präparat.

II. Entsprechende Behandlung morgens:
a) Waschung I a).
b) Auftragen und Massieren mit einer nicht fettenden (Tages-) Creme.
c) Applikation von Puderpräparaten usw.

Bleichcreme.

Wismutbleichcreme.

Bism. subn. DAB 6	8,0
Bienenwachs, weiß	10,0
Ol. Oliv.	20,0
Karnaubawachs	5,0
Diglykollaurat, neutral	52,0

Wismut-Glyzerin-Creme.

Bism. subn.	6,0
Zinc. oxyd.	5,0
Glysolid (Snoek, Berlin)	89,0

Wism. subcarb.	3,0
Zinc. oxyd.	5,0
Stärke	10,0
Aqua dest.	35,0
Protegin	47,0

Zinksuperoxyd	20,0
Vaselin	60,0
Mandelöl	5,0
Lanolin	15,0

Perhydrol	5,0
Cetyllaurat	10,0
Lanolin, wasserfrei	10,0
Aqua dest.	5,0
Vaselin, weiß, oder	
Paraffinöl + Ceresin	20,0
Protegin	50,0

Perhydrol	5,0
Coldcreme, 40% Wassergehalt	95,0

Pasta bismut. oxychlorati.

Sapon. Ammon. stearinici	90,0
Bismut. oxychlorati auf	100,0

Anwendung: Die Paste ist dem ungereinigten Gesicht dünn aufzutragen und nach einiger Zeit mit Seifenschaum zu vermischen, alsdann mit Wasser abzuspülen und mit einem Tuche zu trocknen.

Bleichwasser (Lotion).

Perhydrol	6,0
Aqua dest. oder	
Aqua Rosarum	94,0

Zinksulfocarbolat	2,0
Diaethylenglykol	4,0
Alkohol	8,0
Benzoetinktur	1,0
Rosenwasser	85,0

Essigsäure, rein, konz.	1,0
Alkohol	6,0
Zitronensaft	20,0
Rosenwasser, dreifach	73,0

Zinksulfocarbolat	0,1
Glycerin	2,0
Alkohol	1,0
Spirit. camph.	1,0
Eau de Cologne	95,9

Bleichcremes.

Zinkperhydrol	5,0
Lanolin	45,0
Parf. ad lib.	

Gesichts- und Teintwasser.

Während in der Apothekenpraxis die zu Massagezwecken, Umschlägen, Abreibungen u. dgl. m. dienenden therapeutischen DAB-Spirituspräparate vorschriftsmäßig mit u n v e r g ä l l t e m Weingeist zu bereiten sind, wobei je nach dem Verwendungszweck ihr Alkoholgehalt gewöhnlich zwischen 30 und 80% festgelegt zu werden pflegt, kommen in der Kosmetik zur täglichen Gesichts- und Teintpflege überwiegend nur relativ schwach alkoholische Flüssigkeiten, die mit Duftstoffen ganz verschieden parfümiert sind, zur Verwendung. In der Regel soll der Alkoholgehalt solcher Friktionsmittel für den Teint nicht mehr als 30 vom Hundert betragen. Zur Erzielung billiger Präparate verwendet man bei Herstellung im großen zweckmäßig einen speziell für kosmetische Zwecke mit Kampfer oder Phthalsäure usw. denaturierter Weingeist, doch können in sehr vielen Fällen auch die höheren Homologen, z. B. Isopropylalkohol, oder mehrwertige Alkohole, wie Glykol oder Glyzerin usw., und Derivate von ihnen, den Äthylalkohol teilweise und in einigen Fällen sogar ganz ersetzen. Auf der Alkoholkomponente beruht schon ein Teil der erfrischenden Wirkung dieser Mittel, und die zugesetzten ätherischen Öle derartiger Kompositionen regen die Hautfunktionen an, tragen also zur Belebung bei. Darauf aber, daß Reizungen und Dermatitis besonders bei empfindlicher Haut durch den Gebrauch unzweckmäßig oder ausgesprochen stark parfümierter Toilettewässer hervorgerufen werden können, wird hier verwiesen.

Gesichts-Waschwässer.

	I	II	III	IV
Natr. carbonicum sicc.	0,5	—	—	—
Alumen	—	7,5	6,0	10,0
Borax	—	7,5	—	—
Acid. boric.	—	—	2,0	—
Kal. carbonic.	—	—	—	2,5
Tinct. Benzoes	—	—	2,5	—
Glycerin.	50,0	5,0	7,5	5,5
Aq. Rosae	100,0	90.0	66,0	91,0
Aq. dest.	—	90,0	66,0	91,0
Extrait Mille-fleur.	gtt. X	—	—	—

Den Salzlösungen in der Wasser-Rosenwassermischung wird Glyzerin bzw. das Benzoetinktur - Glyzeringemisch unter kräftigem Umschütteln zugefügt. — Alaun und Pottasche sind getrennt zu lösen und dann zu vereinigen.

Gesichtswasser, kampferhaltig.

	I	II	III	IV
Kampfer	25,0	5,0	10,0	—
Weingeist (96proz.)	850,0	15,0	—	600,0
Äther	—	—	25,0	—
Kampferspiritus	—	—	—	100,0
Glyzerin	25,0	—	—	10,0
Wasser	1600,0	5000,0	475,0	375,0
Kölnischwasseröl	—	—	—	5,0
Essigsäure	—	—	—	10,0

Die Wasserkomponente ist den glyzerinhaltigen Kampferlösungen in Weingeist oder Äther unter kräftigem Schütteln in kleinen Teilmengen zuzumischen; erst nach längerem Stehen ist zu filtrieren.

Schwefel-Kampfer-Gesichtswasser.

Schwefelpräzipitat	4,0
Glyzerin	24,0
Kampferspiritus	8,0
Kölnischwasser	40,0
Wasser (Rosenwasser)	200,0

Reihenfolge innehalten.

(nach Kummerfeld).

Praezipit. Schwefel	10,0
Arab. Gummipulver	1,5
Kampferspiritus	5,0
Kalkwasser	
Rosenwasser	āā 60,0

Zum Abreiben fettiger Haut.

	I	II
Kalium carbonicum	10,0	10,0
Spiritus	—	20,0
Aq. dest.	100,0	85,0
Aq. Flor. Aurant.	—	85,0
Ol. Cinnamom.	gtt. II	—
Ol. Rosae artific.	gtt. I	—

Waschwasserzusatz.

Benzoe	20,0
Sapo medicatus	50,0
Borax	10,0
Natrium carbonic. sicc.	10,0
Rhizoma Iridis	50,0
Talcum	50,0
Oleum Bergamottae	2,5

Feinst gepulvert mischen, teelöffelweise dem Waschwasser zusetzen.

Pulcherine.

Pottasche	400,0
Aqua dest.	2 Liter
Orangenblütenwasser	1 Liter
Alkohol	100 ccm
Parfüm	

Maitau.

Borax	5,0
Natr. thiosulfat	50,0
Glyzerin	50,0
Aqua dest.	850 ccm
Eau de Cologne	50 ccm

Prinzessinnenwasser.

Liq. Kalii carb.	
Tinct. Benzoes	āā 15,0
Spir. camph.	3,0
Eau de Cologne	820,0
Aqua dest.	150,0

Filtra! Einen Teelöffel voll dem Waschwasser zuzusetzen.

Kampfermilch.

	I	II	III
Spiritus (96proz.)	—	20,0	500,0
Spiritus camphorat.	10,0	20,0	50,0
Spiritus saponat.	—	5,0	—
Spiritus Lavandul.	—	—	100,0
Glycerin.	20,0	5,0	50,0
Borax	—	—	25,0
Aqua dest.	20,0	50,0	1200,0
Succ. Citri recens.	—	—	200,0

I ist bei kräftigem Umschütteln zu mischen. II Das Wasser wird dem fertigen Gemisch der übrigen Bestandteile nach und nach bei kräftigem Umschütteln zugesetzt. III Die Spirituspräparate werden mit dem Glyzerin für sich zusammengewogen und die Zitronensaft-Boraxlösung unter heftigem Schütteln in das Alkoholgemisch in kleinen Mengen eingetragen. Nach dem Absetzen wird durch Mull geseiht. Bei Erhöhung des Wasserquantums verstärkt sich die Trübung immer mehr.

Lanolin-Kampfermilch.

Adeps Lanae anhydr.	15,0
Sapo medicatus	1,0
Borax	1,5
Aqua Rosae	170,0
Spiritus camphoratus	1,5

Borax und Seife werden in etwa 50,0 Rosenwasser gelöst und der Kampferspiritus damit angeschüttelt. Das Wollfett wird geschmolzen, mit Rosenwasser zur Emulsion verschüttelt und dann das Ganze gemischt.

Glyzerinmilch.

a) Semen Cydoniae contus.	15,0
Solut. Acidi borici (4proz.)	500,0
b) Glycerin.	500,0
Tinctura Benzoes	15,0
Vanillin	0,25
Oleum Bergamottae	2,0

a) 24 Stunden mazerieren, ohne Pressung durch Mull seihen; b) zufügen, gut mischen, nach 24 Stunden nochmals durch Mull gießen.

a) Semen Lini	
Carrageen	āā 25,0
Aqua dest.	750,0
b) Borax	50,0
Glycerin.	150,0
c) Tinctura Myrrhae	
Tinctura Benzoes	āā 45,0
Oleum Geranii	gtt. XXV
d) Aqua dest. q. s.	ad 1000,0

Leinsamen und Carrageen mit kochendem Wasser übergießen, 24 Stunden mazerieren, ohne Druck abseihen. Zu a) Lösung b), dann c) unter Schütteln, wenn nötig d) zugeben.

Andere zweckmäßige Parfümierung.

Spiritus coloniensis	15,0
Tinctura Vanillae	1,5

Glyzerinmilch mit Zink.

a) Semen Cydoniae	15,0
Aqua dest.	300,0
b) Tragacantha	4,0
Zincum oxydatum crd.	10,0
Glycerin.	375,0
c) Parfüm nach Wunsch.	

Aus a) einen Schleim kalt bereiten, b) gut angerieben zugeben. Durch Mull pressen, parfümieren.

Albumen ovi	Nr. I
Zincum oxydatum	3,0
Glycerin.	70,0
Aqua dest.	ad 100,0
Parfüm q. s.	

Mandel-Haut-Milch.

a) Amygdalae amarae	10,0
Aqua Rosae	100,0
b) Borax	4,0
Tinctura Benzoes	10,0

Aus a) eine Emulsion bereiten, Borax
darin lösen (kalt!), mit der Benzoetinktur
zusammenschütteln, durch Mull gießen.

Amyglalae dulces	30,0
Spiritus	40,0
Glycerin.	150,0
Acidum boricum	2,0
Tragacantha	2,4
Aqua Rosae	ad 500,0

Aus Glyzerin, Traganth und einem Teil
Rosenwasser bereitet man einen Schleim,
mit dem man die Mandeln anstößt. Dem
ohne Druck durch Mull kolierten Gemisch setzt man die separat angefertigte
Lösung der restlichen Bestandteile zu.

G u r k e n m i l c h.
1. Cetacei	
2. Cerae albae	
3. Sapon. med.	
4. Olei Oliv.	āā 10,0
5. Glycerini	50,0
6. Amygdalar. dulc.	100,0
7. Aquae dest.	160,0
8. Succi Cucumer. rec .	500,0
9. Alkohol (60proz.)	250,0

Man schmilzt 1 bis 4, rührt sorgfältig
die durchgeseihte Emulsion aus 6—7 und
zuletzt 5, 8 und 9 hinzu. Ersatz für diese
Zubereitung bildet ein parf. Mischung
aus je 25,0 Seifenspiritus und Benzoetinktur, 60,0 Glyzerin und 850,0 Rosenwasser, worin man je 20,0 Borax und Na-
triumacetat gelöst hat.

R o s e n m i l c h.
Acid. benz.	
Acid. salicyl.	āā 1,0
Spiritus	
Tinct. Benz.	

(Forts.)

(Forts.)
Glycerini	āā 50,0
Aquae Rosarum	850,0
Parfüm.	

Kummerfeldsches Waschwasser.
I
Camphorae tritae	1,0
Gummi arab.	2,0
Sulf. praec.	12,0
Glycerini	5,0
Aquae Rosarum	40,0
Aquae Calcariae	45,0

II
Camph. trit.	1,0
Gummi arab.	2,0
Sulf. praec.	10,0
Glycerini	5,0
Aquae Rosae	82,0
Lac. sulf.	5,0
Spirit. Sapon. kalin.	ad 50,0

Camph.	1,0—5,0
Spirit. Lavandulae	2,5
Lact. sulfur.	5,0
Spirit. Sapon. kalin.	ad 50,0

Acid. benz.	1,5
Na. biborac.	
Glycerini	āā 7,5
Aquae dest.	
Alkohol (60proz.)	āā 50,0

Stärker wirkt eine Mischung von Salizylsäure + Camph.
Acid. salicyl.	1,5
Camph.	2,0
Spirit.	ad 50,0

Hydrog. peroxyd.	7,5
Benzin	5,0
Spirit. Lavend.	ad 50,0

H e b r a - a l k. W a s c h w a s s e r.
Sap. kal.	200,0
Spirit. rect.	100,0
digere per horas XXIV	
filtra, adde	
Spirit. Lavand.	ad 50,0

Spirit. aromat.	30,0
Olei Bergamottae	12,5
Olei Aurant. Flor.	0,5
Olei Citri	2,0
Olei Rosmarini	15,0
Alkohol (70proz.)	940,0

Boracis	10,0
Kalii carb.	
Kalii chlorici	āā 5,0
Aquae Aur. Flor.	
Aquae Rosarum	āā 75,0
Glycerini	30,0

Hautflecken werden täglich mehrmals damit befeuchtet.

Tinct. Benzoes	15,0
Tinct. Balsam. Tolutani	20,0
Aquae Rosarum	965,0

Natrii carb.	32,5
Aquae Rosarum	840,0
Glycerini	125,0
Extrait de mille fleurs	2,5

Boracis	10,0
Natrii sulfurati	20,0
Glycerini	40,0
Aquae Rosarum	930,0

Acid, acet, glac.	5,0
Tinct. Benzoes	
Spirit. camph.	āā 5,0
Tinct. Santali rubri	7,5
Alkohol (90proz.)	77,5

Acid boric.	5,0
Glycerin.	15,0
Menthol.	0,075
Spiritus	30,0
Extr. Hamamelidis dest.	
Aq. dest.	āā ad 200,0

Tinct. Benzoes	250,0
Tinct. Quillajae	50,0
Aq. Flor. Aurantii	300,0
Aq. Rosae	70,0

Das Wassergemisch wird in kleinen Anteilen dem Tinkturengemisch zugesetzt.

Mixtura glycerinosa rosata.

Glyzerin	150,0
Weingeist (96proz.)	800,0
Wasser	50,0
Rosenöl, künstl.	gtt. X

An Stelle von 800 g Weingeist kann man auch ein Gemisch von Weingeist (96proz.) 750,0 und **Kampferspiritus** 50,0 verwenden.

Acidum boricum	5,0
Spiritus (70proz.)	100,0
Vanillin	0,2

Borax-Schüttelmixtur.

Borax	10,0
Talcum	5,0
Glycerin.	5,0
Aq. coloniens.	10,0
Aq. dest.	70,0

Auch mit Zusatz von 2—5 g Sulfur praecipitatum.

a) Benzoesäure (Harz)	1,0
Weingeist (95proz.)	30,0
Eau de Cologne	30,0
b) Borax	2,0
Wasser, dest.	50,0
Glyzerin	7,0

Zur Herstellung ist b) in a) einzugießen.

Toilette-Essig.

Darunter versteht man mehr oder minder stark parfümierte alkoholische Lösungen mit verdünnter Essigsäure, denen zuweilen gerbstoffhaltige Drogenauszüge beigefügt werden. Auch Kombinationen mit organischen Säuren werden angewandt. Sie dienen hauptsächlich zur Belebung der Hauttätigkeit durch den Zusatz von Gerbstoff und ferner zur Erfrischung der Haut infolge der ätherischen Öle. Auch als Sprayflüssigkeiten finden sie Verwendung. Toiletteessig färbt man schwach an, entweder mit organischen oder Pflanzenfarbstoffen. Wegen der adstringierenden Wirkung (Gerbsäure) wird gerne Tinct. Ratanhiae genommen. Der verdünnte Essig bewirkt infolge seines schwachen Säuregrades ein angenehm erfrischendes, anregendes Gefühl.

	I	II	III	IV
Acidum acetic.	15,0	33,0	—	100,0
Acidum acetic. dilutum	—	—	30,0	—
Acidum citric.	—	9,0	—	—
Spiritus dilut.	250,0	—	—	—
Spiritus 90proz.)	—	340,0	60,0	5000,0
Spiritus e vino	250,0	—	—	—
Tinctura Benzoes	—	—	2,0	50,0
Tinctura Balsam. tolut.	—	—	2,0	50,0
Tinctura Moschi	—	—	1,0	—
Spiritus coloniens.	—	—	80,0	—
Mixtura oleoso-balsamica	—	—	10,0	—
Aqua Rosae	—	—	—	500,0
Aqua Aurantii Florum	—	—	—	4500,0
Vanillin	1,0	—	—	—
Benzoe	5,0	—	—	—
Oleum Bergamottae	2,0	—	—	24,0
Oleum Citri	2,0	—	—	24,0
Oleum Portugal	—	—	—	9,0
Oleum Lavandulae	—	—	—	3,0
Oleum Rosmarini	—	—	—	18,0
Oleum Caryophyllorum	—	—	—	1,0
Oleum Rosae	gtt. VIII	—	—	—
Oleum Neroli	gtt. V	—	—	—
Spiritus Melissae cps.	—	—	—	400,0
Tinctura Myrrhae	—	—	—	50,0
Aether acetic.	—	—	—	1,0
Aether oenanthic.	—	—	—	gtt. I
Solutio Moschi artif. (1 : 100)	—	—	—	10,0
Aqua dest.	—	600,0	—	—

Die Vorschrift II läßt sich, je nachdem man das Präparat als Toiletteessig oder zum Anteigen von Gesichtsmasken verwenden will, verschieden parfümieren.

Veilchenessig

(vinaigre aux Violettes).

Ol. Rosae	0,5
Ol. Bergamottae	0,5
Ylang-Ylang-Öl	gtts 1
Veilchenwurzelöl	gtts 2
Kassialöl	gtts 1
Moschus	0,01
Ambra	0,05
Kumarin	0,01
Heliotropin	0,01
Esprit triple de Jasmin	20,0
Essigsäure (96%)	20,0
Alkohol (90%)	700,0
Aqua dest.	260,0

Lavendelessig.

(vinaigre de Lavande).

Lavendelöl	5,0
Palamarosaöl löst man in	1,0
Essigsäure (96%) und verdünnt die Lösung auf	50,0
Himbeerfruchtätherwasser	950,0

Orangenblütenessig

(Vinaigre des fleurs d'orange).

Verd. Essigsäure	100,0
Orangenblütenwasser	900,0

Hamamelis-Gesichtswasser, adstringierend (Toiletteessig).

	I	II
Spiritus (96proz.)	50,0	630,0
Glycerin.	—	10,0
Spiritus camphor.	10,0	—
Acid. acetic.	2,5	40,0
Extr. Hamamelid. destillat.	37,5	—
Aq. dest.	—	340,0

Die Vorschriften parfümiert man z. B. mit Kölnischwasseröl 10,0 od. dgl.

Toiletteessig.

Kölnischwasser	100,0
Aeth. Bittermandelöl	gtts 2,0
Moschus	0,02
Essigsäure (96%)	20,0
Versüßten Salpetergeist	10,0
100fache Himbeeressenz (Helfenberg)	20,0
Alkohol (90%)	600,0
Aqua dest.	260,0

Eukalyptusessig.

Essigäther	5,0
Essigsäure (30%)	100,0
Eukalyptusöl	15,0
Kölnisch Wasser	880,0

Hamamelis-Essig.

Essigsäure (96%)	35,0
Hamamelisextrakt	800,0
Alkohol (96%)	165,0
Parfüm nach Belieben.	

Der Hamamelisessig muß längere Zeit gelagert werden, um klar zu bleiben. Den Extrakt stellt man her:

Hamamelisblätter	1000,0

werden mit

Alkohol	200,0
und Aqua dest.	2000,0

durchfeuchtet, dann 24 Stunden stehen gelassen, worauf 1000,0 abdest. werden.

Kampferessig.

Kampfer	10,0
Alkohol (90%)	90,0
Essigsäure (90%)	50,0
Aqua dest.	850,0
Ol. Rosae	gtts. V

Hautpflegeessig (Askinson).

Bergamottöl	7,0
Rosenöl	1,5
Benzoetinkt.	100,0
Eisessig	50,0
Zitronenöl	7,5
Orangenblütenöl	1,0
Vanillin	4,0
Alkohol (90%)	880,0

Aromatischer Essig.

Zimtöl	gtt. VIII
Lavendelöl	gtt. VIII
Rosmarinöl	gtt. VIII
Nelkenöl	gtt. XV
Essigs., verd. 30%	220,0
Wacholderöl	gtt. VIII
Pfefferminzöl	gtt. VIII
Zitronenöl	gtt. XV
Alkohol (99%)	150,0
Aqua dest.	630,0

Nach dem Lösen der Öle im Weingeist werden die übrigen Stoffe zugefügt. Nach 8 Tagen wird filtriert.

Antischweißmittel.

Desodorisierende Gesichtswässer werden einzig zu dem Zweck verwendet, bei etwa bestehender Hypersekretion der Talg- oder Schweißdrüsen auftretende Gerüche zu beseitigen. Stark desodorisierend wirken Aluminiumchlorid, Aluminiumsulfat und Benzoesäure, von ätherischen Ölen besonders Rosmarin- und Eukalyptusöl, evtl. in Mischung mit terpenfreiem Lavendelöl. Desodorisierende Gesichtswässer haben meist einen höheren Alkoholgehalt (bis zu 30%).

Achselschweiß.

Flüssigkeit:
5,0	Boraxpulver
60,0	Aqua dest.
5,0	Kölnischwasser
30,0	dest. Arnikatinktur

Puder:
10,0	Boraxpulver
10,0	Kieselgur
40,0	Talkum ·
40,0	Zinkoxyd

Fußschweiß.

Flüssigkeit:
10,0	Borsäurepulver
20,0	Alaunpulver
265,0	dest. Wasser
5,0	Kölnisch Wasser

Puder:
10,0	Borsäurepulver
10,0	Kieselgur
40,0	Talkum
40,0	Zinkoxyd

Creme gegen Schweißgeruch.

I

Borsäure	10,0
Zinkoxyd	20,0
Vaseline	70,0

II

Zinkoxyd	25,0
Zinkperoxyd	10,0
Vaseline	ad 100,0

(S. F. Ö. W. 1949/330.)

Antischweiß-Salben.

	I	
Borsäure		10,0
Zinkoxyd		20,0
Vaseline		70,0

	II	
Zinkoxyd		25,0
Zinkperoxyd		10,0
Vaseline		65,0

(S. F. Ö. W.   1949/Nr. 13.)

Parfümierung kosmetischer Präparate.

In der Pharmazie verwendet man zur Geruchs- und vielfach zur Geschmacks-verbesserung gewöhnlich die offiziellen ätherischen Öle; zur Herstellung kosmetischer Präparate sind terpenfreie ätherische Öle jenen vielfach vorzuziehen. Durch die Abscheidung der Terpene gewinnen diese Produkte an Geruchsfeinheit, häufig verlieren sie aber mit der hautreizenden auch die antiseptische Wirkung. Außerdem werden in der Kosmetik künstliche Riechstoffe vielfach gebraucht. Zur Herstellung feiner Duftkompositionen bedarf es großer Erfahrung, da die Einzelbestandteile oftmals im Laufe der Zeit miteinander zu reagieren beginnen. Daher kann als zweckdienlich empfohlen werden, besonders bei der Herstellung von Präparaten mit längerer Lagerdauer oder mit ausgesprochenen modernen Geruchsquoten, von den einschlägigen Firmen fertiggestellte Mischungen zu beziehen oder sich von dort über den Spezialzweck dienliche Duftstoffkompositionen beraten zu lassen. Ähnliches gilt für das Färben kosmetischer Präparate.

12. Hornhautentfernung, Hühneraugen- und Warzenmittel.

Neben Pflastern und Salben kommt vornehmlich den auf Kollodiumgrundlage aufgebauten Pinselungen als **H ü h n e r - a u g e n m i t t e l** eine große Bedeutung zu.

Acidum salicylicum		
Resina Pini		
Balsamum peruv.	āā	4,0
Terebinthina laricina		6,0
Cera flava		24,0
Vaselin. flav.		8,0

Die Salbe wird durch Schmelzen bereitet. Sie ist täglich einmal auf die Hühneraugen aufzutragen.

Aerugo plv.	3,0
Olibanum	2,0
Cera flava	4,0
Terebinthina	15,0
Oleum Arachidis	ad 50,0

Aerugo, mit etwas Arachisöl angerieben, wird der Schmelze der übrigen Bestandteile beigefügt und kaltgerührt.

Acidum salicylicum		
Oleum Jecor. Asell.	āā	5,0
Emplastrum Lithargyri	ad	50,0

Hühneraugen-Kollodium.

Acidum salicylicum		
Extractum Canabis ind.	āā	0,5
Spiritus		1,0
Aether		2,5
Collodium elastic.		5,0
Clorophyll q. s.		

Extractum Canab. indic.		20,0
Acidum salicylicum		300,0
Acidum lacticum		20,0
Spiritus		750,0
Collodium (4proz.)		
Collodium (2proz.)	āā	750,0

Auch kann man noch 20,0 Terebinthina zur besseren Haftfähigkeit hinzugeben.

Warzenentfernungs-Mittel.

Acidum trichloraceticum	100,0
Aqua dest.	10,0
Formaldehyd solutus	100,0

Zum Betupfen der Warzen mittels Holz- oder Glasstäbchen.

Acidum trichloraceticum	5,0
Spiritus dilutus	0,5

Zum Betupfen; Vorsicht!

Acidum lacticum	2,0
Acidum salicylicum	3,0
Collodium	ad 50,0

Zum Bepinseln.

Gegen Alterswarzen.

Chrysarobin	0,1—0,2
Traumaticin	ad 10,0

Zum Pinseln.

Tätowierungen entfernen.

Acidum salicylicum
Glycerinum q. s.

Man stellt eine Paste her, legt sie auf die tätowierte Stelle auf oder auf einen Teilbezirk, bedeckt mit einer Kompresse und fixiert mit einem Heftpflasterstreifen. 6—8 Stunden liegen lassen, Verband abnehmen, losgelöste Epidermis abheben. Wundverband. Das Verfahren ist mehrfach, wenn nötig, zu wiederholen.

Starke Ätzpaste zum Entfernen von Tätowierungen.

Pyrogallus-Gelanth.

Acidum pyrogallicum	
Acidum salicylicum	
Resorcin	āā 7,0
Glycerin	
Spiritus dilutus	āā 5,0
Tragacantha	1,0

Gebrauchsanweisung: Umgebung der Tätowierung mit Zinkpaste abdecken; Bestreichen eines der Tätowierung nach Größe und Form angepaßten Stückes Billrothbatist mit Gelanth in der Art, daß dessen Ränder einige Millimeter breit unbestrichen bleiben und auf der Zinkpaste ruhen können. Aufbringen des Ätzbelages auf die Tätowierung;

darauf einige Mullagen und Fixierung durch Elastoplaststreifen oder Binden, so daß sich der Billrothbatist-Ätzbelag nicht verschieben kann. Nach 24 Stunden wird der Verband abgenommen. Die Epidermis läßt sich dann leicht ablösen und das angesammelte Sekret trocken auftupfen. Auf dem nun epidermislosen Tätowierungsbereich wird in gleicher Weise Pyrogallus-Gelanth-Batist aufgelegt und 48 Stunden unter dem Verband belassen, während welcher Zeit der ganze tätowierte Bezirk nekrotisch geworden ist. Eine nochmalige Wiederholung ist in den seltensten Fällen notwendig. In der Regel reinigt man nach Abnehmen des zweiten Ätzpastenverbandes mit Öl und läßt die Nekrose sich bei täglichen Lebertranpastenverbänden (Desitin, Unguentolan u. dgl. m.) nunmehr abstoßen. Im Verlauf von 5 bis 7 Tagen sind die schwarzen nekrotischen Massen abgestoßen, es beginnt eine kräftige Granulation, die nach 3 bis 4 Wochen zu einer glatten, kosmetisch befriedigenden Vernarbung führt. Während der Ätzverband liegt, treten naturgemäß mehr oder minder erhebliche Schmerzen auf, weshalb es empfehlenswert ist, bei großen Tätowierungsflächen die Ätzung auf nur handtellergroße Herde jeweils zu beschränken und den Prozeß gegebenenfalls auf die darüber hinausragenden Stellen anschließend vorzunehmen, ganz wie es der Schmerzerträglichkeit des betreffenden Tätowierten bzw. dem Ermessen des behandelnden Arztes entspricht. — Mit diesem für Detätowierungszwecke ausgezeichneten Präparat wurden in der Dermatolog. Abtlg. des Städtischen Krankenhauses in Altona glänzende Erfolge erzielt (vgl. Pharm. Ztg. 1934 Nr. 46).

13. Kölnisch-Wasser, Riechfläschchen und dergleichen.

Kölnisch Wasser.

	I	II	III
Bergamottöl	80,0	10,0	20,0
Zitronenöl	40,0	5,0	10,0
Neroliöl	8,0	2,0	—
Portugalöl	—	5,0	—
			(Forts.)

(Forts.)

Rosmarinöl	—	5,0	3,0
Lavendelöl	—	5,0	7,0
Petitgrainöl	—	3,0	6,0
Orangenblütenöl	0,5	—	3,0
Origanumöl	2,0	—	—
Pomeranzenöl	—	—	10,0
			(Forts.)

(Forts.)

Jasmin synth.	—	—	0,1
Moschustinktur	—	—	6,0
Benzoetinktur	—	—	6,0
Fixoresin Schimmel	—	1,5	—
Weingeist (96proz.)	3000,0	1250,0	2000,0
Wasser	300,0	195,0	200,0

Das Wasser wird der anderen Mischung heiß zugemischt und 6—8 Wochen im Lichte an einem warmen Ort zuerst, die letzte Woche aber vor Licht geschützt kühl gelagert, wobei man die Flaschen nur zu zwei Drittel füllt und den Stopfen zum Lufteinlassen öfters öffnet. Eau de Cologne-Öl erhält man durch Weglassen von Weingeist und Wasser.

Lavendelwasser.

	I	II	III	IV
Ol. Lavandulae	7,5	4,0	15,0	30,0
Ol. Bergamottae	7,5	20,0	—	3,6
Ol. Ros. artific.	—	2,0	—	0,4
Ol. Ner. artific.	—	0,5	1,0	—
Extr. triple Cass.	—	—	1000,0	—
Extr. tripl. Jasm.	—	—	50,0	—
Heliotropin	—	—	1,0	—
Spir. Aeth. nitr.	—	22,0	—	—
Ol. Rosae nat.	—	—	—	0,4
Ol. Citri	—	—	—	2,4
Ol. Aurant. dulc.	—	—	—	3,0
Tinct. Moschi	1,2	3,0	10,0	—
Tinct. Ambrae	3,75	—	15,0	—
Aq. Rosae tripl.	—	85,0	17,0	—
Spiritus (96%)	460,0	570,0	750,0	1500,0
Aq. Flor. Aurant.	—	—	—	200,0
Aqua dest.	20,0	—	50,0	—
Tinctura Ambrae	3,75	—	15,0	—

Bezüglich der Herstellungsmethode s. Kölnisch Wasser.

Riechfläschchen.

Der Inhalt besteht gewöhnlich aus kohlensaurem Ammonium, das mit ätherischen Ölen parfümiert ist; außerdem fügt man diesem Inhalt Faserasbest, Bimssteinstückchen, Ton- oder zuweilen Elfenbeinkugeln, Schwammstücken, Ammoniumbikarbonat, Kaliumsulfat, Kaliumbikarbonat, gebranntes Kalziumoxyd oder auch Glaswolle u. dgl. mehr bei. Enthält die Salzbasis kein Ammonium-

salz, dann muß wäßrige oder alkoholische Ammoniakflüssigkeit in der Füllmasse aufgesaugt sein. Sehr gut bewährt sich als Füllsalz ein Pulver, das man erhält, indem man 2 Teile kohlensaures Ammonium in Stücken mit 1 Teil konzentrierten Salmiakgeist in einer dicht verschlossenen Flasche 4 Wochen lang digeriert. Die hierbei entstehende trockene Masse wird zerrieben und mit dem Ölgemisch je eine Tonkugel in grüngefärbte Weithalsflaschen getan.

Ein anderer Typ Riechfläschchen enthält Eisessig mit Essigäther und anderen duftenden Stoffen als Füllflüssigkeit.

Füllflüssigkeiten.

	I	II	III	IV
Bergamottöl	2,0	2,0	3,0	3,0
Lavendelöl	6,0	5,0	6,0	6,0
Macisöl	—	—	gtt. V	3,0
Muskatöl	—	1,0	—	—
Nelkenöl	—	—	gtt. I 1,0	gtt. V 3,0
Rosenöl, künstlich	—	—	—	6,0
Zimtöl	—	10,0	—	—
Geranienöl	—	—	1,0	—
Orangenblüten	gtt. V	—	—	—
Ylangöl	gtt. II	—	—	—
Veilchenwurzelöl	gtt. I	—	—	—
Cumarin	0,05	—	—	—
Moschus (Keton)	0,01	—	—	—
Spiritus Dzondii	—	—	—	120,0
Weingeist (96proz.)	—	25,0	—	—

Die Vorschriften I, II und III sind für die Füllung von Riechflaschen, die Hirschhornsalz enthalten; IV für ammonsalzfreie Füllung.

Weingeist	5,0
Glyzerin	5,0
Bergamottöl	1,0
Zitronenöl	1,0
Rosenöl	0,5
Kumarin	0,02
Moschus	0,01
Kalk gebrannt in Stücken	20,0
Ammoniumchlorid	
Ammoniumkarbonat	āā 50,0

Rosenöl	gtt. X	Essigsäure	
Bergamottöl	gtt. XV	Essigäther	āā 5,0
Orangenblütenöl	gtt. V	Natrium aceticum crist.	90,0
Ylang-Ylang-Öl	gtt. I		
Veilchenwurzelöl	gtt. I	An Stelle von Eisessig kann auch Alko-	
Kumarin	0,03	hol verwendet werden.	

14. Lippen- und Augenbrauenstifte.

Die ursprünglich aus Wachs, Walrat und Ölen in der Hauptsache bestehenden, gegen aufgesprungene Lippen verwendeten Pomaden erfreuten sich gar bald größerer Beliebtheit, als man ihnen eine handlichere Form verlieh, indem man aus den Zeratmassen oder entsprechenden anderen Kompositionen Stifte herstellte, die man stets in Stanniol eingewickelt, bei sich tragen konnte. Neben ungefärbten Lippenstiften fanden auch bald mit Alkannawurzel, später mit Alkannin gefärbte Präparate zu kosmetischen Zwecken Aufnahme.

Augenbrauenstifte haben ähnliche Zusammensetzung wie Lippenstifte.

Lippenstifte, ungefärbt.

Oleum Cacao	80,0	—
Paraffinum solid.	80,0	45,0
Paraffinum liquid.	20,0	45,0
Sperma Ceti	20,0	—
Oleum Citri	1,0	0,5
Oleum Bergamott.	1,0	0,5

Ceratum Cetacei rubrum.

Cera alba	35,0
Cetaceum	5,0
Oleum Amygdalar.	60,0
Acidum salicylicum	1,0
Oleum Citri	5,0
Oleum Bergamott.	0,5
Alcannin	0,2
(oder Radix Alcannae	q. s.)

Lippenstifte, moderne

Grundkörper.

	I	II	III
Paraffin	30,0	—	—
Ceresin	30,0	42,0	—
Bienenwachs	10,0	—	60,0
Kakaoöl	—	38,0	
Stearin	—	—	15,0
Wollfett	—	—	25,0
Vaselinöl	30,0	—	—
Mandelöl	—	20,0	—

Zum Färben nimmt man Farblacke oder Pigmentfarben, die man evtl. mit fettlöslichen Teerfarben vertieft.

Lippenschminkstifte.

a) Ceresin	400,0
Saponifikat-Stearin	200,0
Vaselinöl	300,0
b) Alloxan	30,0
Vaselinöl	60,0
c) Duftmischung	10,0

a) wird auf dem Wasserbad geschmolzen und eine glatte Anreibung von b) hinzugegeben, kurz vor dem Ausgießen wird parfümiert.

Ceraflux	13,5
Cetiol	6,0
Bienenwachs	10,0
Ceresin	4,3
Lanettewachs	1,5
Stearacol	54,0
Lackfarbe (rot)	6,5
Eosin, gelblich	3,0
Duftmischung	1,2

Lippenstifte. 10 T. Karnaubawachs, 60 T. hydrierte Öle, 60 T. Bienenwachs, 30 T. gesättigte Boraxlösung in Glyzerin, 15 T. rote Pigmentfarbstoffe. Rouge: 120 T. hydrierte Öle, 50 T. weißes Wachs, 30 T. gebleichtes Karnaubawachs, 60 T. Vaseline, 390 T. Olivenöl, 160 T. Glykolborat.

Augenbrauenstifte.

Grundkörper.

	I	II	III	IV
Stearin, weißes	15,0	—	—	—
Ceresin (50/52°)	—	30,0	3,0	34,0
Paraffin (50/52°)	—	—	4,0	12,0
Kakaobutter	—	—	—	30,0
Bienenwachs	—	30,0	12,0	—
I.G.-Wachs BI	45,0	—	—	10,0
Mandelöl	—	—	—	14,0
Vaselinöl, weißes	20,0	20,0	—	—
Japanwachs				
Wollfett	20,0	—	4,0	—
Olivenöl	—	—	7,0	—

Man färbt diese Grundkörper, deren Haftvermögen durch Wollfettzusatz oder Kakaoöl gesteigert wird, mit deckenden Farbstoffen, wie Augenbrauenbraun oder Augenbrauenschwarz (von Schimmel-Miltiz oder Heine-Leipzig) oder verwendet Lampenruß für Schwarz, und für braun gebrannte Umbra oder Kaßlerbraun, jeweils in Verbindung mit Seife (1 + 9) und etwas Wasser zum Anreiben.

15. Mittel zur Nagelpflege.

Badeflüssigkeit für brüchige Nägel.

Alaun	10,0
Wasser (Rosenwasser)	90,0

Zur Nagelhautentfernung.

Natriumsuperoxyd	1,0
Triäthanolamin	3,0
Glyzerin	10,0
Alkohol	10,0
Wasser	77,0

Vorsicht bei Anfertigung größerer Mengen wegen Explosionsgefahr.

Trichloressigsäure	5,0
Salizylsäure	5,0
Borsäure	10,0
Aqua dest.	ad 1000,0

Wasserstoffsuperoxydlösung (3proz.)	600,0
Rosenwasser	300,0
Wein- oder Zitronensäure	30,0

Ätznatron	10,0
Triäthanolamin	10,0
Alkohol	20,0—25,0
Glyzerin	50,0—55,0
Wasser dest.	300,0

Kalilauge (D. A. B.)	100,0
Glyzerin	200,0
Wasser	700,0

Vorsicht!

Man betupft die Nagelhaut mit einem auf ein Holzstäbchen gewickelten Wattebausch bis Brennen fühlbar wird, spült mit Wasser und fettet leicht mit Hautcreme ein.

Nagelerweichungscreme:

Bienenwachs, weiß	6,0
Ceresin	3,0
Lanolin, wasserfreies	20,0
Cetiol	29,5
Borax	1,5
Wasser dest.	40,0

Nagellack.

Zelluloid	30,0
Alkohol (oder Isopropyl-alkohol)	40,0
Azeton	25,0
Dibutylphthalat	3,0
Rizinusöl	2,0

Kampfer	
Zelluloid, farblos	āā 30,0
Amylazetat	
Amylalkohol	āā 360,0
Azeton	180,0
Alkohol	60,0
Rizinusöl	10,0

Zaponlack	99,0
Rizinusöl	1,0

Eventuell ist noch mit Amylazetat zu verdünnen. Hochglanz wird durch einen Benzoezusatz (4—5%) erzielt, wobei man die Benzoe in Alkohol gelöst zusetzt. Perlmuttglanz erreicht man mit einem 3prozentigen Zusatz von Essenze d'Orient, einem Fischschuppenpräparat, das man mit dem Grundlack innig verreibt.

Zur Verleihung von Elastizität kann statt Rizinusöl bei derartigen Lackpräparaten auch Diäthylphthalat oder Methyl-p-tolylketon oder eine Kombination dieser Stoffe verwendet werden; der Grundlack läßt sich auch unschwer mit azetonlöslichen Farben wie Eosin, Karmoisin, Fluoreszein, Uranin usw. schwach färben.

a) Benzoe, Siam	100,0
Alkohol (Isopropyl)	300,0
b) Amylazetat	700,0
Kollodiumwolle	50,0
c) Eosin	0,5
Alkohol	50,0

a) warm lösen, filtrieren, b) kalt lösen, a) + b) + c) mischen. Gibt beim Polieren mit Woll- oder Lederlappen Hochglanz.

Kopal	40,0
Schellack	10,0
Benzoe	5,0
Azeton	100,0
Spiritus (96proz.)	30,0

Resin. Guajaci	1,0
Azeton	10,0

Nagellack-Cremes.

a) Borax	1,5
Cetylalkohol	2,0
Montanwachs, gebleicht	2,5
Ozokerit, weiß	2,5
Wachs, weiß	15,0
Wasser	23,5
Vaselinöl	60,0
b) Aluminiumstearat	20,0
Fischsilberpaste	0,5

Aus a) mache man eine Creme, wie üblich; in die erkaltete Creme arbeite man b) ein, wobei man die Fischsilberpaste zweckmäßig in 5 g Amylazetat aufschwämmt.

Nagellack-Entferner.

	I	II	III	IV
Azeton	25,0	200,0	25,0	—
Essigäther	13,0	—	—	26,0
Amylazetat	—	800,0	15,0	—
Isopropylalkohol	12,0	—	10,0	20,0
Azetessigester	—	—	—	4,0

Nagelpolierpräparate.

Zur Verwendung kommen teils Pulver, denen man auch häufig durch Komprimieren feste Form (Stangen oder Steine) verleiht, teils pastenförmige Präparate, die man auf die Fingernägel aufträgt. Man legt solchen Präparaten meist nachstehende Formeln zugrunde. Durch Polieren mit Lederkissen erhalten die Nägel schönen Glanz.

	I	II	III	IV	V	VI
Bimsstein	60,0	—	10,0	—	—	—
Kieselgur	—	—	20,0	—	—	20,0
Zinkoxyd	—	—	20,0	—	—	10,0
Talkum	—	40,0	—	—	20,0	—
Kaolin	5,0	—	—	80,0	20,0	—
Antimonoxyd	—	—	50,0	—	—	—
Titandioxyd	—	—	—	—	5,0	10,0
Zinndioxyd	35,0	100,0	—	400,0	50,0	50,0
Cetiol	—	—	—	—	3,0	—
Bienenwachs	—	—	—	—	2,0	—
Sandarakpulver	—	—	—	20,0	—	—
Karmin	—	1,0	—	—	—	—
Zinnstearat	—	—	—	—	—	10,0
Duftkomposition nach Bedarf.						

Polierpaste für Nägel.

Pariserrot	10,0—20,0
Wachs	10,0
Walrat	5,0
Vaselin	75,0
Duftkomposition q. s.	

Zum Parfümieren eignet sich ein Gemisch von künstlichem Rosenöl 5,0 mit Bergamottöl 3,0; doch auch Lavendelöl und Mischungen mit Kölnischwasseröl werden häufig genommen.

Nagel-Glanzcremes.

Wachs, gelbes	60,0
Kolophonium	160,0
Zinkoxyd	170,0
Zeresin, weiß	200,0
Kieselgur	270,0
Weichparaffin	300,0

Fettes Öl, parfümiert, bis zur gewünschten Konsistenz.

Traganth	0,5
Glyzerin	1,5
Parfüm	1,0
Borsäure	1,0
(oder dafür Paraoxybenzoesäuremethylester	0,3)
Zinnoxyd	96,0
Rosenwasser zur Bildung einer weichen Paste.	

Nagelbleichpulver.

Perborathaltiges Pulver, dem Säuren zugemischt sind, die beim Anteigen mit Wasser Wasserstoffsuperoxyd bzw. Sauerstoff freimachen. Den Teig läßt man kurze Zeit auf die Nägel einwirken:

Kaolin	30,0—40,0
Talkum	20,0
Bolus alba	20,0
Zitronensäure	10,0
Borsäure	5,0
Natriumperborat	25,0—30,0

Nagelpaste.

Lanolin Ia	20,0
Cetylalkohol	10,0
Paraffinöl	30,0
Vaseline, weiß	40,0
Walrat	10,0
Bienenwachs	10,0
Astralatum, weiß	20,0
Sesamöl	10,0
Paraffinöl	50,0

Nagelhautentferner.

Natriumhydroxyd	10,0
Zitronensäure	1,0
Wasser, destill.	89,0
Kalium hydroxyd	2,0
Glyzerin DAB 6	20,0
Wasser, destill.	78,0

16. Mittel gegen Sommersprossen.

Sommersprossen beruhen auf einer Pigmentvermehrung. Sie stellen kleine, rundliche oder unregelmäßige Flecke von meist hellgelber Farbe dar ohne jede sonstige Veränderung der Oberhaut. Sie treten zwar unter der Wirkung des Sonnenlichtes im Frühjahr und Sommer stärker hervor, werden aber oft familiär beobachtet.   Tr.

Zur Verhütung von Sommersprossenbildung können die zur Verhütung von Sonnenbrand geeigneten Mittel ebenfalls Verwendung finden.

Zum Betupfen der befallenen Stellen.

Flüssige Präparate.

Tinctura Hellebori albi		
Glycerinum		
Spiritus coloniensis	āā	10,0

a) Semen Cucumeris recens

decortic.	10,0
Aqua dest.	20,0
Natrium carbonicum	1,0
Natrium subsulfurosum	3,0

b)

Spiritus	5,0
Aqua coloniensis	1,0

a) 3 Tage mazerieren, kolieren, b) zusetzen, nach 3 Tagen filtrieren.

Zincum sulfocarbolicum	2,0
Glycerinum	25,0
Aqua Rosae	25,0
Spiritus odoratus	5,0

Gummi arabicum	2,0
Bismut. subnitric.	
Calomel	āā 1,0
Aqua dest.	50,0
Tinctura Benzoes	5,0
Schüttelmixtur!	

Hydrogen. peroxydat. solut.	30,0
Aqua dest.	ad 100,0

Natrium perboric.	2,5
Aqua dest.	ad 50,0

Chininum hydrochloric.	3,0
Zincum oxydat.	
Talkum	
Aqua dest.	
Glycerin.	āā ad 50,0

Zu Waschungen.

Kalium carbonicum	10,0
Borax	5,0
Aqua Rosae	
Aqua Flor. Aurant.	āā 40,0
Sirupus simplex	60,0
Glycerinum	25,0

Sommersprossensalben.

Paraffinum solid.	18,0
Oleum Olivarum	5,0
Lac Sulfuris	2,0
Glycerinum	4,0
Acidum tannicum	1,0
Tinctura Colocynthid.	1,0
Oleum Rosmarini	0,4
Oleum Thymi	0,2

Adeps Lanae anhydric.	
Succus Citri recens	āā 25,0

Bismutum subnitricum	30,0
Unguentum Hydrarg. alb.	480,0
Paraffinum solid.	20,0
Vaseline alb.	90,0
Oleum Lavand.	2,5

Zincum sulfophenylic.	2,0
Ichthyol (oder Karwendol)	2,0
Aqua dest.	30,0
Adeps Lanae anhydric.	
Vaselin.	āā 30,0
Oleum Citri	2,0

Sommersprossen-Kollodium.

Zincum sulfophenylic.	1,5
Spiritus	15,0
Collodium	95,0
Oleum Citri	
Oleum Bergamottae	āā gtt. II
Oleum Geranii	gtt. I

Sommersprossenmittel.

I

Natr.-perborat	17,0
Zitronensäure	10,0
Weingeist	15,0
Wasser	58,00

II

Zinc. sulfocarbolic.	2,0
Glycerin	25,0
Aqua rosae	25,0
Alkohol	5,0

Zweimal täglich 1 Stunde lang auf die
Haut einwirken lassen, dann mit Wasser
abwaschen.

III

Perhydrol	6,0
Antifebrin	0,15
Adeps lanae anh.	30,0

IV

Zinc. peroxydat	20,0
(seu Zinc. perboric.	10,0)
Vas. alb.	70,0
Adeps lanae anh.	10,0

V

Acid. citric.	10,0
Natr. perboric.	10,0
Ol. Paraffin.	10,0
Ceresin.	5,0
Vas. alb.	25,0
Adeps lanae anh.	5,0

17. Mittel gegen Sonnenbrand und dergleichen.

Als Erzeuger der als Sonnenbrand bekannten Hautaffektion kommen die Ultraviolettstrahlen in Betracht. Einige Stunden nach Einwirkung der Strahlen zeigt sich in dem

davon betroffenen Gebiet eine starke Rötung und Schwellung. Die Ultraviolettstrahlen werden infolge ihrer geringen Durchdringungskraft zum größten Teil bereits in den mittleren Epidermisschichten absorbiert. Hier werden zahlreiche Stachelzellen zerstört und setzen bei ihrem Untergang eine erhebliche Menge von Nekrotoxinen frei. Diese Toxine werden, da ja die Hornschicht nicht mitlädiert wurde, ins Innere der Haut und damit auch des Organismus resorbiert. Hierdurch sind sowohl die Entzündungserscheinungen der Haut wie auch gewisse Allgemeinerscheinungen (Fieber, Abgeschlagenheit, Kopfschmerz) zu erklären.

Fetthaltige wie fettfreie Cremes werden zweckmäßig auf die der Bestrahlung ausgesetzten Körperstellen aufgetragen. Zur Vorbeugung des Eindringens der im Ultraviolett liegenden, an der Hautverbrennung wie Blasenbildung hauptsächlich beteiligten Strahlen lassen sich den Erzeugnissen mehrere, gelöst meist fluoreszierende Stoffe wie z. B. Chininsalze, Farbstoffe, Kumarinderivate usw. zusetzen, die den sich in dieser Richtung nachteilig auswirkenden Strahlenteil zu adsorbieren bzw. unschädlich zu machen vermögen ohne dabei die Wirkung der hautbräunenden andern Strahlen aufzuheben.

	I	II
Methylumbelliferon	1,0	11,0
Natrium carbonicum	2,0	—
Borax	—	10,0
Aqua dest.	15,0	600,0
Cetylalkohol	—	20,0
Sirupus simplex	—	10,0
Paraffinum liquid.	—	100,0
Almecerin	—	400,0
Vaseline	41,0	—
Adeps Lanae	41,0	—

a) Tragacantha 7,5
   Glycerinum 25,0
b) Chininum bisulfuricum ... 50,0
   Acidum citricum 50,0
   Spiritus (95proz.) 200,0
   Aqua dest. 600,0
c) Glycerinum 75,0

a) anreiben, b) lösen. Zu der Anreibung a) b) in Portionen unter kräftigem Agitieren zugeben, zum Schluß c) zufügen. Parfümierung nach Wunsch.

a) Aesculin 4,0
   Sol. Natr. carbon.
      10proz. .... gtt. VIII
   Amylum Tritici 10,0
   Aqua dest. 100,0
b) Glycerinum 100,0

a) gut anreiben, die Anreibung in das auf 105° erhitzte Glyzerin einrühren, erhitzen bis zur Annahme von Salbenkonsistenz und Eintreten von Durchsichtigkeit.

Aesculin	0,4
Adeps Lanae anhydr.	100,0
Camphora	1,5
Balsam peruvian.	4,0
Phenol. liquefact.	0,2
Zincum oxydat.	6,0
Bismutum subnitricum	4,0
Vaselin. flav.	36,0
Oleum Vaselin.	6,0
Aqua dest.	40,9
Oleum Rosae	1,0

a) Aesculin 2,0
   Zincum oxydatum crud. .. 0,5
   Glycerinum 7,0
b) Caseinum 14,0
   Natrium carbonicum .. 0,43
   Aqua dest. 55,0
c) Vaselin. 21,0

b) wird kalt gemischt, 24 Stunden quellen gelassen, dann erhitzt, abgekühlt, mit der Anreibung a) vereinigt und mit c) vermengt.

a) Chininum hydrochloricum ... 15,0
   Goldocker
   Umbrabraun ...... āā 8,0
b) Adeps Lanae anhydricus .. 25,0
   Aqua dest. 100,0
   Sapo medicatus 1,5
c) Tinctura Benzoes ... 5,0
   Aqua dest. ..... ad 500,0

Wollfett mit 50 g Wasser im Wasserbad anreiben, Seifenlösung zumischen; a) mit b) anreiben, Benzoetinktur einverleiben, mit Wasser auf 500,0 bringen (parfümieren, indem man statt Wasser Aqua Rosae und Aqua Florum Aurantii āā verwendet). Als Schüttelmixtur abgeben.

Salol	5,0
Cold-Creme	ad 100,0

Acidum stearinic.	10,0
Natr. carbonic.	1,5
Paraffin. liq.	1,5
Chininum basic.	2,5
Spiritus (Propyl- oder	
Isopropyl-)	10,0
Aqua dest.	ad 100,0

Das in Weingeist gelöste Chinin wird zusammen mit dem Parfüm der fertigen Creme zugesetzt.

Lichtschutzpuder.

Carminum	0,25
Goldocker	5,0
Umbra, dunkel	60,0
Zincum oxydat. crd.	150,0
Talcum	250,0
Magnesium carbonic.	25,0
Extrait millefleur	4,0

Karmin ist gelöst zuzugeben.

Goldocker	1,0
Zinkstearat	5,0
Wismutoxychlorid	10,0
Reisstärke	15,0
Braunocker	20,0
Talkum	25,0
Aluminiumoxyd (oder	
Kolloidkaolin)	45,0—60,0

Magnesiumstearat	
Magnesiumkarbonat	āā 40,0
Kalziumkarbonat	80,0
Braunocker	40,0
Talkum	150,0
Bolus	50,0
Parfüm nach Belieben etwa	2,0

Chininum sulfuricum	3,0
Spiritus	10,0
Talcum	30,0
Magnesium stearinicum	67,0

Man reibt das Chininsulfat mit dem Weingeist an, setzt Talkum zu, läßt trocknen, pulvert feinst und mischt dann mit dem Magnesiumstearat.

Hautbräunungsmittel.

Extr. Hamamelid. fluid.	5,0
Adeps Lanae c. Aq.	95,0
Parfümmischung q. s.	

Zum Einreiben der der Sonne auszusetzenden Hautstellen.

Extractum Tormentillae	
fluidum	30,0
Vaselin. flav.	30,0
Adeps Lanae anhydr.	40,0
Oleum Rosae artific.	gtt. III

An Stelle von 30,0 Vaselin kann man 30 g einer Anreibung aus 1 Teil Goldocker und 2 Teilen Erdnußöl verwenden.

Vaselin.	20,0
Paraffinum solid.	15,0
Adeps Lanae	20,0
Cera alba	30,0
Oleum Olivarum	60,0
Umbra-Braun	140,0

Kalium permanganicum	1,0
Aqua dest.	
Adeps Lanae anhydr.	āā 2,0
Vaselin. flav.	95,0

Das Kaliumpermanganat mit dem Wasser feinst verreiben, dann den Salbenkörper zugeben.

Bolus rubra	0,6
Glycerinum	3,0
Pasta Zinci	95,0
Oleum Olivar.	2,0
Sol. Eosini 1:500	gtt. XX

Bolus mit Glyzerin anreiben, die mit Öl verdünnte Zinkpaste zugeben und die Eosinlösung zuletzt hinzumischen.

a) Cort. Fruct. Jugland. plv.	gr. 300,0
Spiritus dilut.	150,0
Oleum Arachid.	1000,0
b) Oleum Bergamottae	3,0
Oleum Citri	
Oleum Menth. pip.	āā 1,5

Das Drogenpulver wird mit dem Alkohol durchfeuchtet 12 Stunden stehengelassen und dann mit dem Erdnußöl bis zum Verjagen des Weingeists im Dampfbad erhitzt. Dann wird abgepreßt, filtriert und schließlich b) zum Parfümieren zugesetzt.

Sonnenbadöl.

(Anaesthesin	25,0)
Oleum Ricin.	30,0
Paraffinum liquid.	245,0
Oleum Arachid.	700,0
Oleum Flor. Aurant.	
Oleum Bergamottae āā gtt.	XX

Mit diesem Öl wird die Haut gesalbt und dann dem Einfluß von Sonne und Luft ausgesetzt.

Mittel zur Heilung von Sonnenbrand.

Soll großer Schmerzen halber eine möglichst weitgehende Kühlwirkung erzielt werden, so sind coldcremeartige Vorschriften mit Wachs und Pflanzenölen am geeignetsten. Wollfett mindert die Kühlwirkung, Paraffinöle heben sie weitgehend auf, auch wenn viel Wasser in der Salbe vorhanden ist.

Cera alba	7,0
Cetaceum	8,0
Oleum Amygdalarum	60,0
Liquor Aluminii acetici	5,0
Aqua dest.	20,0

Die Mischung von essigsaurer Tonerde und Wasser wird der Schmelze der Fettstoffe in einem Gusse zugegeben.

Adeps Lanae anhydric.	175,0
Oleum Olivarum	65,0
Acidum boricum	10,0
Aqua dest.	100,0
Glycerinum	50,0
Acidum picronitricum	2,0

Anaesthesin	5,25
Zincum oxydatum	3,0
Liquor Aluminii acetici	2,0
Unguentum cereum	ad 25,0
Parfüm q. s.	

Paraffinum liquidum	
Oleum Persicarum	āā 15,0
Lanolinum	7,5
Parfüm q. s.	

Sonnenbrandliniment.

Anaestheform	2,0
Phenyl. salicylic.	4,0
Oleum Lini	47,0
Aqua Calc.	47,0

Die pulverförmigen Ingredienzien werden mit Leinöl innigst verrieben und mit Kalkwasser zum Liniment angeschüttelt. Jedesmal frisch zu bereiten.

Aqua Calcis	30,0
Borax	1,0
Tinctura Benzoes	2,0

Als Schüttelmixtur frisch bereiten.

Tanningallerte bei starker Verbrennung.

Acid. tannic.	5,0
Tragacanth.	5,0
Glycerin.	2,5—3,0
Spiritus	1,0
Aqua dest.	ad 100,0

Nichtölige Sonnenbraun-Lotion.

Methylsalizylat	5,0
Alkohol (95%)	35,0
Glycerin	10,0
Wasser	50,0

(The Chem. a. Drugg. 1949/193).

Lichtschutzausübende Stoffe.

Aesculin*)	2—3%
Chinin. hydrochlor.	2—4%
Umbelliferon*)	2%
β-Naphthol	2—4%
Salol	2%
Heliopan, Schimmel fettlsl.	2%
Cumarin	
o-Oxycumarinsäure	
Benzalacetophenon	
Dibenzalazin	
(Merck 6653) fettlsl.	
Naphtholsulfosäuren	
Tannin	
Methylsalizylat.	

Sonnenbrandliniment.

Schutz- und schmerzstillendes Mittel.

Anaesthesin	2,0
Phenylsalizylat	4,0
Leinöl	47,0
Kalkwasser	47,0

(S.F.Ö.W. 1947/112.)

---

*) = gelöst in alkal. Medium

Ein zweckentsprechend zusammengesetztes „S o n n e n s c h u t z ö l" soll etwa nachstehende Zusammensetzung haben:

600 g Erdnußöl,
350 g Paraffinöl, mittelviscos,
etwa 50 g Strahlenschutzmittel,
2 g Lavendelextraktöl (Resinoid-Lavendel).
Keine künstlichen Riechstoffe!

Eine wirksame S o n n e n s c h u t z - c r e m e wird hergestellt aus:

600 g Paraffinöl, mittelviscos,
10 g Cholesterin, puriss.,
150 g Bienenwachs, gebleicht,
250 g dest. Wasser,
10 g Borax, pulv.,
etwa 50 g Strahlenschutzmittel (im Öl zu lösen!),
3 g Lavendelöl, Ia, oder Lavendelextraktöl.

Eine erstklassige „S o n n e n s c h u t z - c r e m e", die auch höchste Ansprüche befriedigen wird, kann man nach folgendem Rezept herstellen:

300 g Absorptionsbasis,
30 g Adeps lanae anhydricus,
30 g Zetylalkohol,
40 g Bienenwachs, gebleicht,
250 g Paraffinöl, Ia,
50 g Strahlenschutzmittel,
300 g dest. Wasser,
2 g Lavendelextraktöl (Resinoid-Lavendel).

Sonnen- und Mückenschutzpräparate.

1. *Creme.*

94,5 g Fettcremegrundlage,
3,0 g Sonnenschutzsubstanz,
0,5 g Lorbeeröl,
0,5 g Rosmarinöl,
1,5 g Zitronellöl.
Leicht gefärbt mit Sudanbraun.

2. *Öllösung.*

5,0 g Erdnußöl,
93,0 g Vaselinöl,
0,1 g Thymol,
0,2 g Kampferöl,
0,1 g Menthol,
1,6 g Zitronellöl,
3,0 g Sonnenschutzsubstanz.

3. *Wässerige Lösung.*

80,0 g Propylenglykol,
16,7 g Wasser,
3,0 g Sonnenschutzsubstanz,
0,1 g Kampfer,
0,1 g Menthol,
0,1 g Chinosol.

Als Sonnenschutzmittel kann β-Umbelliferon oder Aesculin verwendet werden.

Sonnenbadeöl.

I

Menthylsalizylat	10,0
Paraffinöl	20,0
Sesamöl	70,0

II

Lichtschutzsubstanz	
Merck 6653	10,0
Paraffinöl	20,0
Sesamöl	70,0

Lichtschutzsalbe.

Salol	7,0
Adeps lanae	46,0
Vas. flav.	46,0
Ol. Rosae artific.	1,0

Beinfarben.

1. *Flüssig.*

a) Tylose		4,0
Glycerin		40,0
Aqua Rosar.		60,0
Extract. Torment. fluid.		40,0
Aesculin		5,0
b) Sonnenbraun		0,1— 0,5
Glycerin		5,0—20,0
Alkohol		10,0
Wasser		ad 100,0

2. *Flüssiger Puder.*

Talcum Nr. 0000	10,0
Titandioxyd	5,0
Rotlack	0,05
Gelblack	0,05
Benzoetinktur (6%)	10,0
Hamamelisdestillat	10,0
Parfüm	0,4
Nipaginnatrium	0,05
Glycerin	2,0
Gelatine	2,0
Aqua	ad 100,0

18. Mund- und Zahnwässer.

Spiritus	75,0
Oleum Cinnamomi	
Oleum Macidis	āā 0,25
Oleum Caryophylli	
Oleum Citri	āā 0,5
Oleum Menthae pip.	1,0
Carmin	0,5

Acidum lacticum	40,0
Coccionella	1,0
Oleum Menthae pip.	30,0
Oleum Caryophylli	3,0
Oleum Cinnamomi	6,0
Aqua dest.	400,0
Spiritus	1600,0

Radix Angelicae	25,0
Fructus Anisi	30,0
Cortex Cinnamomi	6,0
Semen Myristicae	3,0
Flores Caryophylli	10,0
Spiritus	1000,0
Vanillin	1,0
Oleum Menthae pip·	8,0
Tinctura Coccionellae q. s.	

Eau dentifrice-Arten.

	I	II
a) Fructus Anisi stellati	15,0	—
Fructus Anisi vulgar.	—	18,0
Flores Caryophylli	—	18,0
Cortex Cinnamomi	—	18,0
Spiritus	200,0	800,0
Aqua dest.	—	400,0
b) Oleum Menthae pip. gtt. LX		12,0
Tinctura Benzoes	—	12,0
Oleum Anisi stellati gtt. LX		12,0
Spiritus Cochleariae	—	70,0
Alcannin	q. s.	—

Vorschrift I ist ein Zahnwasser nach Art des Dr. Pierre, II ein solches nach Dr. Forell. a) 3 Tage lang bei I und 8 Tage lang bei II mazerieren und den Filtraten die Mischung von b) zusetzen, schließlich blank filtrieren.

Eau de Botot-Arten.

	I	II	III
a) Fructus Anisi vulgar.	80,0	—	—
Fructus Anisi stellati	—	50,0	250,0
Flores Caryophylli	20,0	50,0	250,0
Cortex Cinnamomi	20,0	50,0	200,0

(Forts.)

(Forts.)

Radix Pyrethri	—	30,0	150,0
Radix Ratanhiae	—	30,0	150,0
Rhizoma Galangae	—	50,0	100,0
.Rhizoma Iridis	—	20,0	100,0
Gallae	—	10,0	—
Myrrha	—	—	50,0
Folia Salviae	—	—	150,0
Coccionella	5,0	20,0	100,0
Spiritus	800,0	2000,0	12,5
		ccm	Lit.
Aq. Rosae	200,0	—	475,0
b) Oleum Menthae pip.	10,0	100,0	475,0
Oleum Rosae artific.	—	2,0	10,0
Oleum Neroli artific.	—	1,0	5,0
Tinctura Ambrae	1,0	—'	—
Balsamum peruvian.	—	10,0	10,0
c) Aqua dest.	—	—	500,0

a) 14 Tage lang mazerieren, auspressen und in die Kolatur b) hinzufügen; dann nach Lösung c) in kleinen Anteilen heiß hinzugeben und erst nach mehrwöchiger Lagerung filtrieren.

Eukalyptus-Mundwässer.

	I	II
Eucalyptolum	125,0	25,0
Oleum Menth. pip.	25,0	5,0
Oleum Rosae	gtt. XXV	—
Oleum Geranii	—	1,0
Coccionella	—	5,0
Tinctura Benzoes	200,0	—
Tinctura Ratanh.	800,0	—
Acid. benzoic.	—	25,0
Methylium salicyl.	10,0	2,0
Benzaldehyd	1,0	gtt. V
Tinct. Coccionell.	50,0	—
Aqua dest·	1340,0	—
Spiritus	2500,0	940,0

Acidum benzoicum empyr.	3,0
Tinctura Eucalypt.	15,0
Oleum Menth. pip.	0,75
Spiritus	1000,0

Sauerstoff-Mundwässer.

Thymol	
Menthol	āā 0,5
Spiritus (96proz.)	50,0
Tinctura Ratanhiae	30,0
Hydrogenium peroxydatum sol.	120,0

| Wasserstoffsuperoxyd | 100,0 |
| Pfefferminzspiritus | 1,0 |

Salol-Mundwasser.

Salol	6,0
Saccharin	0,2
Oleum Menthae pip.	6,0
Oleum Anisi	
Oleum Foenicul.	āā 0,5
Oleum Caryophylli	0,2
Oleum Cinnamomi	0,1
Tinctura Benzoes	1,0
Spiritus	250,0

Kombinierte Mundwässer.

	I	II
Phenyl. salicylic.	3,0	9,5
Vanillin	—	0,25
Saccharin		0,25
Oleum Menthae pip.	1,0	5.0
Oleum Caryophyll.	0,5	—
Oleum Cinnamom.	0,5	—
Oleum Anisi stellat.	0,5	—
Menthol	—	10,0
Tinctura Coccionell.	—	25,0
Spiritus	80,0	850,0
Hydrogen. peroxydat.		
solut. 10proz.	15,0	100,0

Mundwässer alkoholfreie.

Diäthylenglykolmonoäthyl-	
äther	95,0
Mundwasseröl „Schimmel"	
oder „Heine" bzw. „Ag-	
fa" usw.	5,0

Spezialfettalkoholsulfonat	3,0
Aromastoffe, flüssige Mischung	5,0
Wasser	92,0

Kinder-Mundwässer.

Borax	48,0
Natrium bicarbonicum	16,0
Thymol	1,0
Glycerinum	250,0
Aqua Anisi	ad 1000,0

Borsäure	50,0
Borax	5,0
Gewürznelkentinktur	25,0
Wasser	4000,0

Eau de Botot.
(Poucher.)

10,0 g Anethol,
1,0 g Eugenol,
0,5 g Zimtöl,
0,5 g Zitronenöl,
3,0 g Pfefferminzöl, englisch,
5,0 g Cochenille-Tinktur,
750 ccm Alkohol, 90proz.
Rosenwasser, dreifach, auf 1 l.

Desinfizierendes Mundwasser.

Chlor-Thymol	0,2%
Benzoesäure	0,2%
Citronensäure	0,1%
Weinsäure	0,1%
Borsäure	5,0%
Alkohol	25,0%
Glycerin	10,0%
Wasser	zu 100,0%

Zahnwässer.
I

Ol. Carvi	
Ol. Caryophylli	āā 0,4
Ol. Menthae pip.	5,0
Saccharin	0,04
Salol	2,50
Tct. Santali rubr.	50,0
Spiritus	ad 100,0

5—10 Tropfen auf ein Mundglas Wasser zum Spülen.

II

Tct. Chinae	
Tct. Calami	
Tct. Cinnam.	
Tct. Santali rubr.	āā 20,0
	10,0
Spiritus dilut.	50,0
Bals. Peruvian.	
Acid. benzoic.	āā 1,0
Ol. Citri	gtt. V
Ol. Menthae pip.	gtt. X

19. Hilfsmittel für das Rasieren.

Anforderungen an eine marktfähige Rasiercreme.

1. Ausgiebigkeit, schon kleine Menge müssen genügend Schaum geben.
2. Der Schaum muß dicht, milde, und sahnig sein, er darf nicht schnell eintrocknen.

3. Die Homogenität muß auch bei längerem Lagern bleiben, keine Flüssigkeit abscheiden und keine Klümpchen bilden.
4. Sie muß neutral, bzw. durch freies Stearin überfettet sein. Freie Säure wichtig, da sonst Hydrolyse.
5. Weich und leicht verteilbar, darf sich nicht gummiartig ziehen, soll aber am Pinsel gut haften.
6. Alle Neutralfette müssen voll verseift sein, da unverseiftes Fett zähe macht.
7. Parfüm soll frisch und nicht lastend sein. Zusatz 0,5 und 1%.

Rasierseifencreme.

1000 g Talg,
100 g Rizinusöl,
100 g Sulfurolivenöl,
50 g Pflanzenlezithin,
430 g Kalilauge 50° Bé,
20 g Natronlauge 40° Bé,
20 g Zinkstearat,
20 g Glyzerinmonostearat,
10 g Cetylalkohol,
200 g Wasser, evtl. 300 g.

Talg, Sulfurolivenöl und Pflanzenlezithin werden langsam geschmolzen und auf etwa 60° C erwärmt. Die auf etwa gleiche Temperatur gebrachte Mischung der Laugen wird langsam in die Fettschmelze eingerührt. Hierauf wird das Ganze zwei Stunden warm gehalten, worauf das Rizinusöl eingerührt wird. Nochmals eine halbe Stunde warm halten. Man rührt dann das Wasser heiß darunter und hält das Ganze etwa eine Stunde gut warm, jedoch unter Vermeidung des Anbrennens. Glyzerinmonostearat und Cetylalkohol werden mit dem nötigen Wasser nach Art der bekannten Cremebereitung aufgequellt und in die Aufquellung wird das Zinkstearat eingerieben, worauf der Zusatz zur abgekühlten Seifenmasse erfolgt. Jetzt kann auch Parfümöl zugegeben werden.

Rasiercreme.

Stearinsäure	80,0
Kokosnußöl	20,0
Kaliumhydroxyd	20,0
Natriumhydroxyd	20,0
Wasser	150,0

(A.Z. 1950/225.)

Rasiercreme.

Olivenöl	30,0
Schweineschmalz	15,0
Kokosöl	9,0
Kalilauge (50° Bé)	23,0

(Forts.)

(Forts.)

Wasser	8,0—9,0
Spiritus (95proz.)	2,0
Parfüm ad libid.	

Rasiercreme.

Stearinsäure	38,0
Kokosöl	10,0
Glycerin	5,0
Kalilauge (50° Bé)	15,0
Natronlauge (8° Bé)	30,0
Rizinusölsulfosäure	2,5

Diese Seifencremes sollen beim Rasieren teils an Stelle von Seife mit Wasser und Pinsel zu Schaum verarbeitet, teils aber nur auf die Haut aufgetragen werden, ohne daß Wasser und Pinsel benützt werden. Hierfür sind besonders die Vorschriften nur mit Stearin geeignet. Arbeitet man nach einer der andern Vorschriften, so gibt man am besten der fertigen Seife zum Schluß noch 3—5% geschmolzenes Stearin zu, und verrührt dieses recht sorgfältig.

Rasierseifen.

Rasierseife, flüssig.

Seifentalg Ia	30,0
Kokosöl Cochin	12,0
Kalilauge (50° Bé)	18,5
Pottasche	4,0
Wasser	15,0
Glyzerin	35,0
Alkohol (96proz.)	30,0

Die Fette werden in einem Kessel, der gerade die Gesamtmenge der herzustellenden Seife fassen kann, bei 38° geschmolzen und mit der 18° warmen Kalilauge angerührt. Nach Emulsionsbildung gut bedeckt und auch seitlich gegen Wärmeverlust geschützt (durch Einpacken in Dekken, Säcke usw.) stehen lassen bis der Kesselinhalt völlig klar geworden ist. Alkohol zugeben, rühren, anwärmen bis zur Bildung einer ganz klaren, honigartigen Masse. Glyzerin (angewärmt), dann die wäßrige Lösung von Pottasche (4+15) zurühren. Zuletzt nach Belieben parfümieren.

Rasierseife, transparent.

Talg	6,0
Stearin	6,0
Kokosöl	16,0
Rizinusöl	7,0
Natronlauge (38° Bé)	18,5
Zucker	16,0
Wasser	16,0
Glyzerin	2,0
Weingeist	7,0
Parfüm q. s.	

Betreffs Herstellungsverfahren siehe die Angabe der folgenden Vorschrift, doch fällt das Bearbeiten mit einer Holzkeule fort.

Öl und Fett werden zusammengeschmolzen, auf 40° C abkühlen lassen, die Mischung der Lauge mit Wasser und Weingeist wird allmählich zugefügt und dann so lange gerührt, bis man auf der Oberfläche der Masse Figuren schreiben kann, ohne daß diese gleich wieder zerlaufen. Dann stellt man das Rühren ein, setzt den Kessel in ein heißes, aber nicht siedendes zugedecktes Wasserbad, und wartet den „Verband" ab. Die Verseifung ist gewöhnlich nach 2—3 Stunden (manchmal auch schon früher) beendet. Man sorgt dafür, daß die Temperatur des Wasserbades nicht unter 70° sinkt. Ist der Selbstverband eingetreten, so rührt man gründlich durch und prüft mittels Phenolphthalein auf freies Alkali und auf Löslichkeit in destilliertem Wasser. — Eine Probe der Seife muß mit der gleichen Menge heißen destillierten Wassers ohne Trübung mischbar sein. Eine mit der doppelten Menge neutralen 90proz. Weingeistes bereitete Seifenlösung muß Phenolphthaleinlösung (1 ccm) mindestens rosa färben, diese Färbung darf auch bei kurzem Aufkochen der Mischung nicht völlig verschwinden. Tritt eine tiefdunkelrote Färbung auf, so ist die Seife wahrscheinlich zu alkalisch (scharf); man setzt dann eine geringe evtl. berechnete Menge Stearin zu. (Wiederholung des Versuchs mit einer gewogenen Seifenmenge und unter Zugabe von $^1/_{10}$ normal Salzsäure aus einer Bürette; 1 ccm $^1/_{10}$ normal Säure = 28 mg Stearin.) Ist die Phenolphthaleinprobe negativ ausgefallen, und löst sich die Seife nicht absolut klar in destilliertem Wasser,

dann muß man eine geringe Menge Kalilauge zusetzen. Den Kessel deckt man für weitere 30 Minuten zu und wiederholt darauf die obenerwähnten Proben. Nun wird die fertige Seife mit einer Holzkeule durchgearbeitet, bis sich der gewünschte Silberglanz zeigt. Das Parfüm wird am Ende der Bearbeitung zugesetzt.

Zu beachten ist, daß zur völligen Verseifung stets ein gewisser Alkaliüberschuß erforderlich ist. Eine unvollständig verseifte Seife neigt zum Ranzigwerden. Man muß daher stets mit Alkaliüberschuß arbeiten und diesen dann, wenn nötig, durch Zusatz von Stearin, Türkischtöl, Borsäure usw. am Ende des Herstellungsprozesses ausgleichen. Bei Herstellung in größerem Maßstabe ermittle man stets die Verseifungszahl des Fettansatzes und den KOH-Gehalt der Lauge und verwende unter Berücksichtigung des eben Gesagten entsprechend errechnete Mengen.

a) Schweinefett	2250,0
Kokosöl	250,0
Kalilauge (38° Bé)	1000,0
Natronlauge (38° Bé)	250,0
b) Spiritus	100,0
Benzaldehyd	80,0
Lavendelöl	10,0
Bergamottöl	20,0

Seife a) wie oben bereiten, b) nach dem Erkalten zusetzen.

	I	II	III
Stearin	100,0	300,0	28,0
Kokosölfettsäure	—	—	8,0
Glyzerin	100,0	200,0	4,0
ÄtzkaliDAB	16,0	—	—
Salmiakgeist (0,96)	—	150,0	—
Kalilauge (50° Bé)	—	—	15,0
Wasser	800,0	2350,0	50,0

Das Stearin wird mit Kokosölfettsäure auf einem Teil des Wassers zum Schmelzen erhitzt, und die aus dem andern Teil Wasser mit Ätzkali bereitete Lauge bzw. das Ammoniak zugerührt und eine kurze Zeit unter bisweilem Umrühren zur Seite gestellt. Dann wird das Glyzerin zugegeben, kurz auf 80—90° erhitzt, kaltgerührt und schließlich parfümiert.

Die folgenden Stearinseifen mit ihren die Netzkraft erhöhenden Zusätzen werden in ähnlicher Weise bereitet.

Stearinsäure	50,0
Wollfett	9,0
Diäthylenglykoläthyläther	3,0
Triäthanolamin	2,0
Borax	2,0
Wasser	135,0

Stearin	50,0
Vaselin	10,0
Triäthanolamin	
Borax	āā 1,5
Wasser	130,0
Alkohol	3,0
Parfümmischung	4,0

Die Mischung von Triäthanol, Borax und Wasser erwärmt man und gießt in sie die etwa auch auf 70° erwärmten Fettstoffe unter Umrühren ein. Die im Alkohol gelöste Parfümmischung gibt man kurz vor dem Kaltwerden zu und agitiert noch, bis die Masse ganz erkaltet ist.

Rasierwässer.

Siehe auch unter Hautmilch, Gesichtswasser, Toiletteessig. Gelegentlich versteht man darunter auch eine Seifenlösung, die auf die Haut aufgetragen wird und nach deren Aufbringung ohne weitere Behandlung rasiert werden soll.

Rasierseifenabfälle	5,0
Soda, kalziniert.	2,0
Pottasche	4,0
Wasser	990,0
Parfüm q. s.	

Man löst heiß, läßt erkalten und parfümiert.

Zum Nachwaschen nach dem Rasieren verwendet man 50—60proz. parfümierten Alkohol oder Franzbranntwein bzw. Kölnischwasser mit 60proz. Alkoholgehalt oder Toilette- bzw. Rasieressige.

Rasieressig.

Glycerinum	50,0
Spiritus (95proz.)	400,0
Spiritus coloniensis	100,0
Tinctura Arnicae	50,0
Acidum aceticum	17,5
Aqua dest.	1000,0
Farbe q. s.	

Nach 3tägigem Stehen filtrieren.

Hamamelis-Rasierwasser.

Glyzerin	60,0
Hamameliswasser	90,0
Spiritus	90,0
Menthol	0,5
Destilliertes Wasser	360,0

a) Benzoe plv.		10,0
Aqua Rosae		
Acidum aceticum dil.	āā	50,0
b) Oleum Menthae pip.		
Oleum Bergamottae		
Oleum Cinnamomi	āā	1,0
Oleum Neroli artific.		0,2
Spiritus Melissae		10,0
Spiritus		250,0
Acidum aceticum dil.		30,0

a) einen Tag digerieren. Filtrat mit b) mischen, nach einwöchiger Lagerung filtrieren.

Weingeist	30,0
Glycerin	5,0
Milchsäure	2,0
Dest. Wasser	63,0
Parfüm nach Bedarf.	

Salicylsäure		2,0
Arnikatinktur		
Glycerin	āā	5,0
Spiritus verdünnt		
Lavendelspiritus	āā	ad 100,0

Kampfer	2,0
Glycerin	5,0
Spiritus	85,0
Triaethanolamin	3,0
Wasser	150,0

In kleinen Anteilen unter Rühren zusetzen.

Rasierwasser.

I

Zinkphenylsulfonat	2,0
Zinksulfat	0,1
Aqua dest.	90,0

II

Milchsäure	1,0
Aqua dest.	99,0
Nipagin	q. s.

(The. Chem. a. Drugg. 1949/807.)

Rasiersteine.

Rasiersteine sind Alaunstücke, mit denen die feuchte Haut nach dem Rasieren überrieben werden soll.

Die Herstellung von Rasiersteinen kann n u r in der Weise erfolgen, daß man große Mengen konzentrierter Alaunlösung (gegebenenfalls nach Zusatz von etwas Teerfarbstoff) der Kristallisation überläßt. Die dabei entstehenden großen Kristallblöcke werden dann mittels geeigneter Sägen in passende Stücke geschnitten und auf rotierenden Filzscheiben mit Alaunpulver abgeschliffen und poliert. Rasiersteinabreibungen wirken blutstillend, aber nicht desinfizierend, wie vielfach angenommen wird.

Rasierklingen desinfizieren.

Man taucht die Rasierklingen in eine etwa 0,5proz. Chloraminlösung, beläßt sie einige Minuten darin und trocknet sie dann ab.

Blutstillstifte.

Zincum oxydatum	0,5
Formaldehyd. solut.	1,0
Glycerinum	5,0

Borax	1,0
Ferrum chloratum	1,0
Alumen crist.	91,5

Im Wasserbad schmelzen und in Stiftformen gießen.

Aluminium sulfuricum crist.	375,0
Alumen crist.	225,0
Aqua	70,0
Kalium chloricum	5,0

Aluminiumsulfat, Alaun und Wasser werden in der Emailleschale geschmolzen, vom Feuer genommen, mit dem Kaliumchlorat versetzt und warm in gefettete Messingformen gegossen.

Rasierpuder.

Sie unterscheiden sich in ihrer Zusammensetzung von den Gesichtspudern im allgemeinen nicht. Manchmal ist dem Pudergemisch noch etwas Alaunpulver oder Menthol beigemischt. Eau de Cologne-Öl wird für die Rasierpuderparfümierung häufig herangezogen.

20. Zahnpasten, Zahnseifen und Zahnpulver.

Gemische von Kalzium- und Magnesiumkarbonat führen leicht zu Verhärtungen der Masse. Bei seifenhaltigen Massen ist Magnesiumkarbonat zu vermeiden. Glyzerin soll nicht unverdünnt verwendet werden (Wasser, Weingeist), aber auch nicht zu verdünnt. Sein Gehalt soll etwa 25% betragen. Bei seifenhaltigen Pasten sei er höher als bei seifefreien. Bei Verwendung von Schleimen zum Anstoßen von Zahnpasten ohne Glyzerinzusatz ist Vorsicht am Platze. Oftmals erfüllt schon die Mischung von 2 Teilen Glyzerin mit je 1 Teil Alkohol und Wasser die an lagerfähige Pasten zu stellenden Anforderungen. Ein Teil des Glyzerins läßt sich wohl auch durch Lanettewachs ersetzen. Die genaue Mengenangabe für Glyzerin, Wasser und Weingeist, an dem besonders bei besseren Zahnpasten nicht gespart werden darf, muß selbst ermittelt werden; denn sie ist abhängig von der jeweils zur Verwendung kommenden Sorte der Ingredienzien. Der Herstellungsgang werde in 2 Phasen zerlegt: 1. Mischen der Pastengrundlage (feinst gesiebte Pulver) mit Glyzerinwasser auf der Reibmaschine. 2. Nach mehrtägiger Lagerung erneutes Mischen und Zugabe der Aromatica auf der Mischmaschine. Verwendung feinster Pulver und Verarbeitung auf einer gut wirkenden Reibmaschine sind unerläßlich, um konkurrenzfähige Waren zu erhalten.

Seifenzahnpasten.

	I	II	III	IV
Calc. carbonic. praecipit.	1000,0	330,0	25,0	500,0
Magn. peroxyd.	100,0	—	—	—

(Forts.)

(Forts.)

	I	II	III	IV
Calc. phosphoric. tribas.	—	—	—	400,0
Sapo medicat.	20,0	150,0	33,0	100,0
Glycerin.	q. s.	500,0	15,0	q. s.
Acid. benzoic.	—	—	3,0	—

(Forts.)

(Forts.)				
Menthol	1,0	—	—	—
Anethol	1,0	—	—	—
Oleum Cassiae	—	2,0	—	—
Oleum Bergamott.	5,0	—	—	—
Oleum Eucalypt.	—	—	2,0	—
Ol. Menth. pip.	—	2,0	2,0	1,0
Ol. Menth. crisp.	—	—	—	1,0
Methyl. salicyl.	—	—	—	2,0
Thymol	—	—	0,25	—
Saccharin solub.	—	—	0,5	0,5
Carmin	—	q. s.	q. s.	q. s.
Alcohol. absolut.	—	—	20,0	—
Mel. depurat.	—	—	—	q. s.
Aqua dest.	q. s.	q. s.	q. s.	q. s.

Das aus a) hergestellte Pulver wird mit b) zu einer Paste angestoßen und c) zugesetzt.

Tragacantha	3,0
Glycerinum	120,0
Calcium carbonicum levissimum	400,0
Aqua dest.	20,0
Carminum q. s.	
Parfüm nach Wunsch	

Man reibt den Traganth mit etwa 6,0 Glyzerin an, gibt das Wasser in einem Guß zu und verdünnt nach mehrstündigem Stehen mit dem übrigen Glyzerin. Mit der Mischung wird das Kalziumkarbonat angerieben.

Kaolin, feinstes	30,0
Titanoxyd	5,0
Trikalziumphosphat	20,0
Glyzerin	15,0
Zahnpasteneumulgator „Rech"	15,0
Wasser	14,0
Parfüm nach Bedarf.	

Decoctum Carrageen	10,0 : 250,0
Glycerinum	500,0
Calcium carbonic. praecip.	1400,0
Oleum Menthae pip.	15,0
Oleum Anisi	10,0
Oleum Caryophylli	3,0
Oleum Cinnamomi	0,4

Der Carrageenschleim ist vor der Weiterverarbeitung durch ein Haarsieb zu treiben. Dann mischt man mit dem Glyzerin und verarbeitet zur Paste.

Calc. carbonic. praec.	40,0
Calc. phosphoric. tribasic	6,0
Sapo medicat.	2,0
Mucilag. Tragacanth. (5proz.)	5,0
Paraffin. liquid.	1,0
Glycerin.	15,0
Aqua dest.	26,4
Saccharin	0,1
Alkohol	5,0

a) Kalium chloricum	3,0
Sapo medicatus	25,0
Glycerinum	25,0
Aqua dest.	3,0—5,0
b) Calcium carbonicum praec.	25,0
Rhizoma Iridis	25,0
Oleum Menthae pip.	2,0

a) Kali chloricum und Wasser für sich anreiben, ebenso Sapo und Glyzerin, beide Verreibungen mischen, dann b) einarbeiten.

Myrrha plv. sbt.	10,0
Borax plv.	10,0
Sapo medicat. plv.	6,0
Calcium carbonic. ppt.	450,0
Glycerin.	
Aqua Rosae	q. s.

Ratanhia-Zahnpulver.

Rad. Rat. plv. sbt.	70,0
Tartar. dep. plv.	
Sacchar. lactis plv.	āā 15,0
Ol. Menthae pip.	0,5

Zahnseife.

Calcium carbonicum	80,0
Sapo oleaceus	18,0
Rhizoma Iridis plv.	2,0
Oleum Menthae pip.	2,0
Oleum Eucalypti	1,0
Oleum Anisi	1,0

a) Lapis Pumicis plv. subt.	35,0
Talcum plv. subt.	35,0
Carmin	0,01
b) Gelatin. rubr.	0,2
Glycerin.	18,0
Aqua dest.	18,0
Tabl. Saccharin.	Nr. I
c) Oleum Carvi	gtt. II
Oleum Anis. stellat.	gtt. V.
Oleum Menth. pip.	gtt. XXIII
Spiritus dil.	10,0

(Forts.)

(Forts.)

Oleum Caryophylli	0,8
Oleum Carvi	0,1
Saccharin	0,125
Seifenrot, in Wasser gelöst, q. s.	

Entweder mit etwas Glyzerinwasser von Hand anstoßen und in Porzellandosen eindrücken oder mit einer Dreiwalzenmühle nach Art einer pilierten Toiletteseife derart verarbeiten, daß man das vorbereitete Gemisch der Pulver und ätherischen Öle in die zuvor mehrmals durch die Walzen geschickte Seife (Sapo oleaceus in Stücken nicht in Pulverform) einarbeitet. Aus dieser Masse werden dann mit einer Seifenstrangpresse geeignete Stücke geformt, die in einer Seifenstanzpresse die endgültige Form erhalten.

Zahnpulver.

Bevorzugt werden vielfach Zahnpulver mit Sauerstoffwirkung. Falls dies nicht gewünscht wird, so kann das Magnesiumsuperoxyd der beiden ersten Vorschriften durch Magnesiumkarbonat ersetzt werden.

Kalziumkarbonat, gefällt	1200,0
Magnesiumkarbonat	500,0
Kieselgur, geschlämmt	300,0
Magnesiumsuperoxyd	100,0
Anisöl	16,0
Eukalyptusöl	5,0
Nelkenöl	
Menthol	je 2,0

Magnesium peroxydatum	10,0
Magnesium carbonicum	5,0
Sapo medicatus	15,0
Calcium carbonicum	4000,0
Oleum Menthae pip.	gtt. XXX

Natriumperborat	85,0
Magnesiumsuperoxyd	15,0
Magnesiumkarbonat	150,0
Medizin. Seife	25,0
Pfefferminzöl	7,0
Anisöl	1,0
Kalziumkarbonat, gefällt	
	auf 1000,0

Kampfer-Zahnpulver.

Calcium carbonicum praec.	600,0
Magnesium carbonicum	
leviss.	300,0
Sapo medicatus	100,0

Camphora	8,0
Oleum Menthae pip.	5,0
Vanillin	
Oleum Rosae artific.	āā 0,5

Kohle-Zahnpulver.

Calcium carbonicum praec.	
Magnesium carbonicum	
leviss.	āā 500,0
Carbo Tiliae	2000,0
Oleum Menthae pip.	15,0
Oleum Anisi	
Oleum Caryophyllorum	āā 5,0
Oleum Cinnamomi	1,0

Myrrhen-Zahnpulver.

Calcium carbonicum praec.	600,0
Magnesium carbonic. leviss.	300,0
Rhizoma Iridis plv.	100,0
Borax	150,0
Myrrha plv.	100,0
Saccharum Lactis	50,0
Oleum Menthae pip.	3,0

Frikows Zahnpulver.

Ossa Sepiae	
Calcium carbonic. ppt.	āā 20,0
Rhizoma Iridis	15,0
Lapis Pumicis plv. subt.	5,0
Carminum rubrum	0,15
Oleum Menthae pip.	0,15
Oleum Rosae	0,05

Hahnemanns Zahnpulver.

Rhizoma Iridis	200,0
Rhizoma Calami	300,0
Carbo Tiliae	500,0
Oleum Bergamottae	5,0

Ammonisiertes Zahnpulver.
(Zur Verhütung der Zahnkaries)

Dibasisches Ammonphosphat	5%
Harnstoff	300,0
Bentonit	500,0
Saccharin, löslich	20,0
Menthol	20,0
Kalziumkarbonat praezip.	8660,0
Pfefferminzöl rein	20,0
Wintergrünöl	60,0
Zimmtöl	19,0
Natriumlaurylsulfonat	100,0

(Forts.)

Keselsche Kombination.

Dibasisches Ammonphosphat 5%
Harnstoff   3%
als Zugabe zu Zahnpulvern.

Zahnpulver mit Calciumfluorid.
(Variiert nach CERBELAUD.)

50 g	Kaolin (Kolloid-Kaolin),
30 g	Kao-Gel,
120 g	Calciumfluorid,
820 g	Kreide, gefällt,
10 g	Natriumbikarbonat,
4 g	Anethol aus Anisöl.
2 g	Menthol,
5 g	Pfefferminzöl,
0,5 g	Kümmelöl,
0,25 g	Rosenöl, bulgar.
0,5 g	Rhodinol Ia,
1 g	Oeillet.

Zur Zahnstein-Entfernung.

Kohlensaurer Kalk	180,0
Künstliches Karlsbader Salz	250,0
Kieselgur	100,0
Seifenpulver	160,0
Glyzerin, 28grädig	295,0
Pfefferminzöl (entbittert)	12,0
Kalmusöl	2,0
Rosenöl, künstl.	1,0

Glaubersalz	22,0
Kaliumsulfat	1,0
Natriumchlorid	9,0
Borsäure	15,0
Wasser	800,0
Glycerin. 30° Bé	100,0

Zum Parfümieren dient eine Lösung von 0,5 Thymol und 0,2 Eukalyptusöl in 50,0 Alkohol.

Kalziumglukonat	180,0
Künstliches Karlsbader Salz	250,0
Chlorsaur. Kalium	150,0
Kalziumkarbonat	113,5
Glyzerin	295,0
Saponin	1,5
Parfüm nach Belieben.	

a)	Sapo oleaceus	100,0
	Aqua dest.	250,0
	Glycerinum	350,0
b)	Calcium carbonicum praec.	
	levissimum	300,0
c)	Oleum Menthae pip.	7,0
	Oleum Anisi	
	Oleum Caryophylli	āā 5,0
	Oleum Cinnamomi	1,0
	Oleum Carvi	0,1

a) heiß lösen auf etwa 70° abkühlen, b) unter Rühren zugeben, bei 70° halten; Masse durch ein Haarsieb gießen, unter Rühren auf etwa 30° abkühlen, parfümieren, erkalten lassen.

III. Nahrungs- und Genußmittel.

1. Aspik.

Fleischgelee oder Aspik schnell zubereiten mit Gelatine.

Man weicht 30 g weiße Gelatine (ungefähr 15 Blatt) ½ Stunde in kaltem Wasser ein, drückt sie dann mit den Händen aus, tut sie in 1 l vorrätige entfettete heiße Fleischbrühe, damit sie sich auflöst, und läßt die Brühe abkühlen. Um sie zu klären, gibt man, wenn sie nur noch lauwarm ist, zwei Eiweiß, in feine Scheiben geschnittenes Wurzelwerk, 1 Kräuterbündel, 1 Nelke, einige Pfefferkörner, ein wenig guten Essig und das etwa noch fehlende Salz hinzu, schlägt das Ganze tüchtig mit der Schneerute auf dem Feuer bis es kocht, oder rührt es unaufhörlich mit dem Holzlöffel, zieht die Kasserolle zur Seite und läßt es jetzt zugedeckt ganz langsam mehr ziehen als kochen, ohne noch einmal darin zu rühren, bis es klar ist, was etwa ½ Stunde dauert. Danach wird es durch eine aufgespannte Serviette gegossen.

2. Backpulver.

Auf 500 g Mehl sollen nicht mehr als 2,85 g und nicht weniger als 2,35 g wirksames Kohlendioxyd Verwendung finden. Als Trennmittel zwischen Kohlensäurebildner und Säureträger können neben Mehl und Stärke auch Magnesiumkarbonat und Dikalziumphosphat verwendet werden, aber kein Talkum. Ammoniumbikarbonat (sogenannter ABC-Trieb) kann auch für größere Gebäckstücke genommen werden, wenn nicht mehr als 10 g zugesetzt werden. Bei größeren Mengen tritt Geschmacksverschlechterung ein. Einen bitteren Nachgeschmack erzeugt der Gebrauch von Alaun, ebenso von Kalium- oder Na-bisulfit.

Zur Zersetzung von 5,0 Natron sind erforderlich:

11,19 g	Weinstein
4,46 g	Weinsäure
3,81 g	Zitronensäure H_2O frei
4,16 g	Zitronensäure mit 1 H_2O
5,36 g	Milchsäure
4,34 g	Adipinsäure
3,51 g	Bernsteinsäure (herber oder fremder Geschmack)
3,10 g	Malonsäure
6,61 g	saures Na-pyrophosphat
8,21 g	Na-bisulfit
9,42 g	K-Alaun
12,91 g	saures Calciumlactat
6,37 g	primäres Natriumcitrat.

Vorschriften!

1. Tartar. dep.	10,0
Natron	5,0
2. Tartar. dep.	5,0
Natron	7,0
Amylum	8,0
3. Weinsäure	7,5
Natron	10,0
Amylum	15,0
4. Kalziumbiphosphat	15,0
Natron	22,5
Amylum	7,5
(Mischung auf 500,0 Mehl.)	

5. Tartar. dep.	7,4
Natron	3,7
Magnesia	2,5
Zucker	13,7
6. Tartar. dep.	11,0
Kalziumkarbonat	4,0
7. Ammoniumbikarbonat	7,0—10,0
auf 500,0 Mehl	
8. Saures Natriumpyrophosphat	6,6
Natron	5,6
Amylum	4,8
9. Adipinsäure	4,3
Natron	7,0
Mehl	4,5
10. Adipinsäure	3,5
Alaun	1,5
Natron	7,0
Mehl	4,5
11. Aluminiumsulfat	6,0
Natron	7,0
Mehl	4,5
12. Saures Natriumpyrophosphat	42,0
Natriumbikarbonat	30,0
Stärke	28,0
15 g auf ein Pfund Mehl.	
13. Calciumlactat	9,0
Natron	5,0
Auf ein Pfund Mehl.	

3. Diätetische Präparate, Nähr-Kräftigungsmittel usw.[1]

Diabetiker-Kakao.

1. Kakaopulver wird mit Wasser längere Zeit gekocht zur Verkleisterung der Stärke.

2. Die Abkochung wird im Vakuum eingetrocknet und gepulvert.

3. Das Pulver wird auf 130—140° unter Rühren erhitzt.

4. Zugabe von Süßstoff, Kakaoöl, Albumen Ovi je nach Geschmacksrichtung.

[1] Wegen eventueller Verwendung von Laktalbumin und Getreidekeimen für derartige Präparate vgl. Pharm. Ztg. 1936, Nr. 38, S. 1320 und 1937, Nr. 27, S. 367.

Eichelkakao.

Extract. gland. Querc. tost.	200,0
Kakao plv.	1500,0
Saccharum	4000,0
Saccharum Lactis	2000,0
Farina Secalis tost.	3000,0
Arrow root	3000,0

Gland. Quercus. tost.	1000,0
Aqua	7500,0
Spiritus	1500,0
Zucker	2750,0
Cacao desoleat.	2250,0

Man kocht den Eichelkaffee mit 5000 Wasser, setzt 1000 Weingeist zu, läßt 2 Tage stehen, preßt ab, behandelt die Preßrückstände nochmals mit der Hälfte der Menstrua. In den vereinigten Auszügen wird der Zucker gelöst und zum Trockenextrakt verdampft; dieses wird mit dem Kakao gemengt.

Nährsalzkakao.

(Die Deklaration „Nährsalzkakao" dürfte im Sinne des Lebensmittelgesetzes als unzulässig anzusehen sein. Phantasienamen sind also empfehlenswert.)

Natrium hypophosphorosum	5,0
Calcium hypophosphorosum	
Natrium chloratum āā	10,0
Farina Avenae	75,0
Saccharum	150,0
Cacao desoleat.	750,0

Außerdem kann noch zugesetzt werden:

Eigelbpulver	75,0

Magermilchpulver	3000,0
Kakaopulver	2000,0
Natriumhypophosphit	25,0
Kalziumhypophosphit	50,0
Chlornatrium	50,0
Maisstärkepuder	200,0

Kindernährmehle.

Backmehl	453,0
Biskuitpulver	453,0
Zucker	28,4
Milchzucker	170,4
Hafermehl, feinst	227,2
Malzpulver	142,0

Trockenmilchpulver	25,0
Laktose	25,0
Malzextrakt in Pulverform	50,0

Fleisch-Malz-Wein.

Malzextrakt, flüssig	400,0
Fleischextrakt	20,0
Gelatine	10,0
Portwein	1200,0
Nipagin	0,2

Malzextrakt und Fleischextrakt werden mit dem Portwein angerieben. Die Gelatine wird mit 10 g Wasser verflüssigt und zugegeben. Die Mischung ist unter häufigem, kräftigem Schütteln 14 Tage stehen zu lassen. Zuletzt wird dekantiert, und wenn nötig, filtriert.

Liebig Fleisch-Bouillon.

a) Verdünnte Salzsäure Tropfen
                           XXXIII

Wasser	1 Liter
b) gehacktes Beefsteakfleisch	1250,0

b) mit a) eine Stunde lang mazerieren, filtrieren. Zu je 100 g Filtrat 5,0 g 10proz. Kochsalzlösung zugeben.

Zur Abgabe frisch bereiten.

Malzextraktpräparate.

Es ist zu beachten, daß die Malzextrakt-Diastase Temperatur über 50° nicht verträgt.

Mit China.

Extractum Chinae aq.	50,0
Extractum Malti	950,0
Warm lösen!	

Mit Chinin.

Extractum Malti	300,0
Chininum hydrochloricum	1,3

Anreiben und unter vorsichtigem Erwärmen lösen.

Mit Chinin und Eisen.

Chininum ferrocitricum	2,5
Extractum Malti	150,0

Mit Eisen.

Liquor Ferri oxychlorati-dialysati	50,0
Extractum Malti	300,0

Mit Eisen, Fleischextrakt und Wein.

Ferrum citricum ammo-	
niatum	2,5
Sherry	
Extractum Carnis	
Extractum Malti	āā 300,0

Mit Kalk.

a) Calcium lactophosphoric.	10,0
Glycerinum	30,0
Aqua dest.	10,0
b) Extractum Malti	950,0

a) im Dampfbad lösen und nach genügender Abkühlung mit b) mischen.

Mit Kola.

Extractum Colae fld.	50,0
Extractum Malti	950,0

Mit Pepsin.

Pepsinum	1,5
Extractum Malti	150,0

Anreiben, wobei ohne jede Wärmeanwendung Lösung erfolgt, und nach einigen Tagen tüchtig durchmischen.

Mit Kräuterauszug.

a) Folia Farfarae	
Herba Pulmonariae	āā 100,0
Radix Liquiritiae	50,0
Passulae	500,0
Spiritus	500 ccm
b) Extractum Malti	11 500 ccm

a) 7 Tage mazerieren, auspressen; zu 500 ccm Kolatur b) zugeben und mischen.

Kellersche Malzsuppe.

a) Weizenmehl	50,0
Milch	1/3 l
b) Malzextrakt	100,0
Wasser 50° C	2/3 l
Kaliumkarbonatlösung	
(11 proz.)	10 ccm

a) verquirlen, durchsieben, b) zugeben, aufkochen.

Fleischextraktähnliches Erzeugnis aus Hefe.

Die Hefe wird zunächst gesiebt, gewässert und durch Zusatz von Soda oder Hirsch-hornsalz entbittert. Es ist wichtig, daß alles Hopfenharz ausgeschieden wird. Die dicke Hefe wird nun entweder in einem Kessel über Feuer oder durch direkten Dampf auf 70—75° R. erhitzt und längere Zeit, ein bis zwei Stunden, auf dieser Temperatur gehalten und dann abgekühlt. Durch längeres Stehen (ein bis zwei Tage) in kühlem Raum setzen sich die geplatzten Zellen zu Boden, das darüber stehende Extrakt wird abgesaugt, durch langes Kochen eingedickt und gibt ein haltbares Extrakt, das als Zusatz zu Suppen, Soßen, Gemüse usw. ausgezeichnet ist. Die am Boden sitzende Hefe kann man auch, ähnlich Trockenhefe, solange sie noch frisch ist, zu Suppen und Soßen oder als Viehfutter verwenden. Aufgekochte, gut entbitterte Hefe, die natürlich auch möglichst weiß aussehen muß, kann auch an Stelle des Wasserzusatzes zum Brotbacken verwendet werden, und das mit Hefe gebackene Brot hat einen kräftigen, kernigen Geschmack.

Lebertranemulsionen.

Während für die Herstellung von Paraffin-emulsionen die gleichzeitige Verwendung mehrerer Emulgatoren geschützt ist, kann man bei der Bereitung von Emulsionen mit fetten Ölen nach Belieben zwei, drei und mehr Emulgatoren miteinander vereinigen. Meistens handelt es sich um Traganth und desenzymiertes arabisches Gummi, doch sind auch noch Kombinationen mit andern Emulsionsvermittlern bekannt. Auch Saponin, von dem man 0,1% (d. h. 1,0 auf 1000,0 fertige Emulsion) nimmt, ist ein guter und in dieser Menge absolut unschädlicher Emulgator.

Emulgatorgemische für Ölemulsionen.

I

Tragacantha	10,0
Gummi arabicum	5,0
Gelatina	5,0
Glycerinum	20,0
Spiritus (96proz.)	10,0
Aqua dest.	50,0

Traganth und Gummi werden als feinste Pulver mit Weingeist und Glyzerin angerieben, und zuerst mit 30,0 kaltem Wasser und dann mit der warmen Gelatinelösung versetzt und gut durchgearbeitet.

II

Tragacantha plv.		120,0
Gummi arabic plv.		200,0
Spiritus		
Glycerinum	āā	200,0
Aqua dest.		300,0

Traganth und Gummi werden jedes für sich allein mit der halben Menge Glyzerin und Spiritus feinst verrieben, dann mit der halben Wassermenge versetzt und im Dampfbad bis zur völligen Quellung erwärmt. Alsdann vereinigt man die zwei Schleime, preßt sie durch Mull und ergänzt mit Wasser auf 1000,0 Gesamtgewicht. Auf je ein Teil Emulgens kommen etwa 5 Teile Öl oder Tran.

III

Pektin „Klopfer"	10,0
Traganth	12,0
Gummi arabicum	16,0
Gelatine	7,8

Der Emulgator wird mit etwa der 6fachen Wassermenge angerieben und 30 Minuten sich selbst überlassen. Dann wird ungefähr die 4fache Menge kochendes Wasser unter festem Agitieren dazugefügt, wobei ein gleichmäßiger Brei entsteht, den man mit einer gleichen Gewichtsmenge fettem Öl, das man in fünf gleichen Teilen hinzugibt, leicht emulgieren kann.

Lebertran-Malzextrakt.

In diesem Präparat übernehmen neben Gummi, Traganth und Gelatine das Malzextrakt selbst und das stärkehaltige Kakaopulver die Rolle von Emulgatoren, während in der folgenden Vorschrift das Malzextrakt allein für die homogene Emulgierungsmöglichkeit sorgt.

a) Lebertran		300,0
Gummi arab. plv. sbt., desenzymiert.		
Tragacantha plv. sbt.	āā	3,75
b) Malzextrakt		100,0
c) Gelatine		0,5
Wasser		30,0
d) Kakaopulver		10,0
Wasser		100,0
e) Zimtöl		0,05
Vanillin		0,1
Spiritus dil.		2,0
f) Malzextrakt		450,0

Lebertran, Traganth und Gummipulver werden nach sorgfältigem Anreiben in einer Flasche von entsprechender Größe gut geschüttelt. Hierzu gibt man ein etwa 40—50° warmes Gemisch aus b), c) und d), wobei aus d) eine nicht zu kolierende Abkochung herzustellen ist. Man emulgiert, läßt 12—24 Stunden stehen und emulgiert nochmals. Der fertigen Emulsion werden zugegeben e) und f).

Calcium hypophosphorosum		
Natrium hypophosphoro-sum	āā	0,5
Acidum hypophosphorosum (30proz.)		0,1
Aqua dest.		24,0
Oleum Jecoris Aselli		15,0
Extractum Malti	ad	55,0
Spiritus		6,0

Die Lösung der Salze wird mit dem Malzextrakt und Weingeist versetzt, nach gutem Mischen der Lebertran zugegeben und bis zur homogenen Verteilung geschüttelt.

Oleum Jecoris Aselli		420,0
Oleum Cinnamomi		0,3
Oleum Amygdalar. amar., blausäurefrei		
Oleum Gaultherii	āā	0,1
Emulgatorgemisch Vorschrift I		80,0
Glycerinum		125,0
Spiritus		20,0
Calcium hypophosphoros.		10,0
Natrium hypophosphoros.		5,0
Aqua dest.		400,0

Oleum Jecoris Aselli	400,0
Aqua dest.	500,0
Emulgatorgemisch Vorschrift III	18,0
Calcium hypophosphoros.	6,0
Natrium hypophosphoros.	3,0
Saccharin	0,2
Vanillin	0,1
Oleum Menthae pip.	0,2
Benzaldehyd.	0,2
Tinctura Cinnamom.	2,0
Nipagin M	0,5

Eier-Lebertranemulsion.

Saccharin	0,4
Natriumbikarbonat	0,1
Wasser	150,0
Tragantpulver	1,0
Lebertran	250,0
Eidotter	II Stück
Kalziumhypophosphit	6,0
Natriumhypophosphit	3,0
Wasser	50,0
Spiritus (95proz.)	10,0
Benzoetinktur	3,5
Benzaldehyd	X Tropfen
Mit Wasser auffüllen auf	500,0

Man löst die ersten zwei Bestandteile im Wasser, reibt getrennt davon den Tragant mit 5 g Lebertran und den Eidottern glatt und fügt den Rest Lebertran unter kräftigem Umrühren zu, worauf man die Hypophosphitlösung sowie die Saccharinlösung unter dauerndem Agitieren in kleinen Mengen dazugibt und zuletzt die alkoholischen Flüssigkeiten der Emulsion einverleibt.

Honiglebertran.

Honig	50,0
Lebertran	40,0
Gummi arab. plv.	15,0
Wasser	5,0

Man reibt das Gummipulver mit dem Lebertran an, setzt erst Wasser und dann nach und nach den leicht erwärmten Honig, dem man zweckmäßig 0,2% Ameisensäure zugesetzt hat, unter festem Agitieren zu. Man tut gut, etwa 3 g Gummipulver durch gleiche Mengen Tragant zu ersetzen.

Lebertran aromatisieren.

Lebertran	400,0
Kaffee, frisch gemahlen	20,0
Tierkohle	10,0

Mischen, 15 Minuten lang auf 60° erwärmen, nach 3 Tagen filtrieren.

Eisenlebertran.

Man löst:

Ferr. sulfuric. oxydulatum	55,0
in Aqua destill.	360,0

und fällt mit einer Lösung von:

Natr. bicarb.	82,5
in Aqua dest.	720,0

Den ausgepreßten Niederschlag digeriert man im Wasserbad einige Stunden mit

Oleum Jecoris Aselli	940,0

und filtriert.

Jodeisenlebertran.

a)	Ferrum pulveratum	1,0
	Alcohol absolutus	1,0
	Iodum purum	2,05
b)	Alcohol absolutus	3,0
c)	Oleum Jecoris Aselli	1000,0

a) erwärmen bis zur Beendigung der Reaktion, b) zufügen, in c) hineinfiltrieren, mischen.

Emulsio Olei Jecoris Aselli.

Ol. Jecoris Aselli	40,0
Ol. Cinnamomi cassiae	gtt. I
Oleum Caryophylli	gtt. I
Arlosan[1]	2,0
Sacchar. solubile	0,1
Aqua Aurantii floris	2,0
Calc. hypophosphorosum	0,25
Natr. hypophosphorosum	0,25
Aqua dest.	56,5

Der Emulgator wird in Lebertran von etwa 60° eingeschmolzen; dann werden die ätherischen Öle zugegeben und das Wasser (von derselben Temperatur) mit den gelösten Salzen und dem Pommeneranzenwasser hinzuemulgiert.

Kalk-Lebertran-Emulsion.

Eine bewährte Vorschrift ist folgende:

Kalziumchlorid	50,0
Tragantpulver	5,0
Gummi arabicum	8,0
Lebertran	400,0
Kalkwasser	230,0
Wasser	307,0

In einem Kolben läßt man den Tragant in 250 g Wasser quellen, dann setzt man das im Rest des Wassers gelöste Kalziumchlorid und das Kalkwasser zu, mischt gut durch und seiht durch eine einfache Lage Gaze oder ein Haarsieb. Der erhaltene Schleim wird ½ Std. für sich in einer

---

[1] „Arlosan" Geigy besteht aus einem Gemisch höherer Fettsäureester mit höheren aliphatischen Alkoholen und deren Sulfonaten.

Emulsionsmaschine geschleudert, dann der Lebertran in etwa 8 Portionen zugesetzt, unter fortwährender Bewegung der Maschine. Man schleudert mit mehrstündigen Unterbrechungen, bis die Emulsionsbildung vollendet ist.

Lebertran-Emulsion.

mit Kakao und Malzextrakt.

Süßmilch-Kakaopulver	200,0
Malzextrakt	200,0
Tyloseschleim	100,0

gut mischen und mit

Emuls. Ol. Jecoris	1500,0

unter allmählichem Zusatz gut vermischen. (S.A.Z. 1950/37.)

Kräftigungsmittel gegen Anämie.

Ferr. reduct.	20,0
Cupr. sulfuric.	0,005
Natr. biphosphoric.	50,0
Acid. ascorbinic.	0,04
Saccharum	50,0

Dreimal täglich eine Messerspitze zu nehmen.

Leberpräparat.

(Nach REIMANN und FRITSCH.)

Rindsleber wird durch den Fleischwolf getrieben und 20 g des Zerkleinerten mit 20 ccm saurem Magensaft versetzt, unter Prüfung mit Universalindikatorpapier mit HCl (½ konz.) auf P_H 3,5 gebracht und 2 Stunden bei 37,5° im Brutschrank belassen. Während dieser Zeit wird mehrmals umgerührt und nachgesäuert. Danach wird mit Natronlauge auf P_H 5 abgestumpft und das Gemisch den Patienten verabreicht. Die Kranken nehmen es in kleinen Schlücken abwechselnd mit frischem Wasser am Vormittag etwa eine Stunde vor dem Mittagessen.

Sirupus Calcii laevulinati.

Calc. laevul.	120,0
Aqua dest.	100,0
Glycerin.	60,0
Sirupus Sacchari	680,0
Tt. Aurantii dulc.	20,0
Spiritus	20,0

(S.A.Z. 1949/151.)

I. Telosäure-Vollmilch oder -Magermilch.

1000 ccm Voll- oder Magermilch,
50 g Zucker (oder entsprechend Süßstoff),
20 g Weizenmehl,
5,5 g Telosäure,
1 Teelöffel abgekochtes Wasser.

Das Weizenmehl mit etwas kalter Milch anrühren, den Rest der Milch (mit Zucker) aufkochen, das angerührte Weizenmehl langsam hineingeben und unter ständigem Rühren 3 Min. kochen lassen. Danach die Nahrung sofort unter fließendem Wasser kühlen. 5,5 g Telosäure mit einem Teelöffel abgekochtem, warmem Wasser im Wasserbad stehenlassen, bis die Telosäure vollkommen gelöst ist, dann Telosäure tropfenweise der abgekühlten Nahrung unter ständigem Schlagen mit dem Schneebesen zugeben. Schließlich alles durch ein Haarsieb passieren. Vor dem Füttern nur auf Trinktemperatur anwärmen. (Evtl. mit Süßstoff süßen.)

II. Telosäure — ²/₃ — Milch.

800 ccm Vollmilch,
400 ccm 5prozentigen Gersten- oder Haferschleim,
60 g Zucker,
4,4 g Telosäure.

800 ccm Vollmilch mit 60 g Zucker zum Kochen bringen, dreimal aufwallen lassen und sofort tief kühlen. Übliche Herstellung von fünfprozentigem Gersten- oder Haferschleim.
Mischung von Schleim und Milch. 4,4 g gelöste Telosäure der erkalteten Nahrung unter ständigem Schlagen mit dem Schneebesen tropfenweise zusetzen. Danach Passage durch ein Haarsieb.

III. Telosäure-Quarkbrei.

1000 ccm abgekochte Voll- oder Magermilch,
5,5 g Telosäure,
50 ccm 5proz. Gersten- oder Haferschleim oder Tee, Süßstoff oder 1½ bis 2 Teelöffel Zucker.

5,5 g gelöste Telosäure in die kalte Voll- oder Magermilch tropfenweise unter Rühren geben. Auf der Kochplatte langsam bis zu 50 bis 60° erwärmen, nach klarem Absetzen der Molke 15 Min. kühlen; dann den Quark auf ein feines Haarsieb schütteln und eine Stunde abtropfen lassen. Durch ein grobes und feines Sieb passieren. Mit 50 ccm 5proz. Gersten- oder Haferschleim oder Tee geschmeidig rühren; mit Süßstoff oder gelöstem Zucker süßen.

Herstellung von Eiweißmilch.

Ein Liter roher Vollmilch wird mit 7 ccm 25proz. Salzsäure bis zum Gerinnen erhitzt. Man läßt abkühlen und die Molke durch das Sieb ablaufen. Das Gerinnsel wird dann unter Zugabe von $^1/_2$ Liter Wasser durchgerührt, ohne vorher nochmals auszuwaschen, dann mit $^1/_2$ Liter Buttermilch versetzt, durchgerührt und zuletzt mit 2% Weizenmehl oder Mondamin unter tüchtigem Schlagen 5 Minuten gekocht. Statt des Mehles oder Mondamins kann auch im Notfall feiner Grieß verwandt werden, doch ist dann die Kochzeit auf 10 Minuten zu erhöhen.

Die Buttermilch wird hergestellt, indem jedesmal von der alten Buttermilch auf die frische Vollmilch übergeimpft wird und diese dann in Küchenwärme gesäuert wird. Dabei wird täglich der Säuregrad der Buttermilch bestimmt. Ein Säuregrad von 28 bis 30 ist der geeignetste, d. h. 100 ccm Buttermilch sollen bei Zusatz von 2 ccm einer zweiprozentigen alkoholischen Phenolphthaleinlösung als Indikator 28 bis 30 ccm n/4-Natronlauge bis zur Neutralisation verbrauchen. Ein zu hoher Säuregrad kann durch Sodalösung abgestumpft werden, und zwar braucht man für je 0,8 Säuregrad 1 ccm Sodalösung oder 10 ccm auf 1 Liter.
(Dtsch. Ges. Wes. 1946/480.)

Kindermehle.

I

Backmehl	453,0
Biskuitpulver	453,0
Zucker	28,4
Milchpulver	170,4
Feinstes Hafermehl	227,2
Malzpulver	142,0

II

Milchpulver	25,0
Laktose	25,0
Malzextraktpulver	50,0

Kochsalzfreies Diätsalz.

Natr. formicic.	30,0
Natr. citric.	5,0
Mg. formic.	3,5
Kal. formic.	1,5

Beim Kochen leicht laugenartiger Geschmack.

Hafermehlnahrung für Kinder.

I

Von 0 bis 1 Jahr:

Präpariertes Hafermehl	60%
Weizenmehl Typ W 630	25%
Zucker	15%

II

Von 1 bis 5 Jahren:

Präpariertes Hafermehl	70%
Zucker	15%
Kartoffelwalzmehl oder	13%
Trockenmagermilch	13%
Nährhefe	3%

Kefirmilchbereitung aus Kefirkörnern.

Die trockenen Kefirkörner werden zunächst mit warmem Wasser aufgeweicht, und dann so lange in Milch gelegt, bis sie an ihrer Oberfläche schwimmen. Dann erst sind sie reif zur Kefirherstellung. Sie werden zu diesem Zwecke mit abgekochter, aber wieder abgekühlter Milch übergossen. Diese wird bei einer Temperatur von 20° aufbewahrt und nach etwa 24 Stunden von den sehr stark aufgequollenen Kefirkörnern abgegossen. Der Abguß wird mit etwa der fünffachen Menge abgekochter und wieder auf 18—20° abgekühlter Milch versetzt, und in starkwandige Flaschen mit Bügelverschluß gefüllt. In den ersten Stunden werden diese zwecks feiner Verteilung des entstehenden Gerinnsels und zur Verhinderung einer Rahmbildung zeitweise kräftig geschüttelt, und bis zum Konsum 1—3 Tage aufbewahrt. Die zurückbleibenden Kefirkörner werden erneut mit Milch behandelt, die dann in derselben Weise, wie geschildert, verarbeitet wird.

Joghurt-Bereitung.

Zur Herstellung benutzt man gute Vollmilch. Wird diese Milch in einem Überlauftopf noch etwas eingedampft, so erlangt der Joghurt eine größere Festigkeit besseren Geschmack und puddingartige

Beschaffenheit. Die Herstellung aus Magermilch ergibt eine weniger wohlschmekkende Zubereitung. Die zu benutzende Milch wird, falls sie nicht vorher eingedampft wurde, 15 Minuten auf 90° gehalten und darauf auf 40° bis 43° abgekühlt. Die so vorbereitete Milch wird mit etwa 7 bis 8% einer flüssigen Joghurtkultur versetzt, gut gemischt und in Flaschen abgefüllt, welche mit Pappscheiben verschlossen werden. Die Flaschen kommen nun in ein Wasserbad oder in einen Wärmeschrank von 43°, dessen Wärme auch stets so hoch zu halten ist, bis der Yoghurt fertiggestellt ist. Während des Gärungsvorganges dürfen die Flaschen nicht geschüttelt werden, um ein Austreten von Molken zu verhindern. Nach etwa dreistündiger Bebrütung ist die Milch geronnen. Die Gerinnung darf stets nur so weit vorschreiten, daß bei einem leichten Neigen der Flasche nur wenig Molken austreten. Daraufhin werden die Flaschen in Wasser gekühlt und im Kühlen, am besten in einem Kühlraum, aufbewahrt. Den Joghurt als Dickmilch länger als 4—5 Tage aufzubewahren, empfiehlt sich nicht. Am besten eignen sich Flaschen mit einem Inhalt von 200 bis 250 ccm.

Sirupus Calcii chlorhydrophosphorici.

Calcium carbonicum	10,0
Acidum hydrochloricum	15,0
Acidum phosphoricum	39,2
Aqua dest.	35,0
Elaeosaccharum Citri	4,0
Sirupus simplex	ad 1000,0

Pilulae tonicae nervinae Erb.

Ferrum lacticum	5,0
Extractum Chinae aq.	4,0
Extractum Strychni	0,5
Extractum Gentianae	
Radix Gentianae	āā 2,0

Pil. Nr. C.

Ferroeisentinktur.

Ferrum carbonicum saccharatum	10,0
Calcium saccharatum	5,0
Saccharum	190,0
Acidum citricum	1,0
Aqua destillata	700,0
Tinctura aromatica	24,0
Spiritus (96proz.)	90,0

Zitronensäure in der Hälfte des Wassers heiß lösen, Zucker, Kalziumsaccharat und das zuckerhaltige Ferrokarbonat zusetzen, wenig rühren, fertig machen, in kleine Flaschen (vollgefüllt) abpacken, im Licht aufbewahren.

Eisentinktur mit Malz.

Extractum Malti	1,0
Tinctura Ferri composita	4,0

Tonika.

Extractum Chinae fluid.	25,0—40,0
Tinctura Aurant.	25,0
Tinctura Cinnamomi	5,0
Spiritus	50,0
Sirupus Citri	250,0
Vin. Cynosbat.	525,0—600,0
Natrium glycerinophosphoric.	15,0
Gelatina	1,5
Aqua dest.	ad 1000,0

Sirupus tonic. für Diabetiker.

Ferrum phosphoric. solubil.	2,0
Tinctura Chinae cps.	5,0
Tinctura Strychni	0,5
Natrium dihydroorthophosphoric.	2,0
Acidum phosphoricum	1,5
Glycerin.	20,0
Sionon	
Aqua dest.	āā 85,0

Liquor Ferri formicici.

a)	Acidum formicicum (1,200)	35,0
	Aqua dest.	300,0
	Marmor plv.	30,0
b)	Ferrum sulfuricum crist.	21,0
	Liquor Ferri oxydati sulf. (1.318)	100,0
	Acidum aceticum	300,0
	Aqua dest.	300,0
c)	Spiritus	400,0
d)	Aether aceticus	10,0

Zur Herstellung dieses Präparates (Art Hensels Tonikum.) vereinigt man die für sich hergestellten Lösungen von a) und b); dann wird c) zugefügt und nach dem Absetzen filtriert. Mit dem Filtrat vereinigt man d).

Kolasirup.

a) Chininum ferrocitric.	10,0
Aqua fervida	250,0
b) Extractum Colae fluidum	100,0
c) Gelatina alba	1,0
Aqua dest.	20,0
d) Acidum citricum	40,0
Natrium glycerinophosphor.	125,0
Saccharum album	400,0
e) Tinctura Aurantii	40,0
Sirupus Aurantii	ad 1000,0

a) heiß lösen, b) zugeben, zum Sieden erhitzen, c) zufügen. Nach 24 Stunden filtrieren, d) zugeben, aufkochen, filtrieren, nach dem Erkalten mit e) vereinigen.

Kola-Lezithinpastillen.

Menthol	0,015
Lezithin	0,05
Kolanußpulver, geröstet	0,5
Zuckerpulver	0,435

Rettichsaft.

Rettiche schälen, reiben (nicht mahlen). Masse auf ein Tuch bringen, das an den Zipfeln frei aufgehängt wird, Saft erst freiwillig abtropfen lassen, dann durch gelindes Pressen nachhelfen.
Der Saft wird am besten frisch verwendet, oder man löst in 40 Teilen Saft 60 Teile Zucker (ohne Erwärmen!) oder man mengt den Saft mit einem indifferenten Pflanzenpulver bzw. mit Carbo medicinalis und trocknet im Vakuumtrockenschrank bei niedriger Temperatur.

Knoblauchsaft.

1. Frischen Knoblauch zerreiben, Saft abpressen. In 40 Teilen Saft 60 Teile Zucker kalt lösen.
Zur Herstellung eines pulverförmigen Erzeugnisses verfährt man wie oben.
2. Frischen Knoblauch zerkleinern, mit der gleichen Gewichtsmenge Spiritus 8 Tage mazerieren, abpressen, filtrieren. 5 Teile Filtrat mit 9 Teilen Zuckersirup mischen.

Nach Geh. San.-Rat Dr. TILGER.

40 g frischen geschälten Knoblauchs werden erbsengroß geschnitten und in gut verschließbarem Glas mit 100 g Spiritus (95 Vol.-Proz.) übergossen. Das milchigtrübe Gemisch, das bisweilen umzuschütteln ist, klärt sich in 5—7 Tagen. Die überstehende gelbe Flüssigkeit wird abgegossen und stellt den gebrauchsfähigen Auszug dar, der haltbar ist. Sein intensiver Geruch wie Geschmack läßt sich durch Pfefferminzgeist im Verhältnis von $^1/_3$ zu $^2/_3$ Extrakt erträglich machen und durch Zusatz von 1—2 Tropfen Validol nahezu völlig verdecken. Die Dosis beträgt für das reine Extrakt 15 bis 30 Tropfen zwei- bis dreimal täglich am besten nach den Mahlzeiten in etwa 2—3 Eßlöffel warmem Wasser.

Knoblauchextrakt.

Nach Dr. KULLMANN.

10 kg gut zerkleinerte Knoblauchzwiebeln werden mit 20 Liter Wasser in einem Kessel zum Kochen erhitzt und 1½ Stunden im Kochen gehalten. Dann stellt man die Heizquelle ab, läßt die Brühe ablaufen, stellt den Ablauf vorübergehend beiseite und zieht den Rückstand nochmals mit 20 Liter Wasser aus, wobei man nur noch ½ Stunde lang im Sieden erhält. Davon läßt man wieder die Brühe ablaufen, preßt gegebenenfalls gut aus und stellt auch diese Abkochung zunächst beiseite. Nach Ausspülen des Kessels werden weitere 10 kg zerkleinerte Knoblauchstücke mit den bereits gewonnenen Auszügen noch einmal in derselben Weise 1½ Stunden gekocht; abpressen und filtrieren. Den Preßrückstand noch einmal wie oben ausziehen. Alle erhaltenen Abkochungen vereinigt man, fügt zwecks Eiweißabscheidung 100 g 25proz. Salzsäure hinzu, rührt um und filtriert klar über ein einfaches Filter unter Zusatz von etwas Infusorienerde. Das Filtrat wird mit 60 g Natriumbikarbonat neutralisiert. Die nochmals filtrierte Flüssigkeit bringt man in einen Vakuumverdampfer, um sie auf 3½ kg Extrakt zu konzentrieren. Dem auf diese Weise gewonnenen Knoblauchkonzentrat von 3½ kg gibt man zwecks Konservierung nach ½ Liter Spiritus (96 Vol.-Proz.) zu und erhält als Endprodukt aus 20 kg Knoblauch insgesamt 4 kg Knoblauchextrakt.

Diätsalze, chloridfreie.

Ameisensaures Natron	70,0
Natriummonophosphat	10,0
Kalziumzitrat	15,0
Magnesiumtartrat	5,0

Für sich allein läßt sich hierfür auch verwenden:

Glutaminsaures Natrium

Physiologisches Nährsalz.

Calcium phosphoricum	40,0
Magnesium phosphoricum	5,0
Kalium sulfuricum	2,5
Natrium sulfuricum sicc.	60,0
Natrium phosphoricum	20,0
Acidum silicicum praecipitat.	10,0
Sulfur praecipitatum	5,0
Calcium fluoricum praecipitat.	2,5
Natrium chloratum	60,0

Nährklistiere.

a) Eier	2—3 St.
Wasser q. s.	
b) Kochsalz	2,5 g
Milch	250,0

a) gut verquirlen, b) zugeben, auf 37° anwärmen.
Nach V. LEUBE.

Rindfleisch gewiegt	150,0
Pankreas, roh, geschabt	50,0—100,0
Wasser	150,0

Nach EWALD.

Eier	2 St.
Tropon	5,0
Milch	250,0
Traubenzucker }	je eine
Mehl }	Messerspitze voll

Basenüberschüssige Ernährung.

Alle tierischen Nahrungsmittel mit Ausnahme von Kuhmilch und Rinderblut erzeugen einen Säureüberschuß; außerdem alle Samen, Rosenkohl und Preißelbeeren. Kartoffeln, Gemüse, Obstarten (außer angef. Ausnahmen), Kuhmilch und Rinderblut liefern im Stoffwechsel einen Basenüberschuß.

Nach R. BERG und M. VOGEL sind Nahrungsmittel mit Basenüberschuß:

1.	Feigen, getrocknet	plus	27,8
2.	Kopfsalat	,,	14,1
3.	Tomaten	,,	13,7
4.	Spinat	,,	13,1
5.	Schnittbohnen	,,	10,2
6.	Karotten	,,	9,5
7.	Stachelbeeren, roh	,,	9,5
8.	Rhabarberstiele	,,	8,9
9.	Weißkraut	,,	8,2
10.	Kartoffeln	,,	7,3
11.	Pfirsich	,,	6,4
12.	Rotkraut	,,	6,3
13.	Rohzucker, nicht raffiniert	,,	6,0
14.	Johannisbeeren	,,	5,9
15.	Pflaumen	,,	5,8
16.	Wirsing	,,	5,2
17.	Feldsalat	,,	4,8
18.	Kuhmilch	,,	4,2
19.	Grünkohl	,,	4,2
20.	Kohlrüben	,,	3,2
21.	Blumenkohl	,,	3,0
22.	Erdbeeren	,,	1,8
23.	Spargel	,,	1,5
24.	Äpfel	,,	0,9

(Med. Welt 20/1951, Nr. 46, S. 1455.)

4. Künstliche organische Farbstoffe zur Färbung von Lebensmitteln.

Nr.	Bezeichnung	Chemische Bezeichnung
1	Naphtolgelb S X X	Natriumsalz der 2,4-Dinitro-1-Naphtol-7-sulfosäure
2	Tartarazin X X	Natriumsalz der Phenylhydrazin-p-sulfosäure mit Dioxyweinsäure gekuppelt
3	Orange G G	Natriumsalz von Anilin u. 2-Naphtol-6,8-disulfosäure
4	Orange S X X	Natriumsalz der Sulfanilsäure u. α-Naphtol
5	Rhodulinorange N O	Tetramethyldiaminoacridinchlorhydrat
6	Bordeaux H	Natriumsalz, v. α-Naphtylamin u. 2-Naphtol-3, 6-disulfosäure
7	Echtrot E	Natriumsalz der Naphtionsäure u. 2-Naphtol-6-sulfosäure
8	Cochenchillerot A	Natriumsalz der Naphtionsäure u. 2-Naphtol-6,8-disulfosäure

9	Ponceau 6 R	Natriumsalz der Naphtionsäure u. 2-Naphtol-3,6,8-trisulfosäure
10	Naphtolrot S	Natriumsalz der Naphtionsäure u. 2-Naphtol-3,6-disulfosäure
11	Rhodamin B	Tetraäthyldiamino-o-carboxyphenylcanthyliumchlorid
12	Erythrosin	Natriumsalz des Tetradijodfluoresceins
13	Lichtgrün S F gelblich	Dinatriumsalz des inneren Sulfonats von symmetrischem Diaethyl-di-p-sulfobenzyl-p-aminofuchsonimonium
14	Patentblau A N	Diammoniumsalz des inneren Sulfonats des symmetrischen Diaethyl-di-p-sulfobenzyl-p-amino-o-sulfofuchsonimonium
15	Nigrosin L R	Sulfuriertes Spritnigrosin oder sulfurierte Nigrosinbasen
16	Brillantschwarz	Natriumsalz von 2-Naphtylamin-6,8-disulfosäure u. a-Naphtylamin u. 2-Naphtol-3,6-disulfosäure.

Künstliche organische Farbstoffe für die amtliche Kennzeichnung von Fleisch- und Wurstwaren.

1	Methylviolett	Gemisch von Chlorhydraten höher methylierter Pararosaniline
2	Rhodamin B	Vgl. Anlage A, Farbstoff Nr. 11
3	Brillantgrün	Saures Sulfat des Tetraaethyldiaminotriphenylmethans.

5. Fruchtsaftbereitung und Limonadenpulver.

Fruchtsaftbereitung.

Die Früchte werden gequetscht, an einem nicht zu warmen Ort bei täglich mindestens dreimaligem Umrühren so lange der Gärung überlassen, bis das Pektin abgeschieden ist, also die Polyglukuronsäuren abgebaut sind und sich eine entnommene Probe klaren Saftes mit Alkohol nicht mehr nennenswert trübt. Von großem Interesse für die Wirtschaftlichkeit ist die Saftausbeute aus den Früchten und die Art der Weiterverarbeitung. Viele Säfte verlieren oder verändern Teile ihres aromatischen Bestandes bei der Gärung, weswegen die gärungslose Früchteverwertung immer mehr Anklang findet. In neuerer Zeit arbeitet man nach dem Filtragolverfahren, mit dem sich die Saftausbeuten um 15—20% erhöhen lassen. Auf 1 kg Rückstand der ersten Pressung streut man 5 g Filtragol, läßt dieses mehrere Stunden bei Zimmertemperatur einwirken und preßt erneut aus. Neben einer erhöhten Ausbeute erhält man einen gehaltreicheren, im Aroma feineren Saft, in den auch die Fruchtfarbstoffe in voller Natürlichkeit übergegangen sind. Die erhaltenen Pressungen werden mit aufgeschlossener Enzymlösung fertig geklärt, filtriert und entsprechend gezuckert. Zur Bereitung von Obstdicksäften wird das Filtrat im Vakuum eingeengt und noch heiß mit der notwendigen Zuckermenge versetzt. Nicht nur im Geschmack und Aussehen, sondern auch hinsichtlich des Nährwerts stehen solche Dicksäfte über den durch Gärung gewonnenen Präparaten.

Früchte (Erdbeeren, Pfirsiche)	1,0 kg
Zucker, ungebläut	2,0 kg
Weinsäure	4,0 g

Weinsäure und Zucker gut mischen. In eine Steingutschale legt man ein Leinentuch, schichtet abwechselnd Früchtelagen und Zucker darauf und läßt einige Tage im Keller stehen. Man hebt das Tuch heraus, läßt den Saft abtropfen und füllt ihn in kleine, dunkle, ganz gefüllte Flaschen ab. Den Fruchtbrei kann man zur Herstellung von Marmelade verwerten.

Erdbeersaft (kalt bereitet).

Erdbeeren	
Zucker	āā

Man schichtet wechselweise Erdbeeren und Zucker in einen Steinguttopf, seiht nach einigen Tagen den Saft ab und füllt nach Zusatz von etwas Rum auf Flaschen. Ist aller Zucker ohne Rückstand gelöst, so setze man dem abgeseihten Saft noch so viel Zucker zu, als sich kalt löst.

Ebereschen-(Vogelbeeren-)Saft.

Reife Ebereschen werden mit der gleichen Menge Wasser zu einem Brei verarbeitet, den man bei 20° in einem offenen Faß so lange gären läßt, bis eine Probe der Flüssigkeit sich mit dem halben Volumen Spiritus klar mischt. Abpressen. 350,0 Saft + 650,0 Zucker zu Sirup verkochen und filtrieren.

Zuckerlösung zum Kandieren.

1. 250 g Zucker werden mit 100 g Wasser zum Faden gekocht, etwa 108° C. Beim Erkalten sehr zäh.
2. Ebenso aber nur bei 102° gekocht. Beim Erkalten flüssiger.
3. 0,5 kg Zucker und 250 ccm Wasser werden gekocht bis die Lösung Blasen wirft, dann 1 Eßlöffel guter Essig dazu getan. Probe machen, bis die richtige Festigkeit da ist. Man taucht ein Hölzchen in den Zuckersaft, dann in kaltes Wasser. Die Zuckerlösung muß hart werden und darf nicht mehr kleben. Die Früchte werden einzeln in den Zucker getaucht und auf Öl-papier oder eine geölte Marmorplatte gelegt.

Erfrischender Haussaft.

Himbeeren	500,0
Johannisbeeren	750,0
Wein- oder Zitronen-	
säure	20,0—30,0
Zucker, ungebläut	1250,0

Die zerquetschten Früchte werden mit einer kochenden Lösung der Säure in 500 ccm Wasser übergossen, nach 24 Stunden wird der Saft abgezogen und in seinem Filtrat der Zucker gelöst.

Fruchtsäfte (Himbeersaft usw.) klären.

Auf 1 kg Saft ½—1 Kaffeelöffel voll Milch. Schütteln. Filtrieren.

Ananas-Sirup (für Limonaden).

Preßsaft von geschälter	
Ananas	1000,0
Zucker	2000,0

Apfel-Sirup (für Limonaden).

Apfelpreßsaft (aus entkernten,	
gequetschten Äpfeln)	1000,0
Zucker	2000,0

Aufkochen, abschäumen.

Apfelsinen-Sirup (für Limonaden).

Preßsaft von geschälten	
Apfelsinen	1000,0
Ananaspreßsaft	100,0
Zitronensäure	2,0
Weißwein, südfranzösisch	200,0
Zucker	2000,0

Man kann auch noch die Apfelsinenschalen mit verwenden. Man expuliert eine genügende Menge, zerkleinert sie und läßt sie mit einer entsprechenden Menge Weißwein 1—2 Tage mazerieren. Von dem Mazerat verwendet man zur Sirupbereitung soviel als dem Geschmack entspricht.

Ingwer-Sirup (für Limonaden).

a)	Saccharum alb.	500,0
	Mel	200,0
	Acidum tartaricum	12,0
	Aqua dest.	400,0
b)	Tinctura Zingiberis	60,0
c)	Aqua dest.	ad 1200,0

a) aufkochen, dabei etwas Carbo animalis oder Kieselgur zusetzen, blankfiltrieren, dann b) zugeben, zuletzt c), und schließlich mit Tinctura Sacchari tosti färben.

Zitronen-Sirup.

Zitronenpreßsaft (von ganzen Früchten)	40,0
Zucker	60,0

Zum Sirup kochen. Nicht zum längeren Aufbewahren geeignet.

Acidum citricum	10,0—20,0
Aqua dest.	330,0
Saccharum alb.	650,0
Spiritus Citri	20,0

Spiritus Citri für Sirup.

Schalen von 12 großen Zitronen feingeschnitten mit 1 l Spiritus 3—4 Tage mazerieren.

Limonaden-Brause-Pulver.

Weinsäurepulver	205,0
Zuckerpulver	600,0
Natriumbikarbonat	195,0
Geschmackstoffe	q. s.
Farbe	q. s.

Weinsäure, Zucker, Geschmackstoffe, Farbe mischen, gut trocknen, dann Natriumbikarbonat zugeben.

Geschmacks- und Farbzusätze:

Ananas:	Ananasessenz	13,0
	Echtgelb	1,0
Erdbeer:	Erdbeeressenz	25,0
	Erdbeerrot	2,0
Himbeer:	Himbeeressenz	30,0
	Himbeerrot	2,5
Orange:	Apfelsinenessenz	45,0
	Orangegelb	0,2
Zitrone:	Zitronenessenz	40,0
	Echtgelb	1,5

Selterwasserpastillen.

Weinsäure	375,0
Natriumbikarbonat	500,0
Natriumchlorid	25,0
Puderzucker	500,0
Spiritus (96proz.) q. s.	

Die trocknen Pulver werden gemischt, mit Spiritus granuliert und zu Tabletten von etwa 2,0 g gepreßt.

Eiscremepulver.

Reisstärke	650,0
Gelatinepulver	225,0
Agar-Agar-Pulver	25,0
Vollmilchpulver	100,0
Zucker, Farbe, Aroma nach Belieben.	

10—20 g obiger Mischung mit 1 l Milch oder Wasser glattrühren und nach Zugabe der übrigen Zusätze kurz aufkochen, abkühlen lassen und zu Eiscreme verarbeiten.

Trockenmilch	500,0
Zucker	500,0
Natrium bicarbon.	20,0
Tartarus depur.	45,0
Himbeerrot	0,2
Vanillin	0,4

Himbeerrot mit etwas Spiritus anreiben, dann mit Zucker verreiben. Alle Bestandteile feinst gepulvert zusetzen, gut mischen. 100 g für 0,5 l Eiscreme verwenden.

Eiskaffee.

Gemahlener Kaffee wird statt mit Wasser mit kochender Milch aufgegossen. Die Kolatur wird gesüßt, stark gekühlt und mit Vanilleeis versetzt.

Pektinzusatz für Marmelade.

Verwendung finden:

Mischpektin bis zu	15%
Verschnittpektin bis zu	18%
Rübenpektin bis zu	30%

Säurezusatz zur Marmelade.

Zitronensäure bis zu	1%
Milchsäure bis zu	0,5%
Weinsäure bis zu	0,5%

Bester Geliereffekt wird bei Vorhandensein von 1—1,5% Fruchtsäure erreicht.

Kunsthonig.

I

100 Teile Kristallzucker,
30 Teile Wasser und
0,11 Teile Weinsäure

werden 1 Stunde lang bei 90° C erhitzt und dann das verdampfte Wasser ergänzt. Aromatisieren und färben mit Schimmels Honigaroma und -farbe.

II

Kapillärsirup wird in einem Kupferkessel bis zur Erreichung der gewünschten Süße und Konsistenz mit einem Sirup aus 100 Teilen Zucker und 50 Teilen Wasser gekocht und dann mit Tct. Sacchari tosti und Honigaroma gefärbt und aromatisiert.

III

2,5 kg Zucker werden unter Rühren mit 0,55 kg Wasser bis zur Klärung gekocht und mit 8 g Weinsäure auf dem Wasserbad weiter erhitzt. Aromatisieren und färben mit je 40 Tr. Honigaroma und Honigfarbe.

Pflanzensäfte sterilisieren.

Die Sterilisation von Pflanzensäften kann durch keimfreie Filtration bzw. mit Hilfe von Konservierungsmittel erfolgen. Hierzu kann ein Zusatz von 0,2% Natrium benzoicum genommen werden. Auch die Ester der p-Oxybenzoesäure sind wirksam, vor allem ein Zusatz von 0,05—0,2% Nipagin oder Solbrol bzw. 0,15% Nipagin M.

6. Gewürze und Würzen.

Anchovis-Gewürz-Kräuter.

Herba Mari veri	
Herba Origani cretici	āā 25,0
Fructus Amomi	
Fructus Piperis nigri	āā 50,0
Flores Caryophylli	
Macis	
Rhizoma Zingiberis	
Cortex Cinnamomi	āā 10,0
Semen Coriandri	25,0
Saccharum album	50,0
Natrium chloratum	100,0

Piper hispanicum	
Piper album	
Piper nigrum	āā 4,0
Fructus Coriandri	8,0
Fructus Amomi	48,0
Fructus Cardamomi	2,0
Semen Sinapis	18,0
Rhizoma Zingiberis	8,0
Cortex Cinnamomi	4,0

Herba Origani cretici	
Fructus Amomi	
Folia Lauri	
Piper album	
Fructus Capsici	āā

Einmachehilfen.

Alles feingeschnitten bzw. grob gepulvert anwenden.

Curry Gewürz.

Spanischer Pfeffer	75,0
Ingwer	75,0
Kurkuma	100,0
Kassiazimt	150,0
Kardamom	75,0
Piment	100,0
Koriander	300,0
Pfeffer, schwarz	125,0

Gurkengewürz.

Als Beigabe zum Einlegen von Gurken.

Dill	30,0
Gewürznelken	10,0
Piment	10,0
Lorbeerblätter	10,0
Senf, weiß	40,0
(Paprikaschoten	15,0)
(Ingwer	10,0)

Für „saure Gurken" nimmt man weniger Dill und Lorbeerblätter; für Gewürzgurken alle nicht eingeklammerten Gewürze; doch für Pfeffergurken außerdem noch die eingeklammerten Zutaten.

	I	II	III	IV	V	VI	VII	VIII	IX	X	XI
Acid. benzoicum	1,0	3,0	—	0,3	1,5	1,0	—	1,0	0,3	5,0	—
Acid. tartaricum	—	—	—	—	—	1,0	—	—	—	—	—
Calcium formicicum	—	—	—	—	—	—	—	4,0	—	—	—
Acid. citricum	—	—	—	—	—	—	—	—	—	—	1,0
Natr. benzoicum	2,0	5,0	9,0	2,7	7,5	5,0	2,0	—	3,0	3,0	8,4
Natr. chlorat.	—	—	—	—	—	—	—	—	—	—	0,6
Natr. formicicum	—	—	—	—	1,0	5,0	1,0	—	—	—	—
Nipagin	—	2,0	—	2,0	—	—	—	—	2,0	—	—
Nipakombin	—	—	1,0	—	—	—	—	—	—	—	—

Die Vorschriften III, VII, VIII, IX, X, XI dienen besonders zum Konservieren von Gurken.

Verschiedene Kuchengewürzmischungen.

	I	II	III	IV	V	VI	VII	VIII	IX	X
Zimt	5,0	21,0	—	50,0	50,0	12,5	130,0	20,0	25,0	125,0
Galgant	8,0	4,0	—	—	—	—	—	—	—	—
Ingwer	15,0	15,0	—	—	—	—	—	—	—	—
Kardamomen	15,0	—	5,0	—	—	3,5	—	—	—	5,0
Nelken	8,0	8,0	10,0	20,0	25,0	12,5	20,0	12,0	12,5	—
Muskatnuß	—	4,0	—	—	—	—	—	—	—	—

	I	II	III	IV	V	VI	VII	VIII	IX	X
Anis · · · · · ·	—	—	60,0	—	—	—	20,0	—	5,0	—
Pomeranzenschalen · ·	—	—	10,0	—	—	—	—	—	—	—
Piment · · · · · ·	—	—	—	15,0	12,5	25,0	20,0	50,0	5,0	—
Macisblüte · · · · ·	—	4,0	—	—	2,5	—	—	3,0	—	20,0
Vanillezucker · · · ·	—	—	—	—	—	12,8	—	50,0	—	100,0
Koriander · · · · ·	—	—	—	—	—	—	10,0	—	5,0	—
Kassiablüten · · · ·	—	—	15,0	—	- -	12,5	—	20,0	20,0	—
Sternanis · · · · ·	—	—	—	15,0	—	—	—	—	—	—

In der Tabelle sind I und II einfache Weihnachtskuchengewürze; III bis V Pfefferkuchengewürze mit verschiedenen Geschmacksquoten; VI und VII werden für Thorner Lebkuchen, VIII für Baseler Leckerle und IX wie X für Honigkuchen verwendet. Zu X gibt man noch gepulverte Ausbeute, die durch Abreiben von drei Zitronen und 2 grünen Pomeranzen auf Zucker erhalten wurde. Diese Tabelle könnte noch um verschiedene Vorschriften erweitert werden; es darf jedoch davon Abstand genommen und dem Praktiker bzw. dem Verbraucher jede weitere Kombination überlassen werden.

Gewürzessig (Einmacheessig) (Kräuteressig).

Nach den Bestimmungen des Lebensmittelgesetzes sind folgende Definitionen als verbindlich anzusehen: E s s i g ist das durch Essiggärung aus weingeisthaltigen Flüssigkeiten oder durch Verdünnen von gereinigter Essigsäure oder von Essigessenz mit Wasser gewonnene Erzeugnis oder das Gemisch beider mit einem Gehalt von mindestens 3,5 und höchstens 15 g wasserfreier Essigsäure in 100 ccm. G ä r u n g s - e s s i g ist das ausschließlich durch Essiggärung aus weingeisthaltigen Flüssigkeiten gewonnene Erzeugnis. W e i n e s s i g ist Gärungssessig, dessen Maische ausschließlich aus verkehrsfähigem oder zur Weinessigbereitung zugelassenem Wein bestanden hat. M a l z e s s i g ist Gärungssessig, dessen Maische ausschließlich aus einer vergorenen Würze aus Malz mit oder ohne Getreidezusatz bestanden hat. K r ä u t e r e s s i g e , F r u c h t e s s i g - e s s e n z e n und ähnlich bezeichnete Erzeugnisse sind durch Ausziehen von Pflanzenteilen mit Pflanzensäften oder Fruchtsirupen hergestellte Präparate. E s s i g und E s s i g s ä u r e mit K r ä u t e r - usw. - g e s c h m a c k werden unter Ver-

wendung von ätherischen Ölen oder durch Extrahieren von Kräutern gewonnen. Nach dem Gehalt an wasserfreier Essigsäure werden unterschieden: a) Speise- oder Tafelessig mit mindestens 3,5 g wasserfreier Essigsäure in 100 ccm; b) Einmacheessig mit mindestens 5 g wasserfreier Essigsäure in 100 ccm; c) Doppelessig mit mindestens 7 g wasserfreier Essigsäure in 100 ccm; d) dreifacher Essig mit mindestens 10,5 g wasserfreier Essigsäure in 100 ccm.

Gewürzessig (franz. Art).

Schwarzer Senf	200,0
frischer Meerrettich	200,0
Selleriewurzel	200,0
Estragonkraut	200,0
Zwiebeln	100,0
frische Zitronenschalen	50,0
Knoblauch	10,0

werden zerkleinert und mit 900,0 Weingeist 24 Stunden digeriert. Dann gibt man 1000,0 Essig zu und läßt 8 Tage bei Zimmertemperatur stehen Abpressen zwischen Holzscheiben. Süßen nach Belieben. (S.A.Z. 1949/527.)

Gewürzessig, Einmacheessig bzw. Kräuteressig.

	I	II	III	IV	V	VI
Estragon, frisch · · ·	500,0	10,0	—	—	50,0	—
Gewürznelken · · · ·	5,0	2,0	2,0	—	XII St	3,0
Lorbeerblätter · · · ·	50,0	3,0	—	2,5	—	3,0
Senfkörner · · · · ·	—	—	—	—	—	10,0
Knoblauch · · · · ·	—	—	2,0	—	—	—

	I	II	III	IV	V	VI
Kalmuswurzel · · · ·	—	—	2,0	—	—	—
Muskatnuß · · · · ·	5,0	—	2,0	—	—	—
Zimtrinde · · · · ·	—	—	2,0	—	—	—
Majoran · · · · · ·	—	—	—	10,0	—	—
Wacholderbeeren · · ·	—	—	—	2.5	—	—
Pimpinelle · · · · ·	—	—	—	—	50,0	—
Schnittlauch · · · ·	—	10,0	—	—	50,0	—
Geschälte Schalotten · ·	—	3,0	—	—	50,0	25,0
Holunderblüten · · ·	—	—	—	—	37,0	—
Lavendel · · · · · ·	—	—	15,0	—	—	—
Rosmarin · · · · ·	—	—	15,0	—	—	—
Raute · · · · · ·	—	—	15,0	—	—	—
Salbei · · · · · ·	—	—	15,0	—	—	—
Beifuß · · · · · ·	—	—	15,0	—	—	—
Melissenkraut · · · ·	—	10,0	—	10,0	—	—
Walnußkerne · · · ·	—	—	—	—	—	40,0
Muskatblüte · · · ·	—	—	—	—	—	5,0
Ingwerrhizom · · · ·	—	—	—	—	—	3,0
Pfeffer, weißer · · ·	—	—	—	—	—	1,0
Pfefferminze · · · ·	—	—	15,0	—	—	—
Meerrettich, geschälter ·	—	—	—	—	—	100,0
Thymian · · · · ·	—	2,0	—	—	—	—
Pfefferkraut · · · · ·	—	10,0	—	—	—	—
Pfeffer, schwarzer · · ·	—	10,0	—	—	—	—
Spiritus · · · · · ·	100,0	—	—	—	—	—
Essig · · · · · · ·	5000,0	10 000,0	1000,0	1000,0	3000,0	500,0

Die Extrahentia werden, gegebenenfalls gequetscht, in einem Gazebeutel in den Essig (bzw. seine Mischung mit Spiritus), der sich in einem Porzellantopf oder glasierten Tongefäß befindet, eingehängt; während der Mazeration bewegt man den Beutel öfters. Bei Nr. I, III, IV dürften schon 4 Tage genügen. Für Vorschrift V sind frische Kräuter vorgesehen, zu denen man noch zur Abrundung des Geschmackes die Schalen von 2 Zitronen sowie je eine Bergamott- und Zedratfrucht hinzufügen kann. Die Ansätze werden einige Wochen sich selbst überlassen, dann abgepreßt und filtriert.

Einmachessig.

Folia Lauri	
Herba Achilleae	
moschatae	āā 30,0
Fructus Anethi rec.	
Herba Artemisiae	
Dracuncul. rec.	āā 225,0
Spiritus dilutus	q. s.
Acetum	50 000,0

Die Kräuter werden mit wenig Spiritus durchfeuchtet, 1 Tag stehen gelassen und dann 1 Woche lang mit dem Essig mazeriert.

Essig-Gewürz-Essenz.

Petersilienöl	5,0
Estragonöl	4,0
Pfefferkrautöl	4,0

(Forts.)

(Forts.)

Sellerieöl	8,0
Maitrankessenz	30,0
Spiritus	ad 800,0

1 g dieser Mischung auf 10 Liter Essig.

Aromatisierte Essigessenzen.

Mit Weinaroma.

Kognaköl	10,0
Essigäther	
Maitrankessenz	āā 20,0
Weingeist	ad 1000,0

1 g auf 100 g Essigessenz.

Kognaköl (Weinbeeröl)	3,0
Essigäther	
Birnenäther	āā 50,0
Alkohol	ad 500,0

2 g auf 100,0 Essigessenz.

Mit Estragonaroma.

Estragonöl	20,0
Maitrankessenz	30,0
Spiritus	ad 1000,0

1 g auf 100 g Essigessenz.

Estragon, frisch	100,0
Lorbeerblätter	10,0
Muskatnuß	1,0
Gewürznelken	1,0
Weingeist	20,0
Essig	1000,0

10 g auf 100 g Essigessenz.

Essigessenz mit Kräuteraroma.

Herba Dracunculi rec.	200,0
Fructus Anethi rec.	200,0
Herba Achilleae moschat.	25,0
Folia Lauri	25,0
Spiritus dil.	q. s.
Essigessenz (80proz.)	5000,0

Die Kräuter werden mit Spiritus dil. durchfeuchtet und nach 24 Stunden mit der Essigessenz versetzt. Nach 5 Tagen abpressen und filtrieren. Kann nach Bedarf mit weiterer Essigessenz versetzt werden.

Würz-Sauce *(à la Worcestershire-Sauce).*

Pfeffer, schwarz		16,25
Spanisch Pfeffer		13,75
Ingwer		11,25
Nelken		5,00
Piment		20,00
Kurkumawurzel		5,00
Zimt (Kassia)		7,50
Kardamom		3,75
Koriander		15,00
Schwarzer Senf		
Schalotten, zerschnitten		
Kochsalz		
Zucker	je	100,00
Tamarinden		250,00
Weinessig		2350,00
Sherry		1200,00

Die zerkleinerten Gewürze werden 1 Stunde lang mit dem Essig bei nahezu 100° gehalten. Dann gibt man den Sherry zu, läßt einige Tage an einem warmen, einige weitere an einem kalten Orte stehen, koliert, färbt wenn nötig mit Tinctura Sacchari tosti und füllt unfiltriert ab.

Tomaten-Catshup.

Reife unbeschädigte Tomaten werden zerschnitten und mit etwa $^{1}/_{10}$ ihres Gewichtes an Gewürzessig und etwa 3% Zucker zum Sieden erhitzt und zu Brei zerkocht. Man passiert die Masse durch ein Haarsieb, dampft zur Purée-Konsistenz ein und gibt nach Bedarf noch Gewürzessig zu. Man füllt in Flaschen und sterilisiert oder konserviert mit Nipagin.

Pilzextrakt.

a) Champignon	500,0
Eierpilze	50,0
Kochsalz	20,0
b) Pfeffer, schwarz	2,0
Nelken	5,0
Ingwer	2,5

a) nach viertägigem Stehen der zerschnittenen Pilze mit dem Salz stark auspressen, Kolatur mit b) 30 Minuten kochen, durchseihen, einige Tage verschlossen stehen lassen, abgießen, abfüllen.

Suppenwürze.

Industriell erhält man die hauptsächlichsten Bestandteile der Suppenwürze durch Hydrolyse von Eiweißstoffen. Hierbei kommt hauptsächlich pflanzliches Eiweiß in Frage, so z. B. Hefe, Pflanzengallerte usw. sowie von tierischem Ausgangsmaterial Magermilch und Casein. Man hydrolysiert unter schwachem Überdruck mittels Salzsäure und neutralisiert deren Überschuß später mit Natriumkarbonat. Ohne die hierzu erforderlichen Einrichtungen und Apparaturen kann man Suppenwürze auch wie folgt herstellen:

Mohrrüben	1000,0
Schnittlauch	100,0
Sellerieknollen	500,0
Sellerieblätter	100,0
Weißkohl	100,0
Wasser	4000,0

Die gewaschenen und geschnittenen Gemüse werden mit dem Wasser 1 Std. lang unter Ergänzung des verdampfenden Wassers gelinde gekocht. Es wird abgepreßt, die ablaufende Flüssigkeit in zwei Teile geteilt, die eine Hälfte im Vakuum zum dicken Extrakt verdampft und dieses zusammen mit 50,0 Kochsalz und 100,0 Fleisch- oder Hefeextrakt in der andern Hälfte der Flüssigkeit gelöst. Wenn nötig

16*

wird mit Zuckerkouleur gefärbt und dann filtriert. Im Filtrat werden 2,0 Natriumbenzoat oder Nipagin gelöst.

Bouillonwürfel (Suppenwürfel).

a) Selleriesalz	10,0
Tafelsalz	670,0
Fleisch-(Hefe-)Extrakt	250,0
b) Rindertalg	70,0

a) gut durcharbeiten, leicht trocknen, b) geschmolzen zugeben, durcharbeiten, in Würfelform pressen.

Suppenwürfel.

Stoffe wie Reis, Grieß, Nudeln, gekochte Kartoffeln, Pilze usw. tränkt man mit Auszügen von Gewürzpflanzen und preßt nach dem Eintrocknen unter Zusatz von Bouillonwürfelingredienzien Würfel. Die geschnittenen Gemüse, z. B. Petersilien, Mohrrüben, Schnittlauch, Sellerie (Knollen und Blätter) Weißkohl und wenig Zwiebeln werden mit Wasser gelinde gekocht, dann wird abgepreßt und die Flüssigkeit in zwei Teile geteilt. Den einen Teil verwendet man zum Tränken der Füllstoffe, in dem andern löst man Fleisch- oder Hefeextrakt und verdampft im Vakuum unter Zusatz des Salzgemisches und von Pilzsoja. Eventuell färbt man noch mit Zuckerkouleur. Ein Zusatz von 0,2% Nipagin M ist ratsam.

Kochsalz, Verhüten des Feuchtwerdens.

Feuchtwerdendes Speisesalz wird auf einer Filternutsche entsprechender Größe mit heißer, heißgesättigter Kochsalzlösung mehrmals gewaschen, dann zum Trocknen ausgebreitet und zum Schluß zerrieben bzw. gemahlen.

Ein Zusatz von Natriumphosphat führt die zum Feuchtwerden neigenden Kalzium- und Magnesiumsalze in unlösliche Phosphate über und verhindert demnach das Feuchtwerden des Salzes. Gut durchmischen mit dem angefeuchteten Natriumphosphat, bei gelinder Wärme trocknen und zerreiben.

Jodiertes Speisesalz (Vollsalz).

Kalium jodatum	0,5 g
Speisesalz	ad 100 kg

Sellerie-Salz.

Sellerie	6,0
Kochsalz	16,0

Die Selleriewurzeln werden in Scheiben von 0,5 cm Dicke geschnitten, mit dem Salz ohne Druck vermischt. Wenn das Salz den Saft aufgesaugt hat, entfernt man die Scheiben, trocknet das Salz bis zum Zusammenbacken bei milder Wärme und pulvert es.

Selleriegrün	100,0
Oleum Petroselini aether.	1,0
Natrium chloratum	1000,0

Das frische Selleriegrün wird vorsichtig getrocknet, zuletzt im Kalktrockenschrank, gepulvert und mit den andern Bestandteilen fein vermengt.

---

a) Selleriesamen, gequetscht	1,0
Weingeist	3,0

nach 7tägiger Mazeration filtrieren.

b) Kochsalz	120,0
Selleriesamenauszug	7,0

Präservesalz.

Kochsalz	50,0
Salpeter	10,0
Natriumbenzoat	40,0

Nitritpöckelsalz.

1. Ein gleichmäßiges Gemisch von Speisesalz mit salpetrigsaurem Natrium ($NaNO_2$), das 0,5—0,6 Hundertteile salpetrigsaures Natrium (berechnet als $NaNO_2$) enthält.
2. Eine Mischung von 1 mit einem Zusatz von 0,9—1% Salpeter (berechnet als $NaNO_3$).
Nitritpöckelsalz darf nur bei der Zubereitung von Fleisch sowie von Fleisch- und Wurstwaren mit Ausnahme von Schabefleisch, Hackfleisch und Hackepeter verwendet werden. Die gleichzeitige Verwendung von losem Salpeter neben Nitritpöckelsalz ist verboten.
Nitritpöckelsalz mit einem Gehalt von 1% Salpeter darf nur bei Fleisch sowie Fleischwaren in großen Stücken (zum Einpökeln) verwendet werden.

Tafelsenf.

Der jeweils zu verwendende Senfsamen wird entweder nur zu grobem bis feinem

Pulver zermahlen und mit dem gesamten Fettgehalt verarbeitet, oder er wird vorher entölt. Zu diesem Zweck wird er grob gequetscht und in hydraulischen Pressen entölt. Die Preßkuchen werden dann erneut vermahlen und zur Senffabrikation verarbeitet; entölter Senfsamen liefert mildere Sorten.

Zu dem auf die eine oder andere Weise erhaltenen Senfmehl gibt man die anderen Drogenzusätze und dann von der zu verwendenden Flüssigkeit so viel, daß das Pulver gut durchfeuchtet ist. Nach einigem Stehen läßt man diesen Ansatz durch eine Senfmühle laufen und gibt dabei den Rest der Flüssigkeiten nach und nach zu.

Sagora-Senf. (Colmans-Savora.)

Schwarzes Senfmehl 200,0, gelbes Senfmehl 400,0, Ceylonzimtpulver 5,0, Cayennpfefferpulver 15,0, weißes Pfefferpulver 5,0, Ingwerpulver 4,0, Muskatblüte 1,0, Kochsalz 50,0, Zucker 150,0 werden mit Weinessig angeteigt und auf die übliche Konsistenz gebracht. Mit mehr Weinessig erhält man die Savora-Sauce.

Deutscher Senf.

Senfmehl, weiß	
Senfmehl, schwarz	āā 1000,0
Zimtpulver	
Gewürznelkenpulver	āā 5,0
Weißwein	3000,0
Weinessig	20,0
Zucker	500,0
Zitronenschalen, frische	
von 2 Früchten.	

Die Zitronenschale wird mit Zuckerstücken abgerieben, der Zucker im Wein warm gelöst und der warme Wein über das Drogengemisch gegossen.

Senfmehl, schwarz	3000,0
Senfmehl, weiß	2000,0
Gewürznelkenpulver	50,0
Korianderpulver	50,0
Kochsalz	30,0
Essig	4000,0
Majoran wilder (Gartenmajoran die Hälfte)	25,0
Zwiebeln	400,0

Der Dost und die Zwiebeln werden 2 Tage lang mit dem Essig mazeriert. Die Kolatur dient zum Anrühren der Drogenpulver.

Englischer Senf.

Senfmehl, weiß	1000,0
Senfmehl, schwarz	1000,0
Zucker	1000,0
Weißwein	5000,0
Weinessig	500,0
Zitronenschalen, frische	
von 2 Früchten	

Bereitung wie bei Nr. 1. 2 Tage lang bei mäßiger Wärme stehen lassen.

Kremser Senf.

Zucker	250,0
Kümmel	15,0
Anis	15,0
Zimt	15,0
Ingwer	7,5
Nelken	7,5
Muskatnuß	3,75
Muskatblüte	3,75
Vanille	2,0
Senfmehl, weiß	1000,0
Senfmehl, schwarz	1000,0
Zitronenschale, frisch	
von 2 Früchten	
Weinmost	10 000,0

Alles möglichst fein gepulvert bzw. zerkleinert mit dem auf die Hälfte eingedickten Weinmost heiß übergießen.

Einfacher Tafelsenf.

Senfpulver	250,0
Gewürznelken	3,0
Weißwein	600 ccm

Die Masse wird einige Zeit sieden gelassen bis die gewünschte Konsistenz erreicht ist.

Frankfurter Senf.

Senfmehl, weiß	
Senfmehl, schwarz	āā 500,0
Zucker	200,0
Nelken	30,0
Piment	60,0
Weinessig q. s.	

Meerrettich konservieren.

Meerrettich wird geschält, gewaschen und an der Luft leicht eintrocknen gelassen. Man reibt auf einem emaillierten oder gläsernen Reibgerät, setzt 3% Kochsalz und soviel Essig zu, daß der Meerrettich eben bedeckt ist. Kühl und in luftdicht verschlossenen, ganz gefüllten Gefäßen aufbewahren.

Petersilie konservieren.

Die Petersilie wird auf dem Hackbrett fein gehackt, mit 25% ihres Gewichtes an Kochsalz gemischt in luftdicht verschlossene Gläser gepackt.

Flüssigkeit zum Eiereinlegen.

Bei der Herstellung solcher Flüssigkeiten ist Hauptprinzip, das spezifische Gewicht der Konservierungsflüssigkeit mit dem des flüssigen Eierinhaltes, also des Eiweißes, möglichst in Einklang zu bringen.
Zur Konservierung verwendet man zweckmäßig frisch hergestelltes Kalkwasser, in dem man noch 6% Kochsalz gelöst hat. So eingelegte Eier sollen bis zu 7 Monate einen vorzüglichen Geschmack behalten.

Wasserglas 36/38°	1 l
Leitungswasser	9 l

Man verwendet Gefäße von Steingut oder Holzkübel, die innen mit Paraffin. solid. ausgegossen sind. Die Eier sind vorher mittels Durchleuchtung zu prüfen.

Tinctura Sacchari tosti.

a)	Saccharum plv.	200,0
	Kalium carbonicum	4,0
	Aqua dest.	60,0
b)	Aqua dest.	80,0
	Spiritus	200,0

a) in einer Metallschale möglichst unter dem Abzug (die entstehenden Dämpfe sind sehr lästig) bis zur tiefen Bräunung erhitzen (150—160°). b) zusetzen.

Labessenz, künstlich.

Pepsinum	8,0
Acidum tartaricum	5,0
Natrium chloratum	5,0
Aqua dest.	20,0
Vinum album	180,0
Spiritus	50,0

1 Teelöffel auf 1 l Milch geben.

a)	Pepsinum	40,0
	Acidum tartaricum	
	Natrium chloratum	āā 25,0
	Aqua dest.	100,0
b)	Spiritus	100,0
	Aqua dest.	ad 1000,0

a) 24 Stunden stehen lassen, dann b) zugeben.

Kautabak.

Kautabak stellt man aus schweren dunkeln Tabakblättern, Rippen und den bei der Zigarrenfabrikation entstehenden Abfällen nach Präparierung (Fermentierung und Imprägnierung) in Gestalt fingerdicker, gepreßter oder geflochtener Rollen (Ardouillen) oder als Gabelbissen bezeichneter dünner Stäbchen dar. Zur Präparierung des Tabaks werden die Tabakblätter mehrere Monate hindurch mit Gewürzauszügen „sauciert".

Kautabaksauce.

Kardamom	10,0
Kassiazimt	10,0
Teeblätter	2,5
Kaskarillrinde	5,0
Vanille	5,0
Zucker	50,0
Kaliumnitrat	20,0
Süßwein	1000,0

Man mazeriert die Drogen etwa 8—10 Tage lang mit dem Süßwein und löst in der Kolatur den Zucker und das Kaliumnitrat.

Tabakbeizen.

Fructus Cardamomi	
Cortex Cinnamomi	
Cortex Cassiae	āā 60 0
Folia Theae	15,0
Fructus Vanillae	95,0
Kalium nitricum	125,0
Saccharum	250,0
Vinum Samos	5000,0

8 Tage mazerieren, abpressen, in der Kolatur Salpeter und Zucker lösen.

Fructus Cubebae	
Cortex Cassiae	
Styrax calamit.	
Kalium nitricum	āā 60,0
Mel	50,0
Cortex Cascarillae	5,0
Spiritus	125,0
Aqua Rosae	5000,0

Man mazeriert die Drogen 6—8 Tage mit dem Weingeist und etwa 500,0 Rosenwasser, koliert und löst in der Kolatur den Honig. Dann gibt man die Lösung des Salpeters in dem Rosenwasser-Rest zu.

7. Konservierungsmittel.

(Nach dem Entwurf einer VO. von 1932)

Konservierungsmittel nach dem Entwurf sind chemische Stoffe, die bei der Gewinnung, Herstellung, Zubereitung oder Aufbewahrung von Lebensmitteln dazu dienen, um Kleinlebewesen in der Entwicklung zu hemmen oder abzutöten, hierdurch das Verderben der Lebensmittel zu verzögern oder zu verhindern und die Lebensmittel länger genußtauglich zu erhalten.

Als K.M. gelte nicht:

1. Speisesalz (Steinsalz Siedesalz), Essig, Weingeist (auch Trinkbranntwein), Zuckerarten, der beim Räuchern entstehende Rauch.
2. Kalk und Wasserglas für Eierkonservierung, Schwefelsäure für Backhefe.
3. Salpeter, Kohlensäure, Essigsäure, essigsaures Natrium, Milchsäure und milchsaures Natrium, Weinsäure und deren Na-Salze, Zitronensäure und deren Na-Salze, Speisefette, Speiseöle und Gewürze.

Als K. M. sind zugelassen:

Nipaester, auch in Form der Natriumverbindungen und in Mischungen untereinander, Hexamethylentetramin, oder Mischungen der Nipaverbindungen mit Hexamethylentetramin, Wasserstoffsuperoxyd (30proz.), Mischungen aus Benzoesäure und Parachlorbenzoesäure auch in Form ihrer Na-Verbindungen, Borsäure, benzoesaures Natrium, schweflige Säure, Natriumbisulfit. Anwendung und Dosierung für die einzelnen Lebens- und Genußmittel sind dem 1933 im Springer-Verlag erschienenem Entwurf zur V.O. zu entnehmen.

Natriumbenzoat ist in neutralen oder alkalischen Stoffen unwirksam, in sauren Stoffen wird das Natriumbenzoat zersetzt und es wirkt dann die freie Benzoesäure konservierend.

Konservierung darf nur unter Kennzeichnung erfolgen. Bei Margarine (0,2% Benzoesäure), Graupen und Gerstengrütze (0,04% schweflige Säure) und Dörrobst (0,125% schweflige Säure) entfällt die Kenntlichmachung.

Obstsäfte.

(Außer Kirsch-, Zitronen- und Orangensaft) können konserviert werden mit:

Benzoesaurem Natrium	180 mg
oder Ameisensäure (25%)	1000 mg
oder schweflige Säure	125 mg
oder Kaliumpyrosulfit	435 mg
oder Nipaester	90 mg

Kirschsäfte aller Art, Zitronen- und Orangensaft mit:

Ameisensäure (25%)	1600 mg
oder sonst wie oben.	.

Obstpülpe und *Obstmark* mit:

Benzoesäure	150 mg
oder benzoesaurem Natrium	180 mg
oder Ameisensäure (25%)	1000 mg
oder schweflige Säure	125 mg
oder Kaliumpyrosulfit	435 mg
oder Nipaester	90 mg

alles auf 100 g Lebensmittel.

Eierkonservierung.

I. Mit *Wasserglas*

1 kg Natriumwasserglas
(36—38° Bé)

9 kg Wasser.

Die Flüssigkeit muß mindestens 5 cm über den Eiern stehen.

II. Mit *Kalk*

a) gelöschter Kalk wird mit Wasser zu einer dünnen Kalkmilch angerieben. Diese Flüssigkeit wird über die Eier gegossen (etwa handbreit höher). Das beim Stehen verdunstende Wasser muß wieder ergänzt werden.

b) Kalkwasser mit Zusatz von 5% Kochsalz. Sonst wie a).

8. Puddingpulver.

Die angegebenen Rezepte sind hauptsächlich für den Hausgebrauch gedacht. Sollen die PP. auch zum Verbrauch gebracht werden, so sind die gesetzlichen Bestimmungen hinsichtlich Rohmaterialien, Aromen, Farbstoffen und Beschriftung der Beutel zu beachten.

Als Grundlage für PP. können genommen werden: feinster Maispuder, eine Mischung zu gleichen Teilen aus feinstem Mais- und Reispuder oder feinstem Weizengrießpuder. Soll in Ermangelung obiger Grundlagen Kartoffelstärke verwendet werden, so sind derselben 2% bestes Gelatinepulver zuzusetzen.

Aromatisierung erreicht man durch Zusatz von 2,5 bis 5,0 Fruchtäther der gewünschten Geschmacksrichtung. Färbung mit Spuren künstlicher Farbstoffe, die den Anforderungen des Lebensmittelgesetzes entsprechen müssen, der Fruchtart entsprechend.

Zur Herstellung des Puddings benutzt man 45—50 g des PP., ½ Liter Milch, 2 Eßlöffel Zucker und eine kleine Prise Salz. Man rührt das PP. mit etwas kalter Milch zu einem klumpenfreien, gießbaren Brei an, den man der zum Sieden erhitzten Milch, in der der Zucker und das Salz aufgelöst wurden, unter ständigem Rühren zufügt. Man erhitzt noch 2 Minuten vorsichtig (cave Anbrennen) und gießt in die mit kaltem Wasser ausgespülte Form aus. Durch Einstellen der ausgegossenen Formen in kaltes Wasser kann der Erkaltungsprozeß beschleunigt werden.

Mandelpudding.

Maisstärke	250,0
Reisstärke	250,0
Eigelbpulver	50,0
Vanillinzucker	12,0
Süße Mandeln	50,0
(mit einigen bitteren) feinst	
zerrieben.	

Nuß- und Haselnußpudding

wie oben, nur an Stelle der Mandeln feinst zerriebene Nüsse oder Haselnüsse.

Schokoladenpudding.

Maisstärke	250,0
Reisstärke	250,0
Vanillinzucker	35,0
Kakaopulver	250,0
Eigelbpulver	150,0

Zitronenpudding.

Maisstärke	250,0
Reisstärke	250,0
Vanillinzucker	30,0
Zitronenölzucker	30,0
Eigelbpulver	50,0

Himbeerpudding.

Maisstärke	250,0
Reisstärke	250,0
Weinsäure	10,0
Himbeeressenz	20,0
Himbeerfarbe	1,0

Ebenso *Erdbeer-, Johannisbeer-* und *Ananaspudding.*

Rote-Grützepudding.

Maisstärke	475,0
Reisstärke	450,0
Weinsäurepulver	25,0
Himbeeressenz	45,0
Himbeerfarbe	2,5

Vanille-Saucenpulver.

Maisstärke	250,0
Reisstärke	250,0
Eigelbpulver	50,0
Vanillezucker	50,0

20—25 g auf ½ Liter Milch

9. Vorschriften für Liköre.

Angostura-Bitter.

Angostura-Rinde	140,0
Kassiablüte	70,0
Kardamom.	25,0
Nelken	7,5
Quassiaextrakt, wässerig	2,0
Zimtöl	0,4
Nelkenöl	0,2
Weingeist	500,0
Wasser	500,0

Man mazeriert erst 4 Tage mit dem Weingeist, fügt das Wasser zu und preßt nach weiteren 4 Tagen ab. 500—800 g Essenz und 300—500 g Zucker auf 10 Liter 36prozentigen Weingeist.

Apothekenbitter.

Tinctura aromatica	5,0
Tinctura Gentianae	
Tinctura Calami	āā 3,0
Tinctura Zingiberis	
Tinctura Aurantii	āā 2,0
Tinctura Chinae cps.	
Tinctura amara	āā 1,0
Aqua Amygdal. amar.	
Spiritus Angelicae cps.	āā 2,0
Spiritus Lavandulae	
Spiritus Melissae cps.	āā 1,0
Spiritus	140,0
Aqua dest.	160,0
Sirupus simplex	175,0

Aqua Vitae.

Sir. simpl.	185,0
Spiritus	450,0
Aqua dest.	375,0
Oleum cuiuslibet	gtts. XX

Benediktiner-ähnlicher Likör.

a)	Wermut	50,0
	Pfefferminzblätter	100,0
	Kalmuswurzel	40,0
	Melissenkraut	100,0
	Unreife Pomeranzen	100,0
	Schalen von 2 frischen Zitronen und von 10 frischen Apfelsinen	
	Weingeist (95proz.)	ccm 5000,0
	Wasser	ccm 1400,0
	Weinbrand	ccm 2000,0
b)	Zucker	1500,0
	Apfelsinensaft von 10 Apfelsinen	
	Zitronensaft von 2 Zitronen	
	Wasser q. s.	ad ccm 10 000,0

a) 8 Tage mazerieren, abpressen, b) zugeben, nach längerer Lagerung filtrieren.

Blackberry-Brandy.

Frisch gepreßter Brombeersaft	430,0
Zucker	330,0
Spiritus (96proz.)	250,0

Brombeerpreßsaft mit Zucker zum Sirup verkochen, noch heiß mischen, filtrieren.

Blutorange.

a)	Zitronenschale frisch, expulpiert	15,0
	Apfelsinenschale frisch, expulpiert	30,0
	Spiritus dilutus	575,0
b)	Oleum Aurantii dulce	3,0
c)	Essenz, wie vorstehend	20,0
	Spiritus (90proz.)	375,0
d)	Zucker	350,0
	Wasser	360,0
e)	Himbeerrot q. s.	

a) Eine Woche mazerieren, abpressen, filtrieren, b) zusetzen, ergibt die Essenz. c) mischen, d) durch Aufkochen bereiten, c) und d) heiß mischen, färben.

Chartreuse-artiger Likör.

Ysopkraut mit Blüten	625,0
Abelmoschuskörner	100,0
Anis	75,0
Angelikawurzel	75,0
Meisterwurzel	30,0
Kassiazimt	25,0
Vanille	15,0
Kardamomen	7,0
Kümmel	10,0
Weinbeeröl echt	40 Tropf.
Spiritus (95proz.)	3750,0
Wasser	2500,0
Zucker	2250,0

Die Drogen sind 24 Stunden mit dem Weingeist zu mazerieren. Zur Anfärbung kann auch ohne Crocus verfahren werden; dann färbt man mit konzentrierteren Lösungen von Nahrungsmittelfarben entweder gelb oder grün. Wenn man Farbstoffpulver zusetzt, färbt man diese Liköre leicht zu intensiv, was sich beim Zutropfen von Lösungen erfahrungsgemäß vermeiden läßt.

Oleum Angelicae	20,0
Oleum Cajeputi	2,5
Oleum Calami	1,0
Oleum Caryophylli	
Oleum Coriandri	āā 2,0
Oleum Hyssopi	3,0
Oleum Macidis	4,0
Oleum Melissae	3,0
Spiritus	3000,0
Saccharum	1200,0
Aqua	1800,0
Tinctura Croci q. s.	

Radix Angelic.	
Fructus Anis.	
Folia Meliss.	āā 4,0
Folia Menth. pip.	18,0
Herba Tanacet.	32,0
Saccharum	500,0
Aqua dest.	500,0
Spiritus	2500,0

Damen-Likör.

Rosenöl	Tropfen III
Vanilletinktur	10,0
Zucker	500,0
Stärkesirup	1000,0
Dreisterniger	1500,0

Dreisterniger.

a) Sultaninen, ungewaschen, geschnitten	250,0
Backpflaumen	75,0
Mandeln, süß, braun geröstet und zerkleinert	25,0
Vanille	2,0
Wasser	3000,0
Zucker	2000,0
b) Weingeist (96proz.)	1500,0

a) vier Wochen der Gärung überlassen (Gärspund), kolieren und b) zufügen.

Danziger Goldwasser.

a) Zucker	180,0
Wasser	60,0
Zitronensäure	0,5
b) Oleum Cinnamomi	
Oleum Citri	
Oleum Macidis	āā gtt. IV
Tinctura Croci	gtt. V
Spiritus	370,0

c) Orangenblütenwasser	60,0
Rosenwasser	320,0
Goldflitter (echt) q. s.	

Die heiße Lösung a) zu b) zugeben, dann c) zusetzen.

Ebereschen-(Vogelbeeren-)Likör.

Nach den ersten Frösten Ebereschen (Vogelbeeren) sammeln, auslesen, leicht waschen, gut abtropfen lassen, in Glasflaschen füllen und mit soviel Weingeist (96proz.) übergießen, daß die Beeren gerade bedeckt sind. Bis zur völligen Entfärbung der Beeren die gut verkorkten Flaschen in die Sonne oder ins warme Zimmer stellen. Abseihen. Zu je Liter Kolatur gibt man einen Sirup aus 500,0 Zucker und 300,0 Wasser, filtriert und läßt, auf Flaschen gefüllt, lagern. Es wird auch epfohlen, auf 1 kg Beeren 40 g Zimt, 2,0 g Nelken und 2,0 g Koriander zuzusetzen und an Stelle von 800,0 Zuckersirup ein Gemisch von 600,0 Zuckersirup und 200 g Kirschsirup zu verwenden.

Eiercreme (Eierweinbrand).

Frische Dotter von	12 Eiern
Zucker, mittelfein gepulvert	180,0
Weinbrand	1000,0

Eigelb durch Mull pressen, mit dem Zucker verquirlen, Weinbrand nach und nach zugeben.

Eidotter	8—10
Zucker	150,0
Orangenblütenwasser	20,0
Spiritus	400,0
Wasser ergänzen auf	1 l

Genever.

a) Wacholderbeeröl	6,0
Spiritus (90proz.)	5000 ccm
b) Zucker	120,0
Wasser	5000,0

b) aufkochen, a) zugeben, filtrieren.

Hagebutten-Likör.

a) Hagebutten, gefrorene	2500,0
Weingeist (45proz.)	30 000,0
b) Zucker	5000,0

a) einige Tage mazerieren, abpressen, b) darin lösen, blankfiltrieren. Man kann je kg Hagebutten auch etwa je 5 g Nelken und

Zimt sowie die Schale einer Zitrone mitverwenden.

Haemorrhoidal-Likör.

a) Radix Helenii
Rhizoma Galangae   āā 5,0
Boletus Laricis
Myrrha
Olibanum
Radix Angelicae
Radix Gentianae
Rhizoma Rhei
Rhizoma Zedoariae   āā 10,0
Aloe   80,0
Spiritus (40proz.)   1500,0
b) Saccharum   300,0

a) 8 Tage mazerieren, b) in der Kolatur lösen, lagern lassen, filtrieren.

Himbeer-Likör.

Sirup. Rub. Id. recenter parat.
Spiritus dil.   āā 1000 ccm
Spiritus e vino   100 ccm

Johannisbeer-Likör.

Johannisbeersaft, frisch gepreßt
von schwarzen Johannis-
beeren   430,0
Zucker   330,0
Spiritus (96proz.)   250,0

Aus Johannisbeerpreßsaft und Zucker Sirup kochen, zu dem heißen Sirup Spiritus zugeben, filtrieren; der Likör gelatiniert vorübergehend, verflüssigt sich aber von selbst nach einiger Zeit wieder (vgl. Fruchtsaft).

a) Schwarze Johannisbeeren
Himbeeren
Schwarze Kirschen   āā 1000,0
Spiritus (90proz.)   2000,0
b) Wasser   2500,0
Zucker   2000,0

a) 14 Tage mazerieren, ohne starkes Pressen abkolieren, b) zum Sirup verkochen a) und b) heiß mischen.

Man kann zweckmäßiger aus den Beeren analog Himbeersaft einen Sirup herstellen, indem man die gequetschten Beeren an einem nicht zu warmen Ort der Gärung überläßt, dann den Preßsaft filtriert, darin die Zuckermenge löst, aufkocht und zu dem noch nicht ganz erkalteten Sirup den Alkohol zufügt.

Kaffee-Likör.

a) Kaffee, gebrannt, gemahlen   900,0
    Wasser, heißes   5000,0
b) Wasser, heißes   2000,0
c) Spiritus   6250,0
    Vanilletinktur   100,0
    Arrak   250,0
d) Zucker   2000,0
    Wasesr   2300,0

a) nach halbstündigem Ausziehen filtrieren, Filtrierrückstand mit b) auswaschen, c) hinzufügen, wenn das Filtrat auf 40° abgekühlt, dann noch warm den nach d) bereiteten Sirup zugießen.

Kakao-Likör.

	I	II
a) Kakaopulver	100,0	250,0
Macis	0,25	6,0
Koriander	3,0	—
Zimt	0,75	30,0
Nelken	0,25	3,0
Ingwer	0,1	—
Vanille	8,0	5,0
Spiritus (70proz.)	1,0 l	—
Spiritus (50proz.)	—	6,0 l
Weinbrand	0,1 l	—
b) Zucker	800,0	2500,0
Wasser	ad 2000,0	10 l

Bei Vorschrift I mazeriert man a) 5 Tage, für II etwa 8 Tage, filtriert und gibt das Filtrat in die noch heiße Zuckerlösung.

Farblos.

a) Kakaopulver   200,0
Vanille   3,0
Zimt   2,0
Spiritus (96proz.)   1 l
Wasser   1 l
b) Wasser   750,0
c) Zucker   750,0

a) 24 Stunden mazerieren, 1,5 Liter abdestillieren; b) in die Blase geben, weitere 500 ccm abdestillieren, gesondert auffangen. Im zweiten Kondensat c) heiß lösen, das erste Destillat der heißen Lösung zugeben.

Kirsch-Likör.

Sirup. Cerasor.
Spiritus dilut.   āā 1000 ccm
Spiritus e vino   100 ccm

Kirschkern-Likör.

Kirschkerne, gut gewaschen, gestoßen	1000,0
Sultaninen, ungewaschen, geschnitten	250,0
Wasser	3000,0
Zucker	2000,0
Spiritus (96proz.)	1500,0

Kirschkerne, Sultaninen, Wasser, Zucker vier Wochen gären lassen (Gärspund!) Kolieren und Weingeist zufügen.

Kümmel-Likör.

Allasch.

Kümmelöl	9,9
Angelikawurzelöl	0,05
Korianderöl	0,05
Spiritus (90proz.)	6650,0
Wasser	3350,0
Zucker	4000,0

Öllösung in Spiritus dem heißen Sirup aus Wasser und Zucker zugeben.

Doppelkümmel.

Kümmelöl	40,0
Spiritus (95proz.)	33,8 l
Wasser	66,2 l
Zucker	8 kg
Bereitung wie oben.	

Allaschessenz.

Allaschkümmelöl	5,0—10,0
Spiritus (96proz.)	ad 100,0

Doppelkümmel- u. Allaschkümmel-
Essenzen

	I	II	III
Korianderöl	1,5	XX	—
Pfefferminzöl	1,5	—	—
Fenchelöl	6,0	—	1,0
Zitronenöl	3,0	—	3,0
Karvon	25,0	—	25,0
Kümmelöl	—	24,2	—
Angelikaöl	—	XX	—
Anisöl	—	XL	3,0
Ingweröl	—	XIV	

In der Tabelle sind mit römischen Zahlen Tropfen ausgedrückt. I und II stellen Allaschkümmelöl-, III ein Doppelkümmelölmischung dar.

Auf 10—15 Liter Likör nimmt man jeweils 10 g Ölmischung.

Eiskümmel.

a) Raffinade, feinst	5000,0
Wasser	2000,0
b) Spiritus (96proz.)	5500,0
Allaschessenz	100,0
c) Allasch nach Bedarf zum Auffüllen der präparierten Flaschen.	

a) wird heiß gelöst in b) gegossen und sofort in Flaschen filtriert, bis diese zu etwa vier Fünftel gefüllt sind. Man bringt in Kochsalz-Eismischung und füllt nach beendeter Kristallisation die Flaschen mit Allasch.

Magenbitteressenz (à la Boonekamp).

a) Safran	4,0
Enzianwurzel	50,0
Galgantwurzel	20,0
Wermut	30,0
Süßholz	60,0
Rhabarber	15,0
Lärchenschwamm	10,0
Tausendgüldenkraut	30,0
Spiritus (50proz.)	1000,0
b) Spiritus aether, nitros	15,0
Oleum Foeniculi	0,5
Oleum Anisi	1,0

Dem nach a) hergestellten Mazerat werden die Stoffe von b) zugegeben.

Zur Herstellung von 10 Liter Magenbitter benötigt man 250 g Essenz.

Magenbitter.

Pomeranzenschalen	90,0
Enzianwurzel	60,0
Kaskarillrinde	30,0
Kurkumarhizom	15,0
Zimtkassia	20,0
Nelken	15,0
Rhabarberrhizom	7,0
Sternanisöl	1,0
Weingeist (95proz.)	750,0
Wasser	1750,0
Zucker	250,0

Die Drogen sind als grobe Pulver anzuwenden und mit Weingeist-Wasser-Mischung einige Tage zu mazerieren; der Zucker wird kalt in dem durch Pressung und Filtration erhaltenen klaren Mazerat gelöst.

a) Cortex Aurantii 20,0
Cortex Cinnamomi 5,0
Radix Gentianae 3,0
Rhizoma Zingiberis 3,0
Rhizoma Galangae 1,0
Caryophylli 3,0
Herba Absinthii 2,5
Lignum Santali 5,0
Spiritus (95proz.) 1,2 l
Wasser 1,2 l
b) Zucker 225,0
Wasser q. s.

a) 14 Tage mazerieren, abpressen, b) zusetzen, derart, daß 2,6 Liter entstehen.

___

Pfefferminzlikör.

Oleum Menthae pip.
Mitcham 0,3
Saccharum 150,0
Spiritus (96proz.) 417,0
Aqua dest. 433,0
Safrantinktur und Indigo q. s.
oder Nahrungsmittelfarbe

Man mischt die Lösung des Pfefferminzöls
in Weingeist mit dem heißen Sirup, gibt
erst bis zur kräftigen Gelbfärbung Safrantinktur zu und dann eine wässerige In-
digoanreibung bis zur Bildung der er-
wünschten grünen Farbe. Man kann auch
eine grüne für Lebensmittelzwecke geeignete Anilinfarbe zum Färben verwenden
oder spirituslösliches Chlorophyll.

___

Prunelle.

Pflaumenkerne, gestoßen 1000,0
Sultaninen 500,0
Zucker, ungebläut 6000,0
Wasser 6000,0
Stärkesirup 3000,0
Weingeist (96proz.) 3000,0

Arbeitsweise s. Sherry Brandy

___

Quitten-Likör.

Reife Quitten 1000,0
Spiritus (95proz.) 600,0
Cortex Cinnamomi
Amygdalae amarae āā 4,0
Semen Myristicae 1,0
Fructus Cardamomi 1,5
Sirupus simplex 200,0

Quitten entkernen, zerquetschen, nach
6—10 Stunden Saft auspressen. Mit Spiritus und den Drogen gemischt 5—6 Tage

mazerieren, kolieren, Sirup heiß zugeben,
blankfiltrieren.

___

a) Succus fruct. Cydon. rec. 2500,0
Spiritus 2000,0
Cotex Cinnamom. 11,0
Fructus Coriandr. 7,5
Flores Caryophyll. 2,0
Fructus Anisi 2,0
Amygdalae amarae 15,0
b) Saccharum 750,0

a) etwa 1 Monat lang digerieren, abpressen, filtrieren, dann b) zusetzen, öfter umschütteln bis zur Lösung.

___

Schlehen-Likör.

Reife Schlehen 500,0
Spiritus (90proz.) 2,5 l
Zucker 500,0—1000,0
Wasser 2,5 l

Die gequetschten Schlehen 8 Tage mit dem
Weingeist mazerieren, die Kolatur mit der
heißen Zuckerlösung mischen, nach mehrtägigem Stehen filtrieren.

___

Sherry Brandy.

Saure Kirschen 5000,0
Sultaninen 250,0
Zucker, ungebläut 6000,0
Wasser 4000,0
Stärkesirup 3000,0
Spiritus (96proz.) 3000,0

Kirschen gründlich waschen, entkernen,
Kerne zerstoßen, Sultaninen, **ungewaschen,**
zerschneiden. Kirschen, Kerne, Sultaninen,
4000 Zucker mischen, mit Wasser übergießen. Gefäß zubinden, 14 Tage möglichst
in der Sonne stehen lassen. Auspressen.
Zur Kolatur Stärkesirup schwach angewärmt, Zuckerrest und zuletzt langsam
Weingeist zugeben.

___

Steinhäger.

Wacholderbeeröl 14,85
Angelikaöl 0,15
Kornsprit (90proz.) 5100,0
Weinsprit (96proz.) 5600,0
Zucker 200,0
Wasser 9100,0

Wacholderschnaps.

a) Wacholderbeeren	250,0
Piment	10,0
Zimt	8,0
Pomeranzenschalen	10,0
Angelikawurzel	15,0
Spiritus (90proz.)	4,5 l
Wasser	5,5 l
b) Zucker	500,0
Wasser	ad 10 l

a) 8 Tage mazerieren, abpressen, b) zusetzen, filtrieren.

Walnuß-Likör.

a) Walnüsse, grün	150,0
Koriander	10,0
Anis	
Zimt	āā 9,0
Muskatnuß	5,0
Vanille	1,5
Spiritus (96proz.)	4,17 l
Wasser	2,40 l
b) Zucker	3500,0
Wasser	2500,0
Likörgrün q. s.	

a) 2 Tage mazerieren, 5 l abdestillieren, Destillat mit b) (heiß) mischen, färben.

Walnüsse, grün	100,0
Mandeln, bittere	5,0
Ceylonzimt	20,0
Koriander	20,0
Kardamom	10,0
Zucker	1200,0
Weingeist (95/6proz.)	2000,0
Wasser	3000,0

Alles mischen, 8 Tage an mäßig warmem Ort mazerieren, abpressen, filtrieren.

---

a) Nuces Jugland. immaturae	
(Juli)	Stück 40
Cortex Cinnamomi	30,0
Flores Caryophylli	7,5
Spiritus	1080,0
Aqua dest.	540,0
b) Spiritus	750,0
Aqua dest.	420,0
c) Saccharum	600,0
Aqua dest	750,0

a) nach achttägigem Stehen abpressen, Preßrückstand 8 Tage mit b) mazerieren,

abpressen. Beide Kolaturen vereinigen, mit dem kochenden Sirup nach c) mischen, filtrieren.

Likör-Kräuter.

Rainfarn		16,0
Pfefferminzblätter		
Melissenkraut		
Anis		
Sternanis		
Angelikawurzel		
Kalmuswurzel	āā	2,0
Muskatblüten		
Nelken	āā	1,0
Safran		0,5

Herba Hyssopi	62,5
Fructus Anisi	25,0
Radix Angelicae	75,0
Radix Imperatoriae	30,0
Cortex Cinnamomi	25,0
Fructus Vanillae	15,0
Fructus Cardamomi	7,0
Fructus Carvi	10,0

Mit einem Gemisch von 3750,0 Weingeist (95proz.) und 2500,0 Wasser zu digerieren und nach Belieben zu süßen.

Zitronenlikör.

Die Schale von 10 Zitronen wird sehr fein geschält und zerschnitten, dann mit 4 Liter Weingeist ausgezogen. Dem Filtrat fügt man hinzu:

Orangenblütenwasser	250,0
Zucker	2,5 kg

und soviel Wasser, daß das Ganze 10 Liter beträgt.

Schwachgelb färben!

Punschextrakt.

	I	II
Rum	2 l	3 l
Orangenblütenwasser	—	250,0
Moselwein	1¼ l	2 l
Zitronenöl	1,0	0,5
Zitronensäure	20,0	—
Spiritus	1¾ l	—
Zucker	5000,0	5000,0
Wasser	ad 10 l	10 l

Schwedenpunsch.

Arrak	500,0
Weinbrand	250,0
Rum	50,0
Zimttinktur	10,0
Zitronensäure	45,0
Zucker	250,0
Weißwein	200,0

	I	II
Arrak	6 l	5,4 l
Rum	—	0,6 l
Zucker	3,3 kg	3,3 kg
Wasser, heiß	10 l	10 l

Zucker in heißem Wasser lösen, Spirituosen der heißen Lösung zusetzen. Kalt servieren.

Teepunsch.

a)	Zucker	1750,0
	Zitronensäure	15,0
	Teeaufguß	1000,0
b)	Arrak (oder Rum)	2000 ccm
	Spiritus	500 ccm
	Oleum Citri	gtt. III
	Oleum Corticis Aurantii	gtt. II

a) heiß lösen, b) zugeben.

Waldmeisteressenz, künstlich.

a)	Cumarin	0,1
	Acidum citricum	1,0
	Thea viridis	10,0
	Spiritus (70proz.)	100,0
b)	Oleum Aurantii dulc.	
	Oleum Aurantii amar.	āā 0,5

a) 3 Tage mazerieren, abpressen, b) zusetzen, grün färben, filtrieren.

Honigmet.

50 Anissamen, 100 Mazisblüten, 200 Koriandersamen, 200 Galgantwurzel, 500 Hopfenblüten werden mit 30 l Wasser ½ Stunde gekocht. In dieser Flüssigkeit werden 25 kg Honig aufgelöst und 50 kg abgekochtes Wasser zugesetzt. Die Gärung erfolgt in einem Weinfaß mit mindestens 15 Proz. Steigraum und wird eingeleitet durch Impfen mit Reinhefen (Rießling, Steinberger Cabinet). Für gewöhnliche Sorten genügt auch ½ kg Preßhefe auf 100 kg Maische, die günstigste Temperatur ist 23—25°; sie ist zwecks rascher und durchgreifender Gärung weiter einzuhalten. Die Gärung dauert in diesem Falle 4—6 Tage, bedeutend länger bei niedriger Temperatur. Das Ende der Gärung kann man durch Vermischen von 1 Teil filtrierter Maische mit 1 Teil 96proz. Alkohol erkennen, wobei auch nach längerem Stehen keine Trübung eintreten darf. Nun folgt die Kellerbehandlung, die hauptsächlich in der Klärung besteht und durch Schönung beschleunigt werden kann. Man setzt zu diesem Zwecke dem Met im Fasse auf 100 l 20 g in Wasser gelöste Gelatine zu und gibt eine Lösung von 10 g Tannin, in 250 Wasser gelöst nach. Die Abscheidung der trübenden Substanzen erfolgt auf diesem Wege viel schneller, da dieselben durch das ausfallende Gelatine-Tannat mitgerissen werden. Der Alkoholgehalt des fertigen Getränkes beträgt 10—14 Volumprozent. Es kann vom Faß mit Kohlensäuredruck verschenkt oder auf starkwandige Flaschen (Sektflaschen) abgezogen werden.

Liköre künstlich altern.

Eine einfache Methode, Liköre künstlich zu altern, besteht darin, vor dem Abfüllen ein wenig Wasserstoffsuperoxyd zuzusetzen. Man kann etwa 10—15 Tropfen (3proz. Ware) auf 1 l rechnen. Nach gutem Vermischen wird abgefüllt, gut verkorkt usw. und stehend bei 20—25° C gelagert. Der Lagerraum muß jedoch dunkel sein; andernfalls wickelt man die Flaschen ein.

Tee-Extrakt.

Peccotee	75,0
Kongotee	125,0
Pomeranzenblätter	20,0
Wasser	3500,0
Kandiszucker	3500,0
Rum	100,0

Die Drogen werden mit kochendem Wasser ausgezogen, abgepreßt, der Zucker in der Kolatur gelöst und der Rum zugegeben. 1 Teelöffel für eine Tasse Tee.

IV. Technische Vorschriften.

1. Entfernung von Flecken.

Man nehme stets an Resten vom gleichen Stoff oder wenig sichtbaren Stellen des zu reinigenden Gewebes Proben vor, um zu sehen, ob der Stoff und der Farbton durch das Fleckenentfernungsmittel nicht angegriffen wird. Besonders auf Flecke von Arzneistoffen wird hier eingegangen, und zwar von:

A l b a r g i n : Frische Flecke lassen sich mit Seifenwasser, ältere mit 10—20proz. Natriumthiosulfatlösung entfernen (siehe Silber).

A l k a l i : Angefeuchtete Stoffe mit Essig oder etwa 10proz. Zitronensäurelösung behandeln. Bei gefärbten Stoffen ist Vorsicht geboten: schwache Milchsäurelösung. Starkfädige Weißwaren ertragen bis etwa ½proz. Salzsäure. Lackmusprobe nach anschließendem Auswaschen erforderlich.

A n i l i n f a r b e n (Methylenblau): Verdünnte Säuren, besonders Salzsäure, Chlorkalkanreibung (Liq. Natrii hypochlorosi) helfen meist; gut nachspülen; bei intensiv haftenden Flecken ist mehrstündiges Mazerieren mit 0,1proz. Permanganatlösung zu empfehlen, mit anschließender Nachbehandlung mittels schwacher Oxalsäurelösung. Vor und nach Oxalsäureanwendung gut wässern!

B a l s a m e : Terpentinöl, Chloroform, Schwefelkohlenstoff u. dgl. Lösungsmittel. Anschließend mit Wasser und Seife waschen.

B l e i e s s i g : Mit Bleiwasser oder -essig verunreinigte Wäsche zeigt nach dem Waschen besonders mit Sauerstoffwaschmitteln gelbe Flecke, die sich mit verdünnten Alkalilaugen wie mit Essigsäure entfernen lassen. Nachspülen.

B l u t , frische Flecke: Auftragen eines Breis aus gleichen Teilen Reisstärke und Wasser. Beim Abblättern der getrockneten Masse ist der meiste Farbstoff an die Stärke adsorbiert. — Auswaschen des Fleckes mit 1+5 verdünntem Salmiakgeist oder mit Quillajarindenauszug. — Nach dem Betupfen eines mit Tetrachlorkohlenstoff befeuchteten Wattebausches zwecks Entfettung Aufträufeln von verdünnter Wasserstoffsuperoxydlösung bis zur Schaumbildung; dann Auswaschen mit salmiakgeisthaltigem Wasser (1:30). — Auch ein Versuch mit einer Trinatriumphosphatlösung dürfte Erfolg haben.

B r o m s p r i t z e r : So schnell als möglich mit Spir. Dzondii (weingeistige Ammoniaklösung) betupfen und gründlich nachwaschen.

C l o r o p h y l l : Frische Grasflecken lassen sich mit warmem konzentriertem Alkohol entfernen; ältere gehen beim Waschen mit Sauerstoffwaschmitteln, verdünntem alkoholischem Salmiakgeist oder verdünnter Chlorzinklösung weg. Alte Flecke sind hartnäckig. Man versuche Bleichmittel wie Chlorkalk, schweflige Säure, Hydro-Bisulfite u. dgl. mehr.

C h r o m a t e : Wässerige Lösung von schwefliger Säure, oder konzentrierte Thiosulfatlösung auftropfen, die mit einigen Tropfen Schwefelsäure versetzt war. Gründlich auswaschen!

C h r y s a r o b i n : Auswaschen mit organischen Lösungsmitteln wie Alkohol, Chloroform, Tetralin, Benzol, evtl. Gemische dieser. Durch Erwärmen der Lösungsmittel läßt sich die reinigende Kraft erhöhen.

C i g n o l i n : Behandlung wie Chrysarobin.

E i s e n f l e c k e , Rost usw. weichen einer Behandlung mit (10proz.) Chlorzinnlösung oder gleichstarker Zitronensäurelösung. Auch 5proz. Oxalsäure- oder Kleesalzlösungen, die man zweckmäßig mit 5% Glyzerin versetzt, führten zum Ziel. Bei Weißwaren bestreut man mit Oxalsäure, taucht die Stelle in schwach angesäuerte n/10-Permanganatlösung, wärmt an und gibt bis zur Entfärbung tropfenweise Wasserstoffsuperoxydlösung zu. Dann mit schwacher Sodalösung und anschließend mit reinem Wasser nachspülen. Oder Aufstreuen von Natriumhydrosulfitpulver und Aufträufeln von Wasser. In allen Fällen ist gründlichst nachzuwaschen.

E x t r a k t e : 20- bis 30proz. Alkohol genügt meistens allein schon zur Fleckentfernung; evtl. noch Nachbehandlung mit Seifenwasser oder Seifenspiritus.

G a l l e n f a r b s t o f f e : Abreiben mit Äther oder Ätherweingeist und Nachwaschen.

G o l d f l e c k e : Von Goldsalzlösungen herrührende Flecken entfernt man mit etwa 20proz. Zyankalilösung.

G r a s f l e c k e s. bei Chlorophyll.

H a e m o g l o b i n : Mit warmem Wasser auswaschen (vgl. Blut); ältere Flecke mit warmer Boraxlösung, verdünntem Salmiakgeist oder Seifenspiritus aufweichen und evtl. mit 2proz. Kleesalzlösung vorsichtig nachbehandeln. Bei alten Flecken kann man Pepsinsalzsäure und Enzympräparate mit Erfolg anwenden.

H a r z f l e c k e : Gleiche Behandlung wie Balsamflecke mit Terpentinöl und anderen organischen Lösungsmitteln.

I c h t y o l : Warmes Seifenwasser.

J o d : Von den Händen wie aus der Wäsche entfernt man Jodflecke nach Entfettung mittels Salmiakgeist, Natriumthiosulfat- oder auch Zyankalilösung.

K a f f e e : Mit Benzin, Tetrachlorkohlenstoff usw. entfetten, dann mit schwach ammoniakalischer H_2O_2-Lösung bleichen; bei farbigen Stoffen nach Entfettung mit Glyzerin befeuchten und nach 10 Minuten mit Wasser oder Quillajaauszug ausreiben.

K a u t s c h u k p f l a s t e r : Die Flecken weichen meist schon mit Benzin, Benzol oder Chloroform, gegebenenfalls mit einem Gemisch dieser nach entsprechender Vorbehandlung mit fetten Ölen.

K a r r e n s c h m i e r e : Flecke zuerst mit Butter oder fettem Öl bearbeiten, dann mit Watte abreiben und schließlich mit Fettlösungsmitteln oder Terpentinöl reinigen.

K o l l o d i u m : Von Hühneraugenkollodium herrührende Flecke werden mit Äther oder Ätherweingeist behandelt. Grünverfärbte Stellen wie bei Chlorophyll .

K o p i e r s t i f t : Wässerige Bisulfitlösung, dann Weingeist und zuletzt Wasser.

K u p f e r s a l z e : Mit 30proz. Jodkalilösung oder 10proz. Essigsäure betupfen, darauf mit lauwarmer 20proz. Kochsalzlösung nachwaschen; auch Zyankaliumlösung wird verwendet.

L e b e r t r a n hinterläßt mit Tetrachlorkohlenstoff, Benzol, Schwerbenzin, Tetralin usw. zu reinigende Flecken; bestes Lösungsmittel für fest angetrocknete Verunreinigungen mit Lebertran, Leinöl u. dgl. m. ist Methylal (Methylendimethyläther); evtl. Nachwaschen mit Seifenspiritus oder heißer Seifenlauge.

L e i m f l e c k e : In Sodawasser aufweichen, dann darin waschen.

M a s t i s o l : Azeton, Chloroform, Tetrachlorkohlenstoff und derartige Lösungsmittel.

O b s t f l e c k e : Der befleckte Stoff wird mit strömendem Dampf angeblasen, dann mit reinem kochendem Wasser gewaschen.

P e r m a n g a n a t : Die braunen Flecke kann man mit schwefliger Säure, Oxalsäure, Zitronensäure, Sulfitlaugen entfernen. Bei Stoffen, die Säuren nicht vertragen, befeuchtet man mit Schwefelammoniumlösung, wäscht aus und löst das gebildete Mangansulfid mit 10proz. Zyankalilösung.

P h o t o g r a p h i s c h e L ö s u n g e n :
1. Die von Entwicklern herrührenden Flekken betupft man mit 10proz. Ferrosulfatlösung und anschließend mit Kleesalzlösung. Auch die Behandlung mit 5proz. Natriumsulfitlösung, der 1% Zitronensäure zugesetzt ist, wird ebenso empfohlen wie ammoniakalische Wasserstoffsuperoxydlösung. Auch Burmolwäsche, sowie Einweichung in Liq. Natr. hypochloros. oder Chloraminlösung, mit Einbringen in zweiprozentige Salzsäure und anschließende Thiosulfatreinigung führt zum Erfolg. Gründliches Nachwaschen erforderlich.
2. Fixierbadflecken betupft man mit Permanganatlösung und anschließend mit Schwefelammonium; dann gut auswaschen. Gebrauchtes Fixierbad enthält Silbersalze; solche Flecken sind wie Silberflecke zu behandeln.

P i k r i n s ä u r e : Kaliumsulfidlösung läßt man auf die Flecken einwirken und wäscht dann mit Wasser und Seife. Auch verschwinden frische Flecke beim Auftragen eines wässerigen Magnesiumkarbonat-breies; nach dem Trocknen Waschen mit Seife.

P r o t a r g o l : Behandlung wie bei Silber.

P y r o g a l l o l : Bei alten Flecken ist jede Mühe vergebens. Frische Flecken behandelt man mit 5—10proz. Ferrosulfatlösung evtl. unter Erwärmung bis zur Schwarzblaufärbung. Dann erfolgt Betupfen mit Kleesalzlösung wie bei Tinte. Nachher ist sorgfältig zu wässern.

Q u e c k s i l b e r : Die von Quecksilbersalzlösungen herrührenden Flecken beträufelt man mit Jodtinktur und entfernt gebildetes Quecksilberjodid mit konzentrierter Jodkalilösung. Auch ist die Fleckenentfernung dadurch möglich, daß man auf den befleckten Stellen Zyan- oder Jodkaliumlösung eintrocknen läßt und in warmer Thiosulfatlösung nachwäscht.

R e a g e n z i e n f l e c k e n : ESBACH = Pikrinsäure; FEHLING = Kupfersalze; GÜNZBURG = Pyrogallol; LUGOL = Jod; MAYER und NESSLER = Quecksilber; STOCKE und WEIGERTsche Lösung = Eisenflecke. Von Lösungen zur Untersuchung von Bakterien, histologischen Schnitten usw. sowie von I n d i k a t o r e n herrührende Flecke werden wie Teerfarbflecke behandelt.

R e s o r z i n : Frische Verunreinigungen entfernt man mit Glyzerin, Dichlorhydrin, Äther; ältere mit Zitronensäurelösung und alte wie Teerfarbstoff-Flecke.

R h a b a r b e r : Heißes Benzol wird empfohlen. Zur Reinigung der Hände genügt Essig oder Bimssteinseife.

R i v a n o l . Die Reinigung der verschiedenen Stoffarten geschieht wie folgt: 1. Baumwolle und Leinen legt man in eine Lösung von 1 g Kaliumpermanganat auf 1 Liter Wasser, die außerdem ¹/₈ Liter Essig enthält. Nach 3 bis 4 Stunden wird gut in Wasser gespült und dann in ein Bad von 40 g Natriumbisulfit auf 1000 g Wasser gebracht. Nach einiger Zeit wird das Waschgut ausgedrückt, in verdünntem Essig gewaschen und schließlich gut gewässert. 2. Wolle, Kunstwolle, Halbwolle übergießt man in einem Holzbottich mit kochendem Wasser, dem je Liter ¹/₈ Liter Essig hinzugefügt war, und läßt sie ½ Stunde unter Umrühren darin. Dann spült man in reinem Wasser nach und wieder-

holt den Prozeß gegebenenfalls noch einmal. Hartnäckige, stark gebräunte Flecke werden in heißes Essigwasser, das noch durch 1 Eßlöffel voll Wasserstoffsuperoxyd verstärkt ist, eingelegt.

R i z i n u s ö l : Absoluter Alkohol, Äther, Chloroform, Benzol, Gasolin.

R o t w e i n : Beflecktes Waschgut wie unter Obst nach Behandlung mit Wasserdampf heiß waschen, oder ein Gemisch von Eau de Javelle mit gleichviel Wasser oder eine 10proz. Zitronensäurelösung auftropfen und nach einigen Minuten auswaschen. Eintauchen in eine Mischung von Wasserstoffsuperoxyd 5,0, Salmiakgeist und Wasser in gleichen Mengen auf 50,0 aufgefüllt. Nach 5 Minuten Einwirkungszeit gut wässern.

S a l b e n : Die Reinigung erfolgt wie bei Fettflecken.

S a l v a r s a n : Bei alten Flecken sind Versuche zwecklos; frische Flecken lassen sich durch Waschen mit Seife beheben.

S ä u r e f l e c k e n : Farbige Stoffe reinigt man in diesem Fall mit Ammoniak oder Bikarbonat und wässert gründlich.

S i l b e r s a l z e (Höllenstein). Behandlung der Flecke mit Jodkalilösung und Auswaschen des gebildeten Jodsilbers mit Thiosulfatlösung. Auch mit Zyankalilösung kann man Höllensteinflecke, insbesondere nicht zu alte, entfernen. Auch Betupfen der Flecke mit Kupferchlorürlösung und Nachwaschen mit Thiosulfat führt zum Ziel. Bei Entfernung von Flecken auf der Haut entfette man diese Stellen mit Ätherweingeist. Das für diesen Fall ebenfalls empfohlene Sublimatfleckwasser besteht aus einer Lösung von Hydrarg. bichlorat. und Ammon. chlorat. je 10,0 in 100,0 Wasser.

S t e m p e l f a r b e n : Meist genügt schon Waschen mit evtl. warmem Benzol oder Spiritus. Andernfalls betupft man mit 0,5proz. schwach ammoniakalischer Wasserstoffsuperoxydlösung. Wässern.

T a n n i n : Wein-, Zitronen- und Oxalsäure in wässeriger Lösung oder ein Gemisch gleicher Teile Weingeist-Glyzerin bzw. Dichlorhydrin-Wasser; bei stark gefärbten Flecken auch Sulfitlösungen (vgl. die Ferrosulfatmethode bei Pyrogallol).

T a r g e s i n : Wie bei Albargin.

T e e r - und T e e r p r ä p a r a t e : Erhärtete Flecken erweicht man mit warmem Öl, dann behandelt man sie mit Benzol,.

Xylol, Tetrachlorkohlenstoff, Trichloräthylen, Tetralin od. dgl. auf Filtrierpapierunterlage und wäscht mit Seifenspiritus oder Seifenwasser nach. Hexalinseife eignet sich hierfür ebenfalls. Teerflecken in Bettwäsche bedeckt man einige Stunden lang mit Eigelb und wäscht alsdann mit warmem Wasser und Seife nach.

T e e r f a r b e n : Wasserstoffsuperoxyd, Perborate und Peroxyde bei Seide und empfindlichem Gewebe; dagegen Chlorkalk, Hypochlorit, Chloramin, Aktivin u. a. Chlorpräparate mit nachfolgender Thiosulfat- oder Ammoniakbehandlung bei Leinen, Baumwolle und Papier. Schweflige Säure, Sulfitlaugen, Hydro- und Bisulfite bei allen Stoffarten verwendbar z. B. Wolle, Seide, Mischgewebe, Holz, Papier usw. Oft genügt heißes Glyzerin oder Dichlorhydrin bzw. Essig-, Wein- oder Zitronensäure, in anderen Fällen kann man aber auch mit starkem Seifenspiritus Erfolg haben. Hinterher ist immer gut auszuwaschen.

T h i o l. l i q u i d : Lauwarmes Seifenwasser.

T i n t e n s t i f t : Methylviolett-Flecken auf der Haut lassen sich mit konzentr. Glyzerin, Dichlorhydrin, Äthylenglykol oder auch mit Essig und Bimsstein entfernen; bei nicht zu empfindlichen Stoffen kann man die frischen Flecken mit den genannten Lösungsmitteln ebenfalls bekämpfen; hartnäckige alte Flecken behandelt man wie Teerfarbenflecken.

T r a u m a t i z i n : Alkohol, Äther, Chloroform, Schwefelkohlenstoff.

T r y p a f l a v i n : Das Fleckentfernungsmittel das sicher hilft, ist Afiavon, von dem man je Liter 25 g verwendet und 15 bis 20 Minuten kocht. Trypaflavin und Argoflavin sollten stets vor dem Eintrocknen der Lösung mit warmem Wasser und Seife abgewaschen werden.

T u m e n o l : Wie bei Ichthyol.

V i o f o r m : Zweistündiges Einweichen in zweiprozentige Essigsäure, Nachspülen und Auswringen mit anschließendem Einlegen in zweiprozentige Thiosulfatlösung, dann wässern, 10 Minuten lang in Seifenwasser kochen und mit kaltem Wasser gründlich nachspülen.

W o l l f e t t : Äther, Azeton, Choroform, Benzin.

Fleckwässer.

Tetrachlorkohlenstoff.

Tetrachlorkohlenstoff	850,0
Schwerbenzin	150,0

Essigäther	120,0
Äther	120,0
Terpentinöl	120,0
Benzin	640,0

Benzin	80,0
Äther	8,0
Essigäther	5,0
Spiritus (96proz.)	2,0
Salmiakgeist 0,910	2,0
Leichtes Kampferöl	2,0

a)	Ölsäure	5,0
	Spiritus (96proz.)	20,0
	Kalilauge 50°	2,0
b)	Benzin	70,0
	Äther	3,0

a) gut mischen, nach 1 Stunde b) zusetzen, kräftig schütteln.

Tetrachlorkohlenstoff	60,0
Benzin	35,0
Ölseife, wasserfrei (Kaliumoleat)	5,0

Flecken aus Geweben entfernen, die in Schweiß, Staub, Ölen oder Fetten ihre Ursache haben.

Man bereitet folgende Mischung:

Wasser	500,0
Aether	10,0
Seifenpulver	10,0
Spiritus	15,0
Terpentinöl	30,0
Salmiakgeist	10,0

Mit der gleichmäßig durch Umschütteln gemischten Flüssigkeit werden dann die Flecken behandelt.

Aqua	4,0
Sapo domesticus	4,0
Natrium carbonicum	0,5
Fel Tauri	1,0

Heiß lösen, bald verwenden.

Moder- und Stockflecken entfernen.

Die Flecken werden mit einer Lösung von 10,0 Ammonkarbonat in 100,0 Aqua destillata ganz vorsichtig abgerieben.

Radierwasser.

Oxalsäure	80,0
Natriumhyposulfit	20,0
Wasser	900,0

Tintentod.

2 Lösungen:

a) Kaliumpermanganatlösung mit Phosphorsäure angesäuert.
b) Natriumbisulfit in wässeriger Schwefligsäurelösung gelöst.

Mit a) betupfen, Rest von a) mit gutem Filtrierpapier aufsaugen, b) auftupfen.

Tintenflecken aus Holz, Bein u. dgl. entfernen.

1. Etwa vorhandenen Lack mit Weingeist oder Benzin entfernen.
2. Feingepulverte Zitronensäure oder Oxalsäure mit Wasser angefeuchtet auflegen. Nach 1—2 Stunden mit Wasser abwaschen.
3. Mit Liquor Natrii hypochlorosi oder mit ammoniakalischer Wasserstoffsuperoxydlösung betupfen.
4. Mit Wasser, Seife (und Bürste) waschen. (3. nur, falls 2. nicht genügend gewirkt hat. versuchen.)
Nach Entfernung der Flecken Lacküberzug wiederherstellen.

Tintenflecken aus Leder entfernen.

1. Mit Benzin entfetten.
2. Wenn angängig, mit feinstem Schmirgelpapier die Hauptmenge unter kreisförmigen Bewegungen abreiben.
3. Bleichen.
  a) Kaliumpermanganatlösung, 1proz., auftragen, mit Natriumthiosulfatlösung 1:10 betupfen, mit roher verdünnter Salzsäure 1:4 entfärben, mit Wasser nachwaschen, trocknen lassen.
  b) Hydrogenium peroxydatum solutum Spiritus saponatus āā.
  Mit dieser Lösung die Flecken abreiben, Mit Wasser spülen, trocknen lassen.

4. Je nach Art des Leders leicht einfetten (Degras, Waltran, Lebertran, Rizinusöl) oder mit einer spirituösen Farblösung oder mit einer Farbcreme wieder auffärben.

Tuscheflecken.

1. Einweichen in Sodawasser oder hexalinhaltigem Seifenwasser. Spülen.
2. Abreiben mit Brennspiritus.
3. Wenn nötig Bleichen mit Eau de Javelle, Chloramin oder ammoniakalischer Wasserstoffsuperoxydlösung. Gut spülen.

Schreibmaschinen-Farbbandschrift entfernen.

Frische Schrift läßt sich meist (blau, violett) mit Brennspiritus abwaschen. Eingetrocknete Schrift kann manchmal durch Behandeln mit verdünnter Essigsäure und Burmol gebleicht werden.

Schwarze, unter Verwendung von Lampenschwarz hergestellte Farben trotzen der Bleichung.

Kopierstiftflecke.

Man behandelt diese mit einem Gemisch aus 3 Eßlöffel Spiritus und etwa ½ Teelöffel Salzsäure, worauf man sofort in lauwarmem Wasser gründlich ausspült.

Fliegenschmutz aus Geweben entfernen.

Man entfettet erst mit einem Brei aus Magnesia und Petroläther und behandelt dann mit der Bürste, wenn nötig mit warmem Wasser, dem man etwas Salmiakgeist zugegeben hat.
Man wäscht mit warmem Wasser, dem man ein Gemisch von Savonade und Tetrachlorkohlenstoff (90 : 10) oder (70 : 30) zugesetzt hat.

Fliegenschmutz an Metallgegenständen.

Man reinigt die Gegenstände, indem man sie mit sehr stark verdünnter Salzsäure abwäscht. Gründliches Nachspülen, Trokkenreiben und Blankpolieren erforderlich. Für weniger alte Flecken nimmt man Essigwasser (2 Eßlöffel auf 1 l Wasser), oder ebenso verdünnte Ammoniaklösung.

Fettflecken aus Papier und Pappe entfernen.

Fettflecke von trocknenden Ölen sind, wenn sie alt sind, schwer entfernbar.

1. Mit Benzin, Benzol oder Tetrachlorkohlenstoff abreiben. (Vorsicht falls farbige oder bedruckte Papiere oder Pappen.)
2. Bolus mit Benzin, Benzol oder Tetrachlorkohlenstoff zur Paste anreiben, Paste auflegen, mehrfach wechseln.
3. Meerschaumpulver (von Herstellern von Meerschaumwaren zu beziehen) messerrückendick aufstreuen, bestreute Stelle gut beschweren. Ein bis mehrere Tage liegen lassen.

Fettflecken von Marmor entfernen.

Magnesia usta	
Benzin	
Chloroform	āā

Man formt eine Paste, die man dick auflegt und öfters erneuert. Um zu rasches Verdunsten zu verhüten, überdeckt man mit einer Glas- oder Porzellanschale.

Fettflecken (Tranflecken) aus farbigen Schuhen entfernen.

Man reibt mehrfach mit Tetralin ab, oder legt einen Tetralin-Magnesiabrei auf die Flecken auf. Nachher muß mit einer guten Terpentinöl-Wachsschuhcreme behandelt werden.

Fettflecken aus empfindlichen Stoffen entfernen.

Von frischen Soßentropfen nehme man die noch auf dem Stoff stehende Flüssigkeit mittels eines Messers oder Kartenblatts weg und drücke Verbandwatte auf den restierenden Fleck; später, damit leicht reibend, verschwindet der Fleck meist ganz. Für ältere, farbig-fettige Flecken, wie Soßenflecken, Milchkaffeeflecke u. dgl. m. verwendet man das Gemisch:

Salmiakgeist	25,0
Äther	50,0
Benzin	20,0
Lavendelöl	5,0
Quillajatinktur	250,0
Weingeist (90proz.)	540,0

(Forts.)

(Forts.)

Wasser	100,0
Kaliseife	10,0

Ohne Wärmeanwendung lösen bzw. mischen nach mehrtägigem Stehen filtrieren.

Kakao- und Kaffeeflecken.

Solche Flecken entfernt man, je nach Empfindlichkeit der Farben, aus Stoffen, indem man Glyzerin aufträgt; dieses in Watte aufsaugen läßt (gegebenenfalls mehrmals zu wiederholen) und schließlich mit lauwarmem Wasser nachspült.

Kaliumpermanatflecken von Marmorplatten entfernen.

Waschen mit Natriumbisulfitlösung, nachpolieren mit Pariserrot oder Tripel.

Milchflecken von Marmorplatten entfernen.

Man reibt mit Marmorstaub oder einem wässerigen Brei von 5 Teilen Kaolin und 1 Teil Kieselgur ab und poliert dann mit Marmorpolitur (s. d.) nach.

Obstsaft- und Rotweinflecke.

Man bestreut die Flecken in frischem Zustand — um sie bis zur Reinigung feucht zu halten — mit Salz. Zur Reinigung beträufelt man sie mit Alkohol, hält sie über heißen Dampf und wäscht sie mit kochendem Wasser aus.

Schweißflecken aus Seide entfernen.

Ammoniakflüssigkeit	20,0
Wasser	80,0

Boraxlösung:

Mit einer der genannten Lösungen auswaschen, nachspülen.

Rostfleckenentfernungsmittel, flüssig.

Kaliumbioxalat	2,0
Aqu. dest.	88,0
Glycerin	10,0

Lösen in der angegebenen Reihenfolge und filtrieren. Zum Gebrauch wird der Rostfleck mit der Lösung befeuchtet, 3 Stunden liegen lassen und dann mi twarmem Wasser ausgewaschen. Nötigenfalls nochmal wiederholen.

Stockflecken entfernen.

Stockflecken sind stets mit einer Struktur-
änderung des Materials verbunden, eine
völlige Wiederherstellung des ursprünglichen Zustandes ist daher kaum zu er-
warten.

Aus Lederwaren.

Einhängen der Lederwaren für längere
Zeit in einen verschlossenen Behälter, dessen Boden mit Ammoniumkarbonat bedeckt
ist.

Aus Wäsche (auch Seide).

Hydrogenium peroxydatum sol.	6,0
Liquor Ammonii caustici	1,0
·Aqua dest.	25,0

Flecken öfters benetzen, schließlich auswaschen.

Aus Seidenstoffen.

Ammonium carbonicum	3,0
Natrium chloratum	5,0
Aqua dest.	ad 100,0

Flecken öfters betupfen, gut ausspülen, an
der Sonne trocknen lassen.

Aus alten Kupferstichen.

Wasserstoffsuperoxyd	200,0
Wasser	800,0

Die Stiche werden eingetaucht, durch reines
Wasser gezogen und zwischen Glasplatten
in der Sonne getrocknet.

Aus alten Stahlstichen.

Natrium phosphoricum	8,0
Aqua	90,0

Je nach Intensität der Flecken 1—30 Stunden in die Lösung einlegen und zwischen
Glasplatten in Zugluft trocknen.

Schimmelflecken an Tapeten.

Man bespritzt an mehreren (nicht aufeinanderfolgenden) Tagen in 2- bis 3wöchigem
Abstand mit einer etwa 5proz. Salizylsäure-
lösung. Zuletzt reibt man mit Brot ab.

Tabakflecken von der Haut entfernen.

(Zigarettenfinger bleichen.)

Waschungen mit Bimssteinseife und anschließend Betupfen mit einer Lösung von

Hydrogenium peroxydatum sol.	
Liquor Ammonii caust.	āā

Nikotinfleckenentfernung.

1. Natriumbisulfit 20,0 werden in Wasser
   80,0 gelöst.
2. Zuerst mit einer 5proz. Kaliumpermanganatlösung betupfen und dann
   nach dem Trocknen mit 2½proz. Ka-
   liumbioxalatlösung behandeln.
3. Salmiakgeist (0,910) 20,0 und H_2O_2-
   Lösung 3proz. 80,0.

Für frische Flecken:

a) Kalium permanganicum	5,0
Aqua	100,0
b) Kalium bioxalicum	2,5
Aqua	100,0

Mit Seife waschen, spülen, Flecken erst mit
a), dann mit b) betupfen, mit Wasser
nachwaschen.

Für alte Flecken:

a) Kalium permanganicum	5,0
Aqua	100,0
b) Natrium subsulfurosum	5,0
Aqua	100,0
c) Acidum hydrochloricum.	

Mit Seife waschen, spülen. Flecken erst mit
a), dann mit b), dann mit c) betupfen,
mit Wasser nachspülen.

Mit Hilfe dieser Vorschrift bereitet man
eine Salbe, die man mit Bimssteinpulver
zweckentsprechend verdickt.

Triäthanolaminstearat	10,0
Paraffinöl	18,0—20,0
Tetrachlorkohlenstoff	5,0—10,0
Äthylpolyglykol	15,0
Triäthanolamin	5,0—6,0
Wasser	30,0—50,0

Bimssteinpulver und Parfüm nach Belieben.

Walnußflecken von Händen entfernen.
a) Natrium sulfurosum   5,0
   Aqua dest.   ad 100,0
b) Salzsäure.

mit a) betupfen, trocknen lassen, mit b) bestreichen, ohne Seife gut mit Wasser spülen.

Flecken in Marmor von Silbernitrat oder Kaliumpermanganat oder Eisensalzen.

Bedecken des Fleckes mit einer aus Schwefelammonium und Kaolin hergestellten Paste, wobei Sulfide gebildet werden. Entfernen dieser Paste, kurzes Abwaschen mit Wasser und erneutes Bedecken der Flecken mit einer Paste aus Kaolin und 20proz. Zyankaliumlösung (Vorsicht!!). (Die Sulfide von Ag, Mn und Fe sind frisch gefällt in Zyankalilösung löslich.)

Likörflecke.

Die Marmorplatte mit verdünnter Salzsäure einreiben und mit Wasser nachwaschen, oder mit Zitronensäure oder Oxalsäure behandeln. Genannt werden weiter gepulverter Bimsstein und etwas Öl, mit denen die Platte bearbeitet wird.

------

2. Flaschenkapsellack und Siegellack.

Gelatina   100,0
Aqua q. s.
Barium sulfuricum   100,0
Glycerinum   25,0
Spiritus   50,0

Man läßt die Gelatine mit Wasser über Nacht quellen, gießt das überschüssige Wasser vorsichtig ab, verflüssigt über Dampf und setzt die Anreibung von Bariumsulfat in Glyzerin und Weingeist zu. Auch Zinkoxyd läßt sich verwenden, jedoch sind die Mischungsverhältnisse dementsprechend zu ändern. In die warme Masse taucht man die Flaschenhälse.

Zelluloid   80,0
Azeton   210,0
Amylazetat   700,0
Rizinusöl   10,0
Bronzepulver oder
   Anilinfarbstoffe q. s.

Das zerkleinerte Zelluloid läßt man in verschlossener Flasche mit Azeton zur dicklichen Masse quellen und gibt Amylazetat mit dem in Rizinusöl angeriebenen Bronzepulver zu. Feuergefährlich!

Azetylzellulose
  (Zelluloid azetonlösl.)   180,0
Azeton   700,0
Benzol   150,0
Methyläthylketon   100,0
Methylalkohol   50,0
Titanweiß oder Teerfarbstoff, spirituslösl. oder
  Bronzepulver q. s.

Zuerst das Zelluloid in Azeton lösen, dann die anderen Bestandteile zugeben.

Zelluloid   15,0
Kampfer   1,0
Amylazetat   30,0
Äther   20,0
Azeton   20,0
Leichtbenzin   15,0
Rizinusöl   3,0
Titandioxyd Extra X. q. s.

Man läßt das gewaschene und getrocknete Zelluloid in Azeton quellen, gibt die übrigen Lösungsmittel, in denen Kampfer gelöst ist, zu. Erst nach erfolgter völliger Zelluloidlösung fügt man ihr das Rizinusöl bei, reibt mit einer kleinen Menge davon das Titandioxyd gleichmäßig glatt an und vereinigt alles in einer Flasche durch tüchtiges Schütteln.

Azetylzellulose   4,0
Azeton
Benzol   āā 13,5

Die Azetylzellulose-Azeton-Lösung wird nach und nach mit Benzol versetzt. Beim Trocken wird der Lack weiß.

Kaltsiegellack (Flaschenkapsellack).
a) Lacca in tabul.   200,0
   Colophonium   150,0
   Terebinthina venet.   50,0
b) Alcohol absolut.   500,0
   Aether   100,0
   Anilinfarbe q. s.
a) im Wasserbade bei gelinder Wärme verflüssigen, vom Wasserbade nehmen,

b) langsam einrühren, in gut verschlossene Gefäße abfüllen.

Kollodiumwolle	70,0
Äther	30,0
Methylalkohol	900,0
Rizinusöl	10,0
Anilinfarbe, spirituslösl. q. s.	

Die Kollodiumwolle wird mit dem Äther einige Zeit stehen gelassen, dann in dem Methylalkohol gelöst. Der Lösung wird Rizinusöl und Farbe zugegeben.

Tubenlack.

Sandarak	25,0
Mastix	5,0
Terpentin, venetian.	4,0
Spiritus denat. (95proz.)	66,0
Leinöl	2,5—3,5
Kopal	1,0

Man erhitzt einige Zeit, trägt die Mischung bei 60—70° auf und brennt ein. Kopallösungen in flüchtigen Lösungsmitteln geben keine brauchbaren Innenüberzüge für Metalltuben.

Feiner roter Siegellack.

I	
Schellack	31,0
Dickterpentin	34,0
Magnesiumkarbonat	10,0
Kieselgur, feinst	0,5
Zinnober	10,0

II	
Schellack	50,0
Dickterpentin	5,0
Terpentinöl	2,5
Kreide geschlämmt	7,5
Kieselgur, feinst	7,5
Magnesiumkarbonat	1,0
Zinnober	32,5

Siegellack.

	I	II	III
Lacca in tabulis	250,0	250,0	64,0
Terebinthin. venet.	125,0	125,0	32,0
Cinnabaris	100,0	—	10,0
Creta alba	—	125,0	14.0
Minium	—	125.0	—
Benzol	—	—	2,0
Ol. Terebinthin.	—	—	2,0

	IV	V	VI
Lacca in tabulis	360,0	195,0	100,0
Resin. Pini	160,0	—	—
Colophonium	—	15,0	—
Terebinth. comm.	125,0	120,0	40,0
Creta alb.	360,0	—	—
Minium	125,0	—	—
Cinnabaris	—	25,0	30,0
Talcum	—	75.0	—
Barium sulfuric.	—	—	100,0

Fichtenharz	300,0
Kolophonium	350,0
Zeresin	50,0
Japanwachs	50,0
Brennspiritus	25.0
Anilinfarbe nach Bedarf	

Kolophonium	375,0
Dickterpentin	125,0
Zeresin	125,0
Schwerspat	250.0
Farbkörper nach Belieben.	

Packsiegellack.

Schellack	20,0
Kolophonium	75,0
Dickterpentin	55,0
Terpentinöl	5,0
Schlämmkreide	25,0
Kieselgur, feinst	7,5
Bleimennige	60.0

3. Instandhaltung der Apotheken-Räume, -Einrichtung, -Standgefäße usw.

Fußböden-Erneuerung.

Wenn die Holzdiele verfault oder durchgetreten ist, wird sie herausgerissen. Der neue Belag wird auf der Unterseite mit Carbolineum bestrichen, ebenso die Lagerhölzer. Ist der betr. Raum nicht unterkellert, so legt man die Hölzer etwa 30 cm hohl und bringt darunter Dachpappe an, deren Enden mit Goudron verklebt werden. Es empfiehlt sich, an den Rändern Löcher mit Luftrosetten anzubringen. Auch an der Außenwand über dem Fußboden kann durch Einbau eiserner Luftziegel für Lüftung gesorgt werden.

Holzregal gegen Feuchtigkeit schützen.
Die Regale werden mit einer fertig bezogenen Leinölfarbe zwei- bis dreimal gestrichen. (Man kann die Farbe auch selbst herstellen durch Mischen von Firnis mit dem betr. öllöslichen Farbzusatz.) Eine derartige Behandlung hat nur Zweck, wenn das Holz vorher gut getrocknet war.

a) Kolophonium 375,0
   Schwefelblüte 500,0
   Lebertran oder Leinöl 75,0
b) Ocker q. s.
   Leinöl q. s.

Man schmilzt a) zusammen, setzt zu der noch warmen Mischung die Anreibung von Ocker in Leinöl zu und streicht warm auf. Der Anstrich ist ein zweites Mal (ebenfalls heiß) zu wiederholen.

Man streicht mehrmals mit einer Mischung gleicher Teile von Wasser und Natronwasserglas. Vor jedem weiteren Anstrich läßt man trocknen. Der Anstrichmasse für den letzten Anstrich setzt man 10% Schlämmkreide zu.

Leinöl 750,0
Leinölfirnis 250,0
Wachs 50,0

Die Masse wird nach Zugabe von Erdfarbe heiß aufgestrichen. Der Anstrich wird 2—3mal wiederholt.
Man streicht mit farbigem Karbolineum (Rütgerswerke) an. Vorher ist das Holz abzubeizen, falls es bereits gestrichen war, und sorgsam trocknen zu lassen.

Instandhaltung gebeizter Möbel.
Geschieht mit Hilfe der handelsüblichen Polituren. Der richtige Farbton kann durch Mischen solcher Polituren erzielt werden. Das Selbstmischen empfiehlt sich nicht, wenn man einen ganz bestimmten Farbton zu erhalten wünscht, da es sehr schwer ist, ihn genau zu treffen. Man wende sich in solchem Fall an einen tüchtigen Fachmann.

Neuzeitliche Einrichtung des Laboratoriums.
Als Wandbekleidung eignen sich am besten weiße oder gelblichweiße Kacheln; neun Reihen übereinander, von je 15 cm Höhe, reichen erfahrungsgemäß vollständig aus. Die Wand oberhalb der Kacheln nebst der Decke sieht mit einem zart lichtgrünen Anstrich sehr sauber und freundlich aus. Als Beleuchtung verwende man runde, weiße Kugeln, die verstellbar sein müssen. Der Fußboden wird praktisch und schön mit roten Fliesen belegt, die billiger als weiße sind. Sie müssen nach einer Wasserablaufstelle hin leicht geneigt gelegt werden. Unter der Wasserleitung empfiehlt sich die Anbringung eines nicht zu kleinen, rechteckigen, geteilten Emaillebeckens mit Holzwulst. In der kleineren Abteilung kann ein Druckspritzer (nach Art der Automaten-Gaststätten) Platz finden. Sehr angenehme (und preiswerte) Flaschenablaufgestelle sind die kleinen fahrbaren Metallpyramiden; sie bieten Platz für über 100 Flaschen und können bei Raummangel leicht beiseite geschoben werden.

Braun gebeizte Regale und Schiebeschränke sind gestrichenen vorzuziehen; Schiebeschränke seien so reichlich vorhanden, daß die meist gebrauchten Apparaturen (Büretten an Stativen, Schmelzpunktbestimmungsapparat, Apparatur zur Bestimmung des ätherischen Öls in Drogen usw.) fertig zusammengebaut darin Platz finden und bei Bedarf als Ganzes herausgenommen werden können.

Die Maschinen stehen am besten in einem Raum für sich (der früheren Stoßkammer!). Bei größeren Betrieben ist eine Transmission mit Riemenantrieb lohnend, an den angeschlossen werden kann die Tabletten-, Salben-, Emulsionsmaschine und Drogenmühle. Wenn keine Transmission vorhanden ist und man sich nicht ganz auf Handbetrieb beschränken will, können kleine, in die Maschine eingebaute ¾ PS-Motore Verwendung finden, die zwar den Preis der einzelnen Maschine um rd. 100 DM erhöhen, aber die Möglichkeit bieten, die Apparate an j e d e m b e l i e b i g e n P l a t z mittels Steckkontakts laufen zu lassen.

Festschrauben auf einem besonderen Tisch ist für folgende Geräte zu empfehlen: Tubenfüller, Suppositorien- bzw. Pillenstrangpresse, Emulgator, Drogenmühle.

Für alle Maschinen und Apparate, einschließlich der Tinkturenpresse, läßt man zweckmäßig viereckige oder rechteckige leichte Hüllen aus braun gebeiztem Sperrholz anfertigen, die man zum Schutz gegen Verstauben darüber stülpt und bei Bedarf neben dem Apparat als Tischchen gebrauchen kann.

Es ist nicht zweckmäßig, alle mit Dampf betriebenen Apparate aneinander zu koppeln; denn wenn man etwa im Vakuumapparat ein Extrakt eindampfen oder Ampullen sterilisieren will, wäre es unzweckmäßig, den ganzen Dampfapparat zu beheizen. Die neuartige Anordnung, die alle Dampfapparaturen nebeneinander enthält, sieht zwar schön aus, bewährt sich aber in der Praxis nicht. Es empfiehlt sich vielmehr, den Vakuumapparat (und auch den Heißwassertrichter) getrennt zu kaufen und bei Bedarf mit Gas zu beheizen.

Wandanstrich für Laboratorien.

Zur Vorbereitung der Wände werden alte bröcklige Farbenschichten abgestoßen oder mit Lauge abgewaschen und Löcher mit Gips oder Kalkmörtel verputzt.

6 kg zu Staub gestoßener, gut zerriebener Weißkalk (der gewöhnliche Graukalk ist weniger geeignet) und 1 kg Kochsalz werden in 4 Liter Wasser gemischt und zum Kochen erhitzt. Der abgestoßene Schaum wird abgeschöpft. Nach dem Kochen, aber noch vor dem Erkalten, rührt man der Lösung 250 g Alaun, 100 g Eisenvitriol, 150 g Pottasche und soviel feingeriebenen Sand hinzu, daß sich die Masse noch mit dem Pinsel streichen läßt.

Der Anstrich ist abwaschbar.

Zum S o c k e l a n s t r i c h verwendet man Asphaltlack, warm in Terpentinöl gelöst und warm aufgetragen.

(Über Wandanstriche für chemische Laboratorien s. ferner M i c k s c h , Pharm. Ztg. 1930, S. 456.)

Der S o c k e l wird mit einer fertig zu beziehenden Spachtelmasse gespachtelt und geschliffen. Die ganz glatte Fläche grundiert man mit Ölfarbe und streicht dann mit Lackfarbe.

Schutzanstrich, wetterfest.

Paraffinum solid.	1,0
Steinkohlenteeröl	3,0
Warm auftragen.	
Zinksulfat	100,0

(Forts.)

(Forts.)

Stärkekleister	5000,0
Farbe nach Bedarf.	

Außenanstrich für den Gebäudesockel:

Membranit (gegen Feuchtigkeit).

Nasse Wände im Erdgeschoß oder Keller.

Alten Putz abhacken, Fugen sauber auskratzen, längere Zeit bei reichlicher Lüftung des Raumes austrocknen lassen. Die Ziegel mit Ceresit, Fluresit, Immunisit oder einem ähnlichen Mittel streichen und dann mit Zementmörtel unter Beimischung eines dieser Stoffe putzen. Darüber kommt ein feiner Putzmörtel ohne Zusatz.

Man kann auch die feuchte Wand mit Eternitplatten bekleiden, die aus einer Asbestmasse bestehen und sich schneiden wie bohren lassen. Diese Platten werden mittels Holzleisten in einem gewissen Abstand von der Wand angebracht und zuvor auf der Wandseite mit Leinöl bestrichen. Auf der Vorderseite kann man sie in jedem Farbton streichen. — Holz eignet sich zur Isolierung in diesem Falle nicht, weil es durch die Feuchtigkeit der Wand allmählich zerstört wird.

Anhaftender Staub an Wänden und Tapeten, besonders über den Heizkörpern läßt sich bekanntlich leicht durch Abreiben mit Brot entfernen. An Stelle des Brotes hat sich das Abreiben der schmutzigen Stellen mit sog. Reinigungsmassen bewährt. Derartige Wände- und Tapetenreinigungsmassen erhält man, wenn man Kleie in kochendes Wasser einrührt, das wasserglashaltig ist, oder durch Quellenlassen von Stärke, der man dann konservierende und reinigende Salze zusetzt:

Weizen- oder Reiskleie	500,0
Wasserglas	2,0
Wasser (kochend)	330,0

a)	Weizen- oder Kartoffelstärke	500,0
	Wasser	500,0
b)	Kupfersulfat	30,0
	Soda, kristallisierte	20,0
	Alaun	10,0

a) bis zur Quellung (nicht Verkleisterung!) erwärmen und b) in konzentrierter wässeriger Lösung zusetzen.

Anstriche für Dachpappe.

Kolophonium		
Benzol	āā	1000,0
Schwerbenzin		400,0
Farbe		600,0

Das Kolophonium wird unter Rühren geschmolzen, dann wird, fern von jeder Flamme, das Benzol eingerührt und dann das Schwerbenzin und die Farbe zugegeben:

weiß: Lithopone L-K.
rot: Englischrot,
gelb: Ocker,
blau: Ultramarin.
schwarz: Erdschwarz.

Kolophonium	100,0
Terpentinölersatz	30,0
Brennspiritus	35,0
Farbstoff	150,0

Verfahren wie oben.

Steinfließen auffärben.

Man reibt Eisenoxyd (Polierrot) mit Wasserglas an und bürstet diese Anreibung auf. Nach dem Trocknen wird mit einer Lösung von kieselfluorwasserstoffsaurem Magnesium zwecks Härtung überstrichen.

Beschlagen von Fensterscheiben verhüten.

Durch elektrischen Ventilator Umlaufbewegung der Luft herbeiführen. In weniger günstigem Maße erreicht man eine solche Luftbewegung durch kleine Gasflämmchen, die am unteren Ende der Scheibe brennen; die warme Luft steigt an dem Fenster nach oben. Nicht lange Zeit halten diejenigen Mittel das Beschlagen der Scheiben zurück, die auf die Scheiben aufgetragen werden.

Glyzerin	70,0
Wasser	30,0
Salmiakgeist	1,0

Selbst bei großer Kälte setzen sich keine Eisblumen an den hiermit eingeriebenen Scheiben an. Haltedauer etwa 2 Tage.

Glyzerin	5,0
Brennspiritus	70,0
Wasser	25,0

Sapo domesticus	100,0
Caput mortuum	1,0
Oleum Terebinthinae	5,0

Fensterscheiben-Politur.

Spiritus denaturatus.

Spiritus, denaturiert	250,0
Salmiakgeist	250,0
Wasser	ad 10 000,0

Bolus, weiß	50,0
Wiener Kalk	100,0
Ölsäure	10,0
Brennspiritus	750,0
Salmiakgeist	150,0
Wasser	200,0

Die festen Bestandteile werden erst mit der Ölsäure, wenig Spiritus und dem Salmiakgeist verrieben, dann wird das andere zugegeben. Der Bolus muß sehr fein gemahlen sein; anderenfalls entstehen Kratzer auf dem Glase.

Putzmittel für Glas.

Schlämmkreide	50,0
Spiritus, denaturiert	100,0

Mit einem Lappen wird die Anschüttelung auf die Glasgegenstände aufgetragen, antrocknen lassen und dann mit einem trockenen Tuch abgerieben. An Stelle von Spiritus läßt sich auch Wasser verwenden, nur dauert dann das Antrocknen wesentlich länger.

Zum Reinigen sehr schmutziger Scheiben eignet sich vorzüglich das bekannte Metallputzmittel S i d o l. Bei weniger starker Verschmutzung läßt sich mit Schlämmkreide oder mit nachfolgender Mischung nach oben gegebener Anleitung leicht die Säuberung durchführen.

Kohlensaures Magnesia	3,0
Bolus	1,0
Polierrot	1,0
Kalziumkarbonat, gefällt	1,0

Farbspritzer an Glasscheiben entfernen.

Ölfarbe haftet verhältnismäßig fest. Man bedeckt die Stellen mit Schmierseife, läßt sie mehrere Stunden einwirken und wäscht dann mit Wasser ab. Eventuell ist besonders zur Entfernung alter Ölfarbaufschriften die Prozedur noch einmal zu wiederholen. Die letzten Reste entfernt man leicht mit Hilfe einer Rasierklinge.

Mattieren von Glasscheiben usw.

Soll die Scheibe nur vorübergehend undurchsichtig oder für Sonnenstrahlen undurchlässig gemacht werden, dann bestreicht man sie auf der Innenseite mit einer Anreibung von Schlämmkreide mit Milch; der Überzug läßt sich leicht wieder entfernen. Für eine länger bleibende Mattierung wählt man einen der später beschriebenen Glasanstriche und für Dauermattierung die nachstehende Glasätzung.

Gelatine	5,0
Wasser	100,0
Natriumfluorid	5,0

Man löst die Gelatine in dem Wasser, gibt das Natriumfluorid zu, schüttelt kräftig und gießt warm auf die Glasplatte. Man stellt die Platte aufrecht, läßt trocknen und taucht (unter dem Abzuge oder im Freien mit Augen- und Atemschutz!) in Salzsäure (6,0 : 100,0). Man läßt wieder trocknen und legt schließlich in heißes Wasser, um den Gelatineüberzug zu entfernen.

Glasanstrich (an Stelle von Mattierung).

Undurchsichtiger Lackfilmüberzug.

a)	Sandarak	50,0
	Mastix	30,0
	Äther	500,0
b)	Benzin	q. s.
c)	Petroleum	q. s.

Die Lösung a) wird mit Benzin in kleinen Anteilen versetzt, bis, eine Probe auf Glas gebracht, einen geeigneten matten Überzug liefert. Die mattierte Glasscheibe wird mit Petroleum überspült und mit einem Wattebausch leicht gerieben.

Matter Leimfarbenüberzug.

Gelatine	3,0
Wasser	100,0
Glaubersalz	2,0
Bariumchlorid	1,5

Man löst Glaubersalz und Bariumchlorid in je 40,0 Wasser, löst dann die Gelatine warm in dem Rest Wasser, gibt erst die Bariumchloridlösung und zuletzt die Natriumsulfatlösung zu und gießt die gut durchgerührte Masse auf die zu mattierenden Gegenstände. 0,15—0,2proz. Natr.

benzoic. in dem zur Herstellung der Lösungen erforderlichen Wasser heiß lösen!

Gerüche aus Holzkästen entfernen.

Man scheuert mit einem aus Senfmehl und kochendem Wasser bereiteten Brei gut aus, spült mit Wasser nach und läßt an der Sonne trocknen.

Rezeptiertische auffrischen.

Wenn die Tische mit *Linoleum* belegt sind, wird ein gutes Bohnerwachs (Terpentinölware) oder eine Wachsmasse von folgender Vorschrift verwendet.

Cera alba	20,0
Elemi	10,0
Benzol	15,0
Spiritus, denat.	25,0
Oleum Lavandulae	1,0

Vorher wird mit Terpentinöl, Sangajol oder dgl. unter Zusatz von Bimssteinpulver (wenn nötig) oder durch Abziehen mit Sandpapier gesäubert, nach dem Trocknen wird, wenn erwünscht, eine Farblösung in Spiritus oder Terpentinöl aufgestrichen und dann mit der Wachsmasse bearbeitet.

Wenn die Tische mit *Wachstuch* bezogen sind, empfiehlt es sich, sie neu beziehen zu lassen, oder man verwendet Leinölfirnis und nach dem Trocknen Bohnerwachs oder einen aus

Kolophonium	300,0
Benzin	1000,0

eventuell unter Farbzusatz bereiteten Harzlack (Vorsicht, feuergefährlich!).

Labortischbeize.

Lösung 1:

Kristall. techn. Kupersulfat	1,200	kg
Kaliumchlorat (KClO$_3$)	0,6	kg
Wasser	7,4	l

Lösung 2:

Anilinsalz	1,0	kg
Salmiaksalz	0,4	
Wasser	6,0	l

Der Tisch wird abwechselnd 3—5mal mit diesen beiden Lösungen bepinselt. Immer gut eintrocknen lassen. Dann mit Seifen- oder Sodalösung gut abwaschen und nach dem Trocknen einwachsen.

Labortisch-Anstrich.
Lösung 1:
Cupr. chlorat.
Natrium chloricum   āā 67,0
Aqua dest.   ad 1000,0
Lösung 2:
Anilin hydrochloricum   150,0
Aqua dest.   ad 1000,0
Man bestreicht das Holz zuerst mit Lösung 1, nach dem Trocknen mit Lösung 2. Nach dem Trocknen wiederholt man noch zweimal, wäscht dann mit heißem Wasser ab, läßt trocknen und firnißt mit Leinöl. (S.A.Z. 1948/236.)

Beize für Labortische.
Die Platte wird zuerst mit einer Lösung von 10 T. Kupfersulfat und 10 T. Kaliumchlorat in 980 T. Wasser bestrichen und nach dem vollständigen Trocknen mit einer Lösung von 20 T. Anilinchlorhydrat in 80 T. Brennspiritus einige Male behandelt. Nach dem Trocknen wird das Holz mit einem Gemisch aus Lein- und Terpentinöl (1 : 1) eingerieben und schließlich mit Paraffin geglänzt.

Labortische auffrischen.
Man trägt wiederholt konzentrierte Kaliumpermanganatlösung auf, läßt eintrocknen und ölt mit heißem Leinöl nach. — Oder man beizt mittels einer Lösung von 100 g salzsaurem Anilin in 1500 ccm Wasser, imprägniert nach dem Eintrocknen mit einer heißen Lösung von 50 g Kaliumbichromat und 2 g Kupferchlorid in 1000 ccm Wasser und ölt nach völligem Auftrocknen mit heißem Leinöl nach.

Ofenschwärze.
(Für alle Ofenteile aus Eisen oder Blech.)
Graphit   600,0
Glyzerin   120,0
Formaldehydlösung   25,0
Talgkernseife   80,0
Wasser   650,0
Paraffin   100,0
Man reibt den Graphit mit dem Glyzerin und der Formaldehydlösung an, setzt von dem Wasser bis zur Dünnflüssigkeit zu und gibt diese Flüssigkeit in die kochend heiße Lösung der Seife im Wasserrest, auf

der das Paraffin zuvor geschmolzen wurde. Kaltrühren, wenn fast erkaltet, ausgießen.

Ofenglanzpaste.
a) Zeresin   30,0
   Karnaubawachs (oder Monanwachs)   5,0
b) Terpentinöl   230,0
   Lampenschwarz   30,0
   Graphit   25,0
a) schmelzen, vom Feuer nehmen, b) (feinst verrieben) zugeben, bis zum beginnenden Erkalten rühren, ausgießen.

Ofenlack.
Holzteer   100,0
Eisenvitriol   6,5
In den sehr heißen Holzteer wird das gepulverte Eisenvitriol eingetragen, gut verrührt und die heiße Mischung auf den warmen Ofen aufgetragen.

Ausbessern schadhafter Stellen in Emaille-Badewannen, -Ausgüssen usw.
Schadhafte Stelle reinigen, trocken reiben, mit Schmirgelleinen blank machen und dann mit einem aus Zinkoxyd und hellem Leinöl gut geschmeidig angestoßenem Kitt bestreichen. Die ausgebesserte Stelle bleibt um so länger haltbar, je länger man sie trocknen läßt. (Am besten mehrere Wochen.)

Etiketten auf Standgefäßen anbringen.
1. Etikett auf das vorher entfettete und gut getrocknete Standgefäß aufkleben (geeignete Klebmassen siehe unter Etikettenkleister). — Etikett jedoch nicht direkt mit Klebstoff bestreichen, sondern reichlich Klebstoff auf ein Stück Pappe oder dgl. auftragen, Etikett auflegen und dann seitlich abziehen. (Dadurch wird der Klebstoff vollständig und in richtiger Menge auf dem Etikett verteilt.)
2. Gut antrocknen lassen.
3. Mindestens zweimal mit Kollodium überstreichen, nach jedem Überstreichen gut antrocknen lassen. Bei etwa sechsmaligem Anstrich zeigt sich ein Glanz, der dem Etikett das Aussehen eines Emailleschildes verleiht.
4. Mit Etikettenlack überziehen (2- bis 3mal).
Die Kollodium- und die Lackschicht ist dabei so aufzutragen, daß diese Schicht

etwas über den Rand des Etiketts auf die Standgefäßwandung übergreift.

Etikettenkleister[1].

Mucilago Gummi arabic. technic.

Gummi arabic.	10,0
Aqua	20,4

In dem zur Herstellung des Schleims zu verwendenden Wasser sind zuvor durch Aufkochen 0,2—0,3% Natr. benzoic. zu lösen. Mit der erkalteten Lösung wird der Schleim bereitet.

Weizenstärke	20,0
Wasser, kalt	60,0
Wasser, siedend	120,0
Natr. benzoic.	0,4
Formaldehydlösung (10 Tropfen)	

Die Stärke mit dem kalten Wasser anrühren, in das siedende Wasser, dem zuvor das Natriumbenzoat zugesetzt wurde, eingießen, zum Kleister verkochen.

Kleister aus Tinkturenrückständen.

Einen ausgezeichneten Etikettenkleister gewinnt man aus dem Überbleibsel, das bei der Herstellung von Myrrhentinktur entsteht. Nachdem die grob zerstoßene Myrrhe mit Alkohol ausgezogen wurde, erwärmt man den auf dem Filter verbleibenden Rückstand mit der doppelten Menge Wasser bis zur Lösung, setzt 0,2% Natr. benzoic. zu und kocht unter Ersatz des verdampfenden Wassers einmal kurz auf. Durch Mull kolieren.

Natr. benzoic.	2,0
Borax	20,0
lösen in	
Aqua	140,0
dann mit	
Dextrin	160,0
Glukose, technisch	15,0

---

[1] Die in Apotheken geführten Gummi- und Stärkesorten sind viel zu kostbar, um zu Klebstoffen verarbeitet zu werden. Da ihre Verwendung dafür im übrigen nicht dem Gebot der Zeit entspricht, so sind hier u. a. auch mehrere Vorschriften für gleichwertige Klebemittel auf anderen Grundlagen wiedergegeben, von denen sogar eine die Verwertung im Apothekenbetrieb bislang anfallender Rückstände ermöglicht.

bis zur Lösung erwärmen, durch Mull gießen und mit Wasser auf 350,0 ergänzen. Eine sehr gute Haftfähigkeit für Papier auf Glas erzielt man mit Lösungen von Zucker in Wasserglas.

Zucker	5,0—10,0
Natronwasserglas 38 Bé	100,0

Als Ersatz für Gummi und Stärkekleister kommen hauptsächlich Kasein-Kaltleime zur Verwendung.

Flüssige Leime.

Kasein	15,4
Borsäure	3,5—5,0
Borax	5,0
Wasser	77,0—79,0

---

a) Borax	20,0
Wasser	3000,0
b) Dextrin	2000,0
c) Glyzerin	50,0
Natriumbisulfitlösung konz.	50,0

In die Lösung von a) rührt man b) ein und gibt nach der Auflösung c) in der Reihenfolge wie oben zu.

Feste Kaseinleime.

Milchkasein	60,0
Kalziumhydroxyd	15,0
Natriumfluorid	5,0
Trinatriumphosphat	10,0
Kalziumchlorid	5,0
Wasser	q. s.
Petroleum	4,0
Zitronellöl	1,0

---

a) Kasein	20,0
Wasser	50,0
Borsäure	4,0
b) Borax	4,0
Wasser	50,0

a) im Wasserbad kalt anrühren, b) zugeben und 2—3 Stunden lang bei 65—68° rühren. Über Nacht warm stehen lassen, abschäumen, unter Rühren abkühlen lassen, wobei der Leim eine gelatinöse Konsistenz annimmt.

Wasserfeste Etikettenbefestigung.

Zur Befestigung von Etiketten auf Gläsern, die man wegen leicht der Verderblichkeit ausgesetzten Inhalts auf Eis oder in fließendem Wasser kühl halten möchte, kann man farblose Spirituslacke wie z. B. Bernstein- oder Kopallack, Schellack- oder Azetylzelluloselösungen oder mit Benzol verdünntem Kanadabalsam verwenden, wobei man zur Verhinderung des Durchschlagens vor dem Aufkleben die Rückseite der Papierschilder ein- oder besser zweimal mit Kollodium bestreichen und den Anstrich jedesmal völlig trocknen lassen muß. — Auch Mastixlösungen kann man hierfür verwenden. Weitere Vorschriften für derartige Klebstoffe sind:

Azetylzellulose	5,0
Diäthylphthalat	2,0
Essigäther	20,0

a) Dextrin	50,0
Wasser, lauwarm	15,0
Wasserstoffsuperoxyd	20,0
Schwefligesäure (5° Bé)	5,0
b) Glukose	10,0
c) Terpentin, venezian.	50,0
Azeton	50,0

Nach zweitägigem Stehen des Ansatzes a) rührt man b) hinzu und vereinigt damit die Terpentinlösung c).

a) Weizenstärke	40,0
Wasser	100,0
b) Gelatine oder Perlleim	4,0
Nipagin M	0,6
Wasser	180,0
c) Natronwasserglas	40,0
d) Terpentin	20,0

a) kalt anrühren, in dünnem Strahle in die kochende Lösung b) eingießen. Zum Kleister verkochen, c) zugeben, zuletzt nach einiger Abkühlung d) einarbeiten.

Für Blech-, Glas- oder Porzellangefäße in feuchten Räumen.

Man schneidet ein Stück Guttaperchapapier in der Größe der Etikette, erwärmt das Standgefäß, besonders die zu beklebende Stelle mäßig (Trockenschrank), legt das Guttaperchapapier auf und sofort die Etikette auf. Das Guttaperchapapier schmilzt und haftet nach dem Erkalten sehr fest.

Klebstoff für Papieretiketten auf Blech (Weißblech, Schwarzblech).

Die üblichen gummierten Etiketten kleben auf Blechbüchsen und -schachteln tadellos, wenn man die in Betracht kommende Stelle

vorher mit Benzoetinktur (oder Spirituslack) bestreicht. Diese muß vor dem Aufkleben gut trocknen, da sie sonst durchschlägt und das Etikett braun färbt. (Das Etikett kann vor dem Ankleben noch mit Mastisol oder einer 10proz. Lösung von Mastix in Äther bestrichen werden.)

a) Tischlerleim	30,0
Essig	100,0
b) Weizenstärke	50,0
Wasser	400,0
c) Phenol, verflüssigtes	2,0

a) Tischlerleim	45,0
Wasser	55,0
b) Chlorkalzium, kalziniert	13,0
c) Phenol, verflüssigtes	0,5

a) einquellen und erwärmen (nicht kochen!) bis völlige Lösung erfolgt, b) zusetzen (gepulvert), weiter erwärmen bis zur völligen Lösung, c) zugeben.

a) Weizenstärke	400,0
Wasser	1000,0
b) Leim	40,0
Wasser	1800,0
c) Natronwasserglas	400,0
d) Terpentin	200,0

a) kalt anrühren, in dünnem Strahl in die kochende Lösung b) eingießen. Nach vollendeter Kleisterbildung erst c), dann d) einrühren, kaltrühren.

Blech mit Bernsteinlack, Papier auf der Rückseite mit Kollodium oder Gelatinelösung bestreichen. Trocknen lassen und dann mit Bernsteinlack aufkleben.

Etikettenlack.

Sandarak	200,0
Mastix	150,0
Kampfer	10,0
Kopaivabalsam	10,0
Alkohol, absolut	650,0

Lösen, absetzen lassen, filtrieren oder ganz klar abgießen.

Sandarak	25,0
Mastix	10,0
Kopaivabalsam	3,75
Venetian. Terpentin	7,5

(Forts.)

(Forts.)

Terpentinöl	10,0
Spiritus, denaturiert	45,0

Nach Lösung gut absetzen lassen, klar abgießen. Dieser Lack bekommt erst nach mehreren Jahren eine gelbliche Tönung.

Resina Dammar
Oleum Terebinthinae rect.

Das Dammarharz wird geschmolzen, nach dem Erkalten gepulvert und in 2 Teilen Terpentinöl gelöst. Nach gutem Absetzen klar abgießen.

Etikettenlack nach Pospisil.

Lacca alba	50,0
Balsam. Copaivae	5,0
Alcohol absolutus	80,0

Die Etiketten sind vorher mit Collodium zu überpinseln.

Etikettenlack.

Camphora	0,2
Colophonium	18,0
Ol. Tereb.	2,0
Spirit. denaturat.	20,0

Filtrieren!

Standgefäße dunkel färben.

Asphaltlack
Terpentinöl q. s.

bis zur Dünnflüssigkeit.
Mehrfach mit der Lösung überstreichen.

Elemi	4,0
Mastix	5,0
Sandarak	10,0
Lacca in tabul.	10,0
Oleum Terebinthinae	4,0
Terebinthina venet.	4,0
Spiritus denat. (96proz.)	100,0
Lampenschwarz oder andere Erdfarben q. s.	

Die Lösung der Harze läßt man vor Zugabe des Farbstoffes, der mit wenig Weingeist oder dem Terpentinöl angerieben wird, gut absetzen.

1. Grundieren mit einem Firnis aus Leinölfirnis, dem Lampenschwarz und 5proz. Sikkativ zugesetzt sind.
2. Nach völligem Trocknen bis zur Glashärte, überziehen mit gutem Asphaltlack.

Lacca in tabul.	200,0
Colophonium	100,0
Terebinthina laricina	30,0
Oleum Resinae	20,0
Spiritus denat. (96proz.)	700,0
Anilinbraun, spritlösl. q. s.	

Bei gelinder Wärme zu lösen.

Entfernen eingebrannter Schrift.

1. Man beklebe (Leim) kleine flache Holzstücke mit Schmirgelleinen, und versuche, die Schrift abzureiben, was bei nicht tief eingebrannter Beschriftung gelingt.

2. Man überzieht die Fläche, von der die Schrift entfernt werden soll, mit Hartparaffin (Aufgießen von geschmolzenem Paraffin), kratzt den Überzug von den zu entfernenden Zeichen wieder ab (so daß also nur das nicht zu ätzende Glas geschützt ist) und bedeckt mit einem aus Bariumsulfat, Fluorammonium (āā) und Wasser bereiteten Brei. Vorsicht!

Entfernen aufgeklebter Schilder.

Wenn es sich um Glas- oder Porzellangefäße handelt und wenn keine Eile geboten ist, man einfach das Gefäß mit dem zu entfernenden Schild bis über den oberen Rand des Schildes in Wasser. Nach einigen Tagen läßt sich das Schild bequem abziehen.

Man entfernt die Lackschicht durch Abreiben mit Schmirgelleinen nud weicht dann mit Wasser ab.

Kalilauge	1,0
Brennspiritus	2,0

Man mischt, tränkt mit der Mischung Mullflecke und bedeckt damit die zu entfernende Etikette. Behandlung je nach Haftfestigkeit wiederholen.

Festsitzende Glasstopfen lockern.

Man kann dreierlei Arten festsitzender Glasstopfen unterscheiden, solche, die
a) festgekeilt,
b) angesaugt,
c) festgekittet sind.

Festgekeilte Glasstopfen. Durch schiefes Einsetzen des Stopfens oder schlechte Schliffe verursachtes Festsitzen der Stopfen, wird stets durch Anwärmen oder

Klopfen mit dem Holzhammer zu beheben sein.

Festgesaugte Glasstopfen auf Gefäßen, die warm gefüllt und vor völligem Erkalten geschlossen worden sind, werden gelüftet, indem man die Gefäße in lauwarmes Wasser setzt und wenn nötig, langsam auf dem Wasserbade weiter anwärmt. Holzhammer nach dem Anwärmen zu Hilfe nehmen.

Festgekittete Glasstopfen werden gelöst durch Anwendung von Hitze (Fächeln des Stopfens mit dem Bunsenbrenner) oder durch Lösemittel, wobei man die Lösemittel entweder in die zwischen Stopfen und Flaschenhals befindliche Rille bringt, oder die Gefäße mit dem Stopfen nach unten in die Flüssigkeiten taucht und längere Zeit, u. U. tagelang, darin beläßt. Man verwendet je nach Art der Kittsubstanz:

Wasser
Wasserstoffsuperoxydlösung
   3proz.,
Weingeist (Methylalkohol löst
   besonders gut),
Benzol,
verdünnte Salzsäure,
verdünnte Kalilauge.

Besonders gut lösend wirkt folgende Mixtur.

Chloralhydrat	10,0
Glyzerin	5,0
Wasser	5,0
Salzsäure (25proz.)	3,0

Man bringt die Flüssigkeit in die Rinne zwischen Flaschenhals und Stopfen und läßt einige Minuten einwirken. Wenn nötig ist Flüssigkeit nachzugeben. Vor dem Öffnen der Gefäße ist die überflüssige Lösung mittels Filtrierpapieres zu entfernen.

Das Lösen festgefressener Glasstopfen im Labor.

Man stellt sich eine Mischung etwa gleicher Teile Äther, Spiritus und Milchsäure her, wobei deren Feuergefährlichkeit zu beachten ist, und tropft nunmehr mittels Pipette so oft und so viel wie möglich von dieser Mischung in die Rinne unter dem Glasstopfendach. Das Kriechvermögen des Äther-Alkohols ist so ausgezeichnet, daß die Flüssigkeit in die dem Auge nicht mehr wahrnehmbaren Poren dringt, daß sie dorthin geht, wo das Wasser nicht mehr eindringt, ja daß sie sogar die Kristallgebilde lang-

sam durchnäßt. Dabei schleust der Äther-Alkohol zuverlässig stets die halbe Menge Milchsäure mit. Diese aber reagiert naturgemäß mit den eingeschlossenen Kristallen. Ätzkali und Ätznatron werden neutralisiert, Kaliumkarbonat und Natriumkarbonat werden unter Freiwerden mechanisch sprengender Kohlensäure zersetzt, gebildetes Wasserglas wird umgewandelt, wobei die freiwerdende Spur Kieselsäure verschwindet. In allen Fällen aber entstehen entweder Kaliumlaktat oder Natriumlaktat, also flüssige, hygroskopische, schmierend wirkende Verbindungen. Wenn man mit der nötigen Ausdauer dafür sorgt, daß der gesamte den Stopfen umhüllende Kristallmantel gut durchtränkt ist, was einen Tag oder eine Nacht dauern kann und häufiges Nachtropfen der Lösung bedingt, so ist auch die Reaktion abgelaufen. Es genügt dann meistens ein leichtes Klopfen oder Schlagen, um den Stopfen drehen und dann entfernen zu können. Mit der Sparflamme des Bunsenbrenners darf man natürlich nicht mehr arbeiten, denn geringe Ätherreste sind stets noch eingeschlossen.
(Chemiker-Ztg. 1951, Nr. 23, S. 466.)

Lebertranflaschen reinigen.

Man wärmt mit etwas warmem Wasser vor, gibt $^{1}/_{2}$—1 Kaffeelöffel voll Seifenstein (Natrium caustic. crud.) hinzu und noch so viel h e i ß e s Wasser, daß der Seifenstein sich löst. Kräftig umschütteln, mit Wasser nachspülen.

Oder: Man beschickt die Flaschen mit einer Mischung von etwa ¼ Liter Salmiakgeist mit einem Schuß, etwa 5,0 Olein (Acid. oleinic. crud.), läßt einige Zeit damit stehen und spült mit warmem Seifenwasser nach. Die Mischung wird für weiteren Bedarf aufgehoben.

Flaschen reinigen.

Petroleumflaschen.

Bleiglätte	1,5
Pottasche	9,0
Wasser	20,0
Feiner Sand q. s.	
bis zum Entstehen eines Breis.	

Der Brei wird in die Flaschen geschüttet, durch Drehen dafür gesorgt, daß die Wände benetzt werden. Nach einigem

Stehen wird kräftig geschüttelt und schließlich mit Sodalösung und dann mit Wasser nachgespült.

Öl-(Mineralöl-)Flaschen.

Senfmehl	500,0
Wasser, kalt	2000,0
Wasser, heiß	5000,0

Das Senfmehl wird mit dem kalten Wasser angerührt und nach 10 Minuten mit dem heißen Wasser versetzt. Man füllt die Flaschen mit dem Gemisch, läßt einige Zeit stehen, schüttelt öfter gut durch und spült schließlich mit Sodawasser und klarem Wasser nach.

Schmierseife	500,0
Hexalin	500,0
Wasser	5000,0

Man schüttelt die Flaschen unter Mitverwendung von Filtrierpapierabfällen mit der Mischung gut durch und spült mit klarem Wasser nach.

1. Schütteln mit Sand oder Sägespänen und heißer Soda-, Pottasche- oder Schmierseifenlösung.
2. Nachspülen mit Sodalösung.
3. Nachspülen mit Wasser.

Speiseöl-(Lebertran-)Flaschen.

Man wärmt mit etwas warmem Wasser vor, gibt $1/2$—1 Kaffeelöffel voll Seifenstein (Natrium caustic. crud.) hinzu und, noch so viel h e i ß e s Wasser, daß der Seifenstein sich löst. Kräftig umschütteln, mit Wasser nachspülen.

Korke fettundurchlässig machen.

Gelatine	15,9
Glyzerin	24,0
Wasser	500,0
Natrium benzoicum	0,75

Gelatine erst quellen lassen, dann durch kurzes Aufkochen in Lösung bringen. Man erwärmt auf 44—48° und legt die Korke für mehrere Stunden in die Lösung. Nachher trocknet man sie.

Gebrauchte Korke reinigen.

Die Korke (etwa 1—2 kg) werden zunächst ausgelesen, die beschädigten entfernt und die übrigen in einem Steintopf mit warmem Wasser gewaschen. Man übergießt sie dann mit einer abfiltrierten Lösung von 100,0 Chlorkalk und setzt im Freien 100,0 rohe Salzsäure zu. Nach einer halben Stunde werden die Korke von der Flüssigkeit getrennt und in ganz verdünnter Sodalösung gewaschen, bis das Wasser klar bleibt. Dann werden sie mit einer Lösung von 3,0 Kalium permanganicum, der 5,0 rohe Schwefelsäure zugesetzt wurde, übergossen und nach kurzer Einwirkungszeit wird 100,0 Wasserstoffsuperoxydlösung zugesetzt, so daß Entfärbung eintritt. Nach nochmaligem Abwaschen mit warmem Wasser trocknen.

Wasserglasstandgefäße reinigen.

Meist wird jeder Versuch erfolglos verlaufen, da das Wasserglas Silikate am Glase ausscheidet, die nur in heißen Alkalien löslich wären, die aber auch Glas trüben.

Ein Versuch mit verdünnter warmer Kalilauge unter Zusatz von Bimssteinpulver führt bei frischen Belägen an den Standgefäßwandungen vielleicht zum Ziele.

Papier durchsichtig machen.

a)	Paraffin	5,0
	Kanadabalsam	10,0
	Terpentin	50,0
b)	Paraffin	7,0
	Kolophonium	20,0
	Elemi	20,0
c)	Terpentinöl	120,0

a) und b) getrennt schmelzen, die Schmelze vereinigen und mit c) (nicht in der Nähe einer Flamme) verdünnen. Ein- bis zweimal aufstreichen, gut trocknen lassen.

Schellack, gebleicht	15,0
Mastix	5,0
Spiritus (96proz.)	100,0

Zum Bestreichen des Papiers.

Cera alba	10,0
Spiritus (96proz.)	30,0
Äther	5,0

solve leni calore.

Zum Bestreichen des Papiers.

Reinigungspasten.

I

10,0 Seife (30proz.)
16,0 4proz. Tylose SAP-Lösung und
14,0 Wasser werden auf 75—80° erhitzt und dann
10,0 Bariumsulfat
25,0 Wasserglas 38° Bé und
25,0 Wasser eingerührt.

II.

10,0 Mersolat (50proz.)
1—1,5 Tylose SAP 1000
89—88,5 Wasser
(S.S.Z. 1947/83.)

III

1. 5— 7% Fettalkoholsulfonat
2. 5% Schaummittel
    (Schaumol, Majamin usw.)
3. 5— 7% Tylose HBR
4. 5% Pottasche
5. 10—15% Wasserglas
6. 20% Soda kalzin.
    Rest Wasser.

1, 2 und 3 werden in der Mischung von
5 und Wasser gelöst und darauf 4 und 6
eingerührt.

Flaschenreinigungsmittel.

Soda, kalziniert	47,00
Ätznatron	35,00
Trinatriumphosphat	18 00
Wasserglas, fest	15,0

3,5 kg auf 1 hl Wasser.

Trinatriumphosphatzusätze zu:

Rostentfernen	25—50%
Grobwäsche	10%
Körperreinigungsmittel	5%

Verschiedene Reinigungsmittel.

1. Wasserglas und Soda kalz.
2. Wasserglas, Soda, Trinatriumphosphat.
3. Metasilikate und Soda.
4. Metasilikate, Soda, Trinatriumphosphat.
5. Metasilikate, Soda, Trinatriumph. u.
  Desinfektionsmittel und Schaumträger.
6. Soda kalz. 50, $NaHSO_3$ 30, Fettalkoholsulfonat 20.

Kalkseifenbildung-Minderung

durch Zusatz von:
  Natriumhexametaphosphat
  Natriumsalz der Nitrilotriesssigsäure
  Aethylendiaminotetramethylenkarbon-
    säure
  Tetranatriummetaphosphat
  Natriumammoniumpolyphosphat.

4. Kitte.

Kitt für Bernstein.

Alkoholische Kalilauge.
Bruchstelle bestreichen, Teile fest zusammendrücken, einige Stunden liegen lassen.

Kitt für Berkefeldfilter.

Bleiglätte	1,0
Sand, weiß, feinst	
Gips	āā 4,5
Leinölfirnis q. s.	

Gut kneten. Nach einigen Stunden zu verwenden.

Mangansuperoxyd	100,0
Graphit	12,0
Bleiweiß	5,0
Bleiglätte	5,0
Bolus, weiß	3,0
Leinölfirnis q. s.	

Gut kneten; erst nach einigen Stunden zu
verwenden.

Eisenkitt.

*Zum hitzebeständigen Kitten von eisernen
Destillierblasen, Kesseln usw.*

Eisenfeilspäne	30,0
Salmiak	1,0
Schwefel	1,0
Essigwasser (1+4) q. s.	

zur Bereitung von steifem Brei.

Eisenfeile	20,0
Lehmpulver	45,0
Borax	5,0
Kochsalz	5,0
Braunstein	10,0

Wasser q. s. zu dickem Brei.

	I	II
Braunstein	25,0	100,0
Zinkoxyd	25,0	100,0
Graphit	—	15,0
Infusorienerde	—	50,0
Borax	5	—
Wasserglas	q. s.	q. s.

Zur Bereitung eines dicken Breis.
Sofort verwenden! II ist auch für Geräte aus Kupfer oder Messing brauchbar.

Elfenbeinkitt.

a) Hausenblase	6,0
Gelatine	12,0
Wasser	120,0
b) Mastix	1,0
Weingeist	3,0
c) Zinkweiß	3,0

a) warm lösen, auf ½ Volumen eindampfen, unter gutem Rühren b) zusetzen, c) anreiben, warm auftragen.
Vor Anwendung Bruchstelle entfetten.

Kitt für Emaille-Geräte.

Magnesia usta	10,0
Solutio Magnesii chlorati (80proz.)	6,0
Aqua	1,0

Anrühren, bald verwenden.

Zincum oxydatum crudum	1,0
Barium sulfuricum	1,0
Liquor Natrii silicici	q. s.

Lithargyrum	50,0
Glycerinum	5 ccm
Aqua	1 ccm

Kasein	12,0
Kalkhydrat	4,0
Borax	10,0
Quarzmehl	15,0
Glasmehl	5,0
Kaolin	50,0
Wasserglas	10,0
Wasser	q. s.

Die Pulvermischung mit Wasser durchfeuchten, mit Wasserglas anrühren, 12 bis 24 Stunden quellen lassen, schließlich mit Wasser zu dickem Brei verarbeiten.

Kitt für Glas auf Glas.

	I	II
Schellackblond	25,0	20,0
Venez. Terpentin	20,0	20,0
Mastix	—	3,0
Weingeist (96proz.)	20,0	—
Äther	35,0	—
Magnesia ust.	—	q. s.

I ist wasserfester, durchsichtig bleibender Kitt, II ist eine weiße Kittmasse, zu deren Herstellung die ersten drei Stoffe geschmolzen werden, worauf man bis zur Bildung eines Breis Magnesia einrührt.

Kaliumdichromat	3,0
Gelatine	25,0
(oder Lederleim 20,0)	
Wasser	300,0

Man löst das Kaliumdichromat in 10 g, die Gelatine im Rest des Wassers, vereinigt die warmen Lösungen, bringt das warme Gemisch auf die blank polierten, erwärmten Glasplatten, die man aufeinanderpreßt und dann dem Sonnenlicht aussetzt.

Paragummi	1,0
Guttapercha	3,0
Oleum Terebinthinae	q. s.
Leinölfirnis	2,0

Man schneidet den Gummi und die Guttapercha fein, läßt sie über Nacht mit Terpentinöl bedeckt quellen, setzt dann den Leinölfirnis zu und löst bei Wasserbadtemperatur.

Die mit Sodalösung gereinigten Bruchstellen des im Ofen warmgemachten Glases mit möglichst gleichheißem Liquor Natrii silicici bestreichen, aneinanderpressen, fest verbinden (Draht, Bindfaden), etwa 3 Wochen warm stehen lassen.

Kautschuk	1,0
Mastix	34,0
Chloroform	60,0

Kautschuk fein schneiden, unter öfterem Schütteln mit Chloroform bis zur Lösung stehen lassen, Mastix zugeben, nach erfolgter Lösung vom Bodensatz abgießen.

Schellack	5,0
Mastix	5,0
Terpentin	1,0

Zusammenschmelzen und warm auf die erwärmten Kittstellen auftragen.

Kitt zum Verbinden von Glasplatten miteinander.

Kanadabalsam wird erwärmt, auf eine Glasplatte gestrichen, die andere aufgelegt, mit Klemmen festgedrückt, und nun wird 1 Stunde lang im Trockenschrank bei 100° getrocknet.

Aquariumkitt.

Glaspulver	400,0
Bleiglätte	400,0
Leinölfirnis, heiß	200,0

Heiß auftragen, einige Tage stehen lassen.

Glaskitt für schwere Gegenstände.

a) Bleiweiß in Öl (Malerfarbe)	10,0
Bleiglätte	20,0
Asbestpulver	30,0
b) Mastix	10,0
Leinölfirnis	30,0

a) wird mit der warmen Lösung von b) angeknetet, wenn nötig mit Terpentinöl verdünnt. Warm auftragen. Bruchstücke fest aneinanderpressen, mehrere Tage stehen lassen.

Kittpulver für Glas, Porzellan usw.

Austernschalenpulver	200,0
Gummiarabicum-Pulver	100,0
Eieralbuminpulver	10,0

Bei Bedarf mit Wasser anteigen.

Kitt für Glas auf Holz oder Metall.

Wachs	
Guttapercha	
Siegellack	āā

Zusammenschmelzen, in Stangen gießen. Die Masse wird warm auf die erwärmten Gegenstände aufgetragen.

Kitt für Glas auf Metall.

Kolophonium	3,0
Soda	1,0
Wasser	5,0
Gips q. s.	

Das Harz wird mit Soda und Wasser 30 Minuten gekocht. Der Seifenleim wird

mit der doppelten Menge Gips vermischt und sofort verwendet.

Kitt für Glas auf Messing.

Gummi arabic. plv. sbt.	20,0
Gips	80,0
Boraxlösung (4proz.) q. s.	

Zum Brei verreiben, sofort verwenden. Die Masse erhärtet langsam.

Kitt für Glas in Metallfassungen.

(Siehe auch Steinkitt.)

| Zinn, metall. | 20,0 |

werden geschmolzen, der Schmelze erst

| Blei, metall. 30,0, dann |
| Wismut, metall. 25,0 zugesetzt. |

Von der Schmelze gießt man in den mit Salzsäure blank gemachten und mit Wasser gespülten Metallgegenstand und preßt das erwärmte Glas- oder Porzellanstück ein.

Blei	50,0
Zinn	36,0
Kadmium	22.5

Verfahren wie oben.

Fensterkitt.

a) Umbra, gemahlen	4,0
Leinöl	7,0
b) Wachs, gelbes	4,0
c) Kreide	5,5
Bleiweiß	11,0

a) wird 2 bis 3 Stunden gekocht, und noch heiß b) zugesetzt. Nachdem auch dieses flüssig geworden, die Mischung von c) einkneten.

Kitt für Gummi siehe Kautschukkitt.

Kitt für Glas mit Glas oder Stein.

Wachs	1,0
Naturasphalt	4,0
Kolophonium	4,0

Heiß anwenden.

Kitt für Holzrisse und -sprünge.

Ätzkalk, frisch gelöscht,	
pulverförmig	1.0
Roggenmehl	2,0
Leinölfirnis	1,0
Umbra nach Bedarf.	

Erstarrt sehr langsam, wird aber sehr hart.

Sägemehl
Leinölfirnis q. s.
Farbe nach Bedarf.

Asphalt   20,0
Kolophonium   60,0
Ziegelmehl   40,0

Asphalt und Harz zusammenschmelzen,
Ziegelmehl einrühren. Warm in die Risse
schmieren.

Kitt für Holz auf Metall.

Schellack   50,0
Guttapercha.   30,0—50,0

Zusammenschmelzen, warm anwenden.

Kitt für Holz mit Eisen.

Kolophonium   20,0
Schwefel   5,0
Eisenfeile   8,0

Kolophonium schmelzen, in die Schmelze
erst den Schwefel, dann das Eisen einrühren. Warm anwenden.

Kitt für Horn.

Bernstein
Leinöl   āā

Zusammenschmelzen, heiß auftragen.

Mastix   400,0
venez. Terpentin   160,0
Leinöl   440,0

Zusammenschmelzen, heiß auftragen.

---

a) Leim   4,0
   Hausenblase   2,0
   Wasser   60,0
b) Mastix   1,0
   Spiritus   6,0

a) lösen, zur Sirupdicke eindampfen,
b) zusetzen, heiß anwenden.

Kautschukkitt.

Kautschuk, fein geschnitten 30,0
Kolophonium   40,0
Benzin   800,0

Das Lösen erfordert längere Zeit. Vor Gebrauch klar abgießen.

Guttapercha   100,0
Asphalt   100,0
Terpentinöl   15,0

Durch Schmelzen zu bereiten. Terpentinöl
(fern von Flammen!) der Schmelze zugeben.

---

*Kitt für Kautschukgegenstände auf Glas
oder Metall.*

Kautschuk   1,0
Benzin   10,0
Asphalt, geschmolzen 20,0

Warm anwenden.

Kautschuk   3,0
Benzol   80,0
Bitumen   4,0

Der klein geschnittene Kautschuk wird
in der vorher bereiteten Bitumen-Benzol-
Lösung gelöst.

Kitt für Kautschukgegenstände auf Metall.

Schellackpulver   1,0
Liquor Ammonii caust. trplx. 10,0

3—4 Wochen stehen lassen. Die flüssige
Masse gibt einen nach einiger Zeit erhär-
tenden Kitt.

---

*Kautschuk-Kitt für Rad-Reifen, Faltboote
u. dgl.*

Guttapercha	10,0	5,0
Kautschuk	20,0	20,0
Hausenblase	10,0	5,0
Schwefelkohlenstoff	160,0	70,0

Die fein geschnittenen Materialien werden
in Schwefelkohlenstoff gelöst. Der Kitt wird
aufgetragen (feuergefährlich, also Vorsicht!). Man läßt trocknen, wiederholt den
Aufstrich mehrmals und preßt ein ebenfalls
mit einer der Lösungen frisch bestrichenes
Stück Gummischlauch auf die undichte
Stelle, oder bestreicht die auf beiden Gum-
mistücken angetrockneten Kittauflagen mit
einer zweiten Schwefelkohlenstoffkombina-
tion der Zusammensetzung:

Chlorschwefel   5,0
Schwefelkohlenstoff 50,0

Dann preßt man die noch feuchten Kittstellen einige Minuten fest aufeinander und
pudert die Stellen mit Talkum.
Feuergefährlich, giftige Dämpfe!!

Kitt für Kork auf Glas.

Terpentin	40,0
Kolophonium	60,0
Schellack	160,0

Zusammenschmelzen, erwärmt auf das Glas auftragen, wenn nötig mit etwas Terpentinöl verdünnt. Korkstück aufpressen.

Kitt für Leder und Kautschuk.

a) Guttapercha	1,0
Benzol	10,0
b) Leinölfirnis	2,0

a) durch Digestion die fein geschnittene Guttapercha lösen, b) unter Rühren zugeben.

Kautschuk	40,0
Kolophonium	35,0
Leinölfirnis	25,0

Zusammenschmelzen.

a) Guttapercha	20,0
Schwefelkohlenstoff	80,0
b) Schellack	28,0
Venez. Terpentin	2,0
Weingeist (96proz.)	70,0

a) und b) getrennt lösen, Lösungen vereinigen.

Lederkitt für Treibriemen usw.

Guttapercha	0,75
Terpentinöl	0,5
Schwefelkohlenstoff	5,0

Lederstücke mit Benzin reinigen, mit der diflüssigen Masse bestreichen, aneinanderpressen.

a) Tischlerleim	100,0
Wasser	150,0
b) Terpentin	10,0
Phenol, verflüssigtes	0,5

a) quellen lassen, heiß lösen, bis zur Sirupkonsistenz eindampfen, b) zurühren. Erkalten lassen, in Stücke schneiden. Zur Anwendung in der Wärme unter Zugabe von etwas Essig verflüssigen, warm auftragen, Kittstellen 30 Minuten fest aneinanderpressen.

Guttapercha	1,0
Benzol	10,0
Leinölfirnis	2,0

Die Guttapercha in Benzol lösen, dann Leinölfirnis einrühren.

Kitt für Linoleum auf Asphalt- oder Zement-Fußboden.

a) Leim	25,0
Wasser	50,0
b) Salzsäure	4,0
Zinksulfat	6,0
Wasser	15,0

a) quellen lassen, dann heiß lösen. Die vereinigten Lösungen sind 1—2 Std. im Wasserbad zu erwärmen. Fußboden und Linoleum bestreichen.

Roggenmehlkleister, dem 20% venet. Terpentin zugesetzt ist.

a) Manilakopal	275,0
Kolophonium	400,0
b) Leinölfirnis	80,0
c) Brennspiritus	185,0

a) schmelzen, b) einrühren, nach genügendem Abkühlen c) zugeben.

Kitt für Marmorplatten.

Zinkoxyd	100,0
Kaliumkarbonat	10,0
Magnesiumkarbonat	5,0
Kalziumphosphat	10,0
Magnesiumphosphat	5,0
Wasserglas q. s.	

Pulver sorgsam mischen, mit Wasserglas zu steifem Brei ankneten. Bruchstellen bestreichen, aneinanderpressen.

Schlämmkreide	1,0
Kaolin	19,0
Wasserglas q. s.	

Zu dünnem Brei anrühren. Bruchstellen etwas anwärmen, bestreichen, fest zusammendrücken, 12 Stunden trocknen lassen.

Graphit	4,0
Bleiglätte	1,0
Kalziumhydrat	2,0
Kieselgur	2,0
Leinölfirnis q. s. zur dicken Paste.	

Kaseinpulver	20,0
Kalziumhydroxyd	20,0
Zinkoxyd	10,0
Wasserglas + Wasser (20+80)	

q. s. zur dicken Paste.
Sofort verbrauchen.

Marmorstaub	100,0
Bleiglätte	10,0
Leinölfirnis	20,0

Zur steifen Paste ankneten.

Gips	4,0
Gummipulver	1,0
Boraxlösung q. s.	

Zu eben noch gießbarem Brei anrühren.

Meerschaum-Kitt.

Eiweiß	1,0
Gips	3,0
Wasser	3,0

Wachs, weiß	
Kolophonium	
Terpentin	
Talkum	āā

Der Schmelze der drei ersten Bestandteile wird der Talk einverleibt. Warm anwenden.

Kitt für Metall auf Metall.

Blei	50,0
Zinn	36,0
Kadmium	22,5

In der angegebenen Reihenfolge schmelzen. Die zu verbindenden Metallstücke müssen entfettet und blank geätzt oder gescheuert sein.

Sand, fein	10,0
Kasein	8,0
Kalk, gelöscht	10,0
Wasser q. s.	

Zu dickem Brei anrühren, einige Zeit (bis zur Quellung des Kaseins) stehen lassen, dann rasch verarbeiten.

Messer- und Gabelklingen im Heft befestigen.
(Siehe auch Kitt für Porzellanknöpfe.)

Kolophonium	120,0
Schwefelblumen	30,0
Eisenfeilspäne	40,0
Salmiakpulver	10,0

Man schmilzt das Kolophonium im Wasserbade, rührt vorsichtig den Schwefel ein, dann die Eisenfeilspäne und zuletzt den Salmiak; die noch heiße Masse wird in die Messergriffe eingegossen und dann der angewärmte Stiel des Messers eingeführt. Man läßt langsam erkalten. Dabei muß das Messer aufrecht stehen, die Schneide wird in ein Stativ eingeklemmt.

Gepulvertes Kolophonium und geglühte und wieder erkaltete Schlämmkreide (nicht Calcium carbon. praecipitat.) werden gemischt, in den Griff hineingefüllt nud durch Aufstoßen des Griffes auf die Tischplatte zum Zusammensickern gebracht, dann erhitzt man den eisernen Stiel des Messers bis zur beginnenden Rotglut und drückt das Messer in den Griff hinein.

Bleiglätte wird mit Glyzerin zu einer eben noch gießbaren Masse angerührt.
Erhärtet nach $\frac{1}{4}$—$\frac{1}{2}$ Stunde.

Kitt für eiserne Öfen.
(Siehe Eisenkitt.)

Mörser- und Pistillkitt.

Man schmilzt, am besten in einer eisernen Schale auf dem Sandbad, gleiche Mengen Guttapercha und Schellack und trägt die noch heiße Masse auf die möglichst gleichstark erhitzten Bruchflächen nicht zu dünn auf. Dann sofort stark aufeinanderpressen und den austretenden Kitt mit einem Messer entfernen. Fest zusammengepreßt oder gebunden langsam abkühlen lassen.

Porzellankitt.

Gummi arabic. plv. sbt.	20,0
Gips	80.0
Boraxlösung (4proz.) q. s.	

Man reibt zum dicken Brei an und verarbeitet rasch. Die Masse erhärtet langsam.

Flußspatpulver	1,0
Glaspulver	0,5
Wasserglaslösung	0,5

Schellack	50,0
Mastix	50,0
Terpentin	10,0

Zusammenschmelzen. Zum Gebrauch anwärmen und auf die erwärmten Bruchstellen auftragen.

Wasserfester Porzellankitt.

a) Mastix	10,0
Alcohol absol.	60,0
b) Hausenblase	20,0
Wasser	100,0
Spiritus	10,0
c) Ammoniacum	5,0
Spiritus	25,0

a), b), c) getrennt lösen, Lösungen vereinigen, gut mischen, auf 180 Teile ein dampfen.

Schellack, gebleicht	2,0
Mastix	3,0
Venezian. Terpentin	2,0
Gebrannte Magnesia q. s.	

Zusammenschmelzen und mit gebrannter Magnesia bis zur Pastenkonsistenz verrühren. Warm verarbeiten.

Bleiglätte	30,0
Gebrannter Kalk	20,0
Weißer Ton	10,0
Leinölfirnis q. s.	

Zur Pastenkonsistenz anrühren, bald verarbeiten. Sehr lange trocknen lassen.

Bleiweiß	20,0
Weißer Ton	12,0
Gekochtes Leinöl	10,0

Verarbeitung wie bei voriger Vorschrift.

Feinst gesiebtes Calcium carbonicum mit Liquor Natrii silicici zum dicken Brei anrühren.

Kitt für Porzellan in Metall oder umgekehrt sowie für Porzellanknöpfe (Kastengriffe usw.) siehe auch Steinkitt.

Kitt für Schildpatt
siehe Kitt für Horn.

Steinkitte.
Infusorienerde
Wasserglas q. s.
Rasch verarbeiten.

Asbestpulver	20,0
Bariumsulfat	10,0
Wasserglas	20,0

Zur steifen Paste anrühren.

Gips q. s.
Alaun q. s.
Wasser q. s.

Der Gips wird mit gesättigter Alaunlösung zum Brei angerührt. Erhärtet langsam, wird aber sehr hart.

Gebrannte Magnesia
50proz. Chlormagnesiumlösung

Anrühren. Bindet nach 2 Stunden ab. Erhärtet völlig innerhalb von 24 Stunden.

Gips q. s.
Mucilago Gummi arab. q. s.

Gips wird mit Mucilago Gummi arabici zum Brei angerührt. Erhärtet sehr rasch.

Bleiglätte q. s.
Glyzerin q. s.

Bleiglätte wird mit Glyzerin zu einer eben gießbaren Masse verarbeitet. Erhärtet in 15—30 Minuten.

Kreide	20,0
Sand, feinst	60,0
Bleiglätte	10,0
Leinölfirnis	10,0

Zur steifen Paste anrühren, bald verarbeiten.

Bleiglätte	30,0
Kalk, gebrannt	20,0
Bolus	10,0
Leinölfirnis q. s.	

Zur steifen Paste anrühren, bald verarbeiten.

Ziegelmehl	9,0
Bleiglätte	1.0
Leinöl q. s.	

Zur steifen Paste anrühren.

Mastix	9,0
Bleiglätte	18,0
Bleiweiß	9,0
Leinöl	27,0

Mastix und Leinöl werden zusammengeschmolzen und die anderen Bestandteile mit der Schmelze angerührt.

---

a) Glaspulver   1,0
   Zinkoxyd, geglüht   3,0
b) Borax   1,0
   Wasser q. s.
   Chlorzinklösung (50proz.) q. s.

a) mischen, für sich gut verschlossen aufbewahren. b) Borax in möglichst wenig
Wasser lösen, mit dem gleichen Volumen
Chlorzinklösung versetzen. Bei Bedarf a)
mit b) anreiben, rasch verarbeiten.

Weißkäse (Quark)   200
Gelöschter Kalk   100

werden durchgearbeitet, bis die Masse Fäden zieht.

Kolophonium   60,0
Sulfur sublimatum   15,0
Ferrum pulveratum   25,0

Das Harz wird geschmolzen und das Gemisch von Schwefel und Eisen damit angerieben.
Warm verarbeiten.

Schwefelblumen
Graphitpulver   āā

Die Schwefelblumen werden geschmolzen
und mit der gleichen Menge Graphitpulver
versetzt. Die warme Masse wird aufgetragen.

Kitt für Zelluloidgegenstände.

Bruchstellen mit Essigsäure bestreichen,
aufeinanderpressen.

Kitt für Zelluloidfolie auf Glas.

Zelluloid   5,0
Azeton   15,0
Kopallack   20,0

Zelluloid in Azeton lösen, klar abgießen,
Kopallack einrühren.

Kampfer   1,0
Schellack   4,0
Spiritus   5,0

Warm auftragen.

Kitt für Zinkplatten.

Kreide   58,0
Bleiweiß   30,0
Leinölfirnis   12,0

Kitt für Zinkplatten (Klischees) auf Holz.

Bleiweiß   30,0
Kreide   55,0
Leinölfirnis   12,0—15,0

Bleiglätte   40,0
Bleiweiß   20,0
Kopalfirnis q. s.

Guttapercha   30,0
Kolophonium   70,0

Zusammenschmelzen, warm anwenden.

Guttapercha   40,0
Asphalt   45,0
Terpentinöl   10,0—15,0

Heiß lösen, heiß auf die zuvor mit Benzin gewaschenen Holzstücke auftragen,
Zinkplatten vorher mit Kopallack bestreichen, dann aufpressen.

Glaserkitt.

Kreide   85,0
Leinöl   15,0

Universalkitt.

Bei den als Universalkitt bezeichneten
Präparaten mit breiterer Anwendungsbasis
hat man zu unterscheiden zwischen Flaschen mit Pulverfüllung, die zum Gebrauch
erst angeteigt werden muß, und solchen
mit dem fertiggestellten Kitt, der meist angewärmt aufzutragen ist.

Pulverform.

Gips, gebrannter   4,0
Gummi, arabisches   1,0

Das Pulver wird fein gerieben und gemischt, schließlich gesiebt. Es wird unmittelbar vor der Verwendung mit Wasser
angerührt.

---

a) Schlämmkreide   1,0
   Kaolinpulver   19,0
b) Natronwasserglas (d = 1,34) 20,0

Entsprechende Mengen von a) werden erst
zum Gebrauch mit der notwendigen Menge
von b) vermischt.

Gebrauchsfertige Form.

a) Zucker 250,0
 Wasser 750,0
b) Kalk, gelöschter 65,0
c) Zu jeweils 200,0
 Wasser 200,0
 Tischlerleim 550,0
d) Eisessig 50,0
 Phenol 2,0

Zu der heißen Lösung a) wird b) zugesetzt und 3—4 Tage lang auf 65 bis 75° erhitzt. wobei man öfters umschüttelt. Nach dem Erkalten gießt man die klare Flüssigkeit vom Bodensatz ab und fügt zu je 200,0 dieser Flüssigkeit den mit Wasser nach c) zur Quellung gebrachten Tischlerleim, worauf man 3—4 Stunden bis zur völligen Lösung erhitzt. Dann wird d) allmählich unter Umrühren zugemischt.

Marmorkitt.

Man vermischt 100,0 geschlämmte Kreide innig mit 25—30,0 Kaliwasserglas und verbraucht sofort.

5. Klebstoffe[1].

Klebmasse (Gummi arabicum).

Gummi arabicum 100,0
Wasser 140,0
Glyzerin 10,0
Essigsäure, verdünnt 20,0
Aluminiumsulfat 6,0

Dem aus Gummi und Wasser lege artis bereiteten Schleim werden die übrigen Ingredienzien zugefügt.

Chromgelatine, wasserfest.

Gelatine (Kölner Leim) 100,0
Essigsäure, verdünnt 200,0
Kaliumdichromat 5,0

Die Gelatine läßt man erst quellen, löst dann im Dampfbad und gibt Kaliumdichromat zu. Wird im Licht unlöslich.

Kaseinleim.

a) Kasein 100,0
 Natrium carbonicum 12,0
 Aqua 600,0
b) Magnesium chloratum
 solutum (10proz.) 100 ccm
c) Wasserglas 80 ccm

[1] Die in Apotheken geführten Gummi- und Stärkesorten sind viel zu kostbar, um zu Klebstoffen verarbeitet zu werden. Da ihre Verwendung dafür im übrigen nicht dem Gebot der Zeit enspricht, so sind hier u. a. auch mehrere Vorschriften für gleichwertige Klebemittel auf anderen Grundlagen wiedergegeben. Weitere Vorschriften für Klebstoffe auf Kasein-, Dextrin- und Myrrhengummigrundlage sind unter Etikettenkleister zu finden.

a) unter Anreiben lösen, b) zugeben, c) unter gutem Rühren zugeben.

Pulverform.

Kasein 200,0
Ätzkalk 40,0
Kampfer 1,0

In gut schließenden Gefäßen aufbewahren, zum Gebrauch mit Wasser dick anrühren.

Universalleim.

4 Teile trockene Zelluloidspäne werden kalt in einer Mischung aus 2 Teilen Amylazetat und 1 Teil Azeton gelöst. Nach Lösung und Lagerung klar abgießen.

Kasein 20,0
Borax 3,0
Nipagin 0,05

Bei Bedarf wird das Pulver mit Wasser zum Brei angerührt und dieser 24 Stunden sich selbst überlassen.

Leim, flüssig.

a) Zucker 60,0
 Wasser 180,0
 Kalk, gelöscht (1 Teil
 Kalk, ½ Teil Wasser) 15,0
b) Leim 60,0

Man mischt a), erwärmt auf 75°, läßt einige Tage stehen, öfters umschütteln, gießt klar ab und läßt in der klaren Lösung b) quellen. Dann erwärmt man bis zur Lösung.

Gelatine	50,0
Wasser	50,0
Chlorzink	0,5

Im Wasserbad völlig verflüssigen, Reaktion prüfen, falls alkalisch mit Salzsäure vorsichtig neutralisieren.

Leim	50,0
Wasser	100,0
Ammoniumrhodanid	6,0

Erst quellen lassen, dann aufkochen.

Kaltleim, flüssig.

Kölner Leim	100,0
Essigsäure, verdünnt	400,0
Gelatine	100,0
Spiritus	25,0
Alaun	5,0

Alaun und Spiritus werden zugesetzt, nachdem die Lösung im Dampfbade erfolgt ist.

Gummischleim	980,0
Aluminiumsulfat	20,0

Lösen, 5—6 Wochen kalt lagern lassen, abgießen.

Etikettenleim.

I

Dextrin	40,0
Wasser	60,0
Glycerin	2,0
Glukose	1,0

II

Wasser	50,0
Dextrin	20,0
Glycerin	3,0
Spiritus	3,0

Klebstoff, wasserdicht, für Feuerwehrschläuche.

a) Guttapercha, geschnitten	40,0
Schwefelkohlenstoff	40,0
Benzol	20,0
Terpentinöl	20,0
b) Kolophonium	80,0

a) zur Lösung in einen warmen Raum stellen, öfters schütteln. Nach erfolgter Lösung b) zugeben, schließlich vom Ungelösten abgießen.
Nach erfolgter Leimung mit obigem Klebstoff, Klebstellen mit 8proz. warmer Gelatinelösung bestreichen, gut trocknen lassen und mit 5proz. Alaunlösung zur Härtung überpinseln.

Klebstoff für Filz und Holz.

Weizenmehl	100,0
Wasser	400,0
Alaun	2,0

Mehl und Alaun mit etwas Wasser zum Brei anrühren, in kochendes Wasser eingießen, kochen lassen, bis ein Spatel in der Masse stehen bleibt.

Zum Kleben von Filz auf Holz eignet sich Kautschukkitt.

Klebstoff für Galalith.

Dammar	
Manilakopal	
Venezian. Terpentin	ā̄ā
Spiritus (96proz.) q. s.	

Die Harze werden mit Spiritus bis zur Lösung erwärmt und die Lösung bis zur Dickflüssigkeit eingedickt. (Vorsicht!)

Klebstoff für Leder auf Leder.

(Siehe auch Kitt für Leder.)

a) Zelluloidspäne	250,0
Azeton	750,0
b) Venezian. Terpentin	30,0
Benzol	175,0

Nach getrennter Lösung von a) und b) werden die beiden Flüssigkeiten gut gemischt.

Klebstoff zum Kleben von Leder auf Leinen.

(Siehe Kautschukkitt.)

Klebstoff für Metallfolien.

1. farbloser Spirituslack.

2. a) Gelatine, weiß	80,0
Wasser	3600,0
b) Weizenstärke	800,0
Wasser	2000,0
c) Terpentin	400,0
Wasserglas	800,0

a) heiß lösen, b) anreiben und der kochenden Lösung a) zufließen lassen. Nach Beendigung der Kleisterbildung c) zugeben, kaltrühren.

Für Metallfolie auf Glas.

Mastix	9,0
Bleiweiß	9,0
Bleiglätte	18,0
Leinöl	27,0

Mastix in heißem Leinöl lösen, Pulver einrühren; heiß verwenden.

Klebstoff für Pergamentpapier und Wachspapier.

.Neben Kanadabalsam, dickem Zelluloidlack und Chromleim eignen sich:

Helles Harz	350,0
Kampfer	20,0
Weingeist, vergällt	300,0
Azeton	350,0

Harz, helles	350,0
Mastix	50,0
Sandarak	110,0
Äther	30,0
Spiritus, denat.	455,0

Kolophonium	40,0
Schellack	10,0
Dicker Terpentin	10,0
Spiritus (95proz.)	30,0

Klebstoff für Papier auf Glas, Porzellan, Blech.

(Siehe Etikettenkleister.)

Klebstoff für Papier auf Zelluloid.

Papier erst mit warmer 5proz. Gelatinelösung überstreichen. Nach dem Trocknen einen der folgenden Klebstoffe verwenden. Spirituslack, farblos.

Zelluloidspäne (trocken)	4,0
Amylazetat	2,0
Azeton	1,0

Kalt lösen, nach genügender Lagerung klar abgießen.

Kampfer	1,0
Schellack	1,5
Spiritus, denat. (96proz.)	30,0

Klebmittel für Briefumschläge, das ein Öffnen ohne Zerreißen nicht gestattet.

Gelatine	100,0
Tischlerleim	100,0
Weingeist	25,0
Alaun	2,0
Essigsäure (20proz.)	400,0

Durch 6stündiges Erhitzen im Dampfbade Gelatine und Leim in der Essigsäure in Lösung bringen, dann Weingeist und Alaun zusetzen.

---

a)	Gummi arab.	120,0
	Aqua q. s. ad solut.	
b)	Tragacantha	30,0
	Aqua q. s.	
c)	Glycerinum	120,0
	Oleum Thymi	2,5
d)	Aqua q. s.	ad 1000,0

a) und b) werden gemischt und durchgeseiht, c) zugegeben und mit Wasser auf 1000 g gebracht.

Kleister.

Gelatina alba	1 Blatt
Amyl. marantae	20,0
Aqua	150,0

Durch Erhitzen lösen.

Fensterkuvertlack.

Harzester	5 kg
Spindelölraffinat	7 kg
Leinölfirnis	3 kg
Manganresinat	400 g

Die Bestandteile werden ein paar Stunden lang erhitzt und nach dem Erkalten verdünnt man mit Benzin und Terpentinöl bis zur gewünschten Konsistenz. Billige Sorten Kuvertlack werden aus Spindelölraffinaten mit gehärtetem Kolophonium hergestellt; man muß auch ihnen etwas Leinölfirnis und Sikkativ zusetzen.

Photoleim (Photokleister).

Dextrin, weiß	500,0
Wasser	etwa 300,0
Formaldehydlösung	15,0

Dextrin mit wenig Wasser anteigen, allmählich das gesamte Wasser zusetzen, 5 Minuten lang im Sieden erhalten, Formaldehydlösung zugeben und rasch auf Eis kühlen.

Reisstärke   20,0
Formaldehydlösung   10 Tropfen
Wasser q. s.

Die Reisstärke wird mit Wasser zu dünnem Brei gerührt, Formaldehydlösung zugeben und der Brei in kochendes Wasser langsam eingerührt. Kochen bis zum steifen Kleister. Durch Mull pressen.

Dextrin, säurefrei   60,0—90,0
Zucker   15,0
Alaun   4,0
Phenol, verflüssigt   0,6
Wasser   130,0

Dextrin mit etwas Wasser anreiben, Zucker und Alaun im Rest des Wassers lösen, beides vereinigen, aufkochen, Phenol zugeben.

Klebmittel für Theaterbärte und Perücken.

Mastix   5,0
Spiritus aethereus   15,0
Oleum Bergamottae   gtt. II

Dammar   20,0
Resina Pini   20,0
Cera flava   40,0
Terebinthina laricina   20,0
Parfüm nach Belieben.

Zusammenschmelzen, nach dem Erkalten parfümieren.

Klebstoff für künstliche Nasen u. dgl.

Kautschuk   4,0
Kolophonium   8,0
Japanwachs   5,0
Mineralöl   3,0
Benzin   14,0

Man läßt den Kautschuk im Benzin quellen und sich lösen (oft schütteln). Harz und Wachs werden zugegeben und auf dem Wasserbad (Vorsicht, Feuergefahr) gelöst. Das Benzin wird weggekocht (Abzug).

Universalleim.

Sog. Universalleim soll einen möglichst weiten Anwendungsbereich haben.

Rohgummi   5,0
Benzol   75,0
Schellack pulv.   75,0

Rohgummi und Benzol (Vorsicht!) auf dem Wasserbad erwärmen und nach Zusatz des Schellackpulvers bis zum Klarwerden weitererhitzen.

Klebstoff aus Sulfit-Zelluloseablauge.

I

90,0 Zellstofflauge werden mit 80,0 Kalkmilch (hergestellt aus 10,0 gebranntem Kalk und 70,0 Wasser) unter Umrühren etwa 45 Min. lang erwärmt.

II

450,0 Zellstofflauge von 33° Bé werden kalt mit Kalkmilch aus 10,0 gebr. Kalk und 100,0 Wasser vermischt und dann mit 40,0 Magnes. usta versetzt. Das Klebemittel kann mit etwas verdünnter Wasserglaslösung vermischt, auch durch Wasser verdünnt werden.

Briefmarkengummi.

(Bayern-Kreuzerwerte.)

Gummi arabic. puriss.   6,0
Sacchar. alb.   1,0
Aqua   24,0

(Sammler-Dienst 1951, Heft 10, S. 8.)

Mastisol-Ersatz.

Helles Kolophonium   300,0

schmilzt man auf dem Wasserbad, gibt dazu

Lärchenterpentin   8,0
Leinöl   12,0

und verdünnt — abseits der Feuerquelle — mit

Petroläther   680,0

Filtrieren!
(Pharm. 1949/93.)

Klebstoff für Briefmarken.

Gi arabic.   100,0
NaCl   2,5
Glycerin   2,0
Stärke   2,0
Wasser   130,0

30,0 Gi arabic. werden in 35,0 Wasser bis zum Kochen erhitzt. Dann werden 3,0 Weizenstärke, 0,5 Kochsalz, 4,0 Zucker und 20,0 Wasser mit Umrühren zugesetzt. Zum Konservieren 1,0 Na benz. und 1,0 KOH (15proz.)
(Nicht rollend).

6. Konservierungsmittel und -methoden.

Herbariumpflanzen konservieren und von Schädlingsbefall zu befreien.

Quecksilberchlorid	1,0
Glyzerin	5,0
Spiritus (denat.)	994,0

Mit dieser Auflösung, der man, zur Verdeckung des Modergeruches der Pflanzen noch wenige Tropfen Lavendelöl zusetzen kann, werden die vom Schimmel befallenen Gewächse vollständig und auf beiden Seiten bepinselt. Man kann hierbei die Pflanze ruhig auf dem Papier belassen, und es ist auch keineswegs nötig, daß man die vollständige Abdunstung des Spiritus abwartet, bevor man die Pflanze wieder bedeckt. Derartig präparierte Exemplare werden nie wieder vom Schimmel befallen und auch Insekten, die den Pflanzensammlungen noch weit verderblicher wie die Schimmelpilze werden können, suchen sie nicht heim.

Wenn die Sammlung in einem Kasten oder Schrank aufbewahrt wird, legt man in den Kasten oder Schrank einige Kristalle p-Dichlorbenzol und sorgt dafür, daß der langsam verdunstende Stoff von Zeit zu Zeit ergänzt wird. Auch Hexachloraethan kann in der gleichen Weise Verwendung finden, ebenso ein Schächtelchen mit Jodoform.

Schmetterlingstötungsmittel.

(Für Schmetterlingssammler.)

Cyankalium	5,0
Gips	95,0
Wasser q. s.	

Mit dem daraus hergestellten Brei werden Weithalsgläser von entsprechendem Durchmesser am Boden ausgegossen. Vorsicht! Besonders wenn das Fangglas längere Zeit benutzt blieb, soll das Öffnen nicht in geschlossenen Räumen und auch im Freien nur mit Vorsicht geschehen.

Sägespäne, mit Essigäther getränkt, werden in ein Weithalsglas einige Zentimeter hoch eingefüllt und mit einer Lage Zellstoff fixiert.

Raupen präparieren.

Die Raupen werden in einem Glase oder unter einer Glasglocke mit einigen Tropfen Essigäther betäubt, dann wird ein Schnitt in den After gemacht, die Raupe zwischen feines Fließpapier gelegt, und mit der Hand langsam nach dem After hin ausgestreift. Bei großen Raupen muß dies bis zur völligen Entleerung sorgsam wiederholt und das umgebende Papier dabei einige Male erneuert werden. Zu starkes Ausdrücken ist zu vermeiden, da sonst leicht eine Verletzung des Präparates (Hautrisse) eintreten kann, oder bei behaarten Raupen die Haare ausgehen. Sobald der Raupenbalg vollständig leer ist, wird in die Afteröffnung ein passender Strohhalm gesteckt, von welchen man immer einige Größen vorrätig haben muß. An diesen Stengel wird die Raupe mit einer Anzahl abgezwickter, feiner Nadelspitzen befestigt, worauf man durch ihn Luft einbläst, so daß die Hülle wieder ihre natürliche Form annimmt. Läßt sich die Raupe gut ausdehnen, so bringt man sie, bevor der Balg ganz gestrafft ist, in eine angewärmte weitlumige Glasröhre, die mit einer kleinen Spiritusflamme weiter warm gehalten wird, während man zur Austrocknung durch den Strohhalm dem Raupenbalg noch weiter Luft zuführt. Zu starkes Blasen muß dabei vermieden werden, da sonst der Balg unnatürlich ausgedehnt wird. Das Hineinblasen muß solange fortgesetzt werden, bis der Raupenbalg vollkommen trocken ist. Der Raupenbalg wird nicht sogleich von dem Strohhalm entfernt, sondern erst nach einigen Stunden, wobei er dann meist leicht abgeht. Im anderen Falle kann der Halm mit einem scharfen Messer abgeschnitten werden. An Stelle des Strohhalmes verwendet man bequemer eine Glasröhre, an die man an dem einen Ende ein Gummiballgebläse anschließt, um den Luftstrom damit zu regulieren, und deren anderes Ende in eine Kapillare ausgezogen ist, die man in den After der Raupe einführt, wobei man den Raupenbalg an die Kapillare mittels eines kleinen Quetschhahns oder einer Klemme so befestigt, daß er bei Luftzufuhr nicht abrutscht. Die als Trockenöfchen wirkende, weitlumige Glasröhre läßt sich bei einiger Übung durch einen der im Laboratorium gebrauchten Dreifüße mit aufgelegter Asbestscheibe ersetzen, auf die man ihrerseits noch eine Blechscheibe im Abstand von 1—2 cm legt, um sicher zu gehen, daß keine Ansengung durch die darunter befindliche Wärmequelle (Sparflamme) stattfindet. Ganz kleine Raupen werden einfach in ein Reagenzglas geworfen und in der Röhre mit der Flamme oder nur auf einer warmen Platte erhitzt. Sie ziehen sich zuerst zusammen, darauf dehnen sie sich plötzlich aus; dann ist es meist Zeit, sie zu entfernen, da sie sonst versengen oder gar verbrennen.

Nach einer anderen Methode werden die Raupen in 96proz. Weingeist getötet, wie oben aufgeblasen, die Raupenbälge mit gefärbtem Lycopodiumpulver oder auch mit kurzfaseriger Sublimatwatte gefüllt und dann bei mäßiger Wärme getrocknet.

Schnittblumen lange frisch halten.

Nelken: Zuckerlösung 15proz.
Rosen: Zuckerlösung 7,5proz.
Flieder, span.: Zuckerlösung 12proz.
mit 0,01proz. Mangansulfat.

Man stellt die Schnittblumen nicht in Wasser, sondern in die angegebenen Lösungen.

Frischhalten von Schnittblumen.

Schnittblumen halten sich in Wasser lange frisch, wenn man in das Gefäß eine Silber- oder Kupfermünze legt. Die Wirkung dürfte einesteils darin zu suchen sein, daß das Wachstum der Fäulnisbakterien gehemmt wird (vgl. Katadyn-Silberverfahren!), andererseits in der Tatsache, daß Spuren an sich giftiger Metallsalze ($CuSO_4$) das Wachstum der Pflanzen anregen.

Blütenfrischhaltungssalze.

	I	II
Manganchlorid	20,0	25,0
Magnesiumchlorid	20,0	—
Kochsalz	20,0	37,5
Chloralhydrat	40,0	35,0
Borax	—	2,5

Blumensträuße, Konservieren.
(Nach HACKER.)

Man stellt die Blumensträuße in gut angefeuchtetem Zustand in eine Vase, die eine Lösung von 3 g Kochsalz und 30 g weißer Seife in 1000 ccm Wasser enthält. Wenn die geleeartige Masse ganz gleichförmig ist, wird noch etwas Borsäure hinzugefügt. Die Blumen werden alle 24 Stunden gut befeuchtet und wieder in die Lösung gestellt, die alle 2 bis 3 Tage erneuert werden muß.

---

7. Lederappreturen und dergleichen.

Blitzlederschwärze.

a) Nigrosin flüssig, fettlöslich   21,0
    Olein
    Terpentinöl   āā 5,0
b) Schwerbenzin (Sangajol,
    Dipenten, Hydroterpin
    oder dgl. m.)   90,0

a) wird in der Wärme gemischt, dann wird abgekühlt und b) zugegeben.

Lackledercreme.

a) Karnaubawachs
    Japanwachs
    Leinöl   āā 50,0
b) Terpentinöl   800,0

a) bei möglichst niedriger Temperatur zusammenschmelzen, vom Feuer nehmen,

b) einrühren, rühren bis die Masse dickflüssig wird, ausgießen.

Glanzlederlack.

Schellack	80,0
Terpentin, venez.	50,0
Manilakopal	100,0
Brennspiritus	510,0
Diamantschwarz	7,0

Vor Zugabe der Diamantschwarzlösung in wenig Weingeist ist die Lösung der Harze klar abzugießen.

Kopal	8,0
Rubinschellack	1,0
Sandarak	1,0
Spiritus (95proz.), denat.	45,0
Kampfer	1,0

(Forts.)

(Forts.)

Nigrosin, spirituslösl.	1,0
Olein	0,5
Rizinusöl	0,5

Harz und Kampfer im Weingeist lösen, Nigrosin mit den Ölen anreiben, zusetzen. In gut schließende Flaschen abfüllen.

Schellack	100,0
Fichtenharz	20,0
Terpentin, venez.	50,0
Terpentinöl	40,0
Brennspiritus	1000,0
Nigrosin, spritlösl.	12,0

Vor Zugabe der Nigrosinlösung in wenig Weingeist ist die Lösung der Harze klar abzugießen.

Lederlack.

Borax	50,0
Schellack	150,0
Wasser	800,0
Nigrosin oder Goldocker	10,0

Borax und Schellack heiß lösen, kolieren und färben.

Nicht brechend.

Kolophonium		
Terpentinöl		
Terpentin	āā	30,0
Sandarak		60,0
Schellack		120,0
Weingeist (95proz.), denat.		900,0

Zum Färben 15,0 Lampenschwarz oder Zinkweiß oder Chromgelb usw. zusetzen.

Schuhcreme.

Montanwachs	14,0
Karnaubawachs	3,0
Paraffin	6,0
Wachs, gelb	4,0
Terpentinöl (Sangajol oder dgl.)	70,0
Farbe q. s.	

Die Wachse und das Paraffin werden zusammengeschmolzen, das Terpentinöl wird fern vom Feuer bei möglichst niedriger Temperatur eingerührt. Farbe mit Terpentinöl anrühren. Die eben noch flüssige Masse wird ausgegossen.

Montanwachs	10,0
Zeresin	14,0
Kandellilawachs	4,0
Terpentinöl (oder Ersatz) ad	100,0
Farbe q. s.	

Für helle Cremes sind gebleichte Rohstoffe zu verwenden, für schwarze usw. ungebleichte.

Herstellungsgang siehe oben.

Schuhweiß.

a) Kieselkreide	4,0
Zinkoxyd	2,0
Wasser	12,0
b) Wasserglas	0,5
c) Brennspiritus	1,0

a) gut anreiben, b), zum Schluß c) zusetzen. Eine Zugabe von geringen Mengen lichtechter blauer Farbstoffe ist zu empfehlen, um ein leuchtenderes Weiß zu erzielen.

Leder kleben.

a) Leim	250,0
Hausenblase	60,0
Arab. Gummi	60,0
Wasser q. s.	
b) Venez. Terpentin	5,0
Terpentinöl	6,0
Weingeist	10,0

a) quellen lassen, bis zur Lösung kochen, b) zugeben.

Kaltpoliertinte für Leder.

a) Paraffin, hart		
Karnaubawachs	āā	10,0
Japanwachs		
Kolophonium	āā	20,0
b) Nigrosin, wasserlöslich		8,0
Soda, kalziniert		10,0
Wasser		300,0

a) zusammenschmelzen, b) lösen und auf etwa 60° anwärmen, b) in die Schmelze von a) einrühren, kaltrühren.

---

a) Karnaubawachs	25,0
b) Kernseife	4,0
Ätznatron	1,0
Wasser	150,0
c) Farbe	25,0
Wasser	150,0

a) wird geschmolzen, b) wird auf etwa 60° angewärmt nach und nach zu a) zugegeben, dabei kräftig rühren. Zuletzt c) einrühren.

---

a) Borax	15,0
Schellack	45,0
Wasser	260,0
b) Nigrosin, wasserlösl.	2,0
Blauholzextrakt	30,0
c) Kupfersulfat	8,0
Wasser	40,0

a) durch Kochen lösen, mit der Lösung b) anreiben, wenn alles gelöst ist, c) zugeben, nach 8—10 Tagen vom Bodensatz abgießen.

Lederöl und Lederfett.

Für Sohlen.

Leinölfirnis	60,0
Tran	30,0
Terpentinöl	10,0

Montanwachs	10,0
Fischtran	23,0
Vaselinöl	35,0
Zeresin	7,0
Wollfett	25,0

Für Sohlen und Oberleder.
(Kautschuklederöl.)

Rohkautschuk, weich	3,0
Kumaronharz	1,0
Spindelöl	60,0
Birkenteer q. s.	

Kautschuk und Harz werden unter Rühren und leichtem Anwärmen in Spindelöl gelöst. Birkenteer dient zur Parfümierung.

a) Adeps suillus	350,0
Oleum Jecoris Aselli	75,0
Cera flava	25,0
b) Terebinthina comm.	15,0
Pix liquida	35,0

a) schmelzen, b) einrühren. Schuhe müssen vor der Behandlung völlig trocken sein.

Für Oberleder.

Zeresin	14,0
Harzöl	40,0
Spindelöl, raff.	46,0

Zusammenschmelzen, wenn erwünscht mit Birkenteer parfümieren.

Montanwachs	10,0
Kolophonium	20,0
Knochenfett	30,0
Tran	40,0

Zusammenschmelzen.

Tran	35,0
Rüböl	20,0
Vaselinöl	45,0

Wollfett, roh	200,0
Vaseline	200,0
Rüböl	600,0

Zusammenschmelzen und mit Birkenteer parfümieren.

Lederschmiere (wasserfest).

Kolophonium	65,0
Schweinefett	670,0
Tran	265,0

Zusammenschmelzen.

Schusterwachs.
Hart.

Paraffin	100,0
Chines. Wachs	300,0
Schellack	80,0
Terpentin, venezian.	20,0
Ruß	50,0

Zusammenschmelzen, Ruß mit Benzin angerieben in der Schmelze verteilen, bis zur Dickflüssigkeit kaltrühren, in Stangenformen gießen.

Weich.

Paraffin	380,0
Chines. Wachs	80,0
Ruß	40,0

Der Ruß ist mit Benzin anzureiben und dann der Schmelze zuzusetzen, gut rühren.

Treibriemenschmiermittel.

Rohwollfett (säurefrei)	750,0
Rizinusöl, techn.	250,0

Zusammenschmelzen.

Wollfett	50,0
Talg	25,0
Leinöl	25,0

Zusammenschmelzen, in Dosen ausgießen.

a) Talg 800,0
Rizinusöl 4000,0
b) Gummipulver 16,0
Borax 80,0

a) zusammenschmelzen, b) eintragen, kaltrühren. Mit weicher Bürste beiderseitig auftragen. Vorher gut reinigen.

Adhäsionsfett für Treibriemen.

Talg 300,0
Kolophonium 210,0
Tran 275,0
Vaselinöl 300,0

Zusammenschmelzen, kaltrühren.

Kolophonium 200,0
Zeresin 100,0
Tran 400,0

Zusammenschmelzen kaltrühren.

Wollfett 20,0
Paraffin (Schuppen) 8,0
Zeresin 2,0
Kolophonium 6,0
Harzstocköl 6,0

Zusammenschmelzen.

Treibriemenwachs.

Kolophonium 25,0
Rüböl (oder Harzöl, dick) 10,0
Talg 15,0
Zeresin 20,0
Rohwollfett 30,0

Zusammenschmelzen und in Stangenform gießen.

Handschuhreinigungsmittel.

a) Sapo venet. 20,0
Aqua dest. 60,0
b) Liq. Natr. hypochloros. 60,0
Liq. Ammon. caustic. 10,0

a) warm lösen, b) zusetzen. Mit der Flüssigkeit auf einem Woll-Läppchen den Handschuh abreiben.

Für Wildlederhandschuhe:

Sägemehl, feines Pulver 50,0
Veilchenwurzel, fein. Pulv. 50,0
Seifenpulver 50,0

Mit dem Gemenge werden die auf die Hände aufgezogenen, durch Verstäubung schwach befeuchteten Handschuhe bestreut.

19*

Der Schmutz löst sich, wenn man ähnlich wie beim Händewaschen verfährt und tüchtig reibt. Zum Schluß nimmt man einen Flanell-Lappen zum völligen Trockenreiben.

Lederappretur.

I

Wasser 160 Liter
Borax 9 kg
Orangeschellack TN 28 kg
Nigrosin 3 kg
Türkischrotöl (50proz.) 1,5 kg

II

Wasser 158 Liter
Ammoniak 0,910 3 kg
Orangeschellack TN 35 kg
Nigrosin 3,5 kg
Türkischrotöl (50proz.) 2 kg

III

Rubinschellack 16 kg
Ätzkali 0,9 kg
Borsäure 1,2 kg
Rizinusölseife 0,9 kg
Wasser 81 kg

Poliertinte.

Rohes Montanwachs 15 kg
Kolophonium 2 kg
Weichparaffin (40/42°) 3 kg
Pottasche 0,5 kg
Marseiller Seife 4 kg
Wasser 65 kg

Diese Lösung wird gemischt mit einer zweiten aus

Schellack 20 kg
Wasser 75 kg
Borax 7 kg

und alles zusammen mit einer dritten Lösung aus:

Nigrosin NTL 5,5 kg
Wasser 25 kg

Lederöl.

I

Rizinusöl 20 kg
Neutralwollfett 7 kg
Birkenteer 3 kg
Tran, hellblank 40 kg

II

Gebleichtes Rüböl	20 kg
Rizinusöl	20 kg
Spindelölraffinat	25 kg
Degras	15 kg
Neutralwollfett	3 kg
Birkenteer	2 kg
Tran, hellblank	15 kg

Oberlederkonserviermittel.

I

Lärchenterpentin	10—32 kg
Rindstalg	45—55 kg
Birkenteeröl	8—14 kg
Knochenöl	18—27 kg

II

Lärchenterpentin	80 kg
Rindstalg	6 kg
Birkenteeröl	4 kg
Leinölfirnis	30 kg

Lederfett (hell).

Montanwachs Nova, gebleicht	10 kg
Fischtran	3 kg
(z. B. Döglingstran od. Spermacetiöl)	
Vaselinöl	35 kg
Neutralwollfett	25 kg

Lederfett (dunkel).

Montanwachs, roh	10 kg
Zeresin (67/70°)	16 kg
Tran	30 kg
Spindelölraffinat	44 kg

Lederfett für Wintersportstiefel.

Bienenwachs	5 kg
Kolophonium	5 kg
Stearin	10 kg
Paraffin	20 kg
Pferdefett	40 kg
Rizinusöl	40 kg
Leinöl	40 kg
Benzin	10 kg

8. Metallputz- und Färbemittel und Ähnliches.

Putzmittel für Kupfer-, Messing- und ähnliche Metall-Gegenstände.

Die zu verarbeitenden pulverförmigen Bestandteile müssen gefällt, bzw. fein gemahlen sein und vor Verarbeitung durch Sieb 6 gesiebt werden.

Putzpulver.

Weinsteinsäure	2,0	—	—
Tripel	2,0	—	—
Polierrot	1,0	2,0	—
Kochsalz	—	1,0	—
Alaun	—	1,0	—
Oxalsäure	—	—	15,0
Bimsstein	—	3,0	—
Wasser	—	—	250,0
Infusorienerde	—	—	35,0

Die Infusorienerde wird mit der Oxalsäurelösung angerieben.

Flüssige Putzmittel.

Olein	160,0
Petroleum	450,0
Infusorienerde	250,0
Salmiakgeist	45,0
Spiritus, denat.	95,0

Die Infusorienerde wird mit den Flüssigkeiten angerieben, der Salmiakgeist wird der fertigen Anreibung unter Schütteln nach und nach zugegeben.

Schmierseife	30,0
Wasser	60,0
Spiritus, denat.	10,0
Bolus	80—100,0

Der Bolus wird mit der Seifenlösung angerieben.

Petroleum	30,0	50,0	200,0
Olein	10,0	15,0	50,0
Spiritus denat.	6,0	10,0	10,0
Natronlauge 30 Bé	4,0	—	—
Salmiakgeist	—	5,0	15,0
Wasser	—	—	50,0
Tripel	40—50,0	20,0	200,0

Die Natronlauge bzw. der Salmiakgeist wird mit Alkohol und gegebenenfalls Wasser gemischt den angeriebenen anderen Stoffen nach und nach zugegeben.

Putz- und Scheuerpulver.

I

Bimssteinpulver	92,0
Soda	5,0
Ammonsulfat	3,0

II

Mineralpulver	70,0
Feinseifenpulver	8,0
Soda, kalziniert	17,0
Wasser	5,0

(S. Öl. F. W. 1950/468.)

Metallputzpomade.

Englischrot	20,0
Kieselgur, feinste	30,0
Vaseline	50,0

Entrostungspaste.

Oxalsäure	20,0
Phosphorsäure sirupös	20,0
Glyzerin	10,0
Kieselgur	50,0

Rostfleckenentfernungsmittel, flüssig.

2,0 Kaliumbioxalat
88,0 Aqu. dest.
10,0 Glycerin

Metallputzpaste (-Pomade).

Soda, kalz.	5,0
Kernseife	20,0
Schmirgel, feinst ge-	
schlämmt	100,0
Wasser	100,0

Der Schmirgel wird mit der warmen Sei-
fen-Soda-Lösung in der Wärme angerieben. Kaltrühren.

Zeresin	20,0	6,0
Olein	60,0	44,0
Kieselkreide	20,0	50,0

Die fein gesiebte, g u t g e t r o c k n e t e
Kieselkreide wird in die zuvor bereitete
Zeresin-Olein-Schmelze eingerührt. Kalt-
rühren.

Olein	20,0	10,0
Stearin	10,0	2,0
Zeresin	20,0	5,0
Vaselinöl, dick	—	33,0
Schlämmkreide	50,0	30,0
Neuburger Kieselkreide	—	20,0

Herstellung wie oben.

Chromoxyd	50,0
Paraffin	50,0
Naxosschmirgel zur Pastenbildung.	

Schweineschmalz	500,0
Stearin	70,0
Olein	180,0
Tripel	600,0

Herstellung wie oben.

Kieselgur		
Schlämmkreide	āā	50,0
Schmirgel, feinst		25,0
Petroleum		25,0
Vaseline		200,0

Anreiben.

Caput mortuum	10,0
Tripel	40,0
Olein	50,0

Anreiben.

**Putzmittel für Silber und silberähnliche
Metalle.**

Die einzelnen Pulver müssen fein gemahlen
sein (sofern sie nicht gefällt sind). Die
Pulvergemische werden durch Sieb 6 geschlagen.

Pariserrot	60,0	15,0	5,0
Kalziumkarbonat,			
gefällt	—	10,0	—
Wiener Kalk	—	—	95,0
Gebrannte			
Magnesia	40,0	—	—

Kalziumkarbonat, gefällt	40,0
Wiener Kalk	5,0
Bolus, rot	20,0
Magnesiumkarbonat	10,0
Weinstein	5,0

Olein	20,0
Stearin	60,0
Kalziumkarbonat, gefällt	20,0—30.0

Olein und Stearin werden zusammengeschmolzen, man setzt das Kalziumkarbonat zu, läßt erkalten und pulvert.

Kalziumkarbonat, gefällt	40,0
Wiener Kalk	5,0
Bolus	20,0
Magnesiumkarbonat	10,0
Weinstein	5,0

Infusorienerde, geglüht	40,0	75,0
Kalziumkarbonat, gefällt	60,0	10,0
Pariserrot	5,0	15,0

Schlämmkreide	25,0
Pfeifenton	11,0
Magnesia, gebrannte	2,3
Polierrot	1,0

Als Bindematerial für den pulverisierten eigentlichen Polierstoff eignet sich Montanwachs. Stearin und Mischungen ähnlicher Stoffe, wie die folgende Paste, die für Silber und verchromte Gegenstände empfohlen wird, zeigt; für schadhaft gewordene versilberte Waren verwende man Versilberungsflüssigkeiten.

Schleifpaste.

Chromoxyd	70,0
Montanwachs	ad 100,0

Silberputztücher.

Wachs	35,0
Ölsäure	175,0
Stearinsäure	37,0
Kieselkreide	60,0

Die Fettstoffe werden geschmolzen, die Kieselkreide wird feinst gesiebt und eingerührt. In diese flüssige Masse taucht man unter Rühren Flanelltücher, die dann zwischen Walzen sehr scharf ausgepreßt werden.

Man benetzt Baumwolltücher mit einer Lösung von Ölsäure in Benzin, derart, daß auf Taschentuchgröße 1 g Olein kommt. Das Benzin läßt man verdunsten.

Silber-Putzwatte.

Kernseife	15,0
Magnesia, gebrannt	4,0
Polierrot	6,0
Wasser	ad 100,0

Die Kernseife wird in der Hälfte des Wassers heiß gelöst, in die heiße Lösung rührt man die Anreibung der Magnesia und des Polierrots mit dem übrigen Wasser ein. Durch diese Flüssigkeit zieht man Watte bis zur völligen Tränkung, drückt aus und trocknet.

---

a) Magnesiumkarbonat	6,0
Polierrot, feinst	1,0
Kalziumkarbonat, gefällt	10,0
b) Karmin	0,1
Salmiakgeist q. s.	
c) Natriumthiosulfat	1,0
d) Spiritus	20,0
e) Watte	50,0

Das feinst gesiebte Pulvergemisch a) wird mit der Lösung b) übergossen, c) zugesetzt und dann mit d) alles fein verrieben. Mit dem Gemisch wird die Watte getränkt, die man trocknen läßt.
An Stelle von Polierrot kann auch Kienruß verwendet werden, die Watte wird dann schwarz.

Silberwaren reinigen (Glanzbeizen für Silber).

Weinstein	50,0
Kochsalz	30,0
Wasser	1000,0

Man kocht 1 Std. mit dieser Lösung, spült mit Wasser, trocknet und poliert mit Wolltüchern und Schlämmkreide.

Natriumthiosulfat	4,0
Ammoniumchlorid	2,0
Kaliumzyanid	1,0
Salmiakgeist	1,0
Wasser	40,0

Eine halbe Stunde einlegen, gut spülen, trocknen. Vorsicht, sehr giftig!

Alaun		
Kochsalz		
Weinstein	āā	20,0
Wasser	ad	1000,0

Die Silbergegenstände werden in die siedende Lösung getaucht und darin gebürstet.

Silberborten auffrischen.

Calcaria viennens.
Spiritus q. s.

Man stellt eine Paste her, mit der man die Borten abreibt. Nach dem Verdunsten des Alkohols bürstet man den noch auf der Borte sitzenden Kalk mit einer weichen Bürste aus.

Magnesia usta	90,0
Caput mortuum	10,0

Behandlung wie oben.

Nickelputzmittel.

Pulverförmige Bestandteile sind als feinste Pulver durch Sieb 6 gesiebt anzuwenden.

a) Bestreichen mit Linimentum saponatum ammoniatum (wenn nötig, einlegen in diese Flüssigkeit).

b) Wiener Kalk	80,0
Caput mortuum	20,0
Stearinöl (Olein)	q. s. zum dicken Brei.

Nach der Behandlung mit a) wird mit b) poliert (was bei stark verschmutzten Stücken lange Zeit erfordert).

a) Olein	20,0
Mineralöl (0,87)	15,0
Brennspiritus	30,0
Salmiakgeist	12,0
Wasser	200,0
Neuburger Kieselkreide	120,0
b) Neuburger Kieselkreide.	

a) wird zur Schüttelmixtur angerieben (Salmiakgeist zuletzt zugeben). Damit werden die zu putzenden Stücke abgerieben und dann wird mit b) nachpoliert.

Alumen ustum	2,0
Calcium phosphoric. crd.	8,0
Calcaria viennens.	
Terra silicea	āā 20,0
Caput mortuum	50,0

a) Sapo venet.	25,0
Spiritus	50,0
Aqua dest.	250,0
b) Terra tripolitan.	100,0
c) Liquor Ammonii caust.	50,0

a) lösen, mit der Lösung b) anreiben, zuletzt c) zusetzen.

I. *Putzflüssigkeit.*

a)	Kieselgur	335,0
	Brennspiritus	160,0
	Olein	210,0
b)	Salmiakgeist	135,0
c)	Benzin	140.0
	Methylhexalin	20,0

II. *Poliermasse.*

a)	Paraffin	10,0
	Talg	20,0
	Stearin	20,0
b)	Neuburger Kieselkreide	50,0

I a) anreiben, b) zugeben, schütteln, c) zugeben und kräftig schütteln.
II a) im Wasserbad schmelzen, b) fein gesiebt in die Schmelze einrühren, bis zum beginnenden Erstarren rühren.
I. dient zum Putzen, II. dann zum Polieren der Stücke bzw. Beschläge.

Aluminiumputzpulver.

Stearinsäure		
Fullererde	āā	30,0
Tripel		180,0

Stearinsäure geschmolzen mit den Pulvern verreiben.

Metallputzwasser für Uhrmacher.

Spiritus Dzondii (Liquor Ammonii caust. spirit.)	50,0
Spiritus saponatus	100,0
Äther aceticus	25,0

Rostlösende Mittel für Eisengeräte.

Man bestreicht mit Petroleum, läßt dieses einige Zeit einwirken und reibt dann mit Zellstoff oder Zeitungspapier ab oder man benutzt folgende Paste, die man aufträgt, einige Zeit einwirken läßt und dann mit einem Wolltuch verreibt.

Olein	200,0
Talg	20,0
Hartparaffin	40,0
Bimsstein (oder Schmirgel)	300,0

Bimsstein oder Schmirgel werden als feinste Pulver mit dem geschmolzenen Gemisch der Fettstoffe angerieben.

Metallputz.

I

Schwerbenzin	620
Olein	10
Waschpetroleum	70
Triaethanolamin	3,3
Ammoniak 0,910	10,0
Wasser	1280.0

II

Olein	150
Wasser, warm	50
Petroleum	250
Ammoniak 0,910	60
Terpentinöl	100
Spirit. denat.	100
Kieselgur	200

III

Olein	50
Spirit. denat.	100
Ammoniak 0,910	30
Etwa 60° warme 3proz. Kernseifenlösung	500
Neuburger Kreide oder Kieselgur oder Bimssteinpulver oder Tripel oder Mischung	300

Eisen blau färben.

a) Natriumthiosulfat	140,0
Wasser	1000,0
b) Bleiazetat	35,0
Wasser	1000,0

a) und b) mischen. Das entfettete und mittels Salzsäure blankgebeizte Eisen mit Wasser abspülen und in die Flüssigkeit einlegen. Nachher spülen, trocknen.

Eisen grau färben.

Die Gegenstände sind zu entfetten und durch Eintauchen in Salzsäure blank zu beizen. Dann erfolgt die eigentliche Behandlung.

Acidum arsenicosum	80,0
Ferrum sesquichloratum	80,0
Acidum hydrochlor. conc.	1000,0

Man taucht die Gegenstände in die unter einem gut ziehenden Abzug (Arsenwasserstoffentwicklung!) befindliche Lösung, wäscht dann in Wasser, trocknet in warmem Sägemehl und fettet leicht mit Paraffinöl.

a) Salzsäure	2,0
Zinnchlorür	1,0
Wasser	2,0
b) Kupfervitriol	1,0
Wasser	16,0
Ammoniakflüssigkeit q. s. bis zur Wiederlösung des entstehenden Niederschlages.	
c) Kaliumsulfid	1,0
Wasser	20,0

Den wie oben vorbereiteten Gegenstand mit a) und dann sofort mit b) bestreichen, mit Wasser gut spülen und mit c) bestreichen. Wieder mit Wasser spülen, trocknen wie oben.

Lebertran auf 300° erhitzen, gut blankgebeizten Gegenstand eintauchen. Abkühlen lassen, mit Wolle blank reiben und mit Benzin entfetten.

Eisen schwarz färben.

Man erhitzt zur Rotglut und taucht in Rüböl. Nach dem Erkalten mit einem Wolltuch abreiben.

Terpentinöl	450,0
Schwefel	50,0

Vorsichtig (Rückflußkühler) bis zur Lösung kochen. Eisenteile, blank und trocken, mit der Lösung bestreichen. Sie werden kalt dunkelbraun, beim Erhitzen schwarz (FeS bildet sich).

Die entfetteten blanken Gegenstände werden in kochendes Wasser und dann sofort in 10proz. Kaliumdichromatlösung hineingestoßen. Nach dem Trocknen an der Luft erhitzt man bis zur Rotglut.

Stahl brünieren.

Die mit Benzin gut entfetteten Stahlteile werden in folgende Lösungen eingelegt und schließlich mit Bohnerwachs poliert:

Liquor ferri sesquichlorati	70,0
Cupr. sulf. crud.	5,0
Acid. nitric. crud.	25,0
Isopropylalkohol od. Brennspiritus	30,0
Aqua	ad 1000,0

(D.A.Z./S.A.Z. 1951/446.)

Kupfer, Messing, Bronze patinieren.

Zur Vorbereitung Gegenstand entfetten (mit Benzin, Benzol oder Tetrachlorkohlenstoff abreiben). Dann mit feinem Schmirgelpulver und wollenen Lappen blankreiben. Erst jetzt beginnt die Färbung.

a) Gegenstand mit verdünnter Natronlauge abbürsten, mit Wasser abspülen, mit stark verdünnter Schwefelammoniumlösung bestreichen, trocknen lassen.

b) Kaliumbioxalat   1,0
   Chlorammonium
   Kochsalz   āā 2,0
   Eisessig   12,5
   Wasser   250,0

Öfters auftragen und dazwischen trocknen lassen.

c) Um blaugrüne Patina zu erhalten, zum Schluß mit Ammoniumkarbonatlösung 1 : 12 bestreichen.

d) Nach der letzten Trocknung mit einer reinen ganz weichen Bürste bearbeiten.

e) leicht einfetten.

An Stelle der Lösung b) kann auch folgende Lösung verwendet werden:

b) Ammoniumchlorid   10,0
   Weinstein   10,0
   Kochsalz   45,0
   Kupfernitrat   80,0
   Essigsäure   60 ccm
   Wasser   1000,0

   Salmiak   1,0
   Weinstein   3,0
   Kochsalz   9,0
   Kupfernitratlösung (d = 1,1) 8,0
   Wasser   15,0

Lösung aufkochen, auf den mit verdünnter Natronlauge kräftig gebürsteten und in Wasser gespülten Gegenstand aufstreichen, an feuchter Luft stehen lassen.

   Chlorammonium   1,0
   Ammoniumkarbonat   3,0
   Wasser   24,0

Gegenstände entfettet und blank mit der Lösung bestreichen oder in sie einhängen.

Messing goldfarben färben.

a) Ätznatron   4,0
   Milchzucker   4,0
   Wasser   100,0

b) Kupfervitriol   4,0
   Wasser q. s.

a) lösen, 15 Minuten lang kochen, b) lösen, zu a) zugeben, Bad auf 80° einstellen, Gegenstand einlegen oder einhängen. Mit Wasser nachspülen, trocknen.

Glanzbrenne für Messing.

   Kochsalz   1,0
   Salpetersäure, roh 150,0
   Schwefelsäure (66° Bé) 200,0

Gegenstand in die kalte Flüssigkeit eintauchen, mit Wasser spülen, trocknen.

Mattbrenne für Messing.

   Kochsalz
   Zinksulfat   āā 1,5
   Salpetersäure, roh 300,0
   Schwefelsäure (66° Bé) 200,0

Gegenstand in die kalte Flüssigkeit eintauchen, mit Wasser spülen, trocknen.

Kupfer, Messing, Bronze usw. braun färben.

Gegenstände entfetten und blank reiben (siehe oben). Abreiben mit feinstgemahlenem Polierrot (Caput mortuum) erzeugt braunen Ton.

a) Kalium sulfuratum   50,0
   Kali causticum   25,0
   Aqua dest.   500,0

b) Liquor Ammonii caust. 100,0

a) lösen, kurz aufkochen, vom Feuer nehmen, b) zugeben, Gegenstand in kochendem Wasser auf etwa 100° vorwärmen, in die heiße Beize bis zum Auftreten des gewünschten Tons (nicht zu lange, blättert sonst ab!) eintauchen. Mit einer in Quillajarindenabkochung getauchten Messingdrahtbürste abbürsten, Färbung wenn nötig wiederholen, mit Wasser spülen, mit Sägemehl trocknen.

   Kaliumchlorat   15,0
   Kaliumnitrat   7,0
   Natriumsulfat   20,0
   Chlorammonium   20,0
   Essigsäure, verd.   400 ccm
   Wasser   1000,0

Behandlung wie vorstehend.

Kupferazetat	5,0
Essigsäure, verd.	3,0
Chlorammonium	7,0
Wasser	ad 100,0

Behandlung wie vorstehend.

Ammoniakflüssigkeit	20,0
Essigsäure q. s. zur sauren	
Reaktion	
Ammoniumchlorid	10,0
Wasser	ad 1000,0

Öfters auftragen.

Kaliumnitrat	1,0
Kochsalz	10,0
Chlorammonium	20,0
Ammoniumazetat	20,0
Eisessig	60 ccm
Wasser	1000,0

Kalte Lösung auf erwärmten Gegenstand mehrmals auftragen.

Kupfer, Messing, Bronze schwarz färben.

Gegenstände entfetten und blankreiben (siehe oben).
Mit gelber Schwefelammoniumlösung den erwärmten Gegenstand abreiben.

Mit Wismutnitratlösung bestreichen und dann in ein Gefäß einhängen, dessen Boden mit angesäuerter Natrium- oder Kaliumsulfid-Lösung bedeckt ist.

Mit verdünnter Schwefelsäure abreiben, dann in folgende auf 100° erhitzte Lösung einhängen und darin 5 Min. lang bewegen.

Natronlauge (5proz.)	1000,0
Kaliumpersulfat	10,0

Bei Nachlassen der Sauerstoffentwicklung von neuem 10,0 Kaliumpersulfat zugeben. Mit Wasser spülen, mit einem Tuch trockenreiben.

Gegenstand in heiße Salpetersäure eintauchen, herausnehmen und erhitzen. Die Farbe geht über blau in schwarz über. Dann wird mit einer Messingdrahtbürste unter Verwendung von etwas Bohnerwachs abgebürstet.

Gebeizte Kupfer-, Messing- usw. Gefäße an einzelnen Stellen blank machen.

Man spannt ein Leinenläppchen über die Fingerkuppe, befeuchtet mit Wasser, taucht dann in Natriumbikarbonat und reibt nun damit die betreffenden Stellen des patinierten oder brünierten Gegenstandes blank.

Goldwaren mattieren.

Salpeter	8,0
Alaun	5,0
Kochsalz	7,0

Die Stücke an einem Draht im Ofen vorwärmen, mit Mattpulver mehrmals bestäuben, dazwischen immer wieder anwärmen bis nahezu zur Verflüssigung des Pulvers. Zum Schluß in kaltes Wasser einbringen (abschrecken).

Bronzetinktur.

a) Schellack	15,0
Borax	2,5
Wasser (60°)	100,0
b) Schellacklösung a)	30,0
Bronzepulver	60,0
Spiritus	10,0

a) Dammarharz	250,0
Benzin	1 l
b) Natronlauge (10proz.)	250,0
c) Bronzepulver	300,0—500,0

Die Lösung a) wird mit b) 10 Minuten geschüttelt, die entsäuerte Harzlösung wird abgehoben und mit dem Bronzepulver versetzt. (Wird nicht grün.)

Versilbern.

Versilberungsflüssigkeit.

Silbernitrat	10,0
Ammoniumchlorid	5,0
Natriumthiosulfat	20,0
Wasser	200,0

Die im Handel befindlichen Präparate, mit denen man z. B. kupferlegierten Gegenständen einen hauchdünnen, silberglänzenden Überzug verleihen kann, sind Silbersalzlösungen folgender Zusammensetzung:

Silbernitrat	60,0
Destilliert. Wasser	1000,0
Ammoniak (sp. Gew. 0,91)	60,0
Natriumthiosulfat	100,0
Schlämmkreide	100,0

Umschütteln! Mit einem Wattebausch das Präparat auf das Metall auftragen und polieren, gegebenenfalls mit einem Leinenlappen und wenig kohlensaurem Kalk nachpolieren.

Versilberungspulver.

Chlorsilber
Weinstein
Kochsalz āā

Gemisch in dunklen Gläsern aufbewahren. Zum Gebrauch mit Wasser anrühren, mit einem Läppchen auf die zu versilbernden Gegenstände auftragen.

Versilbern von Glaskugeln.
Lösung I.

Argentum nitricum	1,5
Aqua dest.	20,0
Liquor Ammonii caust. q. s.	

bis zur eben erfolgenden Wiederauflösung des Niederschlages.

Lösung II.

Acidum tartaricum	0,2
Aqua dest.	20,0

I. und II. in dem zu versilbernden Gefäß mischen, im siedenden Wasserbad erwärmen, ständig umschwenken.

Silberspiegel erzeugen.

a) Ammoniumnitratlösung,
   chlorfrei (d = 1,115)   100 ccm
   Silbernitratlösung (1 : 10)   140 ccm
   Natronlauge, chlorfrei 1,05   750 ccm
b) Kandiszucker   50,0
   Weinsäure   3,1
   Wasser   ad 500 ccm

Die mit wenig Wasser bereitete Lösung wird eine Stunde lang gekocht und dann auf 500 ccm gebracht.

c) Kupfertartrat   2,857
   Natronlauge q. s.
   Wasser   ad 500 ccm

Kupfertartrat mit Wasser anreiben, Natronlauge tropfenweise bis zur Lösung zusetzen, verdünnen.

Man mischt 50 Volumina von a) mit 250 Vol. Wasser von 20—28° und setzt 10 Volumina einer Flüssigkeit hinzu, die je 1 Vol. b) und c) und 8 Vol. Wasser enthält.

---

a) Saccharum album   50,0
   Acidum nitricum   2,5
   Aqua dest.   30,0
   Spiritus   90,0
b) Argentum nitricum   3,0
   Aqua dest.   55,0
c) Kali causticum alcohole
   depur.   3,0
   Aqua dest.   55,0

$^9/_{10}$ der Lösung b) wird tropfenweise mit Ammoniakflüssigkeit bis zum Verschwinden des braunen Niederschlages versetzt, c) zugeben, wieder Ammoniak bis zur Entfärbung, dann Rest von b) tropfenweise bis zur strohgelben Farbe zusetzen; zum Gemisch 15 ccm a) zusetzen, rühren, Gegenstand einstellen, mit Wasser verdünnen bis Gegenstand gut bedeckt ist. Leicht schaukeln. Nach Eintritt der Versilberung Gegenstand abspülen, trocknen, mit Ledertuch und Polierrot polieren.

Vernickelungsflüssigkeit.

a) Nickelsulfat   250,0
   Ammoniumtartrat   181,25
   Wasser, heiß   1500,0
b) Gerbsäure   2,5
   Äther q. s. ad solutionem
c) Wasser   3500,0

a) heiß lösen, b) hineingießen, mischen, filtrieren, c) zugeben. Gegenstände entfettet, blank gebeizt und in Wasser gespült einhängen.

Zinkgegenstände verkupfern.

Kupfervitriol	5,0
Wasser	90,0
Salmiakgeist (0,910)	5,0
Weinsäure	8,0
Salmiakgeist q. s. bis zur eben	
alkalischen Reaktion.	

Reihenfolge innehalten. Zinkgegenstände gut gereinigt einhängen.

Zinngegenstände altern.

Die Gegenstände werden zuerst entfettet, dann mit einer der Lösungen bepinselt und nach dem Trocknen mit Öl abgerieben oder mit Azetylzelluloselösung bestrichen.

       a) S e p i a t o n :

Platinchloridlösung   **1 : 10**

b) M o i r é - E f f e k t e :

Zinnsalz	2 T.
Heißes Wasser	4 T.
Salzsäure	2 T.
Salpetersäure	1 T.

c) B r o n z e f ä r b u n g :

Eisenvitriol	1 T.
Kupfervitriol	1 T.
Wasser	20 T.

Nach dem Trocknen erscheinen die mit c) bestrichenen Gefäße schwärzlich, sie werden dann mit der Lösung d) behandelt und mit Blutstein nach dem Trocknen poliert, worauf sie bronzefarben erscheinen.

d) Grünspan 4 T.
   Weinessig 16 T.

9. Pflege von Holzwaren (Möbel, Fußböden usw.).

Polierwachs für Möbel.

Karnaubawachs	100,0
Terpentinöl	300,0
Petroleum	700,0
(Alkannin	10,0)

Karnaubawachs schmelzen, vom Feuer nehmen, abseits der Flamme Terpentinöl und Petroleum einrühren, halb erkaltet in Dosen gießen.

Möbelpolitur.

Lacca in tabul.	200,0
Mastix	500,0
Spiritus denat.	āā 1000,0

Lösen, mit Bleiweiß schütteln und einige Wochen absetzen lassen, dann abgießen.

Schellack, orange	25,0
Spiritus, denaturiert	75,0

Kunstschellack	23,5
Karnaubawachs	1,5
Spiritus, denat.	75,0

a) Schellack	6,0
Sandarak	4,0
Brennspiritus	40,0
b) Karnaubawachs	4,0
Zeresin	4,0
Terpentinöl	42,0

a) lösen, b) (Entzündungsgefahr!) im Wasserbade lösen, erkalten lassen, a) und b) mischen.

Mop-Polituren.

Durch Zugabe fettlöslicher Anilinfarben, angerieben in etwas Terpentinöl oder fettem Öl, kann eine Färbung der Gemische erzielt werden. Zur Geruchsverbesserung wird Terpentinöl, billiges Fichtennadelöl oder Bornylazetat zugesetzt.

Leinöl	
Paraffinöl	āā 20,0
Petroleum	
Dipenten	āā 30,0

Leinöl	
Petroleum	āā 50,0
Türkischrotöl	
Hydroterpin	āā 10,0

Leinöl	
Türkischrotöl	āā 200,0
Leichtes Kampferöl	50,0
Petroleum raffiniert	225,0

Kolophonium	10,0
Gelbes Wachs	40,0
Terpentinöl	150,0—250,0

Das Wachs wird geschmolzen, das Kolophonium zugesetzt und weiter erwärmt, bis alles geschmolzen ist, dann wird das Terpentinöl (Vorsicht, feuergefährlich!) zugegeben.

	I	II
Wachsgelb	40,0	40,0
Kolophonium	—	10,0
Terpentinöl	160,0	200,0

Das Terpentinöl in die vom Feuer (!) entfernte Schmelze der anderen Bestandteile einrühren und kurz vor Erstarren in Dosen ausgießen. Wenn gewünscht, Färbung mit Alkannin.

Holzbeize, a n t i k.

a) Katechu	1 kg
Wasser	2 kg
b) Kaliumdichromat	80,0
Wasser	800,0

a) aufkochen, durchseihen, auf die Hälfte eindampfen, dann b) zugeben.

Abbeizmittel.

Für gestrichene Möbel.

Paraffin	200,0
Benzol	600,0
Azeton	200,0

Das Paraffin wird geschmolzen und mit den Lösungsmitteln gemischt (Vorsicht, Feuersgefahr!). Die kaltgerührte Masse wird auf die gestrichenen Flächen aufgetragen und nach 5—10 Minuten Einwirkung wird abgespachtelt.

Für Öl- und Lackfarben.

Paraffin (40—42°)	100,0
Benzol	900,0

Paraffin schmelzen, in kaltes Benzol eingießen, bis zur Lösung rühren. Mit der Lösung die Möbel bestreichen, nach 15 bis 30 Minuten abspachteln.

Abbeizsalben.

Sie werden mittels eines Leinen- oder Baumwollappens auf dem Holzstück verrieben, dann wird abgespachtelt.

Schmierseife	80,0
Natronlauge (33proz.)	15,0

Kalt verreiben, bald verbrauchen.

Kalk, frisch gelöscht	10,0
Schmierseife	2,0
Kalilauge 20° Bé	2,0

Zum Gebrauch frisch bereiten.

Stärke	250,0
Wasser	3000,0
Borax	100,0
Schmierseife	500,0
Ätznatron	
Ätzkali	āā 500,0

Aus Stärke und 1800,0—2000,0 Wasser wird ein Kleister gekocht, dem in der Hitze Borax und Schmierseife zugegeben werden. Es wird glatt gerührt und dann wird die Lösung der ätzenden Alkalien in dem Wasserrest zugegeben und verrührt.

Abbeizmittel, pulverförmig.

Ätzkalk, gelöscht	4,0—5,0
Kalzinierte Soda	
oder Seife, gepulvert	1,0

Zum Gebrauch wird das Pulver mit Wasser zum Brei angerührt und aufgetragen.

Auffrischen von Rohrmöbeln.

Reinigen.

1. Sodawasser mit Savonade zum Waschen.
2. Spülen mit Wasser.
3. 5—10proz. Kleesalzlösung aufbürsten und in die Sonne zum Trocknen stellen.

Lackieren.

Spirituslack, farblos	1000,0
Venezian. Terpentin	30,0
Chromgelb	100,0
oder Chromorange	100,0
oder Bleiweiß	500,0

Lockere Rohrsitze straffen.

Auf beiden Seiten mit heißer Seifenbrühe, die man mit Kochsalz versetzt hat, stark benetzen, an der Sonne halbtrocken werden lassen, dann mit einem Tuch bedecken und auf einem Brett von der Größe des Rohrgeflechtes (abwechselnd von oben und unten) ganz trockenbügeln.

Borsten-Härtung bei Bürsten.

1. Waschen zur Entfernung fettiger Verunreinigungen, dann gut trocknen.
2. Die Bürsten werden so in warme Alaunlösung (3—5%) gelegt, daß nur die Borsten umspült werden, der Holz- usw. Teil außerhalb der Flüssigkeit bleibt. Die Borsten saugen begierig Alaun auf. Nach einiger Zeit nimmt man die Bürsten aus der Lösung, spült unter der Brause kurz ab und stellt sie in die Sonne zum Trocknen. In manchen Fällen erweist sich eine Nachbehandlung mit Essigsäure als vorteilhaft.
3. Die gewaschenen Borsten können auch in einem Bad von 3—5proz. Formaldehydalkohol wie oben gehärtet werden.

Staubbindender Ölstreusand.

Man tränkt feingesiebten Sand mit so viel Spindelöl (3—4 Englergrade bei 20°), daß beim Drücken zwischen den Fingern kein Öl abgegeben wird. Es werden 2—5% Öl verbraucht. Am besten mischt man damit erst wenig Sand gut durch und verteilt diese Masse mit weiterem Sand, bis zur erforderlichen Menge. Färben kann man mit öllöslicher Anilinfarbe, parfümieren mit Fichtennadel- bzw. Terpentinöl.

Staubbindendes Kehrmittel.

Fußbodenöl	12,0
Sand, fein gesiebt	28,0
Sägespäne	60,0
Fichtennadelöl	0,5

Sägespäne, mit Wasser leicht angefeuchtet.

Sägespäne
Magnesiumchloridlauge q. s.
Es sind etwa 10% Magnesiumchloridlauge zu verwenden, um den Sägespänen die richtige Feuchtigkeit zu erteilen.

Saalwachs.

Paraffin in Schuppen	20,0—30,0
Talkum	80,0—70,0
Ockergelb q. s.	

Man mischt in der Pulver-Misch- und Siebmaschine.
Man kann auch das Paraffin schmelzen und das Talkum einrühren. Nachher ist zu sieben.

Fußboden-(Parkett-)wichse.

Cera flava	250,0
Oleum Terebinthinae	2500,0
Borax	10,0

Fußboden-(Parkett-)Reinigungsmittel.

Methylhexalinkaliseife.

a) Olein	29,50
Methylhexalin	35,25
b) Kalilauge 50° Bé	11,75
c) Wasser	23,5
Tetralin	40,0—100,0

a) auf 60° erwärmen, b) angewärmt zugeben, rühren. Es tritt rasch Verseifung ein. Dann wird das Wasser heiß und schließlich das Tetralin zugegeben.
Zum Gebrauch mit der 10fachen Menge heißen Wassers zu verdünnen.

| Sangajol | |
| Tetralin | āā |

Zum Abreiben des Parketts.

Saponin, technisch	4,0
Brennspiritus	30,0
Mineralöl (0,850—0,900)	66,0

Zum Abreiben der Fußböden. Nicht in der Nähe brennender Öfen verwenden.

Schwerbenzin	750,0
Terpentinöl oder	
Hydroterpin, Sangajol,	
Dipenten od. dgl. m.	150,0
Methylhexalin	100,0

Bohnerwachs.

a) Zeresin, gelb	20,0
Paraffin in Schuppen	5,0
b) Terpentinöl	15,0
Benzin	20,0

a) zusammenschmelzen, b) einrühren (Feuergefahr!), kaltrühren, halberkaltet in Dosen ausgießen, rasch kühlen.

Montanwachs	200.0
Hartparaffin	60,0
Terpentinöl (oder	
Hydroterpin, Dipenten,	
Sangajol)	720,0

Herstellung wie oben.
Färbung mit gelber oder brauner Anilinfarbe, öllöslich.

Zeresin	120,0
Paraffin, hart	120,0
Kandellilawachs	40,0
Lösungsmittel	720,0

Zeresin, Paraffin, Wachs schmelzen, vom Feuer nehmen, Lösungsmittel einrühren, halb erkaltet ausgießen.

Karnaubawachs	100,0
Paraffin, hart	50,0
Terpentinöl	800,0

Wachs und Paraffin schmelzen, Terpentinöl zugeben (feuergefährlich!). Kaltrühren.

Linoleum-Bohnerwachs.

Wachs, gelb	150,0
Karnaubawachs	300,0
Benzin	400,0
Terpentinöl (Tetralin,	
Sangajol u. dgl.)	400,0

Bohnerwachs.

Japanwachs	45,0
Paraffin	10,0
Kernseife	12,5
Kaliumkarbonat	12,0
Wasser	150,0
Terpentinöl (Sangajol od. dgl. m.)	25,0

Man löst Seife und Pottasche in Wasser, erhitzt auf etwa 60° und gießt die Lösung langsam unter Rühren in die vorher bereitete Schmelze von Japanwachs und Paraffin ein. Zuletzt wird das Terpentinöl zugegeben und kaltgerührt.

Bohnermasse, flüssig.

Cera flava	200,0
Kalium carbonicum	25,0
Oleum Terebinthinae	20,0
Aqua	ad 1000,0

Man schmilzt das Wachs auf der Lösung der Pottasche in 400 Wasser, kocht kurz auf, rührt kräftig und fügt nach einigem Erkalten erst das Terpentinöl, dann nach und nach das übrige Wasser zu.

---

a) Zeresin	750,0
Terpentinöl	500,0
Tetralin	1000,0
b) Kolophonium	250,0
Wachs, gelb	25,0
Terpentinöl	80,0
Tetralin	170,0

Zeresin schmelzen, Terpentinöl (Achtung, Feuersgefahr!) und Tetralin zusetzen. Rühren.
b) schmelzen und mischen wie bei a). Dann a) und b) mischen, kaltrühren.

Montanwachs, raff.	900,0
Karnaubawachs (-rückstände)	150,0
Paraffinum, solid. 50/52°	250,0
Schwerbenzin	2000,0
Terpentinöl (Sangajol, Dipenten, Hydroterpin)	6700,0

Die festen Bestandteile werden geschmolzen und (Feuersgefahr!) fern von offenem Feuer mit den flüssigen Bestandteilen gemengt.

Zeresin	1000,0
Oleum Terebinthinae	8000,0
Oleum Lavandulae q. s.	

Herstellung wie oben.

a) Montanwachs	30,0
Zeresin	30,0
Paraffinschuppen	40,0
Stearin	40,0
b) Benzol	200,0
Terpentinöl (Sangajol od. dgl.)	520,0
Teerfarbstoff, fettlösl. q. s.	

a) zusammenschmelzen, b) zusetzen (Feuersgefahr!), kaltrühren.

Bohnermassen.

	I	II	III	IV	V	VI	VII	VIII
Zeresin	20,0	—	120	—	—	—	1 000	30
Paraffin	5,0	60,0	120	50	—	250	—	40
Terpentinöl	15,0	720,0	720	800	400	6 700	8 000	520
Benzin	20,0	—	—	—	400	2 000	—	—
Montanwachs	—	200,0	—	—	—	900	—	30
Kandelillawachs	—	—	40	—	—	—	—	—
Karnaubawachs	—	—	—	100	300	150	—	—
Wachs	—	—	—	150	150	—	—	—
Stearin	—	—	—	—	—	—	—	40
Benzol	—	—	—	—	—	—	—	200

10. Pflege der Kraftwagen.

Auffrischung.

Vorreiniger.

Kernseife	150,0
Wasser	5400,0
Olein	800,0
Benzin	150,0
Spiritus, denat.	300,0
Salmiakgeist	400,0
Kieselgur	800,0
Kieselkreide, Neuburger	2000,0

Nachfolgende Wachspolitur.

Paraffin (Sp. 50—52°)	80,0
Karnaubawachs	240,0
Terpentinöl (Sangajol od. dgl.)	680,0

Autopoliermittel.

Wachs, gelb	5,0
Terpentinöl	10,0
Vaselinöl	65,0
Olein	20,0

Schmelzen, kaltrühren.

Zeresin (60/62° C)	6,0
Hartparaffin	12,0
Montanwachs (gebleicht)	10,0
Sangajol	72,0

Autopolierwasser.

a)	Schwefelsäure (66°)	4,0
	Wasser	79,0
b)	Leinöl	7,5
	Kampferöl, dickflüssig	7,5
	Bimssteinpulver	2,0

Man mischt erst a) und b) für sich und gibt dann a) nach und nach unter Rühren zu b).

a)	Essigsäure (80proz.)	4,0
	Wasser	74,0
b)	Spindelölraffinat	9,0
	Terpentinöl	4,0
	Kampferöl, schwer	2,0
	Neuburger Kieselkreide	7,0

a) und b) erst für sich mischen, dann a) und b) einarbeiten.

a)	Polieröl, gelb	70,0
	Leinöl	30,0
	Petroleum	50,0
	Dekalin	50,0
	Methylhexalin	10,0
b)	Neuburger Kieselkreide	90,0
c)	Milchsäure, techn., 50proz.	50,0
	Wasser	400,0

a) mischen, b) gut getrocknet und feinst gepulvert einrühren, c) am besten auf der Emulsionsmaschine einarbeiten. Die Emulsion setzt nicht ab.

Terpentinöl (Sangajol, Dipenten, Hydroterpin od. dgl.)	250,0
Petroleum	150,0
Elain, gereinigtes	100,0
Kaolin	150,0
Kohlensaurer Kalk	150,0
Englischrot	50,0
Gelbes Mineralöl	20,0
Triäthanolamin	30,0
Wasser	100,0

Spindelöl-Raffinat	40,0
Terpentinöl	2,5
Bimssteinpulver	0,5
Wasser	55,0
Essigsäure (80%)	1,5

Oleinum	80,0
Paraffinum liq.	250,0
Kali causticum	16,0
Tragacantha (Tylose od. dgl.)	6,0
Spiritus	10,0
Aqua	ad 1000,0

Olein und Paraffinöl mischen, Ätzkali, in 200 ccm Wasser gelöst, langsam zugeben, schütteln. Traganth mit Spiritus anschütteln, 500 ccm Wasser zugeben. Traganthschleim der Ölemulsion zumischen, auf 1000 ccm auffüllen.

Autopolitur.

Wasser	55,0
Mesapon	0,2
Sulforizinat	3—5,0
Kieselgur, feinst	3—5,0
Hartwachs	3—5,0
Terpentinöl	5,0
Terpentin	5,0
Testbenzin	15,0

Autopoliermittel.

400,0 weißes Paraffinöl
50,0 leichtes Kampferöl
200,0 technisch reines Leinöl
250,0 raff. Petroleum
100,0 Terpentinöl

Dünn auf die entstaubten Flächen mit einem Zerstäuber auftragen und dann mit Wollappen voreiben und mit Lederlappen nachreiben.

Autopoliercreme.

Polieröl, gelb	70,0
Leinöl	30,0
Petroleum	50,0
Dekalin	50,0
Vaseline, gelb	200,0
Neuburger Kieselkreide	100,0

Vaseline schmelzen, flüssige Bestandteile einrühren, der heißen Masse die Kieselkreide beimischen und halbflüssig in Dosen ausgießen.

Zeresin 60/62°	24,0
Paraffin 50/52°	36,0
Terpentinöl (Dipenten oder Sangajol)	140,0

Montanwachs, raffin.	20,0
Zeresin 60/62°	12,0
Paraffin 50/52°	24,0
Terpentinöl (Sangajol oder Hydroterpen	144,0

Wachse schmelzen, Heizquellen entfernen, Lösungsmittel portionsweise einrühren, halbflüssig in Dosen ausgießen.

11. Pflege von Kunstgegenständen.

Lack für Ölgemälde.

Sandarak	3,0
Mastix	1,0
Schellack	1,0
Kolophonium	1,0
Dammar	1,0
Venez. Terpentin	1,0
Alkohol, absol.	10,0
Terpentinöl, rekt.	20,0

Die Harze, in heller Qualität, gepulvert anwenden. Lösung gut absetzen lassen.

Benzin	1000,0
Dammar	500,0

Das Benzin (niedrigsiedend) ist mit Natriumsulfat zu entwässern. Das Dammarharz soll möglichst hell, durchsichtig und gut getrocknet sein.

Ölgemälde reinigen.

Kartoffeln roh reiben. Saft durch ein Leinentuch abpressen. Mittels Wattebausch, der mit Kartoffelwasser getränkt ist, reibt man das Gemälde mehrfach vorsichtig ab, trocknet durch Abtupfen mit Mull. Nach völligem Trocknen überreibt man leicht mit einem in Mohnöl getauchten Wattebausch.

Man nimmt die Gemälde aus dem Rahmen und fährt mit einer frisch aufgeschnittenen Zwiebel in geraden Strichen von oben nach unten und von rechts nach links mehrmals (unter Erneuerung der Zwiebelschnittfläche) über das Gemälde. Dann wird mit Mull abgetupft.

Fixativ für Pastellkreidezeichnungen.

Sandarak	80,0
Spiritus	920,0

Lacca alba	30,0
Colophonium	5,0
Alcohol absolutus	1000,0

Lacca alba	100,0
Alcohol absolutus	400,0

Sandarak	4,0
Weingeist (96proz.)	14,0
Terpentin, dick	1,5

Mastix	1,0
Terpentin, dick	1,0
Weingeist (96proz.)	14,0

Lackfirnis für Aquarellbilder.

Sandarak	165,0
Mastix	66,0
Kampfer	8,0
Weingeist	345,0

Am warmen Ofen (Vorsicht!) unter öfterem Schütteln lösen, absetzen lassen, abgießen.

Bilderrahmen antiquisieren.

Liegt gefärbte Aluminiumbronze vor, so gelingt etwas Derartiges nicht.
Für echte Goldauflage oder Messing- usw. Auflage eignet sich ein- bis mehrfaches Betupfen mit einer Lösung von

Schwefelkalium	10,0
Ammoniumkarbonat	20,0
Wasser	ad 1000,0

Der Erfolg zeigt sich nach längerer Einwirkung.

Marmorpolitur.

Zinnasche	20,0
Präzipitiertes Kalziumkarbonat	30,0
Hartparaffin	20,0
Terpentinöl	30,0

Man schmilzt Paraffin, rührt Terpentinöl (feuergefährlich) ein und verarbeitet mit dem Gemisch die Pulvermischung.

Wachs	10,0
Japanwachs	2,0
Terpentinöl	88,0

Vor Anwendung dieser Politur ist mit Marmorstaub abzureiben, um Unebenheiten zu entfernen.

Gipsbüsten reinigen.

Farbflecken werden vorsichtig abgekratzt und die etwa entstehenden Löcher mit dünn angerührtem Alabastergips ausgefüllt, wobei man sorgsam nachmodelliert. Fettflecken werden durch Auflegen von mit Tetrachlorkohlenstoff getränkten Leinenlappen entfernt.
Dann wird die Büste mit einer Anreibung von

Zinkoxyd, roh	5,0
Milch, ungekocht	95,0

abgewaschen.

Um Staub und Flecken (nicht Fettflecken) von Gipsbüsten zu entfernen, stellt man sie für mehrere Stunden in gesättigte Gipslösung und bearbeitet sie dann in dieser Lösung mit einem dicken und weichen Haarpinsel.

Verstaubte Gipsbüsten bepinselt man mit Stärkekleister, den man antrocknen läßt. Er blättert dann ab und entfernt gleichzeitig allen Staub.

Elfenbein reinigen.

Man verwendet wässerige Zitronensäurelösung 5—10proz. Man legt den Gegenstand in diese Lösung, bürstet ihn darin mit einer weichen Bürste und spült schließlich mit Wasser nach.

Geigenlack.

Schellack, orange	24,0
Mastix (Tränen)	12,0
Sandarak	48,0
Elemi	12,0
Drachenblut	6,0
Orlean	1,5
Spiritus (96proz.)	ad 500,0

Durch längeres Stehenlassen an einem mäßig warmen Orte lösen, nach dem Absetzen klar abgießen.

Bleichen von Schädeln, Geweihen u. dgl.

1. Zwecks Entfettung in 5proz. Sodalösung so lange kochen, bis sich Fleisch, Fett usw. leicht ablösen lassen. Herausnehmen, in lauwarmer Sodalösung nochmals spülen bzw. bürsten, dann mit klarem Wasser spülen.

2. Entweder mit 5proz. Kaliumpermanganatlösung bestreichen, eintrocknen lassen, sodann mit 10proz. Natriumthiosulfatlösung bestreichen, eintrocknen lassen und nun mit roher Salzsäure, 1+1 mit Wasser verdünnt, rasch überstreichen (Wattebausch um Holzstab gewickelt); sofort in Wasser spülen.
Oder Einlegen in eine Mischung von:

Wasserstoffsuperoxydlösung	60,0—100,0
Wasser	1000,0
Salmiakgeist	4,0

Sobald die Bleichung genügt, mit klarem Wasser gut spülen.

3. Nach dem Trocknen mit einer dünnen Lösung eines wasserlöslichen blauen Anilinfarbstoffes bepinseln. Dadurch geht der letzte gelbliche Schimmer in weiß über.

Gehörn bzw. Geweih braun färben.

Man bepinselt die entfetteten Geweihe einmal oder mehrere Male mit 1proz. Kaliumpermanganatlösung und läßt an der Luft trocknen. Die Färbung stellt sich erst nach einiger Zeit ein. Sollen nachträglich einzelne Stellen wieder weiß gemacht werden, so reibt man dort mit feinem Glaspapier nach.

Kaliumpermanganat	1,0
Zinksulfat	1,0
Wasser	98,0

Behandlung wie oben.

Klaviertasten bleichen.

Die Klaviertasten werden zuerst mit warmer 2—5proz. Sodalösung gewaschen, bzw. abgerieben, um sie von Schmutz und Fett zu befreien. Dann wird mit klarem Wasser nachgespült und trocknen gelassen. Zum Bleichen werden die Tasten entweder mit

Ammoniakalischer Wasserstoffsuperoxydlösung

abgerieben, oder sie werden mit einem aus

Chlorkalk und wenig Wasser

bereiteten Brei bedeckt, den man einige Stunden liegen läßt und dann abweicht.

Straußenfedern reinigen.

a) Reinigungsbad: 10proz. Sodalösung. Federn einhängen, eine Stunde auf 80—90° halten, gut spülen.
b) Bleichbad: Mit Ammoniak neutralisierte 3proz. Wasserstoffsuperoxydlösung. Für 10—12 Stunden vor Staub und Licht geschützt einlegen. Wieder spülen.

Tabakpfeifen beizen und färben.

Nußbraun.

Kaliumpermanganat		
Magnesiumsulfat	āā	10,0
Wasser		100,0

Goldbraun.

Kaliumpermanganat		
Magnesiumsulfat	āā	10,0
Kaliumdichromat		3,0—10,0
Wasser		100,0

Durch Variierung der Kaliumdichromatmenge kann man den Ton verschieden gestalten.

Kaliumbichromat		
Oxalsäure	āā	10,0
Wasser		100,0

Man pinselt die Farblösungen auf die gedrehten und geschliffenen Pfeifenköpfe auf, bis die gewünschte Farbe erreicht ist. Dann taucht man für zwei Minuten in siedendes Leinöl, läßt abtropfen, trocknet im Trockenschrank 4—5 Stunden, schleift mit Glaspapier und lackiert mit feuerfestem Bernsteinlack. Dann wird wieder im Trockenofen getrocknet.

Beschlagen der Brillengläser verhüten.

Sapo kalinus	14,0
Glycerinum	5,0
Oleum Terebinthinae	1,0

Hauchdünn auf die Brillengläser auftragen, evtl. schwach nachpolieren.

Pflege von Sportgerät.

Tennisschlägerlack.

Schellack	60,0
Sandarak	30,0
Rizinusöl	10,0
Spiritus, denaturiert	300,0

Zum Aufpinseln auf das trockene Racket.

Schellack	90,0
Manilakopal	25,0
Sandarak	22,5
Rizinusöl	5,5
Methylalkohol	900 ccm

Zum Aufpinseln. Giftigkeit der Methylalkoholdämpfe beachten!

Heller Kopallack.

Tennisschlägeröl.

Leinöl.

Auftragen und mit dem Handballen kräftig einreiben.

Skiwachs.

Paraffin solid.	40,0
Kolophonium	10,0
Montanwachs	15,0
Wollfett	15,0
Mineralöl	15,0
Holzteer	5,0

Steigwachs.

Zeresin	10,0
Paraffin	20,0
Wollfett	28,0
Kolophonium	15,0
Montanwachs, roh	27,0

Kolophonium	30,0
Talg	55,0
Zeresin	25,0

Gleitwachs.

Paraffin	60,0
Zeresin	16,0
Palmöl	14,0
Talkum	10,0

Talg	14,0
Paraffin	60,0
Zeresin	16,0
Talkum	10,0

Heiß auf die Skier auftragen.

Ski-Sommerpflege.

Oleum Petrae	1,0
Oleum Lini	3,0

Mit dieser Mischung ist das Brett so lange zu behandeln, bis es völlig getränkt ist.

12. Photographische Rezepte.

Entwickler.

1. Hydrochinon-Entwickler.

Für den Amateur besonders gut brauchbar. Er gibt außerordentlich kräftige Negative von blauschwarzer Farbe. Das Bild erscheint bei der Hervorrufung verhältnismäßig spät, entwickelt aber dann schnell aus. Er arbeitet nur gut bei Temperaturen über 18° C.

Haltbarer konzentrierter Hydrochinon-Entwickler.

1000 ccm destilliertes Wasser
250 g Natriumsulfit (krist. schwefligsaures Natron)
40 g Hydrochinon
350 g Kaliumkarbonat (Pottasche).

Zuerst wird das Natriumsulfit gelöst, hierauf das Hydrochinon und zuletzt erst die Pottasche; durch Einstellen des Gefäßes in warmes Wasser erleichtert man die Auflösung.

Zum Gebrauch wird der konzentrierte Hydrochinonentwickler mit 4—6 Teilen (gemessen, nicht gewogen) Wasser verdünnt.

2. Pyrogallol-Entwickler.

Pyrogallol (Pyrogallussäure) ist sehr giftig; die Lösungen färben auch die Finger braun. Er entwickelt schnell, und die damit behandelten Negative trocknen später (nach dem Fixieren und Waschen) schnell. Es hat sich folgende Vorschrift bewährt, deren beide Lösungen getrennt sehr lange haltbar sind:

Lösung a)

33 g Pyrogallol
100 ccm absolut. Alkohol.

Lösung b)

33 g kristall. Soda
67 g neutral. Natriumsulfit
1000 ccm destillert. Wasser.

Zum Gebrauch mischt man 4 ccm der Lösung a) und 100 ccm der Lösung b). Bei den Amateuren sind die Pyrogallolentwickler nicht sehr beliebt, namentlich seitdem man so viele andere und z. T. bessere Entwickler gefunden hat.

3. Eikonogen-Entwickler.

Das Bild erscheint sehr schnell, ist aber erst nach längerer Zeit durchentwickelt. Er gibt blauschwarze, zarte und weiche, öft sogar zu weiche (flaue) Negative, namentlich wenn er kälter als 18° C ist.

Lösung a)

    1000 ccm dest. Wasser
    50 g Natriumsulfit
    12 g Eikonogen
    40 ccm saure Sulfitlauge.

Lösung b)

    1000 ccm dest. Wasser
    40 g Soda
    10 g Pottasche

Zum Gebrauch mißt man 30 ccm der Lösung a) ab und setzt zuerst 5 ccm Lösung b) zu und darauf nach Bedarf nach und nach noch mehr (bis zu weiteren 5 ccm) der Lösung b).

4. Rodinal-Entwickler.

Kommt als fertige, konzentrierte Lösung in den Handel.

5. Glycin-Entwickler.

Vorzüglicher Entwickler, der sehr klare und zarte, reinschwarze Negative liefert. Für den Amateur ist der Umstand, daß Glycin sehr langsam entwickelt, sehr angenehm, da hierdurch die einzelnen Entwicklungsphasen bequem zu übersehen sind. Er erlaubt beträchtliche Expositionsdifferenzen, wird von Temperaturschwankungen wenig beeinflußt und färbt die Finger nicht braun. Kein anderer Entwickler zeitigt so schöne und brillante Negative wie Glycin! Wir geben hier das Rezept zu einem k o n z e n t r i e r t e n haltbaren Glycin-Entwickler, der zum Gebrauch entsprechend mit Wasser zu verdünnen ist.

Konzentrierter Glycin-Entwickler.

    100 ccm destilliert. Wasser
    5 g Glycin
    15 g Natriumsulfit (kristall. schwefligsaures Natron)
    25 g Kaliumkarbonat (Pottasche).

Vor dem Gebrauch ist je 1 Teil der Lösung mit 3—8 Teilen Wasser zu verdünnen. Gewöhnlich wählt man eine Verdünnung von 1 : 4; das Glycin entwickelt um so weicher, je verdünnter die Lösung ist.

Fixierbäder.

Folgende zwei Vorschriften zur Herstellung von sauren Fixierbädern können empfohlen werden:

Saueres Fixierbad I.

    250 g Fixiernatron (Natriumthiosulfat)
    1000 g Wasser
    50 ccm saure Sulfitlauge (d. h. käufliche Natriumbisulfitlösung).

Statt der Sulfitlauge kann man auch angesäuertes Natriumsulfit verwenden, da diese Lösung dann auch Natriumbisulfit enthält. Man verfährt dann zur Anstellung des Bades, wie folgt:

Saueres Fixierbad II.

Lösung a)

    250 g kristall. Natriumsulfit
    1000 ccm Wasser
    30 ccm konzentr. Schwefelsäure.

Lösung b)

    250 g Fixiernatron
    1000 ccm Wasser.

Durch Mischen von 1000 ccm der Lösung b) mit 50—60 ccm der Lösung a) erhält man ein gebrauchsfertiges saures Fixierbad.

Verstärker.

Uran-Verstärker.

Lösung a)

    1 g Urannitrat
    100 ccm destilliertes Wasser.

Lösung b)

    1 g rotes Blutlaugensalz
    100 ccm destilliertes Wasser.

Zum Gebrauch mische man, und zwar in der aufgeführten Reihenfolge:

    50 ccm Lösung a)
    10 bis 12 cmm Eisessig
    50 ccm Lösung b).

Im Dunkeln ist diese Mischung haltbar. Das vollständig fertige (fixierte und ausgewässerte) Negativ wird naß oder trocken in die Verstärkerlösung hineingelegt. Z u r V e r m e i d u n g v o n F l e c k e n m u ß m a n d i e S c h a l e d a b e i u n u n t e r b r o c h e n s c h a u k e l n. Die entstehende, erst braune, dann rote Färbung deckt sehr stark, viel stärker als man anfangs glaubt; es sei demnach davor gewarnt, die Platte zu lange in der Uranlösung zu lassen. Nach der Verstärkung wird die Platte gut gewaschen, und zwar so lange, bis sie das anfänglich abgestoßene Wasser gut annimmt. Wäscht man länger als 10 Minuten, so nimmt die Verstärkung wieder ab.

Abschwächer.

100 ccm dest. Wasser
25 g Natriumthiosulfat
0,5 g rotes Blutlaugensalz.

Tonfixierbad.

I

200 g Natriumthiosulfat
10 g Bleinitrat
1000 ccm dest. Wasser.

II

1 g Chlorgold
200 ccm dest. Wasser

100 ccm von I und 10 ccm von II werden gemischt. Das Bad kann mehrmals benutzt werden. Die Teillösungen sind haltbar.

Schnellfixiersalz für Röntgenzwecke.

I

Natr. thiosulf. sic.	64,0
Natr. bisulfuros.	5,4
Ammon. chlorat.	1,9

II

Natr. thiosulfuros.	92,0
Natr. bisulfuros.	28,0
Ammon. chlorat.	8,0

III

Natr. thiosulfuros.	92,0
Kaliummetabisulfit	8,0
Ammon. chlorat.	10,0

Entfernen farbiger Schleier auf Röntgenfilmen.

I

Die Gelbfärbung besteht aus Oxydationsprodukten des Entwicklers; sie ist durch ausgiebiges Fixieren in frischem gut saurem Fixierbad, evtl. auch durch kurzes Abschwächen, je nach Intensität mehr oder weniger zu entfernen.

II

Um den zweifarbigen Schleier zu entfernen, badet man den gut fixierten und gewässerten Film (evtl. vor Behandlung nachwässern) fünf Minuten in Kaliumpermanganat-Lösung 1 : 1000 (Silber-Lösungsmittel), wässert aus und entfernt die Anfärbung der Schicht (Braunstein) mittels eines

Natriumbisulfit-Bades (1 : 10). Das — kurz abgespülte — Bild wird dann in gebrauchtem Entwickler nachentwickelt, ausgewässert und getrocknet. Bei allen Arbeitsgängen achte man auf ausreichende Bewegung des Negativs in den Lösungen! (Dtsch. Ges. Wes. 1946/590.)

Schleier und ihre Entfernung.

Schleier, d. h. eine mehr oder minder starke graue Trübung der ganzen Negativschicht, kann verschiedene Ursachen haben.

Tritt der Schleier besonders stark an den Plattenrändern auf und nimmt zur Mitte hin ab, so war die Platte durch zu langes oder unsachgemäßes Lagern verdorben. Nachträgliche Abhilfe gibt es dabei nicht. Sind die Ränder des verschleierten Negativs, die vom Kassettenrand bedeckt waren, glasklar, so ist sehr stark überbelichtet. Man schwächt dann mit Fixiernatron und rotem Blutlaugensalz ab, bis der Schleier verschwunden ist, und wäscht gut aus. Sollte das Negativ dann zu dünn erscheinen, so kann man es wieder verstärken. Ist die ganze Schicht gleichmäßig verschleiert, so kann der Entwickler schuld sein. Hat man einen zuverlässigen Entwickler benutzt, dann hat das Negativ beim Einlegen in die Kassette oder bei der Entwicklung falsches Licht bekommen, weil die Dunkelkammerbeleuchtung mangelhaft ist. Auch hier kann versucht werden, das Negativ durch Abschwächen und nachträgliches Verstärken zu verbessern. Ein farbiger Schleier (dichroitischer) oder ein silbriger Belag der Plattenoberfläche läßt darauf schließen, daß der Entwickler mit Fixiernatron verunreinigt war. Verschwindet der Fehler nicht, wenn man das Negativ stundenlang im sauren Fixierbad liegen läßt, dann kann man ihn durch sehr vorsichtiges Abschwächen meist beheben. Dichroitischer Schleier läßt sich auch gut beseitigen, wenn man das Negativ fünf Minuten lang in Kaliumpermanganatlösung 1 : 1000 badet, abspült und in dreiprozentiger Kaliummetabisulfitlösung klärt.

Flecken und ihre Entfernung.

Schwarze, strichförmige Flecke auf den Negativen deuten darauf hin, daß die Entwicklersubstanzen nicht vollständig gelöst waren, sich an einzelnen Stellen festgesetzt und dort die Entwicklung verstärkt haben. Besonders bei der Verwendung pulverförmiger Entwickler muß man also sehr gut darauf achten, daß nichts ungelöst bleibt.

Kreisrunde, glasklare Flecke deuten darauf hin, daß sich beim Entwickeln Luftbläschen auf der Schicht festgesetzt hatten, die zu entfernen verabsäumt wurde.

Unregelmäßige kleine, helle Flecke zeigen an, daß die Schicht bei der Aufnahme verstaubt war, sie entstehen z. B., wenn die Kassetten nicht vor dem Einlegen der Platten sorgfältig von Staub befreit wurden.

Sommersprossen ähnliche Flecke mit unscharfen Rändern können auftreten, wenn der Entwickler schon schwach war und beim Entwickeln unzureichend bewegt wurde.

13. Tinten, Stempelfarben, Pausfarben und dergleichen.

Tinten.

Die durch Auflösung von wasserlöslichen Farbstoffen (Nigrosin usw.) hergestellten Präparate bieten nicht immer die Gewähr, daß die damit hergestellten Schriftzüge auf die Dauer erhalten bleiben. Diese Tinten setzen sich aber nicht ab, sie sind dünnflüssig und können daher auch für Füllhalter benutzt werden. Bessere Tinten erhält man auf einfache Art durch Lösen der im Handel befindlichen Tintenpulver, wie z. B. dem Galloferin von W. Brauns in Quedlinburg und den Anilinfarbstoffen L. Cassella in Frankfurt usw. Zur Selbstherstellung von Tinten gibt es eine Unmenge Vorschriften, von denen die nachfolgenden keine Schwierigkeiten bereiten.

a) Blauholzextrakt 50,0
Wasser 250,0
Schwefelsäure 0,75

Man löst das Extrakt in dem Wasser, läßt 8 Tage absetzen, gießt ab und erhitzt nach Zusatz der Schwefelsäure 15 Minuten im Dampfbad.

b) Aluminiumsulfat 20,0
Wasser 200,0
Kaliumkarbonat 20,0
Oxalsäure 20,0
Kaliumdichromat 2,0

c) Gummipulver 5,0
Phenol, verflüssigtes 0,5

Aluminiumsulfat und Kaliumkarbonat getrennt in Wasser lösen. Lösungen vereinigen. Nach Beendigung der CO_2-Entwicklung Oxalsäure zugeben, bis zur Lösung des Niederschlags erwärmen, rühren, Kaliumdichromat zugeben.

b) in a) unter Rühren eingießen, 15 Minuten im Dampfbad erhitzen, dann erst Gummipulver in der Flüssigkeit lösen, zuletzt Phenol zugeben. Nach 14tägigem Stehen abgießen und abfüllen.

Schultinten.

a) Solutio Extracti Campechiani (1: 6) 72,0
Solutio Kalii chrom.
flav. (1+3) 8,0
b) Acidum hydrochlor. crud. 7,0
Aqua 200,0

a) kochen bis zur Blaufärbung, dann die Salzsäure, zuletzt das Wasser zusetzen. Nach längerem Stehen klar abgießen.

a) Tintenfarbstoff (I. G. Farben) 5,0—20,0
Gummi arabic. 4,0—5,0
Wasser heißes auffüllen auf 1 l
b) Salizylsäure 0,5
Benzylalkohol 25,0

Die Lösungen von a) und b) vereinigen, absitzen lassen, klar abgießen.

Tinten, blau fließende.

a) Gerbsäure 60,0
Wasser 540,0
b) Eisenchloridlösung 30,0
Wasser 400,0
Schwefelsäure, verdünnte 0,5
c) Zucker 10,0
d) Anilinblau 5,0
Wasser 20,0

a) und b) als klare Lösungen vereinigen, 5 Minuten lang kochen, dann c) zusetzen und nach 5tägigem Stehenlassen klar in d) hineingießen; schließlich filtrieren.

Urkundentinte.

Tannin	23,4
Gallussäure	7,7
Eisenvitriol	30,0
Gummi arabicum	10,0
Salzsäure	2,5
Phenol, verflüssigtes	1,0
Wasser	ad 1000,0

Tannin und Gallussäure in Wasser lösen. Ebenso Eisenvitriol in Wasser lösen, Salzsäure zugeben. Beide Lösungen vereinigen, aufkochen. Gummi in Wasser gelöst und zuletzt Phenol zugeben, längere Zeit stehen lassen, klar abgießen. Durch Zusatz einer wässerigen Lösung von Anilinblau (5 : 20) verleiht man der Tinte blaufließenden Charakter.

Tinte, unauslöschbare.

a)	Cuprum chloratum	4,0
	Natrium chloratum	5,0
	Ammonium chloratum	25,0
	Aqua	30,0
b)	Anilinum chlorat.	5,3
	Gummi arabicum	21,0
	Glycerinum	2,5
	Aqua	120,0

1 Teil von a) mit 4 Teilen von b) mischen.

Kopiertinten.

	Violett	Rot
Methylviolett	15,0	—
Fuchsin	—	15,0
Dest. Wasser		480,0
Glyzerin		15,0
Kreosot		gtt. V

In der angegebenen Reihenfolge mischen bzw. lösen.

Blaue Tinte.

Resorzinblau	100,0
Glyzerin	300,0
Gummi arabicum	200,0
Wasser	400,0

Farbe mit Glyzerin (warm) anreiben, Gummischleim zufügen, falls zu dickflüssig, entsprechend mit Wasser verdünnen.

Wasserblau	100,0
Glyzerin	150,0
Wasser	750,0

Farbe mit erwärmtem Glyzerin anreiben, siedendes Wasser zufügen.

Rote Tinte.

a)	Karminrot	7,5
b)	Orangeschellack	35,0
	Borax	7,5
	Wasser	500,0
c)	Phenol, verflüssigtes	0,5

a) mit der kochenden Lösung b) anreiben, zuletzt c) zusetzen.

Karminlack	37,5
Kandiszucker	8,5
Glyzerin	7,0
Gummischleim (1 : 2)	300,0

Zucker in Gummischleim lösen, Glyzerin zugeben, Karminlack mit der Mischung anreiben.

Weiße Tinte.

Borax	25,0
Schellack	150,0
Wasser	1000,0
Zinkweiß	120,0

Das Zinkweiß wird mit der warm bereiteten Lösung angerieben.

Füllhalter-Tinte.

Eisenchlorid	28,8
Zucker	25,0
Gerbsäure	23,4
Gallussäure	7,7
(Alkohol	25,0)
Wasser, Auffüllen auf 1 l.	

Man löst den Zucker in wenig Wasser durch Erwärmen, setzt das Eisenchlorid zu und rührt mit einem Glasstab unter weiterem Erwärmen um, bis schwacher Chlorgeruch auftritt. Dann setzt man mehr Wasser zu und vereinigt damit die gemischten Gerbsäurelösungen, worauf man mit Wasser auf 1 l ergänzt. Dem erkalteten Produkt kann man unter Umschwenken noch, damit die Tinte rascher in das Papier einzieht (also schneller auftrocknet), Alkohol zusetzen.

Verblaßte Schriftzüge wieder lesbar machen.

Verblaßte Schriftzüge eisenhaltiger Tinten können mit allerdings nur schwankenden Erfolgen durch Eisenreaktionen wieder leserlich gemacht werden. Man wird zunächst an einer weniger wichtigen Stelle Versuche anstellen, ehe man an die Hauptbehandlung geht.

Mit Tinctura Gallarum werden die Schriftzüge schwarz, aber das Papier färbt sich nach und nach ebenfalls dunkel und die Schrift wird dann schwerer lesbar. Ebenfalls schwarz werden die Schriftzüge durch ein Tanninreagens, bestehend aus 1,0 Acidum gallicum, 1,0 Natrium acet., 10,0 Aqua dest. Auch Schwefelkalium oder Schwefelammoniumlösung geben mit Eisentinten schwarze Schriftzüge.

Auf den Boden eines nicht zu hohen Kastens werden Schälchen mit Schwefelammonium aufgestellt. Einige Zentimeter darüber ist ein mit dünner Gaze bespannter Rahmen angebracht, auf welchen man das vorher mit einem nassen Schwamm oder durch Besprayen angefeuchtete Schriftstück legt, worauf man den Kasten zur Beobachtung mit einer Glasscheibe bedeckt. Nach einiger Zeit tritt die Schrift so deutlich hervor, daß sie gut lesbar ist. Die Schrift verschwindet an der Luft wieder, doch kann dieses Verfahren ohne Beschädigung des Papieres wiederholt werden.

Mit Studemunds Reagens werden rote Schriftzeichen entwickelt, die aber nur kurze Zeit leserlich bleiben und dann wieder verlöschen. Die Lösung besteht aus 5,0 Kaliumrhodanid in 75,0 Wasser und 1,0 Salzsäure. Zuletzt sei noch Giobertis Reagens erwähnt, womit die verblaßten Schriftzeichen diesmal in blauer Farbe zum Vorschein kommen. Das Reagens besteht aus: 1,0 Blutlaugensalz, 48,0 Wasser und 8,0 Salzsäure. Bei der Anwendung werden die Lösungen mit dem Pinsel aufgetragen, getrocknet, dann legt man ein Blatt Papier auf die Schrift und überfärbt die Stelle mit einem warmen Bügeleisen. Auch Silbernitratlösung kann verwendet werden. Da man in früheren Jahrhunderten vielfach Gallustinten benutzte, wäre auch eine Vorprobe mit Eisenvitriollösung unter Zuhilfenahme des Bügeleisens zunächst in Erwägung zu ziehen.

Bei Teerfarbstofftinten erzielt man gute Erfolge, wenn man die betreffenden Stücke in seitlicher Beleuchtung, evtl. unter Verwendung von Filtern, photographiert. Auch die Analysen-Quecksilberlampe gestattet es, vollkommen verschwundene Schriftzüge geübten Augen erkennbar zu machen. Eine andere Methode besteht darin, daß man das Schriftstück mit der Schriftseite nach unten über eine große

Petri-Schale legt, in der metallisches Jod flach auf dem Boden ausgebreitet wurde. Die Entwicklung von Joddämpfen bringt die Schrift schnell zum Vorschein; in diesem Zustand kann die Schrift photographiert oder durch Behandlung mit stark verdünnter Palladiumchlorürlösung fixiert werden. Wo sich Schriftzüge befunden haben, schlagen sich die Joddämpfe nieder, während die nicht beschriebenen Stellen praktisch freibleiben. Es ist eine der subtilsten Methoden, um z. B. auch Fingerabdrücke auf Schriftstücken usw. sichtbar zu machen.

Tinte zum Schreiben auf Metall.

Kolophonium	12,0
Manilakopal	12,0
Leinölfettsäure	1,0
Weingeist, denat.	80,0
Spirituslöslicher Farbstoff	
je nach Farbe q. s. z. B.	
Gentianaviolett 6 B	3,4—4,0
Auramin	5,0—6,0
Fuchsin	3,5—3,5

Harze und Fettsäure in Weingeist lösen, dann Farbstoff zusetzen. Nach Lagerung abgießen.

Kopal	10,0
Terpentinöl	12,0
Kienruß	2,0

Kopal schmelzen mit Terpentinöl mischen, Farbe anreiben.

Rote Tinte zum Schreiben auf Metall.

a) Karmin	10,0
Salmiakgeist	250,0
b) Gummi arabicum	30,0
Wasser	750,0

a) gut anreiben, auf offener Flamme leicht anwärmen, unter Erwärmen b) in kleinen Anteilen zugeben.

Tinte zum Schreiben auf Messing.

Kupferkarbonat, techn.	50,0
Wasser q. s.	
Salmiakgeist q. s.	
Glyzerin q. s.	

Das mit wenig Wasser angeriebene Kupferkarbonat wird mit Salmiakgeist bis zur Wiederauflösung und das Gemisch dann mit 10% Glyzerin versetzt.

Messing- und Stahlätztinten.

Sie werden benutzt zum Einätzen von Initialen usw. in Messing- oder -Stahlgegenstände.

Stahlgerät mit Deckwachs überziehen, Initialen usw. eingravieren, ätzen, mit Wasser spülen. Deckwachs mit Tetrachlorkohlenstoff oder Benzin abwaschen.

Ätzflüssigkeiten.

Rauchende Salpetersäure	1 ccm
Essigsäure (80proz.)	5 ccm

Vorsichtig unter Rühren mischen.

———

Kupfersulfat	30,0
Alaun	8,0
Kochsalz	5,0
Essig	125,0
Salpetersäure	gtt. XX

———

Kupfersulfat	
Kochsalz	āā
Wasser q. s.	

Die Salze werden jedes für sich fein gerieben, gemischt und mit Wasser zu dünnem Brei verrührt aufgetragen.

———

Natriumchlorid	2,0
Salzsäure roh	10,0

Das feinst gepulverte Natriumchlorid wird mit der Salzsäure angerieben und aufgetragen.

———

Stahlätze „Meyer"

für Druck und Schriftzüge.

Acidum selenosum techn. crist.	75,0
Cuprum sulfuricum techn. crist.	85,0
Acidum nitricum (1,4)	100,0
Aqua	ad 1000,0

Lösen.

———

Deckwachs.

Asphalt	8,0
Pech, schwarz	2,0
Burgunderpech	2,0
Wachs, weiß	8,0

Zusammenschmelzen, warm auftragen.

———

Asphalt	11,0
Kolophonium	6,0
Mastix	18,0
Wachs	36,0
Talg	3,0

Zusammenschmelzen, warm auftragen.

———

Glastinten.

Weiß.

Bariumsulfat	1,0
Wasserglas	3,0—4,0

Schwarz.

Chinesische Tusche	1,0
Wasserglas	1,0—2,0

Mit Stahlfeder auftragen.

———

Glas-(Porzellan-)Schreibtinte.

a)	Methylenblau	
	oder Methylviolett	
	oder Nigrosin	1,0
	Kolophonium	20,0
	Spiritus (96proz.)	150,0
b)	Borax	35,0
	Wasser	200,0

a) und b) mischen.

———

Mastix	2,0
Äther	50,0

Man bestreicht die zu beschreibende Fläche mit der Flüssigkeit und schreibt nach dem Trocknen mit einem weichen Bleistift.

———

Gelb:	{ Auramin	10,0
	{ Goldorange	1,0
Schwarz:	{ Alkaliblau	1,0
	{ Lampenschwarz	40,0

———

Glasschreibtinte, wasserfest.

a)	Borax	17,5
	Wasser	500,0
	Schellack, hell	35,0
b)	Formaldehydlösung	2,5

a) bis zur Lösung kochen, b) zusetzen, dann färben mit (für je 1 kg)

Blau:	Alkaliblau	10,0
Rot:	Karminrot	15,0

Wäschezeichentinte.

Anilinum hydrochlor.	30,0
Dextrin	10,0
Cuprum sulfuricum	20,0
Glycerinum	5,0
Aqua q. s. bis zur Dünnflüssigkeit.	

a) Argentum nitricum	5,0
Liquor Ammonii caustici	10,0
b) Mucilago Gummi arab.	15,0
Natrium carbonicum	7,0

a) und b) getrennt lösen, mischen, bis zur Schwarzfärbung erhitzen.
Nach dem Beschreiben der Wäsche bis zum Auswaschen 4 Wochen liegen lassen.

a) Argentum nitricum	6,0
Cuprum sulfuricum	15,0
Liquor Ammonii caust.	25,0
b) Natrium carbonicum	10,0
Gummi arabicum	10,0
Aqua dest.	34,0
c) Liquor Ammonii caust. q. s.	

a) und b) jedes für sich lösen, mischen, c) bis zur Klärung zugeben.

Fettstifte für Glas, Porzellan.
Basis:

Zeresin	40,0
Karnaubawachs	32,0
Japanwachs	24,0
Talkum	50,0

Farbzusätze für:

Weiß: Zinkweiß	15,0
Blau: Pariserblau	12,5
Rot: Zinnober (imitiert)	15,0
Gelb: Chromgelb	15,0
Schwarz: Lampenschwarz	8,0

Wachse schmelzen, Talkum und Farbstoff einrühren, 30 Minuten im Wasserbad erhitzen und in Stangenformen gießen.

Farbstifte zum Schreiben auf Glas.

	Blau	Gelb	Schwarz	Rot	Weiß
Berlinerblau	10,0	—	—	—	—
Chromgelb	—	10,0	—	—	—
Zinnober	—	—	—	20,0	—
Kienruß	—	—	10,0	—	—
Kremserweiß	—	—	—	—	40,0
Wachs	20,0	20,0	40,0	20,0	20,0
Talg	10,0	20,0	10,0	20,0	10,0

Fettstoffe schmelzen, Farbstoffe damit anreiben und unter ständigem Rühren möglichst weit abkühlen lassen, dann rasch in vorgekühlte Stangenformen ausgießen.

Stempelfarbe für Fleischbeschauer.

a) Anilinviolett	10,0
Aqua dest.	70,0
b) Acetum pyrolignosum	20,0
Spiritus	60,0
Glycerinum	30,0
c) Indigokarmin	7,0
Glycerinum	20,0

a) heiß lösen, b) zugeben, nach mehrtägigem Stehen kolieren, c) anreiben, zugeben.

Methylenblau 3 B	3,0
Spiritus (90proz.)	
Glyzerin	āā ad 10,0

Anreiben.

Berlinerblau	2,0
Lindenkohle	3,0
Olivenöl q. s. zur dichten Paste.	

Bügelmuster-Pausfarben.

Flüssig.

Die Vorschriften sind mit Indigo für helle, mit Zinkweiß für dunkle Stoffe bestimmt.

a) Sandarak	2,0
Kolophonium	1,0
b) Indigo oder Zinkweiß	2,0
Tetrachlorkohlenstoff	10,0

a) Zusammenschmelzen, b) anreiben und zusetzen.

Honig	150,0
Glyzerin	10,0
Wasser	75,0
Sikkativ	10,0
Gummi arabic.	75,0
Phenol, verflüssigtes	2,0
Farbe: Bleiweiß 10,0 oder	
Anilinfarbe q. s.	

Die Farben werden mit der Feder auf den Musterbogen aufgetragen, man läßt trocknen und bügelt dann ab.

Pulverförmig.

Dammar, plv.	
Kolophonium, plv.	āā 3,0
Indigo, plv.	4,0
(Zinkweiß, plv.	2,0)

Aufbürstfarben.

Das Haftpulver wird in ½ Liter heißen Wassers mit dem wasserlöslichen Anilin- usw. Farbstoff der gewünschten Nuance gelöst und die Lösung mittels einer nicht zu weichen Bürste aufgetragen.

Farbstoff	2,5
Alaun	12,0
Oxalsäure	1,0
Dextrin	4,5

Lichtpausverfahren.

Für schwarze Lichtpausen.

a) Ferrosulfat	10,0
Weinsäure	10,0
Gelatine	10,0
Wasser	100,0
Eisenchlorid	0,02
b) Gallussäure	4,0
Oxalsäure	1,0
Wasser	500,0

a) lösen, wobei das Eisenchlorid zuletzt zuzugeben ist. Lösung warm mittels Schwamm auf Papier streichen. Kopieren bis der Grund hell geworden ist, dann mit Lösung b) entwickeln.

Schreibmaschinenfarbbänder oder Stempelkissen auffrischen.

Methylviolett	
oder Methylenblau	
oder Nigrosin, lösl.	100,0
Glyzerin	450,0

Anreiben, erwärmen bis zur Lösung, auf etwa 50°, abkühlen lassen. Durch derartige Lösungen werden die zu erneuernden Farbbänder hindurchgezogen, oder man bürstet die Lösungen auf (Zahnbürste).

Hektographenmassen.

Leim	250,0	300,0	140,0
Wasser	250,0	500,0	160,0
Glyzerin	1000,0	1100,0	800,0

Zucker	75,0	—	—
Gelatine	450,0	125,0	100,0
Wasser	680,0	335,0	220,0
Glyzerin	1425,0	590,0	520,0

Man läßt den Leim (bzw. die Gelatine) in Wasser quellen, erhitzt dann im Dampfbade bis zur Lösung, gibt das Glyzerin (und den Zucker) zu, ferner ein Konservierungsmittel (Nipagin, das in dem zur Lösung des Leims zu verwendenden Wasser zuvor heiß gelöst worden ist) und gießt dann aus

Buchdruckwalzenmasse.

a) Gelatine	50,0
Aqua	16,0
b) Glyzerin	50,0
Borax	1,0
Stearinöl	1,5

a) quellen lassen, im Dampfbad schmelzen, b) zusetzen.

14. Verschiedenes (Feuerwerk, Kältemischung, Konzentration von Säuren usw.).

Explosive Mischungen.

Beim Mischen leicht Sauerstoff abgebender Substanzen mit organischen oder leicht oxydierbaren anorganischen Stoffen ist wegen der damit verbundenen Explosionsgefahr Vorsicht geboten: C h l o r s a u r e , b r o m s a u r e und j o d - s a u r e Salze geben schon in geringen Mengen beim Zusammenreiben mit Jod, Phosphor, Schwefel, Kohle, Zucker, Stärke, reduzierten Metallen (Eisen), Harz- sowie Pflanzenpulvern, Schellack, Lykopodium usw., aber auch bei Erwärmung oder ausgeübtem Druck heftige Explosionen. Man pulverisiert daher diese Salze stets für sich allein und mischt sie zur Bereitung bengalischer Flammen usw. stets sehr behutsam mit einem Kartenblatt od. dgl. Schwefel muß stets säurefrei sein, da andernfalls ebenso stürmische Reaktionen ausgelöst werden können. Dies ist auch zu beachten bei der Herstellung kaliumchlorathaltiger Zahnpulver und -pasten; deshalb Kaliumchlorat allein, nie mit Zucker verreiben. Selbst bei der Bearbeitung mit Glyzerin oder Alkohol sind derartige Mischungen nicht ungefährlich, sofern zu wenig Wasser verwendet wurde. Dasselbe gilt für Chromate, Permanganate, Hypochlorite und Pikrate, wenn sie mit Schwefel,

Kampfer, ätherischen Ölen, Glyzerin und noch vielen anderen Stoffen zu mischen sind.

Arbeiten mit feuergefährlichen Stoffen.

Das Erhitzen leicht brennbarer, feuergefährlicher Flüssigkeiten hat stets so zu erfolgen, daß entweichende Dämpfe nicht mit offenen Flammen in Berührung kommen können. Man mache sich zum Prinzip, die Erhitzung in Kolben mit aufgesetztem Rückflußkühler vorzunehmen, da Steigröhren zumal bei größeren Mengen keinen genügenden Schutz bieten. Beim Erhitzen wie Abdestillieren solcher Flüssigkeiten sind Siedesteine od. dgl. zu verwenden, um plötzlichem Stoßen vorzubeugen. Als Heizquelle verwende man nie offene Flammen, sondern — sofern elektrische Heizplatten nicht vorhanden sind — Dampfbäder. Bei der Verwendung von Wasserbädern benutze man solche nach Z e l l n e r , bei denen die Gasflamme nach dem Prinzip der D a v y schen Sicherheitslampen von einem Sicherheitsdrahtnetz umgeben ist. Wenn es sich um Erzielung höherer Temperaturen handelt, so stellt man die Kolben nicht in reines Wasser, sondern benutzt höhersiedende Flüssigkeiten, z. B. g e s ä t t i g t e L ö s u n g e n . Es sieden:

gesättigte Salpeterlösung bei 120° C
gesättigte Pottaschelösung bei 135° C
gesättigte Chlorkalziumlösung bei 180° C

Da diese Badflüssigkeiten nicht ohne Einwirkungen auf Metallgefäße sind (Kupferkessel werden von Chlorkalzium erheblich angegriffen), so sind Emaillegefäße zu verwenden.

Solche Bäder bieten wie Öl- oder Metallbäder den Vorteil, daß man sie auf bestimmte Temperaturen genau einstellen kann. Zur Füllung von Ölbädern kann man auch andere, nicht zur Klasse der fetten Öle gehörende Stoffe heranziehen, mit denen wegen der besseren Sicht das Arbeiten angenehmer ist, z. B.

Glyzerin   Siedep. 290°
Paraffin. solid. Siedep. 380°

Als Metallbadfüllungen wählt man das sog. W o o d sche Metall oder sonstige leicht schmelzbare Metall-Legierungen.

Besondere Vorsicht ist angebracht beim Arbeiten mit Schwefelkohlenstoff. Seine Entzündungstemperatur liegt bei 232°. Bei Gegenwart Sauerstoff abgebender Stoffe verbrennt er mit sehr heißer, helleuchtender Flamme. Schwefelkohlenstoffdämpfe können sich schon an jedem heißen Gegenstand entzünden!

Schwefelsäure verdünnen.

Konzentrierte Schwefelsäure verursacht beim Vermischen mit Spiritus, ätherischen Ölen und anderen organischen Stoffen eine starke Temperaturerhöhung, die auch zur Selbstentzündung führen kann. Stets ist die Schwefelsäure den anderen gekühlten Stoffen in kleinen Gaben zuzusetzen und neue Gaben erst dann zuzusetzen, wenn die stürmische Reaktion der früheren abgelaufen ist. Auch die Verdünnungen mit Wasser erfolgt analog, indem man die Säure in dünnem Strahl in das Wasser unter Umrühren einfließen läßt.

Kältemischungen.

Durch Auflösen von Salzen in Wasser entstehen Kältemischungen, und zwar erhält man beim Auflösen in 100 g Wasser von 10° mit:

Gramm Gewichte	Salze	Temperatur
250,0	Chlorkalzium, krist.	—8°
100,0	Ammoniumnitrat	—12°
je 33,0	Salmiak u. Salpeter	—12°
je 100,0	Salmiak u. Salpeter	—25°

Bei Mischungen von 100 g Schnee oder zerkleinertem Eis erhält man mit:

Gramm Gewichte	Salze	Temperatur
25,0	Salmiak	—15°
33,0	Natriumchlorid	—20°
100,0	Kalisalz, Staßfurter	—30°
150,0	Chlorkalzium, krist.	—35°
500,0	Chlorkalzium, krist.	ca. —50°

Auch durch Mischen von Mineralsäuren mit Salzen oder Schnee bzw. zerkleinertem Eis kann man Kältemischungen herstellen:

Gew.-Teile	Mischung von	Temperatur
{ 5 { 8	Konzentr. Salzsäure und Glaubersalz	−12°
{ 4 { 5	Schwefelsäure 66% mit Glaubersalz	−16,5°
{ 100 { 25	Schnee bzw. zerkl. Eis und Konz. Schwefelsäure	−20°
{ 100 { 100	Schnee bzw. Eis und 66proz. Schwefelsäure	−35°
{ 100 { 100	Schnee bzw. zerkl. Eis und verdünnteSalpetersäure	−40°

Flammenschutzmittel. (Für Stoffe und Papiererzeugnisse.)

	I	II
Natriumwolframat	1,0	20,0
Alaun	6,0	—
Natriumphosphat	—	4,0
Borax	2,0	—
Dextrin	1,0	—
Seifenwasser	ad 100,0	100,0

Als Appretur.

	I	II
Natriumwolframat	5,0	20,0
Schwerspat	10,0	—
Stärke	20,0	60,0
Borax	—	20,0
Wasser nach Bedarf		

zum Kochen eines dünnen Kleisters.

Feuerschutzmittel für Holz.

Fußboden- usw. Anstriche. Als Farbe auf 1 Liter eine Lösung von 10,0 Kaßler Braun und 6,0 Soda und einen Teil des Wassers zugeben.

Ammoniumsulfat	70,0
Borax	50,0
Leim	1,0
Wasser	1000,0

Chlorzink	2,0
Ammoniumchlorid	80,0
Borax	57,0
Leim	5,0
Wasser	700,0

Natriumwolframat	1,0
Borax	2,0
Alaun	6,0
Leim	1,0
Wasser	ad 100,0

Zwei Mischungen von Natriumazetat und Dinatriumphosphat haben sich zur Holzimprägnierung besonders bewährt:

	a	b
Natriumazetat	116,0	850,0
Dinatriumphosphat	17,8	150,0

Auf 1 qm Holzfläche kommt von a) 135 g Salzgemisch von b) 1 Liter 15proz. wässerige Lösung. Das Holz kann mit dem Pinsel, dem Zerstäuber oder im Druckkessel imprägniert werden.

Papier unverbrennbar machen.

Ammoniumsulfat	8,0
Borsäure	3,0
Borax	2,0
Wasser	100,0

Zum Durchfeuchten des Papiers, das nachher zu trocknen ist.

Leuchtfarben.

Lenards Masse.

Goldgelb.

Strontiumkarbonat	100,0
Schwefel	100,0
Kaliumchlorid	0,5
Natriumchlorid	0,5
Manganchlorid	0,4

45 Minuten lang auf 1300° erhitzen.

Mourelos Masse.

Gelb.

Strontiumkarbonat	100,0
Schwefel	30,0
Natriumkarbonat	2,0
Natriumchlorid	0,5
Mangansulfat	0,2

Mischen, glühen.

Vaninos Masse.

Smaragdgrün.

Strontiumthiosulfat	60,0
Wismutnitratlösung, weingeistige saure, 0,5proz.	12 ccm
Urannitrat, ebensolche Lösung	6 ccm

Eintrocknen, schließlich 45 Min. auf 1300° erhitzen.

Balmains Masse.

Violett.

Kalziumoxyd, eisenfrei	20,0
Schwefel	6,0
Stärke	2,0
Wismutnitrat 0,5proz. Lösung	1 ccm
Kaliumchlorid	0,15
Natriumchlorid	0,15

Glühen!

Bengalische Flammen.

Größte Vorsicht beim Mischen, nicht reiben oder drücken, zum Abbrennen auf Blechteller schütten, mit brennender Räucherkerze oder Zündschnur anzünden (vgl. Explosive Mischungen).

Rotfeuer.

	I	II	III
Strontiumnitrat	40,0	8,0	72,0
Schwefel	13,0	3,0	—
Salpeter	5,0	—	—
Spießglanz	4,0	—	—
Kaliumchlorat	—	4,0	15,0
Schwefelantimon	—	2,0	—
Schellackpulver	—	—	20,0

Gelbfeuer (hellgelb).

	I	II
Kohlepulver	1,0	1,0
Schwefel	2,0	16,0
Schwefelantimon	1,0	4,0
Kaliumchlorat	8,0	—
Natriumnitrat	—	48,0

Das Pulver II ist hygroskopisch!

Gelbfeuer (zitronengelb).

Kaliumchlorat	6,0
Bariumnitrat	6,0
Natriumoxalat	5,0
Schellackpulver	3,0

Grünfeuer.

	I	II	III	IV
Bariumnitrat	16,0	55,0	5,0	5,0
Kaliumchlorat	8,0	10,0	0,7	—
Schwefel	6,0	10,0	—	—
Schwefelantimon	3,0	2,0	—	—
Schellackpulver	—	—	1,0	1,0
Magnesiummetall	—	—	—	0,12

Blaufeuer.

Nr. II darf man nur im Freien abbrennen!

	I	II
Kupferoxyd	10,0	—
Schwefel	20,0	5,0
Salpeter	40,0	—
Kaliumchlorat	30,0	12,0
Kupfernitrat bas.	—	3,0
Kalomel	—	1,0

Weißfeuer.

	I	II
Salpeter	9,01	2,0
Schwefel	3,0	4,0
Schwefelantimon	2,0	1,0

Nur im Freien abbrennen!

Rauch erzeugen.

Ein unschädlicher Rauch läßt sich durch Sublimation von Ammoniumsalzen leicht und billig herstellen. Man erhitzt die trockenen Salze — es kommt hauptsächlich das Ammoniumchlorid in Frage — auf einem Bleckdeckel von unten her. Einfacher ist es, folgende Mischung zu entzünden:

Carbo Ligni pulverat.	5,0
Kal. nitric.	1,0
Ammonium chlorat.	2,0

Auch beim Entzünden dieses Gemisches entsteht ein dichter weißer bis weißgrauer Rauch.

Kaliumchlorat	12,0
Salpeter	4,0
Milchzucker	4,0
Stearin	1,0
Bariumkarbonat	1,0
Magnesiumpulver	1,0

Blitzlichtpulver.

Sehr vorsichtig mit Kartenblatt mischen! Keinen Mörser verwenden! Salpeterpapier als Zünder anbringen! Patronen 0,5—2,0 schwer.

Kal. permanganic	15,0	40,0
Magnes. plv. sbt.	10,0	60,0

Magnesiumpulver	15,0	15,0	1,0
Bariumsuperoxyd	—	—	5,0
Borsäurepulver	15,0	—	—
Kieselgur	—	15,0	—

Aluminiumpulver	100,0
Ammoniumnitrat	5,0
Bärlappsamen	25,0

Pharaoschlangen, ungiftige.

Kaliumdichromat	20,0
Kaliumnitrat	10,0
Zucker	30,0
Peru-Balsam q. s.	

Die einzeln gepulverten Stoffe werden mit dem Perubalsam zur Paste angestoßen. Man formt Stäbchen, die man trocknen läßt.

Feueranzünder.

a) Kolophonium	300,0
Paraffin	15,0
Rüböl	15,0
b) Korkmehl	100,0
Sägespäne	75,0

a) schmelzen, b) einarbeiten. Nach dem Erkalten brikettieren.

Kohlesprengstäbe.

Carbo Tiliae	10,0
Kalium nitricum	0,2
Mucilago Tragacanthae q. s.	

Nach Art von Pillensträngen ausrollen, trocknen lassen.

Benzin-Gallerte (für Taschenfeuerzeugfüllung).

Benzin	900,0
Kernseife	100,0

Stoffe wasserdicht machen (imprägnieren).

Für feinere Stoffe kommt zur wasserdichten Imprägnierung die Behandlung mit einer 2° Bé-starken ameisensauren Tonerdelösung in Betracht. Die Stücke werden durch das Bad gezogen, gut abgequetscht und gedämpft. Hierbei zersetzt sich die in den Fasern vorhandene ameisensaure Tonerde in Aluminiumoxyd, das sich in der Faser niederschlägt und Ameisensäure, die verdampft. Die Behandlung ist, wenn nötig, zu wiederholen. Im übrigen imprägniert man Loden und Leinen in der Weise, daß die Stoffe zunächst in einem sog. Benetzungsbad (einer Lösung von Igepon, Gardinol usw. 1 : 1000) über Nacht liegen bleiben und darauf in ein 45° warmes Bad gebracht werden, das 7—10 g Marseiller Seife im Liter enthält. Die Ware wird gut abgequetscht und kommt in ein zweites Bad von essigsaurer oder billiger ameisensaurer Tonerde. Je nach der Wasserdichtigkeit, die der Stoff erhalten soll, wählt man die Dichtigkeit dieser Lösung zwischen 1 und 4° Bé. In der Faser schlägt sich bei dieser Behandlung fettsaure Tonerde nieder, die einen vorzüglichen Schutz gegen das Eindringen von Wasser gewährt.

Auch das Montanwachs wird infolge seiner Fähigkeit; sich leicht in Metallseifen mit wasserabweisender Wirkung umzusetzen, zur Herstellung wasserdichter Gewebe verwendet. Zu diesem Zwecke tränkt man die Stoffe mit Tonerdelösung und imprägniert sie anschließend mit einer Montanwachs-Leimlösung, worauf noch ein zweites Tonerdebad zu einer völligen wasserdichten Imprägnierung führt.

Montanwachs „Riebeck"	8,0
Stearin	8,0
Hartparaffin (50/52°)	8,0
Schmierseife	15,0
Leim	10,0
Leinöl	5,0
Ammoniak konzentr.	1,0
Wasser	200,0

Stoff wasserdicht machen.

Behandeln mit 4—5proz. essigsaurer Tonerdelösung.
(D. A. Z./S. A. Z. 1951/385.)

Schwimmwatte.

Watte wird 12 Stunden in einer 0,5proz. Aluminiumsulfatlösung gebadet, ausgedrückt und für 10 Minuten in eine 0,5proz. Lösung von Sapo medicatus in Wasser eingelegt und darin bewegt. Die Watte wird herausgenommen, etwa anhaftender Schaum mit kaltem Wasser abgespült. Dann wird die Watte ausgepreßt oder -geschleudert, ohne Wärmeanwendung getrocknet und auf einer Krempelmaschine aufgelockert. Die so behandelte Watte nimmt kein Wasser an.

Strohhalme bleichen.

1. Die Strohhalme werden zunächst in einer 22° warmen Oxalsäurelösung eingeweicht, abgespült und in einem 30° warmen Seifenbad entfettet, wieder abgespült. Nach dieser Vorbehandlung, die unbedingt zur Erzielung einer rein weißen Farbe erforderlich ist, kommen die Halme zur eigentlichen Bleichung in ein Bad aus 100 Natriumperborat in 1000 Wasser und 50 Salmiakgeist. Nach einer halben Stunde ist die Bleichung vollendet. Nach dem Abspülen werden die Halme getrocknet.

2. Man weicht das Gut in 35° warmem Wasser acht Stunden ein und entfettet anschließend in lauwarmem Seifenwasser. Die eigentliche Bleichung erfolgt in einer Lösung, die für 10 kg Stroh 120 g Kaliumpermanganat enthält. In dieser Lösung bleiben die Halme, bis sie mit einer gleichmäßig braunen Schicht aus Manganoxyden überzogen sind. Man spült und bringt sie in eine Lösung von 750 Natriumthiosulfat und 100 Salzsäure in 10 Liter Wasser, läßt bei bedeckten Gefäßen 10 bis 12 Stunden liegen und wäscht mit reinem Wasser gut nach. Die nach der Behandlung mit Kaliumpermanganat braunen Halme nehmen eine rein weiße Farbe an.

a)	Blankit I	1,0
	Wasser	1000,0
b)	Schwefelsäure	2 ccm
	Wasser	1000,0

Das Stroh wird zuerst in lauwarmem Seifenwasser entfettet und in klarem Wasser ausgewaschen. Dann für 24 Stunden in die Lösung a) einlegen. Temperatur 40—50°, dann gut in b), darauf in reinem Wasser spülen.

Hornknöpfe bleichen.

In Seifenwasser gut waschen, sauber spülen, in 0,5—1,0proz. Wasserstoffsuperoxydlösung einlegen, auf 34—35° erwärmen. Nach erfolgter Bleichung gut mit Wasser spülen und bei Lufttemperatur trocknen.

Bügel-(Plätt-)Wachs.

Stearin	1,0
Paraffin	
Cera japonica	āā 2,0

Zusammenschmelzen. Zu dünnen Plättchen ausgießen.

Glanzstärke.

| Stearin | 40,0 |
| Borax | 10,0 |

Die Mischung ist in 1 Liter Wasser heiß zu lösen und 4 Liter frisch bereiteter Stärkelösung beizumengen. Mit dieser Mischung wird die Plättwäsche gestärkt.

Wäscheglanzpulver.

Walrat	4,0
Gummi arab.	2,0
Borax	8,0

Glättolin.

(Zum Glätten des Kragenrandes.)

	I	II
Talkum	50,0	50,0
Paraffin, solid.	5,0	—
Karnaubawachs	45,0	50,0

Das Talkumpulver wird in die Schmelze eingerührt und die gleichmäßige Masse in Formen geeigneter Größe ausgegossen.

Mineralöl entscheinen.

Man setzt 0,2—0,3% Nitronaphthalin zu.

Petroleum entscheinen.

Zusatz von 0,2—0,3 g α-Mononitronaphthalin oder 1,8 g Dinitronaphthalin.

Modelliermasse (Plastilin).

a)	Wachs, gelb	2000,0
	Terpentin, venezian.	270,0
	Schweineschmalz	140,0
b)	Bolus	1500,0

a) wird zusammengeschmolzen, b) zugesetzt und die Masse in warmes Wasser gegossen. Darunter wird sie ohne weiteres Erwärmen bis zur gleichförmigen Plastizität geknetet.

a)	Wollfett, wasserfrei	10,0
b)	Magnesia, gebrannte	10,0
	Weizenstärke	15,0
	Zinkoxyd	6,0
	Bolus, weiß	3,0

Herstellung siehe oben.

a)	Mastix	3,0
	Bienenwachs	3,0
	Zeresin	6,0
	Rindertalg	20,0

b) Schwefelblüte ... 20,0
Gips ... 12,0
Pfeifenton ... 33,0
Bereitung siehe oben.
a) Olein ... 30,0
Bienenwachs ... 10,0
Rizinusöl ... 15,0
b) Zinkoxyd ... 5,0
Glyzerin ... 10,0
c) Schwefelblüte ... 24,0
Bolus ... 20,0
Talkum ... 1,0
Farbe ... 1,0—2,0

a) wird geschmolzen, b) wird angerieben auf dem Wasserbade erwärmt und langsam unter Rühren mit a) versetzt, wobei Zink-Olein-Seifenbildung stattfindet. Man erwärmt einige Zeit unter Rühren und setzt dann nach und nach das Pulvergemisch c) zu. Bis zum Erstarren kaltrühren, einige Tage an einem warmen Orte sich selbst überlassen, dann auf mit Wasser befeuchteten Rollbrettern ausrollen.

Farbstoffe für Modelliermassen.

Rot: künstl. Zinnober oder
         englisch Rot.
Gelb: Goldocker.
Braun: Kaßler Braun.
Blau: Ultramarin.
Grün: Ultramarin und
         Goldocker   āā
Schwarz: Rabenschwarz.

Thermometerfüllungen.

Blau.
Cuprum aceticum ... 9,0
Liquor Ammonii caust. ... 200,0
Spiritus denaturatus ... 1000,0

Rot.
Persio ... 100,0
Spiritus denat. ... 1600,0
Acidum hydrochlor. ... q. s.
ad solut.

Grün.
Uranin ... 6,0
Liquor Ammonii caust. ... 20,0
Spiritus dilutus ... ad 1000,0

Aufarbeitung von Jodrückständen im Laboratorium.

Die zur Aufarbeitung von Jod in Frage kommenden Lösungen enthalten in der Re-gel Stärke, Kaliumjodid, N a t r i u m - j o d i d und Natriumtetrathionat, eventuell auch Chrom, Zink, Quecksilber (Jodzahl nach v. H ü b l) und andere Metalle. Man dampft die Lösung in einer Porzellanschale ein, versetzt zur Abscheidung der Schwermetalle mit einer gesättigten Natriumkarbonatlösung im Überschuß und filtriert. Das Filtrat dampft man bis zur Kristallbildung ein und zerstört Natriumtetrathionat und Stärke durch vorsichtiges Glühen. Der in der eben hinreichenden Menge Wasser aufgelöste Glührückstand wird filtriert, mit konz. Salzsäure nach und nach und unter Erwärmen bis zur stark sauren Reaktion versetzt und mit einer warm gesättigten Lösung von Kaliumdichromat behandelt. Hierbei fällt Jod aus. Das auf einem Filter gesammelte Jod wird mit Wasser nachgewaschen und (auf Tontellern) getrocknet.

Für eine Verarbeitung der Rückstände auf Kaliumjodid käme noch folgender Weg in Betracht. Die wie oben aus dem Glührückstand gewonnene Lauge wird neutralisiert und mit Natriumbisulfit und Kupfersulfat behandelt:

$$2NaJ + 2CuSO_4 + SO_2 + 2H_2O$$
$$= CuJ_2 + 2NaHSO_4 + H_2SO_4$$

Das als weißliches Pulver ausgefallene und abfiltrierte Kupferjodür zersetzt man durch Schwefelwasserstoff in Jodwasserstoffsäure und Schwefelkupfer. Die in Lösung befindliche Jodwasserstoffsäure neutralisiert man mit Kaliumkarbonat, dampft zur Trockne, glüht mit Kohle, laugt mit Wasser aus, filtriert und dampft bis zur Kristallisation ein.

Thermophor-Füllungen.

	I	II
Eisenpulver	100,0	3500,0
Kupfervitriol	—	350,0
Natriumchlorid	—	100,0
Kalziumchlorid	—	35,0
Kalium- bzw. Na-		
triumchlorat	100,0	65,0
Isoliermaterial	—	50,0

Die zur Heizkissen- usw. Füllung zu verwendenden Mischungen erwärmen sich auf Zusatz entsprechender Mengen Wasser und bleiben eine geraume Zeit hindurch warm. Als Isoliermaterial kann Sägemehl, Siliziumoxydkarbid (ein federartiges, faseriges

Material) oder Asbest erfolgreich verwendet werden. Auch Ätzkalk kann in das Material zur Thermophorfüllung eingebettet werden, da bei der Löschung von 1 kg CaO mit 321 g Wasser recht beträchtliche Mengen Wärme (nämlich mehr als 240 Kalorien) frei werden. Auch die nachfolgende Vorschrift findet für Thermophore Verwendung.

Eisenpulver	600,0
Kaliumpermanganat	105,0
Manganchlorür krist.	30,0
Braunstein	110,0
Eisenchlorid krist.	5,0
Eisenoxyd	150,0

Gipsverbände und Gipsverkittungen lösen.
Dies kann man durch Tränken mit konzentrierter Bariumchloridlösung erreichen.

Aufarbeitung von Silberrückständen im Laboratorium.

Silberrückstände von analytischen Arbeiten werden im allgemeinen bestehen aus Silberchlorid, Silberrhodanid und aus Schwefelsilber (Senfölbestimmungen). Es könnte noch ammoniakalische Silberlösung hinzukommen, die man zunächst mit Salpetersäure ansäuert und dann so lange mit Salzsäure versetzt, als noch etwas ausfällt. Besteht der zu verarbeitende Rückstand nur aus Chlorsilber, so bedarf es der ersten hier zu beschreibenden Vorarbeit nicht, liegt aber ein Gemisch vor, oder ist das Chlorsilber nicht mehr rein weiß, so übergieße man den Niederschlag, nachdem man ihn mehrmals mit Wasser dekantiert hat, mit Königswasser und erhitze so lange auf dem Wasserbade unter dem Abzug (oder auch auf kleiner Flamme) bis der Niederschlag rein weiß ist. Man überzeuge sich dann durch Zugabe einiger Tropfen Salzsäure, daß an dieser kein Mangel war (es darf auf Salzsäurezusatz nichts ausfallen), verdünne nun mit Wasser, gieße die über dem Niederschlage stehende Flüssigkeit möglichst vollkommen ab, und wasche so lange durch Dekantieren mit Wasser, bis dies sich als chlorfrei erweist. Nun bringt man den Niederschlag mit etwa der fünffachen Menge Wasser in eine geräumige Porzellanschale, gibt 20proz. Sodalösung zu und eine dem Gewicht des Chlorsilbers etwa gleiche Menge Traubenzucker. Man hält nun unter Ersatz des verdampfenden Wassers längere Zeit in schwachem Sieden, wobei man sich von Zeit zu Zeit davon überzeugen muß, daß die Reaktion dauernd stark alkalisch bleibt. Das Silber wird als schweres schwarzes Pulver abgeschieden. Ist auch nach öfters erfolgtem Umrühren keine weißliche oder graue Färbung des Niederschlages mehr zu erkennen, so bricht man das Erhitzen ab, wäscht gut mit reichlich Wasser aus, und trocknet schließlich das Silberpulver.

Oder:

Der Chlorsilberniederschlag wird auf einem glatten Filter gesammelt und nach dem Abtropfen bei gelinder Wärme getrocknet. Er betrage — nach dem Zerreiben der klumpig gewordenen Masse, 100 g. Zur Gewinnung metallischen Silbers durch Glühen wird zunächst ein Flußmittel aus je 40 g getrocknetem Kalium- und Natriumkarbonat und 20 g Kaliumnitrat zugesetzt. Beim Erhitzen über Schmelzefeuer schmilzt zunächst der Zuschlag und bildet am Boden und an den Wandungen des Gefäßes harte Krusten. Wenn der Tiegel weißglühend geworden ist, schmelzen auch diese, und man sieht beim Neigen des Gefäßes unter der entstandenen weißen Chlornatriumschicht das glänzende flüssige Metall.

Beim Eintauchen des Tiegels in kaltes Wasser wird mit einem Knall der größte Teil des Zuschlags herausgeschleudert, da das Silber den in der Glühhitze aufgenommenen Sauerstoff beim Abkühlen explosionsartig wieder verliert. Nach dem völligen Erkalten wird die Schlacke aus dem Tiegel herausgelöst und das Silber durch Abbürsten vollständig davon befreit. Es wird zweckmäßig auf Silbernitrat umgearbeitet.

Trennung unbeabsichtigt entstandener Arzneimittelgemische.

Es kommt immer wieder vor, daß ein Arzneimittel versehentlich in das Standgefäß eines anderen Mittels gefüllt wird, oder daß Lösungen von Arzneimitteln versehentlich gemischt werden. Eine Trennung wird in der Regel nur bei wirklich kostspieligen Stoffen zu versuchen sein, bei billigen Mitteln dürften meist die Kosten des Trennungsverfahrens den Wert der wiedergewinnbaren Substanz übersteigen. Manchmal gelingt sie vielleicht durch mechanische

Auslese. Absieben. Der nächstliegende Weg ist der, nach einem Lösungsmittel zu suchen, in dem der eine Stoff leicht, der andere gar nicht löslich ist. Dann ist die Trennung leicht. Ist aber auch der zweite Stoff im Lösungsmittel löslich, so kommt es auf die Mengenverhältnisse der Mischung an. Hat man z. B. einem kg Kaliumjodid etwa 10 g Kochsalz beigemengt, so braucht diese Kochsalzmenge 30 g Wasser zur Lösung. In 30 g Wasser lösen sich etwa 40 g Kaliumjodid. Wäscht man also das Gemisch auf der Filternutsche mit einer Lösung von etwa 70 g Kaliumjodid in 50 g Wasser, so kann man durch Opferung dieser kleinen Kaliumjodidmenge das Kochsalz entfernen. Dabei wird man die erste Hälfte der Kaliumjodidlösung mehrmals aufgießen und dann erst mit dem Rest nachwaschen. Die entstehende Lösung kann man gelegentlich der Verarbeitung von Jodrückständen noch mit verwerten. Hat man dagegen ein Gemisch von etwa 10 g Kaliumjodid mit 1 kg Natriumsulfat vorliegen, so kann man das Kaliumjodid mittels 150 g Weingeist herausziehen. Um dann die letzten Jodidreste fortzuwaschen, benutzt man gesättigte wässerige Natriumsulfatlösung, wobei man das ablaufende Filtrat verwirft.

Sind Alkaloidsalze durch anorganische Salze verunreinigt, und ist eine Trennung durch ein Lösungsmittel nicht möglich, so suspendiert man das Gemisch in Wasser oder löst es darin, macht die Alkaloidbase durch Natriumkarbonat oder Natriumbikarbonat frei und schüttelt sie mit Äther oder Chloroform (dieses z. B. bei Morphin) aus. Gehen färbende Bestandteile in den Äther usw. mit über, so versucht man Entfärbung mit wenig Tierkohle unter gleichzeitigem Zusatz von getrocknetem Natriumsulfat, sonst wendet man dieses allein an, destilliert dann das Lösungsmittel ab, zerreibt den Alkaloidrückstand und trocknet ihn längere Zeit im Exsikkator, da manche Alkaloide mit Kristallwasser kristallisieren (Kodein, Morphin). Man wägt dann und löst unter Zuhilfenahme der geeigneten Säure in soviel Wasser, daß eine für die Rezeptur brauchbare Lösung entsteht. So liefert z. B. 7,051 g Kodeinbase mit der 2,312 g H_3PO_4 enthaltenden Phosphorsäuremenge und Wasser ad 100,0 eine 10proz. Kodeinphosphatlösung. 8,928 g Kokainbase ergibt mit Salzsäure, die 1,072 g HCl enthält, und Wasser ad 100,0 eine 10proz. Kokainhydrochloridlösung. Aus 1,520 g Morphinbase stellt man mit einer 0,194 g HCl enthaltenden Salzsäuremenge und Wasser ad 100,0 eine 2proz. Morphinhydrochloridlösung her.

Rüböl, ranziges.

Das ranzig gewordene Rüböl kann durch Behandlung mit einer Lösung aus Natriumbikarbonat bzw. Kalziumhydroxyd entsäuert werden. Zunächst stellt man die Säurezahl des Öls fest und berechnet entsprechend die erforderliche Menge. Das Öl wird mit einer ziemlich konzentrierten wässerigen Lösung versetzt und gut durchgeschüttelt. Man läßt dann absitzen und trennt das Öl ab. Dieses enthält jetzt allerdings etwas Wasser, was unbedingt entfernt werden muß, da sonst in kurzer Zeit das Öl wiederum ranzig geworden ist. Dies geschieht durch Behandlung mit trockenem Natriumsulfat, das nach etwa 24 Stunden abfiltriert werden kann.

Quecksilber reinigen.

Man schüttelt mit verdünnter Merkuronitratlösung und verdünnter Salpetersäure durch, wäscht mit destilliertem (nicht Leitungs-)Wasser, filtriert durch ein mehrfaches Papierfilter, in das man unten einige feine Löcher gestochen hat.

Hahnenfett u. dgl.

Man trägt in gelbes Vaselin, das in einem Porzellanschälchen mit kleiner Flamme erwärmt wird, ungebleichtes Bienenwachs unter Umrühren ein, bis zum Erkalten ein Fett von der gewünschten Konsistenz resultiert. Durch Variation der Mischungsverhältnisse kann man jede Festigkeit erhalten („Sommerfett" und „Winterfett"). Das Schmiermittel gibt kaum Dämpfe ab. Vor der Verwendung von gebleichtem Vaselin und Wachs wird, namentlich wenn das Fett mit Quecksilber in Berührung kommt, gewarnt, da es meist mittels Chlor gebleicht ist.

Reinigen von Glasgefäßen.

Anorganische Verunreinigungen kann man oft mit conc. HNO_3, Fließpapierschnitzeln und Umschwenken entfernen. Gegen organische Verunreinigungen hilft häufig ein längeres Stehenlassen mit einem Gemisch aus $K_2Cr_2O_7$ und conc. H_2SO_4. Kommt es auf gute Reinigung an, so wird vor der Verwendung von Äther gewarnt. Empfehlenswerter ist Benzol. Nachwaschen mit Alkohol und Hindurchsaugen oder -blasen von trockener warmer Luft.

Antischaummittel.

Die zu destillierende Flüssigkeit ist mit einigen Tropfen Hexyl- oder Oktylalkohol zu versetzen.

Briefmarken ablösen.

Es gelingt mit unter — jedoch nicht immer — ungebrauchte Briefmarken, die untereinander oder mit der Unterlage verklebt sind, ohne Entfernung der Originalgummierung zu lösen, indem man sie vorsichtig trocken erwärmt. In einem kurzen Temperaturintervall wird der Gummi so spröde, daß die Marke beinahe abspringt. Erhitzt man unaufmerksam weiter, so tritt Verfärbung ein. Wichtig ist trockene Erwärmung. Sind die Marken feucht, so trocknet man sie zunächst einige Tage im Exsikkator bei Zimmertemperatur.

Milchsteinentfernung.

1. Mit verdünnter heißer Natronlauge.
2. Dinatriumphosphatlösung
(etwa 4—5 Tage aufquellen lassen, dann spülen.

Düngesalz für Blumen und Balkonpflanzen.

Kalziumnitrat	250,0
Kalziumsulfat	60,0
Ammon. phosphat	200,0
Chlorammonium	50,0
Eisensulfat	40,0

20 g auf 10 Liter Wasser zum Gießen.

Regenhäute kleben.

I
Cellon	10,0
Azeton	90,0

II
Zelluloidspäne	4,0
Amylazetat	2,0
Azeton	1,0

III
Kampfer	1,0
Schellack	1,5
Spiritus vergällt	30,0

IV
Zelluloid	5,0	
Amylazetat		
Azeton		
Äther		āā 16,0

(S.A.Z. 1949/640.)

Spez. Gewicht von Säurelösungen.

Der Prozentgehalt der konzentriertesten HCl, HNO3 und H_2SO_4-Lösungen ist etwa gleich Ihrem Molekulargewicht. Ihre Normalität etwa gleicht dem Zehnfachen ihres spez. Gewichtes (Riesenfeld).

Conc.	Mol.-Gew.	%-Gehalt	Sp.Gew.	Normalität
HCl	36,5	36,3	1,185	11,8
HNO3	63	63,2	1,390	14,0
H2SO4	98	98,2	1,841	18,4

Prozentgehalt und Dichte von HCl-Lösungen.

Von 2proz. HCl an bis zu den höchsten Konzentrationen ist der Prozentgehalt gleich dem 200fachen Überschuß des spez. Gewichts (d $^{15}/_4$; über 1; $\% = 200 \, (s-1)$).

Wunderkerzen.

1. 50 g Bariumnitrat und 15 g Stärke werden pulverisiert und mit 25 g grobem Eisenpulver und 5 g Aluminiumpulver gleichmäßig vermischt. Dann rührt man das Ganze mit wenig heißem Wasser zu einem steifen Brei, überzieht damit Eisenstäbe in ihrer oberen Hälfte und trocknet diese. Obige Mengen entsprechen etwa 50 g Weihnachts-Wunderkerzen.
2. Man pulverisiert 4 g Bariumnitrat und 12 g Stärke, mischt beides mit 12 g grobem Eisenpulver und 0,4 g Aluminiumpulver möglichst gleichmäßig, rührt das Ganze mit wenig heißem Wasser zu einem steifen Brei an und überzieht damit Eisendraht oder dünne Stricknadeln etwa zur Häifte. Die angegebenen Mengen reichen für etwa 4 Kerzen aus. Nach gründlichem Trocknen kann man die Kerzen entzünden.

Wunderkerzen.

Nach H e ß werden diese Kerzen wie folgt hergestellt: Eisenfeilspäne 100, feinzerriebenes Bariumnitrat 22,0, Aluminiumpulver 2,0, Stärkemehl 6,0 werden gemischt und mit siedendem Wasser zu einer formbaren Masse verrieben. Diese trägt man auf einen dünnen Eisendraht in der Länge von 10 cm auf und trocknet aus.

Herstellung von Akkumulator-Säure.

Schwefelsäure-Wasser-Gemische von bestimmtem spez. Gewicht des Schwefelsäuregehaltes.

Die erste Spalte gibt das gewünschte spez. Gewicht, die zweite den gewünschten Prozentgehalt von H_2SO_4 an. In der dritten Spalte ist diejenige Wassermenge angegeben, in die 1 kg Schwefelsäure (d = 1,84) einzugießen ist, um die in den beiden ersten Spalten gekennzeichneten Säuren zu erhalten.

d 15,5°	% H_2SO_4	kg Wasser für 1 kg H_2SO_4 (d = 1,84)
1,10	14,35	5,662
1,11	15,71	5,085
1,12	17,01	4,620
1,13	18,31	4,221
1,14	19,61	3,875
1,15	20,91	3,571
1,16	22,19	3,308
1,17	23,47	3,073
1,18	24,76	2,861
1,19	26,04	2,671
1,20	27,32	2,499
1,21	28,59	2,345
1,22	29,84	2,204
1,23	31,11	2,073
1,24	32,28	1,962
1,25	33,43	1,860
1,26	34,57	1,765
1,27	35,71	1,678
1,28	36,87	1,593

d 15,5°	% H_2SO_4	kg Wasser für 1 kg H_2SO_4 (d = 184)
1,29	38,03	1,514
1,30	39,19	1,430
1,31	40,35	1,369
1,32	41,50	1,304
1,33	42,66	1,241
1,34	43,74	1,185
1,35	44,82	1,133

Kälte-Lösungen.

Natriumchlorid

%	Spez.-Gew.	Gefrierpunkt
5	1,0345	− 4
10	1,0707	− 7,4
15	1,1087	−11,0
20	1,1477	−14,0
25	1,1898	−17,5

Kalziumchlorid

%	Spez.-Gew.	Gefrierpunkt
5	1,0407	− 2,5
10	1,0838	− 5,5
15	1,1292	− 9,5
20	1,1768	−14,7
25	1,2262	−22,0

Magnesiumchlorid

%	Spez.-Gew.	Gefrierpunkt
5	1,0422	− 3,5
10	1,0859	− 7,6
15	1,1311	−15,0
20	1,1780	−20,5
25	1,2274	−31,0

Sachverzeichnis.

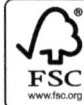